普通高等教育医学类系列教材

供临床、预防、基础、口腔、麻醉、影像、药学、检验、护理、法医等专业使用

生 理 学

第 5 版

U0228321

主　编　邱一华　彭聿平

副主编　王正山　王国卿　邱　健　董　榕

编　者（以姓氏笔画为序）

马颂华　王小琴　王正山　王国卿　方小霞

庄乾兴　刘　展　邱　健　邱一华　沈卫星

陆健花　姜建兰　倪圣杰　徐芬芬　黄　彦

黄慧伟　曹蓓蓓　彭聿平　董　榕

科学出版社

北　京

内 容 简 介

生理学是一门重要的医学基础课程。本教材根据五年制高等医学院校生理学教学大纲的要求，参考了国内、外新近出版的生理学教材和有关的教科书，在《生理学》（第4版）的基础上修订而成。本教材从器官、细胞和分子水平系统地介绍了生理学的基本知识，内容包括绪论、细胞的基本功能、血液、血液循环、呼吸、消化和吸收、能量代谢与体温、尿的生成和排出、感觉器官、神经系统、内分泌和生殖共12章。修订时，还注意在内容上尽量反映当代生理学的最新成果，在论述中力争做到布局合理、层次分明、重点突出并密切联系临床工作实际。

本教材可供普通高等医药院校基础、临床、预防、口腔、护理、检验、药学等专业使用，同时还适用于成人教育，并可供硕士研究生入学考试和国家执业医师资格考试复习应考时使用。

图书在版编目（CIP）数据

生理学 / 邱一华，彭聿平主编. —5 版.—北京：科学出版社，2023.1
普通高等教育医学类系列教材
ISBN 978-7-03-071502-9

Ⅰ．①生… Ⅱ．①邱…②彭… Ⅲ．①人体生理学—医学院校—教材 Ⅳ．①R33

中国版本图书馆 CIP 数据核字（2022）第 027053 号

责任编辑：胡治国 / 责任校对：宁辉彩
责任印制：赵 博 / 封面设计：陈 敬

科学出版社 出版
北京东黄城根北街 16 号
邮政编码：100717
http://www.sciencep.com

北京密东印刷有限公司 印刷
科学出版社发行 各地新华书店经销

*

2008 年 2 月第 一 版 开本：787×1092 1/16
2023 年 1 月第 五 版 印张：17 1/2
2024 年 1 月第二十四次印刷 字数：520 000

定价：75.00 元
（如有印装质量问题，我社负责调换）

前　言

　　本教材是在《生理学》(第 4 版) 的基础上修订完成的。在编写的过程中，所有参加修订的人员都认真、细致地查阅了国内、外多部生理学教材、生命科学教科书和相关的文献资料。在保持本教材特色的基础上，对第 4 版教材的部分内容进行了修补和更新，并对第 4 版教材使用过程中发现的问题进行了修正和纠错。适度地引入前沿知识，结合学科的新进展，对相关章节的部分内容进行了适当的调整，力求体现出系统性、科学性、适用性、启发性和先进性。

　　在修订过程中，所有参加修订的人员为本教材的顺利完稿付出了辛勤的劳动。在此，我们向他们表示诚挚的感谢。此外，本教材在修订过程中，还得到了各参编单位 (东南大学医学院、苏州大学医学院、扬州大学医学院、江苏大学医学院、南通大学医学院) 领导和同道的大力支持和帮助，科学出版社对我们的修订工作也给予了充分的支持，在此一并表示深切的感谢！虽然在本教材的修订中，所有的编者都尽了自己最大的努力，但教材中难免存在一些不足，恳请各位老师、同学和其他读者批评指正。

邱一华　彭聿平

2021 年 8 月

目　　录

第一章 绪 论

第一节 生理学的任务和研究方法

一、生理学及其任务

生理学（physiology）是生物科学的一个重要分支，是一门研究机体生命活动现象和规律的科学。它有许多不同的分支学科，根据不同的研究对象，生理学可分为植物生理学、动物生理学、人体生理学等。根据研究对象所处的环境状态不同，其又可分为航天生理学、潜水生理学、特殊环境生理学等。生理学的任务是阐明生物体（即机体）及其各组成部分的正常生命活动现象、活动规律及其产生机制，以及机体内、外环境变化对上述活动的影响和机体所进行的调节，并揭示各种生理功能在整体生命活动中的意义。

二、生理学和医学的关系

人体生理学是一门重要的基础医学课程。对临床医务工作者来说，不具备人体生理学的基本知识，就不能正确地认识疾病。生理学的基本理论和研究方法也是临床医务工作者处理医疗问题时经常采用的科学思维方式和重要的研究手段。生理学的研究进展还会对临床医疗工作产生巨大的推动作用。例如，内分泌功能的生理学研究，帮助人们阐明了许多内分泌疾病的发病机制；神经、内分泌、免疫系统之间相互作用的研究，帮助人们从一个新的视角去认识一些神经系统、内分泌系统和免疫系统的疾病；生理学中关于生物电现象的研究，丰富了循环和神经等系统疾病的诊断技术；受体研究的深入为许多疾病的预防和治疗提供了新的作用靶点等。同时，临床疾病观察、治疗过程的研究也能帮助我们加深对正常生理功能的理解。

三、生理学的研究方法

生理学是一门实验性科学，生理学的知识主要是来自临床实践和实验研究。生理学实验是在一定的人工建立的条件下，对生命现象进行客观观察和分析，以获取生理学知识的一种研究手段。由于人与动物的机体在结构和功能上有许多类似之处，生理学实验主要在动物身上进行。动物实验可分为**离体**（*in vitro*）实验和**在体**（*in vivo*）实验两类。离体实验是将动物的某种细胞、某种组织或某个器官从体内分离出来，在人工模拟的体内环境中保持其活性，在特定的实验条件下进行实验研究。在体实验是在完整的动物上进行的。在完整动物上进行的在体实验可分成急性动物实验和慢性动物实验。急性动物实验是以完整动物为研究对象，在人工控制的实验环境下，短时间内对动物的某些生理活动进行观察和记录的实验，急性动物实验通常是破坏性的、不可逆的，可造成实验动物的死亡。慢性动物实验是以完整清醒的动物为研究对象，实验前一般要对动物做某些预处理，待动物恢复后再进行观察。观察时应尽可能保持实验环境接近自然环境，以便能在较长时间内反复观察和记录某些生理功能的变化。虽然动物实验为我们了解人体生理功能提供了很多可借鉴的资料，但人与动物，特别是人与低等动物之间存在着许多差异。因此，在将动物实验的结果应用于人体时，必须充分考虑到这些差异的存在，不能简单地将动物实验的结果直接套用于人体。生理学的人体实验仅在得到受试者同意，并不损害其健康的情况下，才允许有限进行。人体实验由于受到伦理学的限制，一般主要进行人群资料调查。例如，人体血压、心率，以及红细胞、白细胞和血小板的正常值就是通过对人群采样，再进行数据的统计学分析而获得的。

人体是由各系统和器官组成的，而组成各系统的器官又由不同的组织和细胞所构成。因此，在研究人体生命活动的基本规律时，主要在以下三个不同的水平进行。

（一）细胞和分子水平的研究

细胞和分子水平的研究是以细胞或构成细胞的生物大分子为研究对象，主要研究细胞或生物大分子在生命活动中的物理、化学变化过程及其机制。细胞是构成人体的最基本的结构和功能单位，细胞及其亚微结构又由多种生物大分子所构成。细胞和分子水平的研究有助于人们揭示生命活动基本的物理、化学变化过程。近三十多年来，分子生物学实验技术的快速发展给细胞分子层面的生理学研究带来了许多新的进展。有关这方面知识的内容称为**细胞生理学**（cell physiology）。

（二）器官和系统水平的研究

器官和系统水平的研究是以一个器官或系统为研究对象，主要研究它们的生理活动规律及其调节机制，以及它们对整体生理功能的影响。器官或系统水平的研究能帮助人们将复杂的整体化整为零，有利于人们较方便和准确地阐述生命活动的规律。有关这方面知识的内容称为**器官生理学**（organ physiology）或**系统生理学**（system physiology），如循环生理学、呼吸生理学、肾脏生理学等。

（三）整体水平的研究

整体水平的研究是以完整的机体为研究对象，主要研究完整机体各系统之间的功能和联系，机体与内外环境之间维持相互平衡的过程和机制，以及社会条件变化对整体生理功能的影响。整体水平的研究在实验过程中发生变化的参数多，变化参数之间的相关性大。所以，整体水平的研究比细胞、分子水平或器官、系统水平的研究更加复杂。

以上三个水平的研究，它们之间不是孤立的，而是相互联系和相互补充的。例如，当我们要阐明某一机体活动的规律时，不可能只通过单一水平或单一技术的研究来阐明这些规律，一般需要用多种研究手段在多层次、多水平上进行配合，才能揭示生命活动的某一规律。这就是当今在生理学研究中，所提倡的**整合生理学**（integrative physiology）研究。注重对整合生理学的研究，既不是生理学宏观研究的简单重复，又不是单纯的分子水平变化的观察，而是两者的交叉渗透和有机结合。只有这样，才能深刻地揭示生命活动的奥秘。

第二节　生命活动的基本特征

生物体的生命活动虽然极其复杂，但也共有一些生命活动的基本特征，如新陈代谢、兴奋性、适应性、生殖和衰老等。

一、新 陈 代 谢

生物体总是在不断地自我更新，它表现为一方面破坏和清除已衰老的结构（分解代谢），另一方面又重建新的结构（合成代谢）。而且在分解代谢和合成代谢过程中会伴随发生能量的释放、转移、储存和利用。可见，生物体的**新陈代谢**（metabolism）实际上是一种高级复杂的物质运动形式。生命活动就是这种运动形式的表现。新陈代谢一旦停止，生命活动也将随之结束。

二、兴 奋 性

生物体所处的环境是经常会发生变化的，环境变化引起生物体活动的改变，就是生命活动的另一特征，即**兴奋性**（excitability）。生理学将能引起生物体活动改变的环境变化称为**刺激**（stimulation），而机体对刺激产生的应答性变化称为**反应**（response），机体对刺激产生反应的能力称为兴奋性。机体在接受刺激产生反应时，主要有两种表现形式：一种是活动由弱变强，称为**兴奋**（excitation）；另一种是活动由强变弱，称为**抑制**（inhibition）。

一些组织（如神经、肌肉、腺体等）的细胞在受到一定的刺激后能产生动作电位的变化。人们将这些组织或细胞受刺激后产生动作电位的现象称为兴奋。日常生活中，刺激具有强弱或大小的差别。能引起组织产生兴奋的最弱或最小刺激强度称为**阈强度**（threshold intensity），简称**阈值**（threshold）。等于阈值的刺激称为**阈刺激**（threshold stimulus），大于阈值的刺激称为**阈上刺激**（suprathreshold stimulus），小于阈值的刺激称为**阈下刺激**（subthreshold stimulus）。同时，组织对刺激的反应能力也有大小，即兴奋性的高低是有差异的。很小或很弱的刺激能引起某一组织兴奋，表明该组织的兴奋性高。反之，很大或很强的刺激才能引起某一组织兴奋，则表明该组织的兴奋性低。

三、适 应 性

生物体在进化过程中，建立了通过自我调节来适应生存环境变化的反应方式。机体根据环境变化调节自身生理功能的过程称为**适应**（adaptation）。机体这种根据环境变化调节自身生理功能的能力称为适应性。适应又分为生理性适应和行为性适应，长期居住在高海拔地区的人，其血中红细胞数比长期居住在低海拔地区的人要多，以适应高海拔地区缺氧的生存需要，属于生理性适应；寒冷时人们通过增加衣着和取暖来抵御寒冷，属于行为性适应。适应性是生物体适应环境变化的一种生存能力，也是一种习服现象。

四、生 殖

生物体生长发育到一定阶段后，能通过无性生殖或有性生殖的方式来产生与自己相似的子代个体，这种功能称为**生殖**（reproduction）。无性生殖是指不经两性生殖细胞的结合，直接由母体产生新的个体；有性生殖是指经过两性生殖细胞的结合，来产生新的个体。无性生殖和有性生殖的过程具有很大的差异，但它们的生物学意义都是相同的，即繁衍后代。任何一个生物个体都有从新生到死亡的过程，但他们可以通过生殖来延续种系。如果某种生物丧失了生殖能力，那么这个种系将被淘汰。所以，生殖也是生命活动的基本特征之一。

五、衰 老

生物体的生命周期中，存在着随时间的进展而表现出功能活动不断减退直至死亡的过程，这个过程称为**衰老**（senescence），也称为**老化**（ageing）。在人类，这种老化在生理学上主要表现为随着年龄的增长：①出现结构成分的衰老变化，表现为机体水分减少和脂肪增多；②出现机体细胞数量减少，表现为器官的细胞数量减少，细胞出现萎缩、死亡；③出现全身器官功能下降，表现为骨髓造血功能降低、心肌的钙化和纤维化、心肌萎缩和心肌收缩力下降、内脏神经的敏感性降低、肺活量降低等；④适应能力下降，表现为机体的退行性变化使其对内外环境适应能力下降。

尽管在生命周期中，机体会随时间的进展而老化。但不同个体的老化速度是不同的，同一机体内不同组织的老化发展也不相同。老化的速度与人们的养生保健有着密切的关系，日常生活中注意养生保健对延缓衰老过程有着十分重要的积极意义。

第三节 机体的内环境、稳态和生物节律

一、机体的内环境

体液是机体内液体的总称，正常成年人的体液约占体重的60%。其中约2/3分布于细胞内，称

为**细胞内液**（intracellular fluid），1/3 分布于细胞外，称为**细胞外液**（extracellular fluid）。人体的大部分细胞并不与外界环境［也称外环境（如阳光、空气等）］直接接触，而是浸浴在机体内部的细胞外的液体中。因此，细胞外液是人体绝大部分细胞生存的环境，故称其为机体的**内环境**（internal environment）。

细胞外液的 4/5 位于血管外，构成组织液、淋巴液、脑脊液和房水等；1/5 位于血管内，为血浆。血浆在血管中不断循环流动，所以是内环境中最活跃的部分。它不但与组织液进行物质交换，而且又通过肺、肾、皮肤和胃肠道等器官或组织与外环境进行物质交换，成为沟通各部分组织液，实现人体与外环境进行物质交换的中间媒介。

二、稳 态

稳态（homeostasis）是生理学中重要的基本概念之一。一般而言，稳态是指机体内环境理化性质（如温度、pH、渗透压和各种液体成分）保持相对稳定的状态。近年来，稳态的概念已被扩大到泛指体内从分子和细胞水平、器官和系统水平到整体水平的各种生理活动在神经和体液等因素调节下保持相对稳定的状态。可见，稳态是一种复杂的动态平衡过程，它是通过机体的调节过程来实现的。只有在稳态的条件下，机体的许多正常功能才得以实现。在临床上，若某些检查指标在较长时间内明显偏离正常值，则表明稳态已被破坏，提示机体可能已患某些疾病。

三、生 物 节 律

机体的功能活动按一定的时间顺序发生周期性的变化，称为节律性变化，而变化的节律称为**生物节律**（biorhythm）。生物节律按其发生频率的高低可分为日周期、月周期和年周期。生物节律是机体普遍存在的一种生命现象，是生物体用于预测时间变化，及时调整机体稳态的内在调节机制。了解生物周期能帮助人们安排好自己的日常生活，提升工作的效率和提高一些临床药物的疗效。生物节律的变化来自机体在长期进化过程中形成的固有节律，同时也受外环境变化的影响。

第四节　机体生理功能的调节

生物体是一个统一的整体，它可以通过本身具有的完善调节机制，来适应内、外环境的变化和保证机体活动的统一有序。

一、生理功能的调节

在机体处于不同的生理状况，或当机体内、外环境发生变化时，体内的一些器官、组织的功能活动也会发生相应的改变，以适应不同的生理状况或机体内、外环境的变化。这种过程称为生理功能的调节。机体对各种功能活动的调节方式主要有三种，即神经调节、体液调节和自身调节。

（一）神经调节

神经调节（neuroregulation）是通过神经系统进行的调节方式。神经调节是通过**反射**（reflex）来实现的。所谓反射是指在中枢神经系统的参与下，机体对刺激做出的规律性应答。完成反射的结构基础是反射弧，它由感受器、传入神经、神经中枢、传出神经和效应器五部分构成。在这五部分中，感受器能感受某些环境的变化，并将这种变化转变成一定的神经信号，通过传入神经传至相应的神经中枢，中枢对传入信号进行分析和综合，再以神经冲动的形式将信号沿传出神经送达效应器并改变效应器的活动。反射弧五部分的任何部分被破坏都将导致反射活动的消失。

反射又可分为**条件反射**（conditioned reflex）和**非条件反射**（unconditioned reflex）。非条件反射是先天遗传的，其反射弧较为固定，只需要低级中枢便可完成反射，为同一种族所共有，而且刺激与反应之间的因果关系也较为固定；条件反射则是后天获得的，它建立在非条件反射的基础上，是一种为个体所特有的高级神经活动，其刺激与反应之间的因果关系是不固定的，因此条件反射具有灵活性和可变性，并拓展了机体适应环境的能力。

神经调节的特点是反应迅速，历时短暂，作用准确而局限。

（二）体液调节

体液调节（humoral regulation）是指机体的一些细胞（包括内分泌细胞）产生的一些化学物质（如激素）经体液途径运输到达全身或局部，从而调节各器官、组织或细胞的生理活动。

体液调节的方式有多种，上述的化学物质随血液循环到达全身各处的**靶细胞**，调节人体的代谢、生长发育等生理活动，称为全身性体液调节。上述的化学物质不随血液循环传送，而是通过在组织液中的扩散来调节局部细胞的功能活动，称为局部性体液调节。

在机体中，大多数内分泌腺或内分泌细胞是直接或间接接受中枢神经系统控制的。在此情况下，体液调节就成为神经调节的一个环节，相当于传出通路的延伸部分。这种调节称为**神经-体液调节**（neurohumoral regulation）。

体液调节的特点是作用缓慢，历时持久，作用范围大而精确度差。

（三）自身调节

自身调节（autoregulation）是指器官、组织和细胞不依赖于神经和体液的调节，自身对内、外环境的变化产生的适应性反应。自身调节常常局限在某一器官、组织或细胞中。

自身调节的特点是调节准确、稳定，但调节的幅度和范围较小。

二、生理功能调节的控制

机体中存在着众多的控制系统。从控制方式的角度，又可将其分为非自动控制系统、反馈控制系统和前馈控制系统。

（一）非自动控制系统

非自动控制系统是由控制系统向被控制系统发出信号来影响被控制系统的活动，而被控制系统不能影响控制系统的活动。因此，非自动控制系统的调控方式是单向的。这种调控方式在人体内并不多见。

（二）反馈控制系统

在整体条件下，神经系统和内分泌系统作为人体功能调节的控制部分，可以通过神经调节和体液调节输出控制信息来影响被控制器官、组织或细胞的活动。同时，被控制器官、组织或细胞在其功能发生变化时，又可将变化的信息（反馈信息）传送至控制部分，改变其调节的强度。这种被控制部分对控制部分功能的影响称为**反馈调节**。

反馈调节可分为正反馈和负反馈两种。在反馈调节中，当反馈信息的作用与控制信息的作用相同时，通过反馈作用可使控制信息的作用增强，这种反馈方式称为**正反馈**（positive feedback）。正反馈使受控部分的某种活动朝着与它原先活动相同的方向改变，适合于那些需要迅速发起并尽快结束的生理过程。人体的排尿反射、血液凝固过程均属于正反馈的调节范畴。而当反馈信息的作用与控制信息的作用相反时，通过反馈作用使控制信息的效应减弱或抑制，这种反馈方式称为**负反馈**（negative feedback）。体内的大多数反馈调节为负反馈，通过负反馈调节可维持机体的稳态。维持血压稳定的动脉压力感受性反射、恒温动物的体温调节就属于负反馈的调节范畴。

（三）前馈控制系统

反馈调节中的负反馈是维持机体内环境稳态的重要方式，但它存在着反应滞后和有波动性的缺点，因为它只有在输出变量出现偏差以后，才能通过反馈来加以纠正，因此在调节上总是具有一定的滞后性，而且在纠正偏差的过程中容易出现矫枉过正的情况，从而产生一系列的波动。实际上，正常机体在各种环境因素（即干扰信息）的不断干扰下，仍能够保持良好的稳态，这是因为多种干扰信息可以直接通过体内有关的各种感受装置作用于控制部分，在输出变量尚未出现偏差而发生负反馈调节前就能及时发出纠正信息，从而使机体的调控过程不至于出现较大波动和反应滞后现象。这种干扰信息对控制部分的直接作用称为**前馈**（feed-forward）。例如，运动员因参加某项比赛而进入场地时，可通过各种视、听觉的刺激，以条件反射的方式实现神经系统对心血管、呼吸和运动系统活动的先行调控，增强心血管活动、呼吸功能和骨骼肌的紧张度等，以适应即将发生的代谢增强的需要，这就是前馈控制的表现。

（南通大学医学院　邱一华）

第二章 细胞的基本功能

细胞（cell）是构成人体和绝大多数其他生物体的基本结构和功能单位。体内所有的生理和生化过程都是在细胞及其产物的基础上进行的。因此要了解整个人体及各器官、系统生命活动现象及其原理，学习细胞的基本功能是十分必要的。

人体的细胞总数为 $10^{14} \sim 10^{15}$ 个，可分为 200 余种，它们形态各异，功能也各有不同。但一般都是由**细胞膜**（cell membrane）、**细胞质**（cytoplasm）和**细胞核**（nucleus）三部分构成的，而且它们具有一些共有的基本功能。本章主要讨论细胞的基本结构和物质转运功能、细胞的兴奋性和生物电现象、细胞的信号转导及骨骼肌的兴奋和收缩。

第一节 细胞膜的基本结构和物质转运功能

细胞由一层薄膜 [称为**细胞膜或质膜**（plasma membrane）] 包围，厚度为 $7 \sim 8\text{nm}$。细胞膜把细胞内容物和细胞周围环境分隔开来，既使细胞内容物不致流失，又能保持其理化成分的相对稳定，以维持细胞的正常生命活动。同时，细胞在进行新陈代谢活动时，能不断地从外界摄取 O_2 和营养物质，排出 CO_2 和代谢产物，这就需要通过细胞膜与周围环境进行物质交换。要实现上述功能，细胞膜必须是一个对物质具有选择性通透的半透膜，它允许某些物质进出细胞，而对另一些物质则有阻碍或屏障作用。如果细胞膜的通透作用或屏障作用受到损害，细胞的正常功能就会受到影响甚至丧失。同时，细胞膜也是接受外界环境理化因素或其他影响的门户。外环境中各种理化因素的变化、体内产生的激素或递质等化学物质及进入人体内的异物或药物等，有许多是先作用于细胞膜，然后再影响细胞内的生理过程。可见，细胞膜是细胞进行生命活动的重要结构基础，它对于细胞内环境的稳定、能量的转移、信息的传递、物质的交换等都起着重要作用。此外，细胞膜还与机体的免疫功能，细胞的分裂、分化，机体癌变、衰老等生理和病理过程有着密切的联系。由此可见，细胞的很多功能活动都与细胞膜相关联。因此，正确认识细胞膜的结构和功能，不仅对揭开生命的奥秘有重大理论意义，而且对于解决医学实践的问题也具有重要价值。

一、细胞膜的化学组成和分子结构

电镜下观察发现各种细胞膜均有类似的三层结构，即在膜的内外两侧各有一层致密带，中间夹着一层疏松的透明带。这种结构不仅见于各种细胞膜，还见于各种细胞器，如**线粒体**（mitochondria）、**内质网**（endoplasmic reticulum）和**溶酶体**（lysosome）等的膜性结构，因而它被认为是细胞中普遍存在的基本结构形式，称为**单位膜**（unit membrane）或**生物膜**（biomembrane）。

细胞膜主要由**脂质**（lipid）、**蛋白质**（protein）和**糖类**（carbohydrates）组成。以红细胞为例，细胞膜内蛋白质、脂质和糖类在质量上的占比分别是 52%、40%和 8%。但这种比例在不同种类细胞可相差很大。一般来说，代谢旺盛的膜含有较多的蛋白质。例如，代谢旺盛的线粒体膜，蛋白质约占75%，脂质则占 25%；代谢不旺盛的神经纤维髓鞘，蛋白质约占 25%，脂质约占 75%。

有关膜的分子结构，目前已被广泛接受和应用的是 1972 年 Singer 和 Nicholson 提出的**液态镶嵌模型**（fluid mosaic model）学说。这一学说的基本内容是：膜是以液态的**脂质双分子层**（lipid bilayer）为基架，其中镶嵌着不同生理功能的蛋白质，糖类分子与细胞膜的脂质或蛋白质结合后附在膜的表面（图 2-1）。

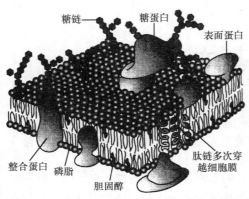

图2-1 膜的液态镶嵌模型

（一）细胞膜的脂质

细胞膜的脂质主要由磷脂、胆固醇和糖脂构成，在大多数细胞膜的脂质中以磷脂为主，占总量的70%以上，其次是胆固醇，不超过30%，还有糖脂，不超过10%。细胞膜的脂质分子为双嗜性分子。脂质分子的头端（磷脂分子中的磷酸和碱基、胆固醇分子中的羟基和糖脂分子中的糖链）为亲水端，尾端是疏水的脂肪酸烃链。因为膜的内外两侧均是含水的体液，所以磷脂分子的亲水端多朝向膜两侧的表面，疏水端朝向膜的中间，因而形成脂质双分子层结构。脂质的熔点较低，在体温条件下一般是流体状态，因而使膜具有柔软性和一定的流动性。细胞的许多基本活动，如膜蛋白的相互作用、细胞间连接、细胞运动、出胞、入胞、分裂等都有赖于细胞膜适当的流动性。细胞膜的流动性与膜的成分有关。脂肪酸烃链越长，饱和脂肪酸越多，膜的流动性越差；含胆固醇越多，膜的流动性越差；镶嵌的膜蛋白越多，膜的流动性越差。膜的流动性是指脂质分子可以在同一层内做横向运动，但若要在同一分子层内做"调头"运动或由脂质的一层运动到另一层，则是不容易的。因为脂质双分子层构成了细胞膜的基本构架，所以膜两侧的水溶性物质一般不能自由地通过细胞膜。

（二）细胞膜的蛋白

根据蛋白质在细胞膜上存在的形式，可将它们分为**表面蛋白**（peripheral protein）和**整合蛋白**（integrated protein）两类。表面蛋白占膜蛋白的20%～30%，附着于细胞膜的表面（主要在内表面）。表面蛋白通过肽链中带电氨基酸残基与脂质的亲水基团以静电引力相结合，或以离子键与膜中的整合蛋白相结合，但结合力较弱，改变溶液的离子浓度或pH，就可以破坏相应的离子键、氢键等，从而使表面蛋白与膜分离。整合蛋白占膜蛋白的70%～80%，它们以肽链一次或多次穿越细胞膜的脂质双分子层为特征。穿膜的肽段多以α-螺旋结构的形式存在，一个跨膜α-螺旋需要20个左右的氨基酸残基才能穿越细胞膜疏水区的厚度，疏水片段以外的亲水性肽链部分则裸露在细胞膜的内、外两侧表面。整合蛋白与细胞膜脂质分子结合紧密，在膜蛋白纯化过程中可用两性洗涤剂使其与脂质分离。

细胞膜上的蛋白质有多种功能：①有的与各种物质的跨膜转运有关，如**载体**（carrier）、**通道**（channel）、**离子泵**（ion pump）等；②有的与辨认和接受特异性的化学刺激有关，如**受体**（receptor）；③有的是催化某种特异性反应的酶；④有的构成与邻近细胞相连的桥，如具有收缩作用的收缩蛋白，其在吞噬、胞饮和细胞变形运动中起重要作用；⑤有的在细胞表面起标志作用，如特异性抗原，其可供免疫物质辨认等。由此可见，细胞的功能特点在很大程度上是由细胞膜的蛋白质决定的，功能越复杂的细胞，细胞膜上蛋白质的种类及含量越多。所以，蛋白质的功能具有多样性和复杂性，这是决定细胞功能特异性的重要原因。

因为脂质双分子层是流体状态的，具有流动性，所以镶嵌在脂质分子中的蛋白质也可以在脂质双分子层中横向漂浮移动。膜蛋白的这种移动具有重要的生理意义。例如，在有神经支配的肌细胞膜上，胆碱能受体主要集中在神经-肌肉接头的肌膜处，去除细胞的神经支配后，该类受体则将均匀地分布在肌细胞膜表面。

（三）细胞膜的糖类

细胞膜含糖类很少，主要是一些寡糖和多糖链，它们都以共价键的形式与细胞膜脂质或蛋白质结合，形成**糖脂**和**糖蛋白**（glycoprotein）。结合在糖蛋白或糖脂上的糖链大多数伸向细胞膜的外侧，所以有细胞外衣或多糖被之称。这些糖链具有特异的化学结构，因而可作为细胞的"标记"，其中有的可作为膜受体的可识别部分，能特异地与某种递质、激素或其他化学信息分子相结合，而发挥重要的生理作用。现已确认，在人红细胞 ABO 血型系统中，红细胞的抗原决定簇就是由细胞膜糖蛋白中的糖链构成的。

二、细胞膜的物质转运功能

根据液态镶嵌模型学说，细胞膜主要由液态脂质双分子层构成基本构架，脂质双分子层的疏水脂肪酸链朝向膜的中间，因而形成了细胞膜内部的疏水区。理论上只有脂溶性物质才能穿越脂质双分子层。但事实上，细胞在新陈代谢过程中，不断有各种各样的物质穿越细胞膜进出细胞，而且其中很多是水溶性的，说明细胞膜对于理化性质不同的物质，具有不同的转运机制（图 2-2）。

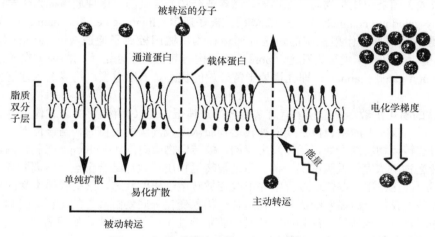

图 2-2　细胞膜的被动转运和主动转运功能

（一）单纯扩散

根据物理学的原理，两种不同浓度的溶液相邻放在一起时，溶液中溶质或溶剂分子将产生从高浓度区向低浓度区的净移动，这种移动是原子或分子其自身的热运动的迁移过程，称为**扩散**（diffusion）。在生物体中，脂溶性小分子物质顺浓度差的跨细胞膜的转运（由膜的高浓度区一侧向膜的低浓度区一侧的净移动），称为**单纯扩散**（simple diffusion）。由于细胞膜的基本构架是由脂质双分子层组成，故只有脂溶性强的物质才能靠单纯扩散形式通过细胞膜。体内能依靠单纯扩散方式通过细胞膜的物质较少，比较肯定的有 O_2、CO_2、N_2、水、乙醇、尿素、甘油等。物质分子或离子在膜两侧的浓度差或电位差、膜对物质的通透性、物质分子量的大小、物质的构型及温度是影响物质跨膜进行单纯扩散的主要因素。例如，O_2、CO_2、N_2 的扩散速度很快；水、乙醇、尿素、甘油的扩散速度略慢。

（二）易化扩散

某些非脂溶性或脂溶性较小的物质，在细胞膜上特殊蛋白（包括载体蛋白质、通道蛋白质）的"帮助"下，由膜的高浓度一侧向低浓度一侧扩散的过程，称为**易化扩散**（facilitated diffusion）。易化扩散主要有**经通道的易化扩散**（facilitated diffusion via channel）和**经载体的易化扩散**（facilitated diffusion via carrier）两种类型。

1. 经通道的易化扩散　这种形式的转运是通过膜上特殊的通道蛋白质（简称通道）进行的，转运的物质主要是一些离子，如 K^+、Na^+、Ca^{2+} 和 Cl^- 等，它们由膜的高浓度一侧向低浓度一侧转运。

通道蛋白质也有特异性，一种通道只允许一种离子或几种离子通过，因而有 K^+ 通道、Na^+ 通道和 Ca^{2+} 通道、Cl^- 通道和非选择性阳离子通道等。通道蛋白质转运离子的机制是，由细胞膜上的特殊蛋白质分子构成了具有高度选择性的亲水孔道，允许适当大小和带有适当电荷的离子通过。通道对离子的选择性取决于孔道的直径、形状、带电状态和内壁化学结构等因素。细胞膜对某种离子的通透性的大小，取决于开放的通道数目的多少，开放通道数目越多，通透性越大。

离子通道可被某种毒或药物选择性阻断，这些物质被称为通道阻断剂。例如，河鲀毒素可阻断 Na^+ 通道，四乙胺可阻断 K^+ 通道，维拉帕米可阻断 Ca^{2+} 通道。

大部分通道蛋白分子内部有一些可移动的结构或化学基团，在通道中起"闸门"的作用。一些因素可引起这些结构或化学基团的移动，导致通道的开放或关闭，以控制离子的跨膜转运，通道的这一现象称为**闸门控制**或**门控**（gating）。蛋白质分子构象改变是门控的物质基础，如果通道的开放或关闭是由膜两侧电位差控制的，这种通道称为**电压门控离子通道**（voltage-gated ion channel）。如果通道的开放或关闭是由化学物质（如递质、激素或药物）控制的，这种通道称为**化学门控离子通道**（chemically-gated ion channel）或称为**配体门控离子通道**（ligand-gated ion channel）。如果通道的开放或关闭是由某种外力作用控制的，这种通道称为**机械门控离子通道**（mechanically-gated ion channel）。细胞膜还存在一类称为**孔道**（pore）的结构，其与离子通道不同的地方在于这些通道为**非门控通道**（non-gated channel），即孔道处于常开放的状态。水通道蛋白构成的水通道就是一种常开放通道。

2. 经载体的易化扩散 细胞膜上有许多专一的载体蛋白质（简称载体）。载体上具有与某些物质结合的位点，当载体上的结合位点朝向被转运物质浓度较高膜的一侧时，结合位点与被转运物质结合。载体与被转运物质结合后，载体发生变构，被转运物质封闭（occlude）在载体内，然后结合位点朝向被转运物质浓度较低膜的另一侧。随之被转运物质从载体结合位点上解离并释放。载体与酶不同，它不起催化作用，在转运过程中并不改变被转运物质的状态，只是载体本身的构象发生了变化。载体转运时载体蛋白需要经历"底物结合—构象变化—底物解离"的过程，因此物质经载体转运的速率相对较慢。载体转运的物质主要是一些水溶性小分子有机物，如葡萄糖、氨基酸、核苷酸等。经载体的易化扩散有以下一些特点：

（1）结构特异性：膜的各种载体与它所转运的物质之间有着高度结构特异性，即每一种载体只能转运具有某种特定结构的物质。例如，在相同的浓度梯度下，右旋葡萄糖的跨膜转运量比左旋葡萄糖的跨膜转运量大得多。

（2）饱和现象：由于膜表面与某一被转运物质有关的载体数量和转运速率都是有限的，当膜一侧物质浓度增加超过某一限度时，转运量就不再增加，这就使载体对该物质的转运能力有一个最大极限，超过了这个极限，再增加被转运物质的浓度，也不能增加转运量。

（3）竞争性抑制：如果某一载体对 A 和 B 两种结构相似的物质都有转运能力，那么在环境中加入 B 物质将会减弱载体对 A 物质的转运，这是因为有一定数量的结合位点竞争性地被 B 占据。

在上述的单纯扩散和易化扩散中，物质的分子或离子都是顺着浓度差或电位差移动的。这些物质移动时，所消耗的能量均来自浓度差和电位差本身所包含的势能，无须消耗细胞代谢产生的能量，因此，单纯扩散和易化扩散都属于**被动转运**（passive transport）。

（三）主动转运

主动转运（active transport）是在细胞膜上特殊蛋白质的协助下，由细胞代谢供能将某些物质分子或离子跨细胞膜逆浓度梯度或电位梯度转运的过程。按照热力学原理，溶液中的物质由低浓度区域向高浓度区域移动，必须由外部供给能量。在膜的主动转运中，能量只能由膜或膜所属的细胞来供给，这就是主动转运中"主动"的含义。细胞膜在一类可消耗能量的膜蛋白质——**离子泵**（ion pump）的协助下，可实现物质逆浓度梯度或电位梯度的转运。主动转运又可按其利用能量形式的不同分为两类：

1. 原发性主动转运（primary active transport）　是指直接利用细胞代谢产生的能量进行逆浓度差和（或）电位差的主动转运过程。原发性主动转运的物质通常为带电离子，介导这一过程的膜蛋白称为**离子泵**（ion pump）。这些膜蛋白均有 ATP 酶的活性，可因细胞内、外某种离子浓度的改变而激活，直接分解 ATP，释放高能磷酸键所含能量，完成逆势能的跨膜转运。

钠钾泵（sodium-potassium pump）简称**钠泵**（sodium pump）。钠泵是镶嵌在膜脂质双分子层中的一种特殊蛋白质，它既有转运物质的载体功能，又有酶的活性，它能分解 ATP 使其释放能量，并用此能量进行 Na^+ 和 K^+ 的主动转运，因此，钠泵就是 Na^+-K^+ 依赖式 ATP 酶。该酶已被分离、纯化、克隆出来，它是一种糖蛋白，是由 α 和 β 亚单位组成的二聚体蛋白质，能使 Na^+ 和 K^+ 进行相反方向的移动。钠泵的活动特点是：①酶的活性依赖膜内侧面的 Na^+ 浓度增加或膜外侧面的 K^+ 浓度增加，酶在起作用时还要有 Mg^{2+} 的参与；②钠泵泵出 Na^+ 和泵入 K^+ 的过程是耦联的；③耦联性 Na^+-K^+ 主动转运机制的直接能源是 ATP，每水解 1 个 ATP 分子，所释放的能量可供泵出 3 个 Na^+，泵入 2 个 K^+，并不伴有其他离子的出入，故可认为，钠泵是一种生电性泵。

钠泵广泛存在于身体各种细胞的细胞膜上。据估计，机体的新陈代谢中能源物质所释放的能量，通常 20%～30%用于钠泵的运转。

钠泵活动的生物学意义：①由钠泵形成的细胞内高 K^+，是许多代谢反应进行的必需条件；②维持细胞正常的渗透压与形态，在细胞内具有不能通过细胞膜的带负电荷的大分子物质，因而经常存在着细胞外小分子物质（主要是 Na^+）向胞内渗漏，Na^+ 进入就有可能把水带入细胞，使细胞有发生肿胀解体的倾向，而钠泵能不断泵出 Na^+，泵入 K^+，结果使细胞内的 K^+ 浓度较高和 Na^+ 浓度较低。细胞膜内外一定的 Na^+ 浓度差是保持细胞的渗透压稳定和正常形态的主要因素；③形成和保持细胞内外 Na^+、K^+ 不均衡分布及建立一种势能储备。膜上的离子通道一旦开放，Na^+、K^+ 便可迅速地进行跨膜转运，这是神经和肌肉组织具有兴奋性的基础。④建立的 Na^+ 浓度势能储备，是一些营养物质（如葡萄糖、氨基酸）跨小肠和肾小管上皮细胞等进行继发性主动转运的能量来源；⑤钠泵活动是生电性的，可影响膜电位，使膜内电位的负值增大。

原发性主动转运是人体最重要的物质转运形式，除上述的钠泵外，还有钙泵（calcium pump）、H^+ 泵（质子泵）、碘泵和阴离子泵等，这些泵蛋白都以直接分解 ATP 为能源，对相应离子进行逆势能的跨膜转运。

2. 继发性主动转运（secondary active transport）　是指物质逆浓度梯度转运的动力不直接来自 ATP，而是靠消耗另一种物质的浓度势能进行的（如小肠、肾脏对葡萄糖和氨基酸的主动转运过程）。继发性主动转运并不直接需要 ATP 分解供能，而是依靠 Na^+ 在细胞膜内外建立起的势能储备（膜外 Na^+ 浓度高于膜内），这样，被转运物质和 Na^+ 与载体结合一同进入膜内。但 Na^+ 在细胞膜内外的势能储备是通过钠泵的活动建立的。因此，被转运物质实际上是间接利用钠泵活动进行的主动转运。

（四）膜泡转运

膜泡转运（vesicular transport）是细胞形成细胞内小泡转运大分子颗粒或物质团块的跨膜转运方式。膜泡转运主要通过在细胞内形成囊泡的转运方式，膜泡转运是一个主动的过程，需要消耗能量，其消耗的能量主要来自细胞内线粒体氧化过程中形成的 ATP。膜泡转运也需要更多的蛋白质参与，并伴有细胞膜面积的改变。膜泡转运包括**出胞**（exocytosis）和**入胞**（endocytosis）两种方式。

1. 出胞　主要见于细胞的分泌活动和神经末梢的递质释放。例如，细胞分泌蛋白质，细胞内蛋白质一般在粗面内质网的核糖体上合成，然后进入内质网腔，再进入高尔基体，在此加工、储存于囊泡中。当细胞受到特殊化学物质刺激或细胞膜的电位改变时，Ca^{2+} 进入细胞内，使胞质中 Ca^{2+} 浓度瞬时增加，这能触发囊泡膜与细胞膜融合，进而破裂形成小孔，囊泡内容物可即时排出细胞外，囊泡膜则成为细胞膜的组分。出胞有持续性出胞和调节性出胞两种形式。持续性出胞是指细胞在安静时，分泌囊泡自发地与细胞膜融合，将囊泡内物质不断排出细胞的过程。调节性出胞是指细胞受到某些信号（如激素或动作电位）的诱导时，储存在细胞内的分泌囊泡大量与细胞膜融合，将囊泡内物质排出细胞的过程。

2. 入胞 是指细胞外某些物质团块（如蛋白质、脂肪颗粒、侵入体内的细菌或异物等）进入细胞的过程。其中，固体物质或团块进入细胞的过程称为**吞噬**（phagocytosis），液体物质的入胞过程称为**吞饮**（pinocytosis）。入胞过程首先是物质被细胞膜识别，接着与这些物质相接触的部分细胞膜发生内陷，并逐渐将其包绕，然后细胞膜发生融合，于是这些物质和包绕它的那部分膜进入胞质内，形成一个吞噬泡，最后这些吞噬泡与溶酶体融合，其内容物被溶酶体内所含的各种酶消化分解。

近年来，与细胞膜受体有关的入胞作用逐渐引起人们的重视，其作用是被转运物质与细胞膜的受体结合引起入胞，称为**受体介导式入胞**（receptor-mediated endocytosis）。

第二节 细胞的兴奋性和生物电活动

一、细胞的兴奋性

（一）兴奋和兴奋性的概念

在生理科学发展的早期，兴奋性是指活组织或细胞对外界刺激发生反应的能力或特性。如肌细胞受刺激表现为收缩反应，腺细胞受刺激引起分泌活动，神经纤维受到刺激产生神经冲动等。实际上，几乎所有的活组织或细胞都具有某种程度的对外界刺激发生反应的能力，只是反应的灵敏程度和表现方式有所不同。

神经细胞、肌肉细胞和腺细胞兴奋性较高，因此习惯上把这些兴奋性较高的细胞，称为**可兴奋细胞**（excitable cell）。

可兴奋细胞兴奋时，虽然有不同的外观表现，但它们都有一个共同的特征，即细胞在受刺激后先产生动作电位，然后再表现出其他的外观变化。因此，在现代生理学中，兴奋性可看作是细胞受到刺激后产生动作电位的能力，兴奋可看作是动作电位及其产生过程。

（二）刺激及其引起组织兴奋的条件

1. 刺激的种类及刺激参数 当一个有效刺激作用于可兴奋细胞时，则能产生兴奋。实验研究表明，任何刺激要引起兴奋则必须具备一定的条件，即刺激的质和量必须符合一定的要求。例如，光主要对视觉器官起刺激作用，声主要对听觉器官起刺激作用等。同时，对所施加刺激的强度和刺激持续时间等也有一定的要求。在生理学实验中，因为电刺激的参数比较容易调控，所以通常采用电刺激作为人工刺激。使用电子刺激器输出的信号是直流矩形波脉冲，它的基本刺激参数包括脉冲的振幅（刺激强度）、脉冲的波宽（刺激的持续时间）、矩形波的上升和下降速度（强度-时间变化率）。

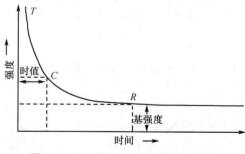

图 2-3 可兴奋组织的强度-时间曲线

2. 刺激参数与组织兴奋的关系 通常，矩形波的上升和下降都很迅速，故其刺激时间对强度的变化率可看作是固定不变的。以肌肉收缩作为兴奋反应的指标，观察刺激强度和刺激的持续时间对肌肉兴奋的影响，则可在坐标图上绘出一条曲线（图 2-3），称为强度-时间曲线。

该曲线表明，当强度-时间变化率固定不变时，在一定范围内，引起组织兴奋所需的刺激强度，与该刺激的作用时间成反比关系。也就是说，在组织兴奋性没有变化之前，作用于该组织的刺激强度较强时，只需要较短的刺激时间就可以引起组织兴奋；反之，当刺激强度较弱时，这个刺激就必须作用较长的时间才能引起组织兴奋。

为了比较不同组织的兴奋性，通常把电刺激作用时间和强度-时间变化率固定于某一数值，然后仅观察刺激强度与细胞反应之间的关系。当刺激强度由弱逐渐加强时，可以找出一个能引起兴奋的最小刺激强度，这一最小刺激强度称为**阈强度**或**阈值**（threshold）。低于阈值的刺激称为**阈下刺激**。高于阈值的刺激称为**阈上刺激**。等于阈值的刺激称为**阈刺激**。测定组织阈值的大小，可以近似反映组织细胞兴奋性的高低。引起兴奋的阈值越小，表明该组织的兴奋性越高；反之，引起兴奋的阈值越大，则表明该组织的兴奋性越低。

（三）细胞兴奋性的变化

体内不同的组织具有不同的兴奋性，即使同一组织在不同的生理和病理情况下兴奋性也会改变。但一个普遍存在于各种可兴奋细胞的现象是：组织在接受一次有效刺激出现兴奋的过程中及随后的一段时间内，其兴奋性将发生一系列有规律的变化，然后才恢复至正常。细胞的这一特性说明，细胞在接受连续刺激时，前一刺激能引起细胞对后续刺激反应的改变。

二、细胞的生物电现象及其产生机制

一切活的细胞和组织不论在安静时还是活动时，都具有电的活动，这种电活动称为**生物电**（bioelectricity）。细胞生物电是由带电离子（如 Na^+、K^+、Ca^{2+}、Cl^- 等）跨细胞膜流动而产生的，表现为一定的**跨膜电位**（transmembrane potential），简称**膜电位**（membrane potential）。细胞的膜电位主要包括**静息电位**（resting potential）和**动作电位**（action potential）两种形式。可兴奋的组织（神经、肌肉和腺体等）在受到有效刺激后，首先产生生物电反应（动作电位），然后才出现肌肉收缩和腺体分泌等外观表现。临床上广泛应用的心电图、脑电图、肌电图等，就是心脏、大脑皮层、骨骼肌活动时，通过特殊的仪器装置记录下来的生物电变化的图形。

（一）静息电位

静息电位是指细胞未受刺激而处于静息状态时，存在于细胞膜内、外两侧的电位差，测量静息电位的实验装置如图 2-4A 所示。用两个电极，一个放在细胞膜的表面作为参考电极，另一个与微电极相连作为测量电极，两电极都通过放大器与示波器 R 连接。当两电极都置于膜外时，两电极放在膜的任何位置，示波器荧屏的光点在零电位水平扫描，表示两电极之间没有电位差。也就是说，细胞膜外各点都是等电位的。然后将测量电极插入细胞膜内，当测量电极尖端进入细胞的瞬间，示波器荧屏上的扫描线立即下移，表示电位降到零水平以下，并保持基本稳定。这种在静息状态下存在于细胞膜两侧的内负外正的电位差，称为**跨膜静息电位**（transmembrane resting potential），简称静息电位。

各类细胞都有其特定大小且基本稳定的静息电位，如果视膜外电位为零，则膜内电位大都为-10～-100mV。例如，枪乌贼巨大神经轴突和蛙骨骼肌的静息电位为-50～-70mV，哺乳类动物的神经、肌肉的静息电位为-70～-90mV，人的红细胞的静息电位为-10mV，平滑肌细胞的静息电位为-55mV。只要细胞没有受到外来刺激并保持正常的新陈代谢，神经和肌肉细胞的静息电位可以长时间保持在基本稳

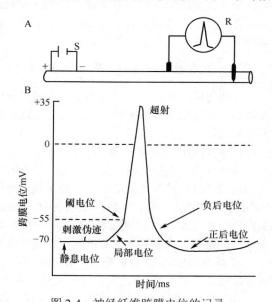

图 2-4　神经纤维跨膜电位的记录

A. 神经纤维跨膜电位记录的实验装置；B. 神经纤维动作电位

定的水平。通常把静息状态下，细胞膜两侧所保持的内负外正状态称为**极化**（polarization）；静息电位加大（如细胞内电位由–70mV 变为–90mV），称为**超极化**（hyperpolarization）；静息电位减小（如细胞内电位由–70mV 变为–50mV），称为**去极化**（depolarization）；去极化至零电位后，细胞内电位如进一步变为正值，称为反极化，细胞内电位高于零电位的部分称为**超射**（overshoot）。细胞膜去极化后，再向静息电位方向恢复的过程称为**复极化**（repolarization）。

（二）动作电位

动作电位是细胞受到有效刺激时，在静息电位的基础上发生一次膜电位的快速而短暂的逆转并且可以扩布的电位变化。动作电位发生时膜内、外电位的变化过程，如图 2-4B 所示，在静息电位的基础上，神经接受一次有效的刺激而兴奋时，首先出现的是膜的去极化。在去极化过程中，膜内电位由原来的–70～–90mV 迅速向负值减小的方向变化，直到零电位。继而膜内正电位逐渐增加，由原来的内负外正，转变为内正外负，这一极化状态的倒转称为**反极化**（reverse polarization）。从零电位到+20～+40mV 这一部分反极化电位，称为超射，这一数值称为超射值。但是刺激所引起的电位反转是暂时的，很快就出现复极化。在复极化过程中，膜内电位正值减小，负值增加，直到恢复至膜内为负、膜外为正的刺激前原有的极化状态。

在动作电位产生的过程中，由去极化的上升相和快速复极化的下降相组成一个电位变化迅速并形如尖峰的电位波动，称为**锋电位**（spike potential）。锋电位的持续时间较短，如神经细胞锋电位的时程约 1ms。锋电位之后，膜电位的微小而较缓慢的波动，称为**后电位**（after-potential）。后电位的持续时间较长，如哺乳动物 A 类神经纤维的后电位可持续近 100ms。人们根据电生理学的习惯，又将电位基线以上的后电位部分称为**负后电位**（negative after-potential），而将电位基线以下的后电位部分称为**正后电位**（positive after-potential）。后电位结束后膜电位即恢复到静息电位的水平。

锋电位是动作电位的主要部分，被视为动作电位和兴奋的标志。单根神经纤维或单个细胞，若受到一个阈下刺激则不能引起动作电位，但刺激一旦达到或超过阈值，即可爆发动作电位。动作电位的幅度和波形不会随刺激强度的增加和传导距离的延长而改变。动作电位的幅度和波形不会随刺激强度的增加而改变的现象称为**全或无**（all or none）现象；动作电位的幅度和波形不会随传导距离的延长而改变的现象称为**不衰减扩布**（decrementless propagation）。这些现象与混合神经干不同，因为混合神经干一般是由数千条直径大小不等、阈值高低不同的纤维组成，所记录的是各纤维的综合动作电位，故不是"全或无"的。

（三）生物电活动的产生机制

生物电活动普遍存在于可兴奋细胞或组织中。总体来说，只要有兴奋，就有生物电活动的产生和传播。在电生理学中研究最早而且也比较清楚的是神经纤维和肌细胞的生物电活动，并且这类研究成果已用于临床。

1. 生物电产生的离子基础　关于生物电活动产生的机制，多以离子学说进行阐述。即细胞生物电的各种表现，主要是由于某些带电离子在细胞膜两侧不均衡分布，以及膜在不同情况下对这些离子的通透性发生改变所造成的。一般来说，神经和肌肉细胞内 K^+ 浓度比细胞外高约 30 倍，细胞外 Na^+ 浓度则比细胞内高约 12 倍，细胞外 Cl^- 浓度比细胞内高约 30 倍，细胞内绝大部分负离子是大的蛋白质离子（A^-）。这种细胞膜两侧离子的不均衡分布现象是由于细胞膜中某些离子泵，主要是钠泵活动的结果，而细胞膜对各种离子的选择性通透则与细胞膜上各种离子通道的功能状态有关。

2. 静息电位与 K^+ 平衡电位　在 1902 年，Bernstein 提出了细胞膜两侧 K^+ 的不均衡分布和安静时细胞膜主要对 K^+ 有通透性，这可能是细胞在静息条件下，保持细胞膜外正内负极化状态的基础。已知细胞内 K^+ 浓度大大超过细胞外 K^+ 浓度，故在静息时的细胞膜内、外形成了 K^+ 的浓度梯度。K^+ 可顺着浓度梯度从细胞膜内扩散至细胞膜外，但这种扩散不能无限地进行下去。这是因为移到细胞膜外的 K^+ 所造成的外正内负的电场力，将对 K^+ 的继续外移起阻碍作用，而且 K^+ 移出越多，这种阻碍就会越大。因此设想，当促使 K^+ 外移的细胞膜两侧 K^+ 浓度势能差同已移出的 K^+ 所造成的阻碍它继续外移的电势能差相等而方向相反，即膜两侧电-化学（浓度）势能代数和为 0 时，将不会再有 K^+ 的跨膜净移动，于是 K^+ 进出细胞便达到了一个平衡点。因而由 K^+ 外移所形成的外正内负的电位差也就稳定在某一数值，这个电位差称为 K^+ **平衡电位**（K^+ equilibrium potential）。这就不难理解，K^+ 平衡电位的大小取决于膜两侧原来存在的 K^+ 浓度差的大小。这可用 Nernst 公式进行计算，加以证实。

$$E_K = \frac{RT}{ZF} \cdot \ln \frac{[K^+]_o}{[K^+]_i}$$

式中，E_K 为 K^+ 平衡电位，R 是通用气体常数，T 为绝对温度，Z 是离子价（K^+ 为 1），F 为法拉第常数，约为 96 500 C，$[K^+]_o$ 与 $[K^+]_i$ 分别代表膜外和膜内的 K^+ 浓度。设室温为 27℃，并将自然对数 ln 转换为常用对数，则上式可简化为

$$E_K = \frac{8.31 \times (273+27)}{1 \times 96500} \times 2.3 \lg \frac{[K^+]_o}{[K^+]_i} (V) = 0.0595 \lg \frac{[K^+]_o}{[K^+]_i} (V) = 59.5 \lg \frac{[K^+]_o}{[K^+]_i} (mV)$$

然而，当时技术条件的限制，Bernstein 既不能测定细胞内的 K^+ 浓度，又缺乏测定单一细胞静息电位的手段，因而他的学说长期得不到实验的证实。

1939 年，Hodgkin 等第一次利用枪乌贼的巨大神经轴突（直径可达 1mm）测定了单一细胞静息电位数值和细胞内 K^+ 浓度，结果发现，实验测定和理论计算所得的 K^+ 平衡电位非常接近（但实验测定值略小于理论计算值）。为了进一步证明静息电位主要是 K^+ 平衡电位，他们又人为地改变细胞外液的 K^+ 浓度，结果发现，当细胞外液 K^+ 浓度升高时，静息电位数值减小。如用 NaCl 代替 KCl 灌注于轴质内，则静息电位几乎减小到零，换回 KCl，静息电位恢复；若将细胞外液的 Na^+ 改为 K^+，细胞内液的 K^+ 改为 Na^+ 时，则出现膜两侧电位极性倒转。为了明确 Cl^- 对静息电位的影响，曾用 K_2SO_4 代替细胞内的 KCl，发现其对静息电位影响不大。

以上的结果表明，细胞内的高 K^+ 浓度和安静时膜对 K^+ 具有通透性，是大多数细胞产生和维持静息电位的主要原因。此外，细胞膜的钠泵在跨膜转运离子时，每分解一分子 ATP，可将三个 Na^+ 移出细胞，同时将两个 K^+ 移入细胞，相当于把一个净的正电荷移出细胞，结果使膜内电位的负值增大。所以，钠泵活动也参与了静息电位的形成。但钠泵活动对静息电位形成的作用十分有限（在神经纤维可能不超过 5%）。

至于静息电位测定值略小于按 Nernst 公式计算出来的 K^+ 平衡电位理论值，如骨骼肌测得的静息电位是–90mV（计算值为–95mV），这是因为细胞膜在安静时，对膜外 Na^+ 和 Cl^- 皆有微弱的通透性，也对膜静息电位产生了一定的影响。通常，由于 K^+ 外移所造成的膜内负电位正好也阻碍和抵消了 Cl^- 的内流，故一般不出现 Cl^- 的净内流。

3. 动作电位与 Na^+ 平衡电位　静息电位主要是由静息状态下细胞膜对 K^+ 选择性通透所致。当细胞受到一次有效的刺激时，细胞膜内的负电位很快变化至零并继而出现超射。根据这一事实，Hodgkin 等认为，当细胞受刺激时，细胞膜的离子通透性发生了变化，表现为细胞膜对 Na^+ 的通透性增加，继而又出现细胞膜对 K^+ 的通透性增加。据此，他们把枪乌贼神经轴突放在不同浓度的 Na^+ 溶液中，测量动作电位的幅度。当细胞膜外溶液中 Na^+ 浓度降低时，动作电位幅度降低。若细胞膜外溶液中不含 Na^+，则不产生动作电位。在细胞膜外溶液中加入 NaCl 可使动作电位幅度增加。

从动作电位各时相的形成机制分析，在静息电位状态下，细胞膜外 Na^+ 的电-化学梯度都高于膜内，一旦细胞受刺激引起细胞膜上 Na^+ 通道被"激活"而开放时，Na^+ 便顺着电-化学梯度快速内流，造成细胞膜去极化，而去极化增大又促进更多细胞膜上的 Na^+ 通道开放，细胞膜对 Na^+ 的通透性进一步增加。如此反复促进 Na^+ 内流，称为 Na^+ 内流的**再生性循环**（regenerative cycle）。这种正反馈作用使细胞膜以极大的速率去极化，从而导致细胞膜内负电位迅速减小，直至细胞膜内变为正电位，

产生极化状态的倒转。当细胞膜内的正电位增大到足以对抗顺电-化学梯度所致的 Na^+ 内流时，Na^+ 的跨细胞膜净内流就停止，细胞膜两侧的跨膜电位出现了一个新的平衡点，此时的跨膜电位就相当于 Na^+ **平衡电位**（Na^+ equilibrium potential）。这也可以通过将细胞膜内、外 Na^+ 浓度代入 Nernst 公式计算出来。动作电位达到超射值的大小，差不多与 Nernst 公式计算的结果相一致，这就说明动作电位的上升相是细胞膜受到刺激后引起细胞膜对 Na^+ 的通透性突然增大引起 Na^+ 快速而大量内流的结果。但是，细胞膜对 Na^+ 通透性增大所经历的时间很短，Na^+ 通道很快"失活"。接着便出现细胞膜对 K^+ 的通透性增高，于是 K^+ 顺着电-化学梯度流出细胞膜外，使细胞膜电位又向着内负外正的静息电位水平恢复，形成锋电位的下降相。

由此可见，锋电位的上升相是细胞膜对 Na^+ 通透性突然增大、Na^+ 快速内流的结果，其电位的大小相当于 Na^+ 的平衡电位；锋电位的下降相则是细胞膜对 K^+ 的通透性增大造成 K^+ 外流所致。

经上述过程，细胞膜电位虽然已恢复到原先的静息水平，实际上在细胞膜两侧原有的离子浓度尚未恢复。根据测量，神经纤维每兴奋一次，进入膜内的 Na^+ 量能使细胞膜内的 Na^+ 浓度增大约八万分之一，K^+ 外流量也与此数值相当。也就是说，即使神经连续多次产生兴奋，短时间内也不可能明显地改变细胞膜内高 K^+ 和细胞膜外高 Na^+ 的离子分布的基本状态。但是，钠泵对细胞膜内 Na^+ 的增多很敏感，每次兴奋的恢复时期内，钠泵必须将进入细胞膜内的 Na^+ 泵出，同时泵回流出的 K^+，以恢复并维持兴奋前的离子不均衡分布状态。钠泵对 Na^+、K^+ 的转运是耦联的，即 Na^+、K^+ 的出入和转运是同时而反向进行的，故一般不伴有细胞膜两侧电位的明显改变。但当细胞膜内 Na^+ 积聚过多而使钠泵的活动过度增强时，有可能使泵出的 Na^+ 量多于泵入的 K^+ 量，从而使细胞膜内负电荷相对增多，膜电位向超极化的方向变化，而这时的钠泵，就称为生电性钠泵。有人认为，锋电位以后出现的超极化后电位，就是由于生电性钠泵作用的结果。至于形成的去极化后电位则是因为在复极时迅速外流的 K^+ 积聚于细胞膜外侧附近，因而暂时阻碍了 K^+ 外流的结果。

4. 细胞膜的通透性和离子通道　不论是静息电位的产生还是动作电位上升相和下降相的出现，都是在钠泵造成的细胞膜两侧 Na^+、K^+ 不均衡分布的前提下，以细胞膜对不同离子具有的选择性通透为基础的。例如，在静息状态下，细胞膜对 K^+ 有较高的通透性；在受到有效的刺激产生动作电位时，细胞膜先是对 Na^+ 的通透性增高，接着才对 K^+ 通透性增高。这种细胞膜通透性改变的物质基础是什么？长期以来未能得到解答。然而，现在已经明确 K^+ 等的跨膜移动是通过镶嵌在细胞膜中特殊蛋白质完成的，这些特殊的蛋白质称为离子通道蛋白，离子通道蛋白中心有亲水性通道并对相应的离子有高度的亲和力，从而允许这些离子顺浓度梯度快速而大量地通过（图 2-5）。允许 Na^+ 通过的通道称为 Na^+ 通道，允许 K^+ 通过的通道为 K^+ 通道。所谓某种离子的通透性加大，实际就是细胞膜上与该离子有关的通道开放数目增多的结果。由于离子是电荷的携带者，通道的开放会使离子流过量增多，也就意味着跨膜离子电流加大。因此，离子通透性的增大，实质就是离子通过细胞膜时**膜电阻**（membrane resistance）的减小，或者说是**膜电导**（membrane conductance）的增大（它们二者互为倒数）。

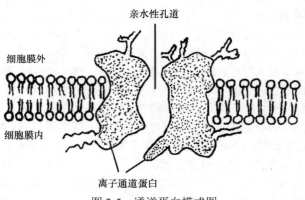

图 2-5　通道蛋白模式图

通道蛋白具有**激活**（activation）、**失活**（inactivation）和**关闭**（close）三种状态。通道蛋白的激活是指其结构中出现了允许某种离子顺浓度梯度移动的孔道，相当于通道的开放。通道蛋白的失活是指通道不但处于关闭状态，而且即使受到刺激也不能进入开放状态。绝对不应期即由此产生。通道蛋白的关闭是指此时的通道虽处于不开放状态，几乎没有离子通过，但如受到适当的刺激就可开放而产生兴奋，故也称为"备用"状态。相当于静息时或相对不应期时 Na^+ 通道所处的状态。

（四）阈强度、阈电位与兴奋的引起

1. 阈电位与兴奋的引起　在有效刺激作用下，膜内负电位去极化到某一临界值时，引发一次动作电位，这个临界值即为**阈电位**（threshold potential）。对于神经细胞和骨骼肌细胞来说，阈电位则是造成细胞膜上 Na^+ 通道大量开放，引起 Na^+ 快速内流，爆发动作电位的临界膜电位数值。一般可兴奋细胞的阈电位比静息电位的绝对值小 10～20mV，神经细胞和骨骼肌细胞的阈电位一般为-70～-50mV。引起细胞兴奋或产生动作电位的关键在于能否使静息电位减小到阈电位水平。静息电位一旦去极化达到阈电位水平，此时的去极化就不再依赖刺激强度，而是一种自动过程，直至动作电位结束。细胞膜上电压门控钠通道的分布密度、功能状态和细胞外的 Ca^{2+} 浓度是影响阈电位水平的主要因素。其中，钠通道分布的密度较大时，阈电位水平降低（更接近静息电位水平）；细胞外的 Ca^{2+} 浓度增高时，可减少细胞膜对 Na^+ 的通透性，从而使阈电位水平升高。

2. 阈强度和阈刺激　从电生理学的角度，阈强度是指使细胞膜静息电位去极化到阈电位，爆发动作电位的最小刺激强度，又称**阈值**（threshold），也称**阈刺激**。对于同一个细胞来说，无论使用何种性质的刺激，只要刺激达到阈刺激或阈上刺激，就能使细胞爆发动作电位，而且产生动作电位的波形和幅度都相同。细胞阈值的大小与其兴奋性高低呈负相关关系。阈值越小，则兴奋性越高；反之，兴奋性越低。

（五）局部反应及其总和

刺激必须达到阈值才能引起细胞兴奋，如果给予一个阈下刺激，细胞就不能爆发动作电位，但可以使局部受刺激的细胞膜的 Na^+ 通道少量被激活，细胞膜对 Na^+ 的通透性轻度增加，少量 Na^+ 内流可使静息电位有所减小，即细胞膜轻度去极化。由于这种电位较小，只限于受刺激局部的细胞膜，而不能向远处传播，故称为**局部反应**（local response），也称为**局部电位**（local potential）或**局部兴奋**（local excitation）。

局部反应的实质也是由 Na^+ 通道被激活，Na^+ 内流产生的，只是数量较少，故也是一种可兴奋细胞的主动反应。

局部反应有以下特点：①反应可随刺激强度的增加而增大，不表现"全或无"的特征；②只能向邻近细胞膜做电紧张性扩布（不能向远处传播，去极化的幅度具有衰减性）；③无不应期；④先后多个或细胞膜相邻多处的阈下刺激所引起的局部反应可以叠加总和，分别称为**时间总和**（temporal summation）与**空间总和**（spatial summation），当叠加的去极化电位达到阈电位时，即可产生一次动作电位。

由此可见，阈下刺激、阈刺激和阈上刺激，其作用都是激活 Na^+ 通道，只存在激活 Na^+ 通道引起 Na^+ 内流量的差异。阈刺激、阈上刺激特殊之处在于使 Na^+ 通道开放数增大到能引起 Na^+ 内流的再生性循环（图 2-6），致使膜出现一个不再依赖原刺激强度的细胞膜自身的自动连续去极化的过程，使细胞膜的反应从量变转为质变，从局部兴奋转化为动作电位。

（六）兴奋在同一细胞上的传导机制

所谓兴奋的传导，实质上就是动作电位的扩布。当细胞膜某

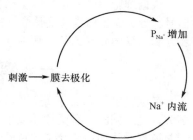

刺激——→ 膜去极化　　P_{Na} 增加　　Na^+ 内流

图 2-6　Na^+ 内流的再生性循环过程

处受到刺激产生动作电位后，它可以迅速沿细胞膜向周围扩布，使整个细胞膜都依次产生一次动作电位。动作电位在同一细胞上的扩布过程称为**传导**（conduction）。

1. 无髓神经纤维上兴奋传导的机制 当一条无髓神经纤维的一端受到有效刺激而产生动作电位时，该处的细胞膜两侧出现了电位的暂时倒转，即兴奋部位细胞膜电位为外负内正，而邻近未兴奋细胞膜仍处于外正内负的极化状态。加之膜两侧的细胞外液和细胞内液都是导电的，于是在神经纤维的兴奋部位与未兴奋部位之间便会出现电位差而导致电荷的移动，称为**局部电流**（local current）。局部电流的作用，使邻近未兴奋细胞膜去极化而达到阈电位，该处的 Na^+ 通道大量开放，细胞膜对 Na^+ 的通透性增加而产生动作电位。于是，它成为新的兴奋部位，而原来的兴奋部位则进入复极化状态，新的兴奋部位又与其前方的安静部位再形成新的局部电流，并使之产生动作电位。这样的过程在细胞膜表面连续进行下去，就表现为兴奋在整个细胞的传导（图 2-7A）。

2. 有髓神经纤维上兴奋传导的机制 由于髓鞘具有绝缘性，兴奋的传导只能在相邻的两个郎飞结之间形成局部电流，而呈**跳跃式传导**（saltatory conduction）（图 2-7B）。因此，传导速度比无髓神经纤维快，而且，在单位长度内每传导一次兴奋所涉及的跨膜离子移动的总数要少，因此它是一种耗能较少的传导方式。所以，神经髓鞘的出现是生物进化的结果。

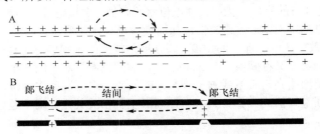

图 2-7 神经纤维兴奋传导机制的模式图

A. 兴奋在无髓神经纤维上依次传导；B. 兴奋在有髓神经纤维上的跳跃式传导

第三节 细胞的信号转导

细胞的信号转导是指生物学信息在细胞间或细胞内转换和传递，并产生生物学效应的过程，通常又称为跨膜信号转导。细胞的信号转导有赖于细胞间多种信号分子在细胞间的相互联系和沟通。这些信号分子包括激素、神经递质、细胞因子等。这些信号分子作用的方式可分为两类：一类是亲水性的信号分子，它们作用于细胞膜表面的受体，再经跨膜和细胞内的信号转导机制，发挥生物学效应。另一类是脂溶性小分子信号分子，如类固醇激素，它们可直接通过细胞膜的脂质双分子层进入细胞，与胞质及胞核的相应受体结合，发挥生物学效应。细胞的信号转导本质上是细胞和分子水平的功能调节，是机体生理功能调节的基础，也是许多人类疾病的分子基础。此外，信号分子、信号转导环节和信号通路的节点有可能是药物作用的有效靶点。

根据细胞感受的信号分子结构和功能的差异，细胞的信号转导可归纳为离子通道型受体介导的信号转导、G 蛋白耦联受体介导的信号转导、酶联型受体介导的信号转导、招募型受体介导的信号转导和核受体介导的信号转导。

一、离子通道型受体介导的信号转导

细胞膜上的大部分离子通道蛋白质不但具有物质转运功能，而且具有特异的感受结构——受体部分，这些同时具有受体和离子通道功能的膜蛋白称为**离子通道型受体**（ion channel receptor）。离子通道型受体通过感受某种特异性的刺激，使通道开放，从而导致离子跨膜流动，实现细胞与外界刺激信号之间的信号转导。根据引起这类通道开放所需刺激性质的不同，他们分为化学门控通道、电压门控通道和机械门控通道。

（一）化学门控通道

在突触的化学传递和神经末梢与效应器细胞的化学传递中，神经末梢所释放的递质与位于突触后膜或效应器细胞膜上通道蛋白质的受体部分发生特异性结合，并引起通道蛋白质的变构，使离子通道开放，然后出现相应离子的易化扩散，从而完成信号的跨膜传递。因此这种膜上的通道蛋白质称为化学门控通道，又称为配体门控通道。

运动神经纤维末梢引起它所支配的骨骼肌细胞兴奋的信息传递系统，是目前研究得比较清楚的，也是最早开始研究的信息传递系统。**乙酰胆碱**（acetylcholine，ACh）分子与 N 型受体相结合，可引起终板膜产生电位变化。目前，已将该受体提纯，并搞清了它的分子结构及其在膜中的存在形式。它是由 α、β、γ 和 δ 4 种亚单位按 $\alpha_2\beta\gamma\delta$ 比例构成的五聚体（图 2-8）。每个亚单位都有 4 个跨膜疏水区的 α 螺旋，分别称为 M_1、M_2、M_3 和 M_4，5 个亚单位中的 M_2 共同构成通道的内壁。2 个 α 亚单位上存在着与乙酰胆碱结合的位点，称为乙酰胆碱受体。实际上，这种蛋白质本身是一种离子通道，其 α 亚单位具有与乙酰胆碱分子特异性结合的能力，应称为 N 型乙酰胆碱门控通道。当 2 分子乙酰胆碱与 2 个 α 亚单位上的乙酰胆碱结合位点结合时，可导致蛋白质分子变构，离子通道开放，发生 Na^+ 内流和 K^+ 外流（但 Na^+ 的内流多于 K^+ 的外流），引起终板膜的去极化，此为终板电位，最终完成信息的跨膜转导。

目前认为，通过这种跨膜信号传递方式影响靶细胞的化学物质除乙酰胆碱外，还有谷氨酸、甘氨酸、γ-氨基丁酸、**5-羟色胺**（5-hydroxytryptamine，5-HT）等。

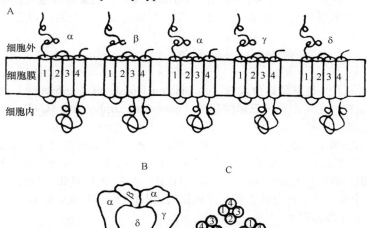

图 2-8 N 型乙酰胆碱门控通道的分子结构示意图

A. N 型乙酰胆碱门控通道的五个亚单位，每个亚单位都是四次跨膜；B. 五个亚单位包绕成一个通道样结构；C. 在通道的横断面上示意由每个亚单位的第二跨膜 α 螺旋形成孔道的内壁

（二）电压门控通道

电压门控通道的开闭主要受跨膜电位的影响。在这类通道的分子结构中，有一些对跨膜电位的改变很敏感的基团或亚单位，跨膜电位的改变可使这些基团或亚单位移位或变构，从而导致整个通道分子功能状态的改变。

外界刺激信号（电压变化）引起膜电位的改变，可使电压门控通道开放，造成离子流动，并引起胞内功能的变化。所以，电压门控通道所起的作用，也是一种跨膜信号的转导。多见于膜上的 Ca^{2+} 通道打开后，可引起膜外 Ca^{2+} 内流。所以，这类通道的活动主要与动作电位的形成有关，如 Na^+ 通道、K^+ 通道、Ca^{2+} 通道等。

（三）机械门控通道

体内存在许多能感受机械性刺激并能引起自身功能发生变化的细胞。例如，当内耳毛细胞顶部的听毛受到切向力作用时，会发生短暂的感受器电位。这是由于外来的机械性信号直接激活了细胞膜中的机械门控通道，最终引起细胞跨膜电位的变化。因此，这也是一种跨膜信号的转导。

二、G 蛋白耦联受体介导的信号转导

G 蛋白耦联受体也称为**促代谢型受体**（metabotropic receptor），它介导的信号转导过程是化学信息物质（如激素、神经递质、细胞因子等）与细胞膜上的特异性受体结合后，通过膜内的 G 蛋白中介，激活或抑制膜内的效应器蛋白，导致第二信使生成增加或减少，引起蛋白激酶活性改变，从而调节细胞内的功能。G 蛋白耦联受体介导的信号转导需要经过多级信号分子的中继，因而介导的信号转导慢，但作用的范围大，信号的逐级放大作用明显。

（一）受体蛋白

这一系统中的受体属于同一蛋白质家族，通常由 300～400 个氨基酸残基组成，其氨基端在膜外，羧基端在膜内，膜内外之间有 7 个跨膜的疏水 α 螺旋段。这类受体的胞外侧和跨膜螺旋内部有配体的结合部位，膜内胞质侧有结合 G 蛋白的部位。配体与受体结合后，可通过构象变化激活 G 蛋白。

（二）G 蛋白

G 蛋白（G protein）是**鸟苷酸结合蛋白**（guanine nucleotide binding protein）的简称，是受体与效应器之间的转导蛋白，是一个需要**三磷酸鸟苷**（guanosine triphospate，GTP）激活的、具有信息转导功能的蛋白质家族。

G 蛋白存在于细胞膜上，由 α、β、γ 三个亚基组成，各种 G 蛋白的差异主要存在于 α 亚基，根据 α 亚基的差异将 G 蛋白分为 G_s、G_i、G_q 和 G_{12} 四个家族，每个家族还包括若干亚型。所有的 α 亚基都具有与**二磷酸鸟苷**（guanosine diphospate，GDP）或 GTP 特异性结合的位点及 GTP 酶的活性。在 G 蛋白的三个亚基中，α 亚基主要起催化作用，β、γ 亚基主要是对 G 蛋白功能进行调节和修饰或把 G 蛋白锚定在细胞膜上。

G 蛋白以结合 GDP 的失活型和结合 GTP 的激活型两种形式存在，并能相互转化。当细胞外液中没有和相应受体结合的化学信号物质时，α 亚基结合 GDP，并与 β、γ 亚基构成失活型的 G 蛋白。当细胞外液中出现能与相应受体结合的化学信号时，细胞外液中的信号分子与受体结合并活化受体，活化的受体便与 G 蛋白 α 亚基结合并使其发生构象变化，α 亚基的构象变化导致它与 GDP 解离，并与胞质中的 GTP 结合形成激活型的 G 蛋白。α 亚基与 GTP 结合后便与活化受体和 β、γ 亚基分离，形成 α 亚基-GTP 和 β、γ 亚基两个部分，这两个部分可各自激活其下游的效应器，将信号转导至细胞内。例如，被活化了的 G 蛋白 α 亚基可激活与其耦联的酶被称为效应器酶的**腺苷酸环化酶**（adenylyl cyclase，AC），促使胞质中**环腺苷酸**（cyclic adenosine monophosphate，cAMP）生成，进而引起生物学效应（图 2-9）。此后，α 亚基上的 GTP 酶将 GTP 水解为 GDP，再形成无活性的 α-GDP，并与 β、γ 亚基结合，又转变为无活性的 G 蛋白。

此外，还存在着一类单一亚基的 G 蛋白，称为小 G 蛋白。它在构型上相当于 G 蛋白的 α 亚基，同样存在着结合 GTP 的激活型和结合 GDP 的失活型，而且两者之间也可实现相互转换，它的主要特点是在激活过程中 GDP 的解离非常缓慢和 GTP 酶的活性也比较低。

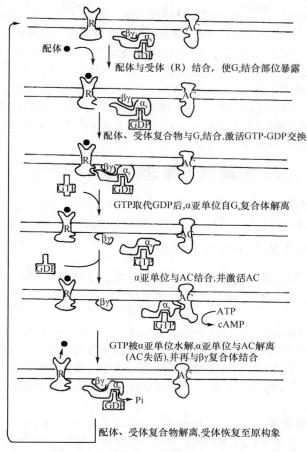

配体与受体（R）结合，使G_s结合部位暴露

配体、受体复合物与G_s结合,激活GTP-GDP交换

GTP取代GDP后,α亚单位自G_s复合体解离

α亚单位与AC结合,并激活AC

ATP
cAMP

GTP被α亚单位水解,α亚单位与AC解离
(AC失活),并再与βγ复合体结合

Pi

配体、受体复合物解离,受体恢复至原构象

图 2-9　G 蛋白介导腺苷酸环化酶激活示意图

AC 为腺苷酸环化酶

与 G 蛋白相耦联的效应器酶种类很多，除腺苷酸环化酶外，还有**磷脂酶 C**（phospholipase C，PLC）、**磷脂酶 A_2**（phospholipase A_2，PLA_2）、**磷酸二酯酶**（phosphodiesterase，PDE）、离子通道（如 Ca^{2+}、K^+通道）等。

（三）G 蛋白耦联受体信号转导的主要途径

1. 受体-G 蛋白-腺苷酸环化酶-环腺苷酸-蛋白激酶 A 途径　在这条途径中，介导激活腺苷酸环化酶的是 G_s。激素或受体激动剂等与靶细胞膜上特异性受体结合后，通过与受体耦联的 G_s 激活腺苷酸环化酶，在 Mg^{2+} 参与下催化三磷酸腺苷（adenosine triphosphate，ATP）生成 cAMP，使胞质内 cAMP 浓度增加，cAMP 能激活依赖 cAMP 的**蛋白激酶 A**（protein kinase A，PKA），活化的 PKA 使细胞内的底物蛋白发生磷酸化，然后引起细胞的生物学效应。

2. 受体-G 蛋白-磷脂酶 C 途径　当激素或神经递质与相应受体结合后，通过 G_i 家族或 G_q 家族激活细胞膜上的 PLC，PLC 可催化膜脂质中的**二磷酸磷脂酰肌醇**（phosphatidylinositol 4，5-biphosphate，PIP_2），生成**三磷酸肌醇**（inositol triphosphate，IP_3）及**二酰甘油**（diacylglycerol，DG）。IP_3 和 DG 都是第二信使。IP_3 生成后离开细胞膜，与内质网膜表面 IP_3 受体结合，IP_3 受体是一种化学门控的 Ca^{2+} 释放通道，IP_3 与受体结合可使其激活，从而开放 Ca^{2+} 通道，使胞质内 Ca^{2+} 浓度升高，进而激活 Ca^{2+}/钙调蛋白依赖性蛋白激酶，引起特异性蛋白质磷酸化，从而介导各种细胞效应。DG 生成后仍留在细胞膜内，并与磷脂酰丝氨酸共同将胞质中的**蛋白激酶 C**（protein kinase C，PKC）

结合于膜的内面，并使其激活，激活的 PKC 可使底物蛋白磷酸化而产生多种生物效应。

此外，G 蛋白还可通过激活 PLA$_2$、PDE 及调节离子通道等途径实现和影响跨膜信号转导。

综上所述，受体蛋白-G 蛋白-第二信使跨膜信号转导系统可简单归纳如下：激素或化学信号分子（总称为配体）与细胞膜上的特异性受体结合，生成的配体-受体复合物与 G 蛋白结合，并使之激活，使 G 蛋白与效应器酶（AC、PLC、PLA$_2$、PDE、离子通道等）相互作用，导致细胞内相关的第二信使〔cAMP、环鸟苷酸（cGMP）、IP$_3$、DG、Ca^{2+}等〕的水平升高或降低，促进一种或几种第二信使依赖的蛋白激酶活性的改变，从而影响相应酶或离子通道的磷酸化水平，出现靶细胞的最终生物学效应。

三、酶联型受体介导的信号转导

酶联型受体都是跨膜蛋白。该蛋白的特征是其膜外侧具有与配体结合的部分，膜内侧具有酶活性，或者可以不需要 G 蛋白的参与直接结合并激活胞质中的酶，从而完成跨膜的信号转导。

（一）酪氨酸激酶受体介导的信号传递

酪氨酸激酶受体有酪氨酸激酶受体和结合酪氨酸激酶的受体两种类型。与 G 蛋白耦联受体相比，它们介导的信号转导通路相对简捷，但由于要通过细胞内多种信号分子的级联反应，产生的效应较慢。

1. 酪氨酸激酶受体（tyrosine kinase receptor，TKR） 这类受体与酶是同一蛋白分子，受体蛋白本身具有酪氨酸激酶的活性，称为酪氨酸激酶受体或具有酪氨酸激酶活性的受体。该受体的膜外肽段识别相应的配体并与之结合后，可直接激活膜内肽段的酪氨酸激酶，该酶激活后，一方面可引发膜内肽段自身酪氨酸残基的磷酸化，另一方面可促进其他靶蛋白质中的酪氨酸残基的磷酸化，由此再引发各种细胞内功能的改变。

2. 酪氨酸激酶结合型受体（tyrosine kinase associated receptor，TKAR） 这类受体本身没有蛋白激酶活性，当受体与配体结合后就可与细胞内的酪氨酸蛋白激酶（如 JAK）结合并使其激活。酪氨酸激酶被该受体激活后，可使自身和胞质中的另一种酪氨酸蛋白激酶（STAT）的酪氨酸残基发生磷酸化，最终导致基因转录功能的改变而发挥作用。

（二）丝氨酸/苏氨酸激酶受体介导的信号传递

该受体具有丝氨酸/苏氨酸激酶的活性，因而被称为**受体丝氨酸/苏氨酸激酶**（receptor serine/threonine kinase，RSTK）。这些 RSTK 可分为 I 型和 II 型两个亚家族。配体作用于细胞时，先与 II 型 RSTK 结合，结合后的复合物再与 I 型 RSTK 结合。当配基与 I 型和 II 型 RSTK 结合的复合物结合后，II 型 RSTK 就使 I 型 RSTK 磷酸化，从而完成跨膜信号转导。

（三）鸟苷酸环化酶受体介导的信号传递

鸟苷酸环化酶受体（guanylyl cyclase receptor）具有**鸟苷酸环化酶**（guanylyl cyclase，GC）的活性，配体与膜外的受体结合后，不需要 G 蛋白的参与直接激活膜内的鸟苷酸环化酶，催化胞质内的 GTP 生成 cGMP，后者激活**蛋白激酶 G**（protein kinase G，PKG），PKG 可进一步使靶蛋白磷酸化，从而影响细胞的功能。

四、招募型受体介导的信号转导

招募型受体（recruitment receptor）是单个跨膜受体，该受体的特征是其膜外侧具有与配体结合的部分，膜内侧部分没有酶的活性。但招募型受体的膜外侧部分一旦与配体结合，其胞内侧部分就可在胞内侧招募激酶或转接蛋白（adaptor protein），激活下游不涉及经典第二信使的信号转导通路，如细胞因子受体介导的 JAK-STAT 信号通路。酪氨酸激酶结合型受体也可看作是一种招募型受体。

五、核受体介导的信号转导

核受体是细胞内（胞质或胞核中）的受体。小分子的脂溶性物质（如类固醇激素、甲状腺激素等）能直接进入细胞内与核受体结合。当类固醇激素进入胞质与胞质的核受体结合形成激素-核受体复合物后，核受体与热休克蛋白解离，核受体内的核转位信号暴露，激素-核受体复合物进入细胞核，以二聚体的形式与细胞核中靶基因上的**激素反应元件**（hormone response element，HRE）结合，继而调节靶基因转录并表达特定的蛋白质产物，引起细胞功能的改变。配体与核受体的结合，还能促使核受体磷酸化，增强核受体与激素反应元件的结合能力。位于核内的核受体，如甲状腺激素受体不与热休克蛋白结合，在与配体结合前就与靶基因上的激素反应元件处于结合状态，但此时并没有转录激活作用，只有当与配体结合后，才能激活转录过程。

第四节　骨骼肌的兴奋和收缩

人体各种形式的运动，主要靠肌肉细胞的**收缩**（contraction）和**舒张**（relaxation）活动来完成。肌肉分为**骨骼肌**（skeletal muscle）、**心肌**（cardiac muscle）和**平滑肌**（smooth muscle）三类。它们在结构和功能上各有特点，但从分子水平来看，各种肌肉收缩活动都与细胞内所含的收缩蛋白质，主要与肌球蛋白和肌动蛋白之间的相互作用有关。本节讨论骨骼肌的收缩活动及其机制，心肌的收缩活动参见第四章，平滑肌的收缩活动参见第六章。

骨骼肌是体内最多的组织，约占体重的 40%。在大多数肌肉中，肌束和肌纤维都平行排列，它们两端都和由结缔组织构成的腱相融合，后者附着在骨骼上。通常四肢的骨骼肌在两端附着点之间至少要跨过一个关节，通过肌肉的收缩和舒张，引起肢体的屈曲和伸直。人们的生产劳动、各种体力活动等，都是许多骨骼肌相互配合活动的结果。骨骼肌属于随意肌，每个骨骼肌细胞都接受运动神经纤维的支配，骨骼肌只有在支配它们的运动神经纤维产生兴奋时，才能进行收缩。因此，人体的骨骼肌活动都是在中枢神经系统的控制下完成的。

一、神经-肌接头处的兴奋传递

运动神经末梢和骨骼肌细胞之间形成的突触性连接称为**神经-肌接头**（neuromuscular junction）。运动神经传来的兴奋就是通过神经-肌接头这个特化的结构传向骨骼肌的。

（一）神经-肌接头的结构

运动神经纤维末梢在接近骨骼肌细胞时失去髓鞘末梢膨大，失去髓鞘的轴突末梢嵌入肌细胞凹陷中。在这个结构中，突触末梢的神经膜称为**接头前膜**（pre-junctional membrane），与之相对应的特化的肌细胞膜称为**接头后膜**（post-junctional membrane）或**终板膜**（endplate membrane）。接头前膜与接头后膜之间有一宽 $20\sim30nm$ 的**接头间隙**（junctional cleft），间隙为细胞外液成分。轴突末梢的轴质中含有许多线粒体，约有 3×10^5 个直径约为 50nm 的**突触囊泡**（synaptic vesicle），囊泡内约含 10^4 个乙酰胆碱分子。与一般肌细胞膜相比，终板膜有下列特征：①终板膜为特化的肌膜，与普通肌膜相连，但比普通肌膜厚，其向内凹陷形成许多皱襞以增加终板膜的表面积；②终板膜上存在大量乙酰胆碱受体，即 N_2 **型乙酰胆碱受体**（N_2-ACh-receptor），其能与乙酰胆碱发生特异性结合，进而引起生理效应；③终板膜外表面存在大量**乙酰胆碱酯酶**（acetylcholinesterase），乙酰胆碱酯酶可将乙酰胆碱水解为胆碱和乙酸，使其失活（图 2-10）。

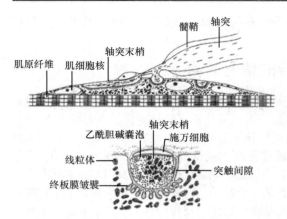

图 2-10 神经-肌接头处的超微结构示意图

（二）神经-肌接头处的兴奋传递过程

1. 乙酰胆碱的释放 1952 年，Fat 和 Katz 将微电极插入终板后，即使不给任何刺激也记录到了一些微小的电位变化，他们称之为**小终板电位**（miniature end-plate potential，MEPP）。该电位具有如下特点：①局限于终板膜所在部位，离开终板膜 1~2mm 处便记录不到；②幅度为 0.5mV 左右，大小不一；③频率变化大，同一肌肉的不同纤维上可有很大的差异。

当神经冲动传至接头前膜时，前膜产生去极化，使前膜的 Ca^{2+} 通道开放，细胞外液中 Ca^{2+} 内流。Ca^{2+} 内流的主要作用是：①Ca^{2+} 内流触发细胞膜内侧微丝与其他具有收缩功能的蛋白质发生反应，导致囊泡沿微管向接头前膜移动；②Ca^{2+} 能降低胞质的黏滞性，有利于囊泡向前膜内壁移动；③Ca^{2+} 能消除膜内负电荷，有利于囊泡和前膜接触而发生融合、破裂，囊泡内的乙酰胆碱释放到接头间隙，其释放的方式为**量子释放**（quantal release）。到达接头前膜的一次动作电位可释放约 125 个囊泡。

2. 终板电位的形成 乙酰胆碱释放后，与位于接头后膜处的 N_2 型乙酰胆碱受体结合，激活 N_2 型乙酰胆碱受体，从而允许 Na^+、K^+ 和 Ca^{2+} 跨膜移动，但主要是 Na^+ 内流和 K^+ 外流。静息状态下，细胞对 Na^+ 的内向驱动力远大于对 K^+ 的外向驱动力，从而导致以 Na^+ 内流为主，其内流的最高速度可达每毫秒 3×10^4 个 Na^+。结果使终板膜局部去极化，出现局部电位变化，称为**终板电位**（end-plate potential，EPP）。

终板电位属于局部电位。其主要特点是：①具有等级性反应，电位幅度与乙酰胆碱释放量成正比，没有"全或无"特性；②能以电紧张性扩布方式影响其周围的一般细胞膜；③无不应期；④具有总和现象，当用 2 个或多个刺激相继作用时，终板电位能总和起来。

3. 肌细胞膜上动作电位的形成 运动神经冲动所释放的乙酰胆碱及它所引起的终板电位的幅度可达 50~75mV。终板膜上无电压门控钠通道，因而不会产生动作电位。但具有局部电位特征的终板电位可通过电紧张性扩布的方式刺激终板膜周围具有电压门控钠通道的普通肌膜，引起普通肌膜的 Na^+ 内流和去极化，当去极化达到阈电位水平时便可产生动作电位。

4. 乙酰胆碱的降解 神经-肌接头处的兴奋传递是一对一的。要保持这种关系，除了要有足够的乙酰胆碱的释放量之外，还要求每一次兴奋释放的乙酰胆碱在发挥作用后，必须迅速被清除，否则它将持续作用于终板区引发持续去极化。已知，乙酰胆碱释放后，主要在接头后膜外侧被乙酰胆碱酯酶水解为胆碱和乙酸。后者可重新进入接头前膜被再利用合成乙酰胆碱。乙酰胆碱酯酶大约在 2.0ms 内可将一次神经冲动所释放的乙酰胆碱降解。若这种降解作用受到抑制或破坏，则会出现因乙酰胆碱的积聚而引起受支配的效应器持续过度兴奋的临床症状。

5. 神经-肌接头传递的特征 兴奋在神经-肌接头处的化学传递与在神经纤维上的传导不同。它的主要特征是：①单向传递，兴奋只能从接头前膜传向接头后膜，而不能逆传。这是因为乙酰胆碱只能从前膜释放，乙酰胆碱受体仅存在于接头后膜。②时间延搁，接头前膜与后膜之间的接头间隙宽 20~30nm，兴奋通过神经-肌接头的时间超过一般细胞膜传导同样距离所需的时间。这包括递质分子通过突触间隙的扩散时间和每次递质的作用时间，前者所占时间很短，后者为主要的延搁时间。③易受环境因素和药物的影响，如细胞外液的 pH、温度等改变和药物或其他体液因素的作用等。

（三）影响神经-肌接头兴奋传递的因素

凡影响突触传递各个环节的因素都能影响传递过程。

1. 影响乙酰胆碱释放的因素　囊泡释放乙酰胆碱除受动作电位影响外，还与细胞外液中 Ca^{2+}、Mg^{2+} 等离子浓度有关。当细胞外液低 Ca^{2+} 高 Mg^{2+} 时，可阻碍乙酰胆碱的释放，肉毒杆菌毒素使神经末梢不能释放乙酰胆碱。

2. 影响乙酰胆碱与受体结合的因素　箭毒能与终板膜上的 N_2 型受体结合，从而与乙酰胆碱竞争受体，阻抑乙酰胆碱与受体结合，使神经-肌接头的传递受阻。现有多种肌肉松弛工具药如**右旋筒箭毒**（d-tubocurarine）、**α 银环蛇毒**（α-bungarotoxin）和**戈拉碘铵**等用于动物实验。

3. 影响胆碱酯酶活性的因素　有机磷农药如敌百虫、敌敌畏等，能抑制胆碱酯酶的活性，造成乙酰胆碱在神经-肌接头和体内其他部位大量积聚，从而出现胆碱功能亢进的中毒症状。

二、骨骼肌的结构与肌丝的分子组成

骨骼肌由大量呈束状的肌纤维组成，长度为数毫米到数十厘米。每条肌纤维就是一个肌细胞，肌细胞是肌肉的基本结构和功能单位。每一条肌纤维含有上千条直径 $1\sim2\mu m$ 并与肌纤维并行排列的**肌原纤维**（myofibril）。肌原纤维由粗肌丝和细肌丝组成，每条纤维接受运动神经末梢的支配。人体所有的骨骼肌活动都是在中枢神经系统的控制下完成的。与一般细胞相比，骨骼肌细胞在结构上最突出之处，在于它们含有大量纵贯细胞全长的肌原纤维，同时肌原纤维周围又被丰富、发达的肌管系统包绕。

（一）肌原纤维和肌小节

1. 肌原纤维的结构特点　肌原纤维沿肌细胞的长轴平行排列，纵贯细胞全长。光镜下可见每一条肌原纤维全长都呈现有规则的明暗交替，分别称为**明带**（light band）和**暗带**（dark band）（图 2-11）。暗带的长度比较固定，由**粗肌丝**（thick filament）组成，不论肌肉处于静止，还是受到被动牵拉或进行收缩时，都保持约 $1.6\mu m$ 的长度。在暗带中央一段相对透明的区域称 **H 带**（H band），其长度随细肌丝的伸入而减小。H 带中央有一条横向的暗线称 **M 线**（M line）。它把成束的粗肌丝固定在一定位置上。明带由**细肌丝**（thin filament）组成，中央也有一条横向的暗线，称为 **Z 线**（Z line），将明带分为两半。细肌丝由 Z 线向两侧明带伸出，每侧长度都是 $1.0\mu m$，它的游离端在**肌小节**（sarcomere）长度小于 $3.5\mu m$ 的情况下，必须有一段要伸入暗带，直到 H 带边缘，和粗肌丝处于交错的重叠状态。明带的长度可变，在肌肉安静时较长，肌肉受到被动牵拉时变长，收缩时变短。

2. 肌小节的组成　相邻两 Z 线之间的区域，是肌肉收缩和舒张的最基本单位，它包含一个位于中间部分的暗带和两侧各 1/2 的明带，称为肌小节（图 2-11）。肌小节的长度为 $1.5\sim3.5\mu m$，骨骼肌安静时肌小节长度通常为 $2.0\sim2.2\mu m$。

粗、细肌丝相互重叠时，在空间上呈严格规律排列。图 2-11 下方表示在肌小节的不同位置将肌原纤维横切时，横断面上看到的粗、细两种肌丝的分布情况。明带的横断面上只有细肌丝，它们所在的位置相当于一个正六边形的各顶点；在 H 带的横断面上只有粗肌丝，它们都处于正三角形的各顶点上；在 H 带两侧的暗带的横断面上，可看到

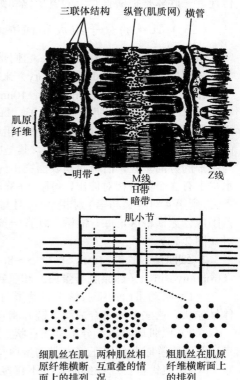

图 2-11　骨骼肌的肌原纤维和肌管系统

粗、细肌丝交错存在的情况，每一条粗肌丝正好处于以 6 条细肌丝为顶点的正六边形的中央，而这就为收缩时粗、细肌丝之间的相互作用准备了条件。

（二）肌管系统

肌管系统（sarcotubular system）指包绕在每一条肌原纤维周围的膜性囊管状结构。它是由两套独立的肌管系统即横管和纵管组成。肌管系统是骨骼肌产生兴奋-收缩耦联过程的结构基础。

1. 横管（transverse tubule）　又称 **T 管**（T tubule）。横管是肌细胞膜从表面垂直伸入肌原纤维内部的膜小管。其在相当于 Z 线水平或明带和暗带交界面的位置由表面凹陷进入肌原纤维内部，反复分支，相互交通，呈盲管状，管腔通过肌膜凹入处的小孔与细胞外液相通。横管的作用是将肌细胞兴奋时出现在肌膜上的电位变化传导至肌细胞内部。

2. 纵管（longitudinal tubule）　又称**肌质网**（sarcoplasmic reticulum，SR）。细胞内肌质网和肌原纤维走行方向平行，交织成网，包绕的肌原纤维较为发达。肌质网在紧靠横管处形成特殊的膨大，称为**终末池**（terminal cistern），它使纵管有较大的面积与横管相接近。肌质网内含有的 Ca^{2+} 浓度远远高于胞质 Ca^{2+} 浓度。目前已经证明，肌质网膜上存在着 Ca^{2+} 通道或称**雷诺丁受体**（ryanodine receptor，RYR），当它开放时，肌质网内的 Ca^{2+} 顺浓度梯度流至肌质。另外，在肌质网膜上还存在着一种 Ca^{2+}-Mg^{2+} 依赖式 ATP 酶（钙泵），在 Ca^{2+} 和 Mg^{2+} 存在的情况下，其可以分解 ATP 以获得能量，将 Ca^{2+} 从肌质逆浓度差转运到肌质网内。纵管（肌质网和终末池）的作用是通过对 Ca^{2+} 的储存、释放和再摄取，触发肌小节的收缩和舒张。

3. 三联体结构　肌质网的终末池与横管之间存在着特殊的空间关系。每一个横管和来自两侧的终末池构成的复合体称**三联体**（triad）结构（图 2-11）。横管与纵管的膜在三联体结构处并不接触，中间隔一约 12nm 的间隙，故这两种小管的内腔并不相通，这种结构有利于细胞内、外之间的信息传递。三联体是把横管膜上的电变化和细胞内收缩过程耦联起来的关键部位。

（三）肌丝的分子组成和横桥的运动

肌肉收缩的物质基础是肌丝，它们是一种具有收缩功能的蛋白。它们在肌肉收缩过程中的作用方式，可用**滑行学说**（sliding theory）来加以阐明。

1. 粗肌丝　长约 1.6μm，直径 10nm，主要由**肌球蛋白**（myosin，亦称肌凝蛋白）组成。一条粗肌丝含 200～300 个肌球蛋白分子。每个分子长 150nm，呈双头长杆状，在组成粗肌丝时，肌球蛋白各尾部朝向 M 线聚合成束，形成粗肌丝的主干；头部有规则地裸露在 M 线两侧的粗肌丝主干的表面，形成**横桥**（cross-bridge），其是肌球蛋白分子的活性部分（图 2-12）。在肌肉安静时，横桥与主干的方向垂直，由粗肌丝表面突出约 6nm。横桥在粗肌丝表面的分布位置非常有规则，即同一水平上有 2 个横桥相对伸出，每隔 14.3nm 的距离伸出一对，但与上一对形成 60° 夹角，如此依次排下去，到第 4 对时又与第 1 对相平行，且与第 1 对相隔 42.9nm。整条主干中只有在 M 线两侧各 100nm 范围内为无横桥区，每一横桥正好有一条细肌丝与之相对，所以每一条粗肌丝周围有 6 条细肌丝相对（图 2-13）。

2. 细肌丝　长约 1μm，直径 5～8nm，主要由**肌动蛋白**（actin，又称肌纤蛋白）、**原肌球蛋白**（tropomyosin，又称**原肌凝蛋白**）和**肌钙蛋白**（troponin，又称原宁蛋白）组成（图 2-14）。

（1）肌动蛋白：细肌丝中肌动蛋白的含量最多，它与肌丝滑行有直接关系，肌动蛋白分子单体呈球状，这些单体聚合成两条链并相互缠绕成螺旋状，构成细肌丝的主干。

（2）原肌球蛋白：分子呈长杆状，由两条肽链缠绕成双螺旋结构，沿肌动蛋白双螺旋浅沟行走。肌肉安静时其位置正好在肌动蛋白与横桥之间，能阻碍横桥和肌动蛋白的结合。

（3）肌钙蛋白：在细肌丝上不直接与肌动蛋白分子相连接，而以一定的间隔定位于原肌球蛋白的双螺旋结构上。

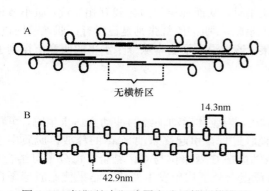

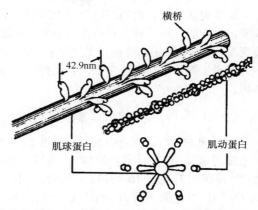

图 2-12　粗肌丝中肌球蛋白分子排列模式图

图 2-13　粗、细肌丝相互关系模式图

A.肌球蛋白分子的尾部横向聚合，形成粗肌丝的主干，头部裸露在表面，形成横桥；B. 横桥以 14.3nm 的间隔周期沿粗肌丝旋转排列

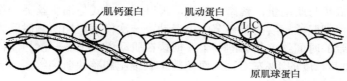

图 2-14　细肌丝的分子组成

I、C、T. 分别代表肌钙蛋白的三个亚单位

　　肌钙蛋白分子呈球形，由 C、T、I 三个亚单位组成：C 亚单位中含有 Ca^{2+} 的结合位点，对 Ca^{2+} 有很大的亲和力；T 亚单位的作用是把肌钙蛋白分子结合于原肌球蛋白上；I 亚单位的作用是在 C 亚单位与 Ca^{2+} 结合时，把信息传给原肌球蛋白，引起后者分子构象改变，解除它对肌动蛋白和横桥相互结合的阻碍作用（图 2-15）。

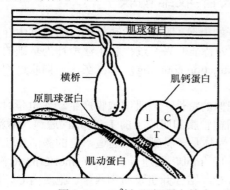

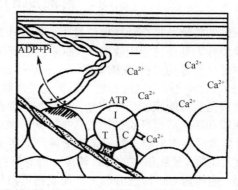

图 2-15　Ca^{2+} 与肌钙蛋白结合，诱发横桥与肌动蛋白之间的相互作用

　　由此可知，肌球蛋白和肌动蛋白与肌肉的收缩过程直接有关，故合称为肌细胞的收缩蛋白质；原肌球蛋白和肌钙蛋白不直接参与粗、细肌丝间的相互作用，只影响和控制收缩蛋白质之间的相互作用，故合称为调节蛋白质。

三、骨骼肌收缩的机制

　　根据骨骼肌微细结构的形态学特点及它们在肌肉收缩时的改变，Huxley 等教授在 20 世纪 50 年代初期提出了肌肉收缩的滑行学说。

　　该学说认为：肌肉的缩短是由于肌小节中细肌丝在粗肌丝之间的滑行，即当肌肉收缩时，由 Z 线发出的细肌丝在某种力量的作用下主动向暗带中央滑动，从而使相邻的 Z 线互相靠近，肌小节长度变短，进而导致肌原纤维以至整条肌纤维和整块肌肉缩短。肌肉的舒张则是已滑行细肌丝的回位。

　　由于生物化学和分子生物学以及相关学科的发展，该学说已经基本从分子水平的研究上得到了认同。

（一）肌肉收缩的分子机制

　　在肌肉安静时，肌质中的 Ca^{2+} 浓度低于 $10^{-7}mol/L$。当躯体运动神经的冲动到达末梢时，可释放乙酰胆碱而引起肌细胞膜兴奋，通过兴奋-收缩耦联过程，引起终末池 Ca^{2+} 的释放，肌质中的 Ca^{2+} 浓度瞬时升高至 $10^{-5}mol/L$，约升高 100 倍。肌钙蛋白 C 亚单位与 Ca^{2+} 结合（每分子可结合 4 个 Ca^{2+}），引起肌钙蛋白分子构象变化，并使原肌球蛋白分子构象发生变化，结果使原肌球蛋白的双螺旋结构发生扭转和移位，从而暴露了肌动蛋白分子上的横桥结合位点，去除了阻止肌动蛋白和横桥相互结合的因素，进而出现横桥与肌动蛋白的结合。同时，横桥上的 ATP 酶也被激活，ATP 分解释放能量，为横桥运动提供能量。此时，横桥向 M 线方向扭动 45°，拉动细肌丝向肌小节中央滑行。然后横桥与肌动蛋白解离、复位，再以同一方式与细肌丝另一作用点结合，从而出现新的横桥扭动，使细肌丝持续向肌小节中央滑动。一次横桥周期所需时间为 20～200ms，其中横桥与肌动蛋白结合的时间约占其中的一半。横桥在肌动蛋白上做一次扭动，可将单个肌小节缩短约 10nm，即缩短其长度的 1%左右，从而使整个肌细胞和整块肌肉缩短。因此，与细肌丝结合的横桥数目越多，收缩力量越大。

（二）肌肉舒张的分子机制

　　当肌质网把 Ca^{2+} 泵入肌质网，肌质中 Ca^{2+} 浓度降低时（低于 $10^{-7}mol/L$），Ca^{2+} 与肌钙蛋白 C 亚单位分离，肌钙蛋白和原肌球蛋白恢复原先的构型，原肌球蛋白再次掩盖肌动蛋白上的横桥结合位点，阻止了横桥与肌动蛋白的相互作用，细肌丝回到肌肉收缩前的位置，出现肌肉舒张。

四、骨骼肌的兴奋-收缩耦联

　　肌纤维的收缩总是在动作电位发生后数秒才开始出现。肌膜上的动作电位需通过中介环节而引起以肌丝滑行为基础的肌肉收缩。以肌膜的电变化为特征的兴奋过程和肌丝滑行为基础的收缩过程之间的中介过程称为**兴奋-收缩耦联**（excitation-contraction coupling）。Ca^{2+} 在这一耦联过程中起了关键性作用。兴奋-收缩耦联过程包括以下主要步骤。

　　横管膜是肌细胞膜的延伸部分，具有与肌膜相似的特性。当肌细胞膜产生动作电位时，动作电位可沿肌膜和凹入肌原纤维的横管传播，同时激活横管膜和肌膜上的 L 型 Ca^{2+} 通道。激活的 L 型 Ca^{2+} 通道再激活终末池膜上的雷诺丁受体，雷诺丁受体是一种钙释放通道，它的激活使肌质网内的 Ca^{2+} 释放入肌质，使肌质中的 Ca^{2+} 浓度由静息时的 $10^{-7}mol/L$ 迅速升高至 $10^{-5}mol/L$ 的水平，亦即增高 100 倍。胞质内 Ca^{2+} 浓度升高可促使肌钙蛋白与 Ca^{2+} 结合并引发肌肉收缩。胞质内 Ca^{2+} 浓度升高的同时，可激活肌质网上的钙泵，钙泵是一种 $Ca^{2+}-Mg^{2+}$ 依赖式 ATP 酶，已被提纯，是一种特殊的离子转运蛋白，占肌质网蛋白质总量的 60%。在 Ca^{2+} 和 Mg^{2+} 存在时，它可以分解 ATP 以获得能量，逆浓度差地把 Ca^{2+} 由肌质转运回肌质网内。这样就使肌质中 Ca^{2+} 浓度降低，导致原先和肌钙蛋白结合的 Ca^{2+} 解离，从而引起肌肉舒张。

五、肌肉收缩的形式和力学分析

　　骨骼肌的收缩可表现为肌肉长度或张力的机械变化，其收缩形式取决于外加刺激的条件和收缩时所遇负荷的大小及肌肉本身的功能状态。

（一）骨骼肌收缩的形式

1. 等长收缩和等张收缩

（1）**等长收缩**（isometric contraction）：是指肌肉收缩时，长度保持不变而只有张力的增加。在整体情况下，试图移动一个超过肌肉本身张力的负荷时，肌肉即产生等长收缩。因为肌肉没有缩短，所以肌肉没有做功。

（2）**等张收缩**（isotonic contraction）：是指当肌肉收缩时，张力保持不变而只发生肌肉缩短。等张收缩中，在肌肉开始缩短前，先有肌张力的增加，当张力超过负荷时，才表现为肌肉的缩短，在肌肉收缩和舒张过程中，张力不再变化而保持恒定。肌肉等张收缩时，出现了长度的缩短，故可完成一定的机械外功，外功的大小等于位移与所移动负荷重量的乘积。

值得指出的是，整体情况下的肌肉收缩一般不表现单纯的等张或等长收缩，而是两者兼有但却有所侧重的复合形式。例如，肌肉维持身体姿势或负重时，以张力变化为主，近于等长收缩；而四肢的运动往往以长度变化为主，近于等张收缩。

2. 单收缩和强直收缩

（1）**单收缩**（single twitch）：是指肌肉（单个细胞或整块肌肉）受到短促的有效刺激而产生的一次收缩（图 2-16）。其全过程可分为三个时期：

1）潜伏期：指从刺激开始到肌肉开始收缩的一段时间。

2）收缩期：指从肌肉开始收缩到肌肉收缩的顶峰点（长度最短或张力最大）的一段时间。

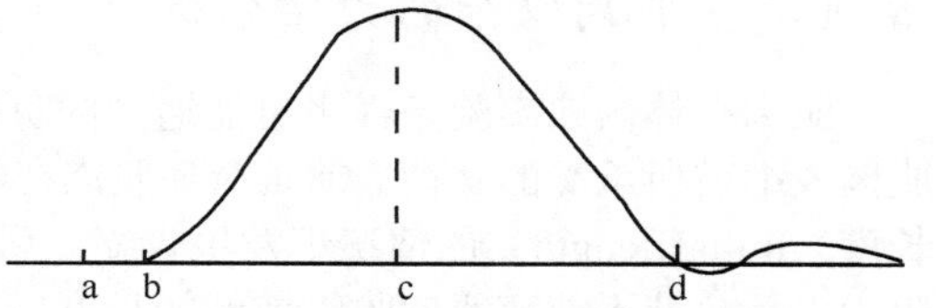

图 2-16　骨骼肌单收缩过程示意图

a. 给予刺激；a～b. 潜伏期；b～c. 收缩期；c～d. 舒张期

3）舒张期：指从收缩高峰开始到恢复原状的一段时间。收缩期的时间比舒张期短。

在单收缩过程中，肌肉的动作电位先于收缩出现，而且在收缩达峰值前结束。

（2）**强直收缩**：研究发现，刺激频率与肌肉收缩形式有一定关系。

如果用两个有效刺激相继作用于肌肉，当后一次刺激落在前一次刺激的舒张期之后，则肌肉出现一次单收缩；如果后一次刺激落在前一次收缩的舒张期结束前，则肌肉可在尚处于一定程度收缩状态的基础上发生一次新的收缩，这种现象称为总和收缩。总和收缩的大小取决于两个刺激间隔的时程，刺激间隔越短，总和收缩幅度越大，甚至处于持续缩短状态。

因连续刺激而引起肌肉持续缩短的状态称为**强直收缩**（tetanic contraction）。强直收缩可分成两种形式：

1）**不完全强直收缩**（incomplete tetanus）：当连续刺激的前一刺激引起收缩的舒张尚未完毕，后一刺激就落在其舒张期并引起新的收缩。因而能记录到具有锯齿状的收缩波，这种收缩形式，称为**不完全强直收缩**（图 2-17）。

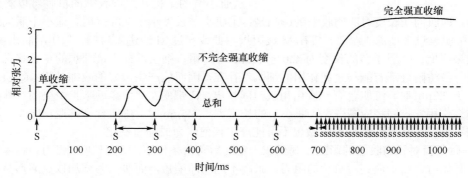

图 2-17　增加重复刺激频率，骨骼肌纤维产生的收缩张力反应

S. 刺激

2）**完全强直收缩**（complete tetanus）：如果连续刺激的频率继续增大，后一刺激落在前一刺激所引起的收缩期内，收缩期还未结束又接受了新的刺激，于是在原先收缩的基础上再次产生新的收缩，使收缩波产生完全融合，肌肉处于持续收缩状态，称为**完全强直收缩**（图 2-17）。

完全强直收缩的张力可比单收缩大 3～4 倍。能够引起完全强直收缩的最低刺激频率，称为完全强直收缩的**临界融合频率**（critical fusion frequency）。

不同的肌肉引起完全强直收缩所需的临界融合频率各有不同，引起眼内直肌完全强直收缩的临界融合频率为 350 次/秒，而引起比目鱼肌完全强直收缩的临界融合频率为 30 次/秒。

机体中，由运动神经传到骨骼肌的兴奋都是连续的，所以体内骨骼肌收缩都属于强直收缩，只不过强直收缩的持续时间可长可短。

应当指出，收缩过程中单个肌纤维的电活动和机械活动有一重要区别，即机械收缩过程由于无不应期，故强直收缩所记录的收缩波可以完全融合；但动作电位由于有不应期，故无论频率多高，动作电位也绝不可能产生融合现象。

（二）肌肉收缩的力学分析

肌肉在体内或实验条件下可能遇到的负荷有两种，即前负荷和后负荷。**前负荷**（preload）是指肌肉收缩前所承受的负荷。前负荷使肌肉在收缩前就处于某种被拉长的状态，导致它在具有一定**初长度**（initial length）的情况下发生收缩。**后负荷**（afterload）是指肌肉开始收缩时才遇到的负荷或阻力。后负荷不改变肌肉收缩前的初长度，但它是肌肉缩短的阻力。

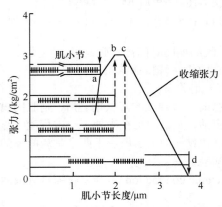

图 2-18　肌小节长度-张力关系曲线示意图
a、b、c、d 分别代表图中所示肌小节在不同初长度下的张力大小

1. 前负荷或初长度对肌肉收缩的影响　改变前负荷（即初长度），观察肌肉等长收缩时所产生的张力变化情况，由此绘得的曲线称为**长度-张力关系曲线**（length-tension relation curve）（图 2-18）。由长度-张力关系曲线可知，在一定范围内，肌肉收缩产生的张力与初长度成正比关系。肌肉收缩时产生最大张力的前负荷或初长度称为**最适前负荷**或**最适初长度**（optimal initial length）。

肌肉的初长度随前负荷逐渐增大时，肌肉张力也随着增大，当达到某一前负荷时，肌肉张力将达到最大，如果再增加前负荷即肌肉的初长度时，就会引起肌肉最大张力减小。在一定范围内，粗、细肌丝重叠越多，肌肉收缩产生的张力越大。能使粗、细肌丝处于最理想重叠状态下的前负荷，就是最适前负荷。骨骼肌在体内所处的自然长度，大致相当于它们的最适初长度。

从肌小节的结构和肌肉收缩的机制可以看出，不同的前负荷，即肌肉初长度对肌肉收缩的影响是：①肌小节长度小于 2.0μm 时，即小于肌肉的最适初长度时，细肌丝过多地深入暗带，将在 M 线附近卷曲或穿过 M 线进入对侧，起作用的横桥数目减少，收缩效果降低；②肌小节的长度为 2.0～2.2μm 时，粗、细肌丝处于最理想的重叠状态。肌肉收缩时，每一横桥附近都有能与之起作用的细肌丝存在，因而能产生最好的收缩效果；③肌小节的静息长度大于 2.2μm 时，细肌丝有一段由粗肌丝间拉出，H 带变宽，使靠近暗带中央的一些横桥没有细肌丝与之作用，收缩相应减弱；④肌小节的长度大于 3.5μm 时，细肌丝全部脱离暗带，横桥和细肌丝之间不能发生相互作用，受刺激也不可能产生任何张力或缩短变化。

2. 后负荷对肌肉收缩的影响　观察在一定的后负荷条件下，肌肉长度、张力和收缩速度的变化过程。开始时，由于遇到后负荷的阻力，肌肉不能立即缩短，而肌张力增加以克服后负荷，当增加的张力等于后负荷时，肌肉则以一定的速度缩短，并移动负荷，直到收缩结束，然后再逐渐舒张（图 2-19）。

从图 2-19 可以看出：①肌肉在有后负荷的条件下收缩时，总是张力产生在前，缩短出现在后；②后负荷越大，肌肉在缩短前产生张力越大，肌肉出现外部缩短的时间越晚，缩短初速度和肌肉缩短的长度也越小。

如果把同一肌肉在不同后负荷条件下所产生的张力和它出现缩短时的初速度之间的关系绘成曲线，称为**张力-速度关系曲线**（tension-velocity relation curve）（图 2-20）。

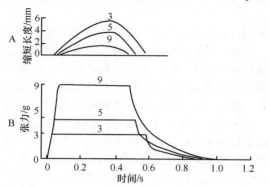

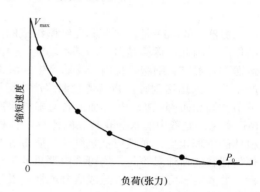

图 2-19 不同后负荷对肌肉单收缩所产生的张力和缩短程度的影响

A. 长度变化曲线，曲线的最大高度表示肌肉的最大缩短长度，缩短的瞬时速率可由曲线上任一点的切线斜率算出；B. 张力变化曲线，三曲线上的数字表示当时后负荷的大小

图 2-20 骨骼肌的张力-速度关系曲线

从张力-速度关系曲线可知，随着后负荷的增加，肌肉产生的张力增大，但相应的缩短速度变小，两者之间不呈直线关系而呈双曲线型。这说明：①在一定后负荷范围内，肌肉收缩产生的张力与缩短初速度大致成反比关系；②当后负荷增加到某一数值时，肌肉产生的张力达到它的最大限度，而不出现肌肉缩短，缩短初速度为零，图 2-20 中就是曲线与横坐标相交的点（P_0）。P_0 为肌肉的最大张力，此时，肌肉的收缩形式表现为等长收缩。在 P_0 位置左侧的曲线上，随着后负荷的减小，等张收缩的张力越来越小，而缩短速度越来越快。因此理论上后负荷为零时，缩短速度达到最大值，这称为肌肉的**最大缩短速度**（maximal shorting velocity，V_{max}），故 P_0 和 V_{max} 都是测量肌肉收缩能力的有用指标。

3. 肌肉收缩能力改变对肌肉收缩的影响 **肌肉收缩能力**是指与影响肌肉收缩的外在因素（前负荷、后负荷）无关，而能影响肌肉收缩效能的肌肉内在因素。决定肌肉产生的张力、缩短的速度和缩短的长度等力学改变的肌肉内在因素，主要有兴奋-收缩耦联过程、胞质内 Ca^{2+} 浓度、横桥的 ATP 酶活性等。例如，缺氧、酸中毒、肌肉中能源物质缺乏及兴奋-收缩耦联、肌肉内蛋白质或横桥功能特性的改变，都可降低肌肉收缩效果；而 Ca^{2+}、咖啡因、肾上腺素等体液因素则可能通过影响肌肉的收缩机制而提高肌肉的收缩效果。

（南通大学医学院 彭聿平）

第三章 血 液

血液（blood）是由血浆和血细胞组成的流体组织，它在心血管系统内循环流动，起着运输物质的作用。因此，运输是血液的基本功能。一方面，血液将从肺获取的 O_2 及从肠道吸收的营养物质运送到各器官、细胞，将内分泌腺产生的激素运输到相应的靶细胞；另一方面，血液又将细胞代谢产生的 CO_2 运送到肺，将其他代谢终产物运送到肾脏等排泄器官而排出体外。血液又有酸碱缓冲、调节体温和防御保护功能。血液含有多种缓冲物质，可缓冲进入血液的酸性或碱性物质引起的血浆 pH 变化；血液中的水分有较高的比热，有利于在全身各处运送热量，参与体温的调节；血液参与机体的生理止血；血液可抵抗细菌、病毒等微生物引起的感染；血液参与各种免疫反应。流经体内任何器官的血流量不足，均可造成严重的组织损伤。人体大量失血或血液循环严重障碍，将危及生命。很多疾病可导致血液组成成分或性质发生特征性的变化，故临床血液检查在医学诊断上具有重要的价值。

第一节 血 液 概 述

一、血液的组成

血液由**血浆**（plasma）和混悬于其中的**血细胞**（blood cell）组成。

（一）血浆

血浆外观呈淡黄色。含有多种物质，其中水分占91%～93%，血浆中溶解的物质有血浆蛋白（65～85g/L）和低分子物质（20g/L）。血浆蛋白是血浆中多种蛋白的总称，用盐析法可将血浆蛋白分为白蛋白（40～48g/L）、球蛋白（15～30g/L）和纤维蛋白原三类。电泳法可以对血浆蛋白实施进一步的分类。白蛋白和大多数球蛋白主要由肝产生（γ-球蛋白来自浆细胞），肝病时常引起血浆白蛋白/球蛋白值下降（正常人为 1.5～2.5）。血浆蛋白的主要功能是：①形成血浆胶体渗透压，保持部分水于血管内；②与体内的某些激素结合，使激素不会很快经肾滤过排出，并保持结合状态激素与游离状态激素的动态平衡；③作为载体运输脂质、离子、维生素和异物等低分子物质；④参与血液凝固、抗凝和纤维蛋白溶解过程；⑤抵御真菌、细菌和病毒等病原微生物的入侵；⑥营养功能。

血浆中的低分子物质包括多种电解质、气体和小分子有机化合物（如营养物质、代谢终末产物和激素等）。低分子物质和水分都很容易透过毛细血管壁与组织液进行交换。因此，在血液不断循环流动的情况下，血液中各种电解质的浓度基本上代表了组织液中这些物质的浓度。而血浆蛋白的浓度是血浆和组织液的主要区别所在，原因是血浆蛋白的分子大，不能透过毛细血管壁。

（二）血细胞

血细胞包括**红细胞**（erythrocyte 或 red blood cell，RBC）、**白细胞**（leukocyte 或 white blood cell，WBC）和**血小板**（platelet 或 thrombocyte）三类细胞。将血液经抗凝处理，置于离心管中，离心（3000r/min）30min，血细胞与血浆比重不同，因此离心可将两者分开。此时，可见离心管上部有占全血总体积 55%～60% 的淡黄色液体，即血浆，管下部呈深红色为红细胞。血浆与红细胞之间的白色不透明薄层为白细胞和血小板。血细胞在全血中所占的容积百分比，称为**血细胞比容**（hematocrit）。正常成年男性的血细胞比容为 40%～50%，女性为 37%～48%。血液中白细胞和血小板仅占血液总容积的 0.15%～1%，故血细胞比容可反映血液中红细胞的相对浓度，贫血患者血细胞比容降低。

二、血液的理化特性

（一）血液的颜色

动脉血中氧分压高，氧合血红蛋白含量较多，呈鲜红色；静脉血中二氧化碳分压高，去氧血红蛋白含量较多，故呈暗红色。空腹血浆清澈透明，进餐之后，尤其摄入较多的脂类食物后，血浆中悬浮着很多的脂蛋白微滴而使其变得混浊。因此，临床做某些血液化学成分检测，要求空腹采血，以避免食物的影响。

（二）血液的比重

血液比重为 1.050～1.060，血液比重的大小主要取决于红细胞的数量（红细胞比重为 1.090～1.092），红细胞越多血液比重越大；血浆比重为 1.025～1.030，其比重的大小主要取决于血浆蛋白的浓度，血浆中蛋白质含量越多，血浆比重越大。

（三）血液的黏滞性

液体的黏滞性来源于其内部分子或颗粒之间的摩擦，即内摩擦。通常是在体外测定血液或血浆的黏滞性，血液或血浆的黏滞性是用与水（水的黏滞性为 1）相比较的相对黏滞性来表示的。在温度为 37℃时，全血的黏滞性为 4～5（水的 4～5 倍），血浆的黏滞性为 1.6～2.4（水的 1.6～2.4 倍）。全血的黏滞性主要取决于红细胞的数量和它在血浆中的分布状态，血浆的黏滞性则主要取决于血浆蛋白的含量。严重贫血患者红细胞减少，其血液黏滞性下降；大面积烧伤患者，水分大量渗出血管，血液浓缩，所以血液黏滞性增高。此外，当血流速度小于一定限度时，红细胞在血管中可叠连和聚集，从而使血液黏滞性增大。血液黏滞性增大会对血流造成很大的阻力，从而影响循环的正常进行，这时可以通过输入血浆白蛋白或低分子右旋糖酐来增加血流冲刷的力量，使已叠连或聚集的红细胞分散。

（四）血浆渗透压

1. 渗透压的概念　溶液所具有的吸引和保留水分子的能力称为**渗透压**（osmotic pressure）。溶液渗透压的高低取决于溶液中溶质的颗粒数的多少，而与溶质的种类和颗粒大小无关。如果两种不同浓度的溶液被半透膜隔开，水分子就会从低浓度溶液经半透膜向高浓度溶液扩散。原因是高浓度溶液中含有较多的溶质颗粒，所以具有较高的保留和吸引水分子的能力。通常以溶质浓度为 1mol/L（即 1L 溶液中含 6.02×10^{23} 个颗粒）作为渗透压的单位，称渗透克分子。生物体液溶质浓度较低，故医学上常用此单位的千分之一，即毫渗透克分子（mOsm）表示，简称毫渗。

2. 血浆渗透压的组成及正常值　人体血浆渗透压约为 300mmol/L，即 300mOsm/L，相当于 770kPa 或 5790mmHg。血浆的渗透压主要来自溶解于其中的晶体物质（晶体物质 80% 来自 Na^+ 和 Cl^-），由晶体物质形成的渗透压称为**晶体渗透压**（crystal osmotic pressure）；另有一部分来自血浆中的胶体物质，主要为血浆蛋白质，由胶体物质形成的渗透压称为**胶体渗透压**（colloid osmotic pressure）。由于蛋白质分子量大，分子数量少，所以产生的渗透压较小，血浆胶体渗透压仅为 1.3mOsm/L，约相当于 3.3kPa 或 25mmHg。由于血浆蛋白中的白蛋白含量高，分子量小，分子数目远多于球蛋白和纤维蛋白原，因此血浆胶体渗透压的 75%～80% 来自血浆白蛋白。如果血浆白蛋白减少，即使通过其他蛋白增加而保持血浆蛋白质总量不变，血浆胶体渗透压仍将明显下降。

3. 血浆渗透压的作用　由于血浆中大部分晶体物质不易透过细胞膜，因而保持了细胞外一定的晶体渗透压，以防止血浆中水分进入细胞，引起细胞膨胀破裂。所以，细胞外液中晶体渗透压的相对稳定，对于保持细胞内、外的水平衡中极为重要。但由于晶体物质能够自由透过毛细血管壁，因而血浆与组织液中的晶体渗透压基本相等，即血浆晶体渗透压对毛细血管内、外水的分布不发生显著影响。因为血浆蛋白不易透过毛细血管壁，所以尽管血浆胶体渗透压较低，但其在维持血管内、外的水平衡中起到了很重要的作用。血浆胶体渗透压明显下降会使组织液生成增加，从而造成水肿。

（五）血浆 pH

正常人血浆的 pH 为 7.35～7.45，波动范围极小，低于 7.35 即为酸中毒，高于 7.45 则为碱中毒。血浆 pH 低于 6.9 或高于 7.8，将危及生命。血浆 pH 能够保持相对恒定，主要是由于在血浆和红细胞中均含有对进入血液的酸碱物质具有缓冲作用的缓冲对。例如，血浆中的 $NaHCO_3/H_2CO_3$、蛋白质钠盐/蛋白质、Na_2HPO_4/NaH_2PO_4，红细胞中的血红蛋白钾盐/血红蛋白、氧合血红蛋白钾盐/氧合血红蛋白、K_2HPO_4/KH_2PO_4、$KHCO_3/H_2CO_3$ 等，其中 $NaHCO_3/H_2CO_3$ 缓冲对（比值为 20）起主要作用。一般酸性或碱性物质进入血液时，由于有这些缓冲系统的作用，进入血液的酸性或碱性物质对血浆 pH 的影响已减至最小，加上肺和肾能不断地排出体内过多的酸或碱，故而使血浆酸碱度能够保持相对恒定。

第二节　血细胞生理

一、红细胞生理

（一）红细胞的形态、数量和功能

人类成熟红细胞无核，呈双凹圆碟形，直径 7～8μm，周边最厚处的厚度约 2.5μm，中央最薄处厚度约 1μm。成熟红细胞是体内无核无细胞器的细胞，糖酵解是其获得能源的唯一途径。红细胞是血液中数量最多的细胞。我国成年男子红细胞正常值为（4.0～5.5）×10^{12}/L，成年女子红细胞的正常值为（3.5～5.0）×10^{12}/L。初生婴儿的红细胞数最多，可超过 6.0×10^{12}/L。随后，由于婴儿体重增长速度较快，血浆量增多，红细胞比容下降，儿童期红细胞数一直保持在较低水平，且无明显性别差异，直到青春期才逐渐增加，接近成人水平。红细胞内的蛋白质主要是**血红蛋白**（hemoglobin，Hb）。我国健康成年男子血红蛋白含量为 120～160g/L，成年女子血红蛋白含量为 110～150g/L。

红细胞的主要功能是运输氧和二氧化碳。红细胞的运输氧和二氧化碳的功能是由血红蛋白实现的。血红蛋白只有存在于红细胞内才能发挥作用，若红细胞破裂血红蛋白逸出，则红细胞会丧失其功能。另外，红细胞内有多个缓冲对，能缓冲机体产生的酸碱物质。

红细胞数量和血红蛋白含量随年龄、性别、体质条件、生活环境不同而有正常差异。生理情况下，血红蛋白含量与红细胞数量密切相关，红细胞数量越多，血红蛋白含量也越高。病理情况下则不同，如缺铁性贫血患者的红细胞减少不多，而血红蛋白下降显著。

（二）红细胞的生理特性

1. 悬浮稳定性（suspension stability）　指红细胞能相对稳定地悬浮于血浆中的特性。这一特性的形成原因，除血液不断流动的作用外，还有红细胞呈双凹圆碟形，其表面积与体积的比值较大，从而使它与血浆间产生的摩擦较大，以及红细胞膜带负电荷使红细胞之间相互排斥等。临床上常用**红细胞沉降率**（erythrocyte sedimentation rate，ESR），简称**血沉**，来检测红细胞的悬浮稳定性。测定血沉的方法是将采集的静脉血经抗凝处理后，置于有刻度的细玻璃管内，垂直竖立，由于红细胞比重较大，将因重力而下沉，但正常情况时，其下沉十分缓慢，说明红细胞有一定的悬浮稳定性。通常以红细胞在 1h 内下沉的距离来表示红细胞沉降的速度，即血沉。用魏氏法来测量，正常男性的血沉为 0～15mm/h；正常女性的血沉为 0～20mm/h。血沉加快，说明红细胞悬浮稳定性变小。在某些疾病时（如活动性肺结核、风湿热等），血沉加快，这主要是由于许多红细胞能较快地互相以凹面相贴，形成红细胞叠连（rouleaux formation）。红细胞叠连后，其表面积与体积之比减小，摩擦力减小，下沉加快。红细胞叠连形成的快慢主要取决于血浆的性质，而不在红细胞本身。一般血浆中白蛋白增多可使红细胞沉降减慢；而球蛋白和纤维蛋白原增多时，红细胞沉降加速。

2. 渗透脆性 在临床上使用的各种溶液中，渗透压与血浆渗透压相等的溶液称为等渗溶液，如0.9%NaCl 溶液（又称生理盐水）和 5%葡萄糖溶液等。高于或低于血浆渗透压的溶液，则相应地称为高渗溶液或低渗溶液。因为红细胞内的渗透压与血浆渗透压相等，所以它在血浆或其他等渗溶液中的形态和大小保持不变。红细胞在高渗溶液中因水分外渗而发生皱缩。在低渗溶液中，血浆中的水分会渗入红细胞，从而使红细胞膨胀，严重时红细胞膜破裂，血红蛋白逸出细胞而发生溶血。红细胞在低渗盐溶液中发生膨胀破裂的特性称为**红细胞渗透脆性**（osmotic fragility）。正常人的红细胞若在 0.42%～0.46%的 NaCl 溶液中，一部分红细胞膜会发生破裂而开始溶血；若在 0.28%～0.35%NaCl 溶液中则全部的红细胞会发生破裂而导致溶血。这说明红细胞膜对低渗溶液有一定的抵抗力。红细胞的渗透脆性越大，表示其对低渗溶液的抵抗力越小，越容易发生破裂溶血。在某些溶血性疾病中，患者的红细胞开始溶血和完全溶血时的 NaCl 溶液浓度均比正常人高，即红细胞的渗透脆性增加。衰老红细胞的渗透脆性亦增加。

3. 可塑变形性 红细胞在全身血管中行走，常要挤过直径比红细胞直径小的毛细血管和血窦孔隙，这时红细胞将发生卷曲变形，在通过后又恢复原状，这种变形称为**可塑变形性**（plastic deformation）。红细胞的可塑变形性主要是由于其形状为双凹圆碟形，表面积与体积的比值较大。此外，红细胞内的黏度和红细胞膜的弹性也会影响红细胞的变形能力，当红细胞内的黏度增大或红细胞膜的弹性降低时，红细胞的变形能力降低。

（三）红细胞的生成和破坏

红细胞正常数量的维持是它生成和破坏达到动态平衡的结果。

1. 红细胞的生成

（1）生成部位：在胚胎发育早期，先是卵黄囊造血，后是肝脾造血。胚胎发育到五个月以后，骨髓才逐渐成为主要造血器官。出生后，红骨髓是主要的造血场所。成年人红骨髓是生成红细胞的唯一场所。红骨髓中的造血干细胞首先分化成红系定向祖细胞，再经过原红细胞、早幼红细胞、中幼红细胞、晚幼红细胞及网织红细胞生成成熟的红细胞。从原红细胞到中幼红细胞阶段，经历 3～5 次有丝分裂，每次有丝分裂持续一天。一个原红细胞经过有丝分裂可产生 8～32 个晚幼红细胞。晚幼红细胞不再分裂，细胞中血红蛋白的含量已达到正常，细胞核逐渐消失，成为网织红细胞。网织红细胞在骨髓中停留约两天后进入血液，进入血液的网织红细胞通过自噬清除残留的线粒体、核糖体等细胞器转化为成熟的红细胞。

（2）生成原料：红细胞的主要成分是血红蛋白，制造血红蛋白的主要原料是铁和蛋白质。铁的来源有两个：一个是衰老的红细胞在体内破坏，由血红蛋白分解释放出的"内源性铁"，每日约25mg，绝大部分以铁蛋白形式储存于肝、骨髓和巨噬细胞系统，供造血需要时重复利用，很少丢失；另一个是食物供应的"外源性铁"，它们多以高铁（Fe^{3+}）化合物的形式含于有机物中，经胃酸作用，将其从食物中分离出来，还原为亚铁离子（Fe^{2+}）或其他亚铁络合物，在十二指肠和空肠上段吸收。食物中含铁丰富，一般情况下，每日需从食物中补充吸收的铁仅 1～2mg，不到食物中含铁量的 1/10，故不致造成铁的缺乏。在各种慢性失血使体内铁储存减少，或造血功能增强使供铁不足时，红细胞因缺铁而合成的血红蛋白减少，从而可引起小细胞性贫血。所以，对于铁丢失过多的各种慢性失血者和大出血者，以及需铁量增多的生长发育期的婴幼儿、孕妇、乳母，在单凭食物中的铁不能满足人体需要时，可口服硫酸亚铁或枸橼酸铁铵等铁盐作为补充。

造血所需的蛋白质主要来自食物，当食物中蛋白质被消化分解为氨基酸后，吸收入血并被运送到骨髓，在有核红细胞内合成血红蛋白。就一般人来说，日常膳食所含蛋白质已足够供应造血之需。

但贫血患者则应补充质量较高的蛋白质。在各种食物中，肝、肾、瘦肉中含必需氨基酸较多，为贫血患者提供的造血原料最为丰富。

（3）成熟因子：红细胞在细胞分裂和生长成熟过程中，需要叶酸和维生素 B_{12} 的参与。叶酸是合成胸腺嘧啶脱氧核苷酸所必需的辅酶，胸腺嘧啶脱氧核苷酸是构成 DNA 的原料之一。叶酸缺乏，骨髓内有核红细胞核内的 DNA 合成障碍，细胞的分裂增殖速度减慢，形成巨幼红细胞性贫血。维生素 B_{12} 的作用是增加叶酸在体内的利用，从而间接地促进 DNA 的合成。食物中的维生素 B_{12} 均与蛋白质结合在一起，经胃蛋白酶的消化，维生素 B_{12} 被释放出来，再与胃液中的内因子结合形成复合物。维生素 B_{12}-内因子复合物可保护维生素 B_{12} 不被消化液破坏，当维生素 B_{12} 到达回肠时得以吸收。先天性内因子缺乏，或由于胃切除而引起的内因子缺乏，都可导致维生素 B_{12} 吸收障碍，从而影响骨髓内红细胞的发育，发生巨幼红细胞性贫血。

正常人体叶酸的储存量为 5～20mg，每天生成红细胞需要的叶酸量约为 200μg，当叶酸摄入不足或吸收障碍时，3～4 个月后可发生巨幼红细胞性贫血。正常人体维生素 B_{12} 的储存量为 4～5mg，每天生成红细胞需要的维生素 B_{12} 为 2～5μg，当维生素 B_{12} 吸收发生障碍时，常在 3～5 年后才出现巨幼红细胞性贫血。

（4）生成调节：正常情况下，人体内红细胞数量能保持相对稳定。当人体功能状态发生变化时，红细胞生成的数量和速度会发生相应的调整。红细胞的生成主要受促红细胞生成素、性激素的调节。

1）**促红细胞生成素**（erythropoietin，EPO）：是一种糖蛋白，主要在肾脏合成，肝细胞和巨噬细胞亦可合成少许。促红细胞生成素的作用是刺激骨髓中红细胞的发育和血红蛋白的合成，促进成熟的红细胞释放，增加循环血液中红细胞的数量。当组织缺氧或耗氧量增加时，如高原居民，长期从事体力劳动或体育锻炼的人及临床上失血、贫血、肺心病患者等，都可使肾脏合成的促红细胞生成素增多，从而使红细胞生成加速，红细胞数增加，与组织的需氧量相适应。某些肾脏疾患会使促红细胞生成素合成减少，从而伴发贫血。

2）**性激素**：雄激素能增强促红细胞生成素的作用，也能直接刺激骨髓造血；雌激素可降低红系祖细胞对促红细胞生成素的反应，从而抑制红细胞的生成。这可能是男性的红细胞数和血红蛋白量高于女性的原因。

此外，甲状腺激素、肾上腺皮质激素和生长素可通过改变组织对氧的需求而间接促进红细胞生成。**转化生长因子-β、γ 干扰素**（interferon-γ，IFN-γ）和**肿瘤坏死因子**（tumor necrosis factor，TNF）可抑制早期红系祖细胞的增殖，对红细胞的生成起负性调节作用，这可能与临床上慢性炎症时贫血的发生有关。

2. 红细胞的破坏　红细胞的平均寿命约为 120 天。每天约有 0.8% 的衰老的红细胞被破坏。90% 的衰老红细胞在肝脏、脾脏中被巨噬细胞吞噬，这种作用称为血管外破坏。巨噬细胞吞噬红细胞后，将吞噬的血红蛋白消化，释放出氨基酸、铁和胆红素，释放的氨基酸和铁可被机体再利用，释放的胆红素经肝脏入胆汁排出体外。10% 的衰老红细胞在血管中受血流的机械冲击而破损，称为血管内破坏。血管内破坏释放的血红蛋白与血浆中的触珠蛋白结合被肝脏摄取，经肝脏处理后，铁储存于肝细胞中，脱铁血红素亦被转变为胆色素。当机体严重溶血，血浆中血红蛋白释放量达 1.0g/L 时，超过了触珠蛋白的结合能力，血红蛋白则直接经肾脏随尿排出，称血红蛋白尿。

二、白细胞生理

（一）白细胞的数量和分类

白细胞是无色有核的血细胞，在血液中一般呈球形，在组织中则有不同程度的变形。依据白细胞的胞质中有无特殊的嗜色颗粒，将其分为粒细胞和无粒细胞两大类。粒细胞又依据胞质颗粒的嗜色性质不同分为**中性粒细胞**（neutrophil）、**嗜酸性粒细胞**（eosinophil）和**嗜碱性粒细胞**（basophil）；

无粒细胞分为**单核细胞**（monocyte）和**淋巴细胞**（lymphocyte）。正常成年人的白细胞总数是（4.0～10.0）×10^9/L。如果每升血液中少于 4.0×10^9 个白细胞，称为白细胞减少；而每升血液中超过 10.0×10^9 个白细胞，称为白细胞增多。机体有炎症时常出现白细胞增多。我国健康成人血液中，各类白细胞的正常值如表 3-1 所示。

表 3-1 我国健康成人血中白细胞正常值

细胞分类	绝对数（×10^9/L）		百分比（%）	
	范围	均值	范围	均值
白细胞总数	4.0～10.0	7.0		
中性粒细胞	2.0～7.0	4.5	50～70	66.0
嗜酸粒细胞	0～0.7	0.1	1～4	1.5
嗜碱粒细胞	0～0.1	0.025	0～1	0.5
淋巴细胞	0.8～4.0	1.8	20～40	26.0
单核细胞	0.1～0.8	0.45	1～7	6.0

正常情况下，白细胞数可随年龄和机体的不同状态而变化。新生儿白细胞数较高，一般在 15×10^9/L 左右，婴儿期维持在 10×10^9/L 左右，新生儿血液中的白细胞主要为中性粒细胞，以后淋巴细胞逐渐增多，可高达白细胞总数的 70%，3～4 岁后淋巴细胞逐渐减少，至青春期时与成年人基本相同。一天中，下午白细胞数稍高于早晨。剧烈运动时白细胞数可高达 27×10^9/L，运动停止数小时后恢复至原来水平。女性在妊娠末期白细胞数波动于（12～17）×10^9/L，到分娩时白细胞数可高达 34×10^9/L，分娩后 2～5 天恢复至正常水平。

（二）白细胞的生理特性和功能

各类白细胞均参与机体的防御功能。白细胞具有的变形、游走、趋化、吞噬和分泌等特性，是执行防御功能的生理基础。

除淋巴细胞外，所有的白细胞都能伸出伪足做变形运动，凭借这种运动白细胞得以穿过毛细血管壁，这一过程称为**白细胞渗出**（diapedesis）。渗出到血管外的白细胞借助变形运动在组织内游走，在某些化学物质，如人体细胞的降解产物、抗原-抗体复合物、毒素或细菌等的吸引下，白细胞可迁移到炎症区发挥其生理作用，白细胞的这种特性，称为**趋化性**（chemotaxis）。白细胞游走到细菌、病毒和异物周围，能把细菌、病毒和异物包围起来并吞入细胞质内，清除入侵的细菌、病毒和异物，这一过程称为**吞噬**（phagocytosis）。白细胞还可产生白细胞介素（interleukin，IL）、IFN、TNF 和集落刺激因子（colony stimulating factor，CSF）等多种细胞因子，通过自分泌和旁分泌的作用途径参与机体免疫反应的调控。

1. 中性粒细胞 粒细胞中多数属中性粒细胞，核呈分叶状，故又称为**多形核白细胞**（polymorphonuclear leukocyte）。中性粒细胞在血管内停留的时间平均只有 6～8h，它们可很快穿过血管壁进入组织发挥作用，而且进入组织后不再返回血液中来。在血管中的中性粒细胞，约有一半随血液循环，通常白细胞计数只反映了这部分中性粒细胞的情况；另一半则附着在小血管壁上，这两部分白细胞可以相互交换，保持动态平衡。同时，骨髓中尚储备了约 2.5×10^{12} 个成熟的中性粒细胞，机体需要时可在数小时内大量进入循环血液。

中性粒细胞是血液中主要的吞噬细胞，其变形游走能力和吞噬活性较强。当细菌入侵时，它们被趋化性物质吸引到炎症部位。它们借糖酵解获得能量，因此在肿胀并血流不畅的缺氧情况下仍能够生存，它们在这里形成细胞毒破坏细菌和附近组织的细胞膜。中性粒细胞内含有大量溶酶体酶，因此能将吞噬入细胞内的细菌和组织碎片分解，这样，入侵的细菌被包围在一个局部，并被消灭，从而可防止病原微生物在体内扩散。当中性粒细胞本身解体时，释放出各种溶酶体酶能溶解周围组织而形成脓肿。

中性粒细胞的细胞膜能释放出一种不饱和脂肪酸——花生四烯酸，在酶的作用下，花生四烯酸再进一步生成一组旁分泌激素物质，如血栓素和前列腺素等，这类物质对调节血管口径和通透性有明显作用，还能引起炎症反应和疼痛，并影响血液凝固。

2. 嗜碱性粒细胞　存在于血液中，只有在发生炎症时才迁移到组织中，其胞质中有较大的嗜碱性染色颗粒，颗粒内含有肝素、组胺、嗜酸性粒细胞趋化因子 A 等。嗜碱性粒细胞被活化时，不仅能释放嗜碱颗粒中的物质，还可合成释放过敏性慢反应物质等生物活性物质。嗜碱性粒细胞释放的肝素具有抗凝血作用，肝素还可作为酯酶的辅基，加快脂肪分解为游离脂肪酸的过程。组胺与过敏性慢反应物质可引起过敏反应症状。此外，嗜碱性粒细胞被激活时释放的嗜酸性粒细胞趋化因子 A 能把嗜酸性粒细胞吸引过来，聚集于局部以限制嗜碱性粒细胞在过敏反应中的作用，近年来的研究还显示，嗜碱性粒细胞在机体抗寄生虫免疫应答中起重要作用。例如，嗜碱性粒细胞可以产生 IL-4，以对抗蠕虫感染。

3. 嗜酸性粒细胞　血液中嗜酸性粒细胞的数目有明显的昼夜周期性波动，清晨细胞数减少，午夜时细胞数增多，两者之间的差异可大于 40%。这种细胞数的周期性变化与肾上腺皮质释放糖皮质激素量的昼夜波动有关。当血液中糖皮质激素浓度增高时，嗜酸性粒细胞数减少；而当糖皮质激素浓度降低时，细胞数增加。嗜酸性粒细胞的胞质内含有较大的、椭圆形的嗜酸性颗粒。这类白细胞也具有吞噬功能。嗜酸性粒细胞在体内的主要作用是：①限制嗜碱性粒细胞在 I 型超敏反应中的作用。嗜碱性粒细胞被激活时，可释放出趋化因子，使嗜酸性粒细胞聚集到同一局部，并从三个方面限制嗜碱性粒细胞的活性：一是嗜酸性粒细胞可产生**前列腺素 E**（prostaglandin E，PGE），使嗜碱性粒细胞合成和释放生物活性物质的过程受到抑制；二是嗜酸性粒细胞可吞噬嗜碱性粒细胞所排出的颗粒，使其中含有的生物活性物质不能发挥作用；三是嗜酸性粒细胞能释放组胺酶等酶类，破坏嗜碱性粒细胞所释放的组胺等活性物质；②参与对蠕虫的免疫反应。在特异性的免疫球蛋白 IgG、IgE 和补体 C_3 的作用下，嗜酸性粒细胞可借助于细胞表面的 F_C 受体和 C_3 受体黏着于多种蠕虫的幼虫上，释放颗粒内所含有的碱性蛋白和过氧化物酶等酶类，损伤蠕虫幼虫虫体。但成虫在体内和体外均能抵抗嗜酸性粒细胞对其的损伤作用。当机体发生寄生虫感染及过敏反应时，常伴有嗜酸性粒细胞增多。在某些情况下，嗜酸性粒细胞能导致组织损伤，如嗜酸性粒细胞可释放多种促炎物质，对支气管上皮产生毒性作用，并能诱发支气管痉挛。

4. 单核细胞　从骨髓进入血液的单核细胞仍然是尚未成熟的细胞。单核细胞在血液中停留约 1 天后迁移到周围组织中，继续发育成巨噬细胞，单核细胞与组织中的巨噬细胞共同组成**单核吞噬细胞系统**（mononuclear phagocyte system），从而使巨噬细胞的体积增大 5～10 倍，直径可达 60～80μm，细胞内所含的溶酶体颗粒和线粒体的数目也增多，使巨噬细胞具有比中性粒细胞更强的吞噬能力，因而可吞噬更多的细菌（约 5 倍于中性粒细胞）、更大的细菌和颗粒。此外，巨噬细胞的溶酶体内还含有大量的酯酶，能够消化某些细菌的脂膜。有细菌入侵时，组织中已存在的巨噬细胞可立即发挥抗感染作用。被激活了的单核吞噬细胞也能合成、释放多种细胞因子，如 CSF、IL（如 IL-1、IL-3、IL-6 等）、TNF-α、IFN（如 IFN-α、IFN-β 等），参与对其他细胞活动的调控。单核吞噬细胞还能加工处理并呈递抗原，在特异性免疫应答的诱导和调控中起重要作用。此外，单核细胞还能在组织中**转化成树突状细胞**（dendritic cell）。树突状细胞的吞噬功能很弱，但它的抗原呈递能力远强于巨噬细胞，是机体特异性免疫应答的启动者。

5. 淋巴细胞　在免疫应答反应过程中起核心作用。根据细胞生长发育的过程、细胞表面标志和功能不同，可将淋巴细胞分成 T 淋巴细胞、B 淋巴细胞和**自然杀伤细胞**（natural killer，NK）三大类。T 细胞主要与细胞免疫有关，B 细胞主要与体液免疫有关，而 NK 细胞则是机体固有免疫的重要执行者，能直接杀伤被病毒感染的细胞和肿瘤细胞。

（三）白细胞的生成和破坏

白细胞与红细胞一样，也起源于骨髓中造血干细胞。在细胞发育的过程中经历定向祖细胞、可识别的前体细胞等阶段，然后成为具有多种细胞功能的成熟白细胞。目前，对淋巴细胞生成的调节机制还了解不多。粒细胞的生成受 CSF 的调节。CSF 在体外可刺激造血细胞形成集落。目前认为，CSF 包括粒-巨噬细胞集落刺激因子（GM-CSF）、粒细胞集落刺激因子（G-CSF）、巨噬细胞集落刺激因子（M-CSF）等。G-CSF 主要促进粒系祖细胞和前体细胞的增殖和分化，增强成熟粒细胞的功能活性；还能动员骨髓中干细胞与祖细胞进入血液。GM-CSF 和 M-CSF 等能诱导单核细胞的生成。此外，乳铁蛋白和转化生长因子-β 等可抑制白细胞的生成，与促白细胞生成的刺激因子共同维持正常的白细胞生成过程。G-CSF 和 GM-CSF 已在临床治疗中性粒细胞减少中获得成功。

白细胞在血液中停留的时间较短。一般来说，中性粒细胞在循环血液中停留 6～8h 后进入组织，4～5 天后即衰老死亡，或经消化道排出；若有细菌入侵，中性粒细胞在吞噬过量细菌后，因释放溶酶体酶而发生"自我溶解"，与破坏的细菌和组织碎片共同形成脓液。单核细胞在血液中停留约 1 天，然后进入组织，并发育成巨噬细胞，在组织中可生存 3 个月左右。嗜酸性粒细胞和嗜碱性粒细胞在组织中可分别存活 8～12 天和 12～15 天。淋巴细胞中的 B 细胞一般只能生存 3～4 天，而 T 细胞可生存 100 天以上，甚至数年。

三、血小板生理

（一）血小板的数量

血小板是从骨髓成熟的巨核细胞上脱落的小块胞质，体积小，无细胞核，呈梭形或椭圆形，直径为 2～3μm。一个巨核细胞可以产生数百到上千个血小板。我国健康成年人，血液中血小板的正常值为（100～300）×10^9/L。正常人血小板数在 6%～10% 的范围内变化，通常午后较清晨高，冬季较春季高。妇女在月经期体内血小板数量减少，妊娠、消化食物、运动及缺氧可使血小板增多。机体受较大损伤时血小板增多，损伤后 7～10 天可达高峰。血小板数量超过 1000×10^9/L，称血小板过多，此时机体易发生血栓；血小板数量低于 50×10^9/L，称血小板减少，血小板减少使毛细血管的脆性增高，可发生出血倾向。血小板生成后，约有 30% 储存于脾脏，这部分血小板，在机体处于紧急状态或肾上腺素分泌增多时，进入血液循环。

（二）血小板的生理特性

1. 黏附 血小板与非血小板表面的黏着，称为**血小板黏附**（platelet adhesion）。血小板的黏附需要血小板膜上的糖蛋白、内皮下成分（主要是胶原纤维）和血浆中冯·维勒布兰德因子（von Willebrand factor）的参与。所以，血小板并不能黏附于正常内皮细胞的表面，只有当血管损伤暴露其内膜下的胶原组织时，血小板才黏着于胶原组织上，这也是血小板发挥作用的起始步骤。若血小板膜上的糖蛋白和血浆中冯·维勒布兰德因子（von Willebrand factor）两者中有一种缺乏，或胶原纤维变性，血小板的黏附功能将受损，这时机体可能发生出血倾向。

2. 聚集 血小板与血小板之间的相互黏着，称为**血小板聚集**（platelet aggregation）。血小板聚集可分为两个时相：第一时相发生迅速，为可逆聚集，由受损伤组织释放的**二磷酸腺苷**（adenosine diphosphate，ADP）引起，聚集后还可解聚；第二时相发生较缓慢，由血小板释放的内源性 ADP 引起，一旦发生后，就不能再解聚，故称不可逆聚集。血小板的聚集受血小板内 cAMP 和游离 Ca^{2+} 的调节。凡能降低血小板内 cAMP 浓度，提高血小板内 Ca^{2+} 浓度的因素都可促进血小板的聚集；凡能提高血小板内 cAMP 浓度，降低血小板内 Ca^{2+} 浓度的因素都可抑制血小板的聚集。

3. 释放　是指血小板受刺激后，将其储存在致密体、α-颗粒或溶酶体内的物质向外排出的过程。从致密体释放的物质主要有 ADP、ATP、5-HT 和 Ca^{2+}；从 α-颗粒释放的物质主要有 β-血小板巨球蛋白、血小板因子和纤维蛋白原等。此外，血小板释放的物质除来自血小板颗粒外，也可来自血小板临时合成并即时释放的物质，如**血栓烷 A_2**（thromboxane A_2，TXA_2）。血小板释放的 ADP 可使血小板聚集变为不可逆的，并且可使这种聚集得到加强。5-HT 可使小动脉收缩，TXA_2 可降低血小板内 cAMP 浓度，对血小板的聚集有促进作用。阿司匹林可减少 TXA_2 的生成，具有抗血小板聚集的作用。因此，每日口服小剂量的阿司匹林，对预防冠心病和脑血栓有一定的作用。

4. 收缩　血小板具有收缩功能。血小板的收缩与血小板的收缩蛋白有关。在血小板中存在着类似肌肉的收缩蛋白系统，包括肌动蛋白、肌凝蛋白、微管及各种相关蛋白。血小板活化后，胞质内 Ca^{2+} 浓度增高可引起血小板的收缩反应。当血凝块中的血小板发生收缩时，血凝块回缩硬化。若血小板数量减少或血小板功能下降，可造成血凝块回缩不良。

5. 吸附　悬浮于血浆中的血小板能吸附许多凝血因子于其表面。一旦血管破损，随着血小板黏着与聚集的发生，破损局部的凝血因子浓度亦将增高，从而促进并加速凝血过程的发生和进行。

（三）血小板的生理功能

1. 参与生理性止血　正常情况下，小血管破损后引起的出血可在几分钟内自行停止，此现象称为**生理性止血**（physiological hemostasis）。临床上测定从出血到停止出血的间隔时间称为**出血时间**（bleeding time），正常值为 1～3min。其长短反映生理性止血功能的状态，生理性止血功能减退，可发生出血现象，生理性止血功能过度激活可导致病理性血栓形成。生理性止血包括三个过程。

（1）血管收缩：引起血管收缩的原因有三个。①损伤性刺激反射性使血管收缩；②血管壁的损伤引起局部血管肌源性收缩；③黏附于损伤处的血小板释放 5-HT、TXA_2、儿茶酚胺、**内皮素**（endothelin，ET）等缩血管物质，从而使血管收缩。生理性止血首先表现为受损血管局部及附近的小血管收缩，使局部血流减少。若血管破损不大，血管破口封闭，从而制止出血。

（2）血小板血栓形成：血管收缩的同时，被激活的血小板迅速地黏附于血管内皮下的胶原上，通过血小板的黏附，止血能准确定位。黏附的血小板活化并释放内源性 ADP 和 TXA_2，从而激活血液中其他的血小板，进而募集更多的血小板相互黏着，在血管破损处，形成一个松软的止血栓阻塞伤口、封闭出血，实现初步止血。

（3）血液凝固：血管受损也可启动凝血系统，在局部迅速发生血液凝固，使血浆中可溶性的纤维蛋白原转变成不溶性的纤维蛋白，并交织成网，以加固止血栓。最后，局部纤维组织增生，并长入血凝块，达到永久性止血。

2. 参与血液凝固　血小板参与血液凝固的机制主要包括三个方面：①血小板能够吸附大量的凝血因子，增加局部凝血因子的浓度，加速凝血过程；②激活的血小板可释放血小板因子 3（PF_3），为凝血因子提供磷脂表面，可使凝血酶原的激活加快 20 000 倍；③血小板内收缩蛋白的收缩，可使血块收缩。

3. 促进和抑制纤维蛋白溶解　在纤维蛋白形成早期，血小板释放第六因子，可抑制纤维蛋白溶解；当血小板黏附、聚集后释放 5-HT，可刺激血管内皮细胞释放血管激活物，激活纤溶酶原，促进纤维蛋白降解。

4. 维护血管壁的完整性　血小板可以随时沉着于血管壁以填补内皮细胞脱落留下的空隙，并能融入内皮细胞对其进行修复。当血小板数量减少时，皮肤和黏膜可出现瘀斑甚至紫癜，称为血小板减少性紫癜。

（四）血小板生成的调节和破坏

血小板的生成主要受由肝脏、肾脏产生的**血小板生成素**（thrombopoietin，TPO）的调节，TPO

主要由肝脏产生，肾脏也可少量产生。它能刺激造血干细胞向巨核系祖细胞分化，并能特异性地促进巨核系祖细胞增殖、分化及巨核细胞的成熟与释放血小板。

血小板进入血液后，平均寿命为 7～14 天，但只有在最初的两天具有生理功能。衰老的血小板主要在脾脏、肝脏和肺组织中被吞噬破坏。此外，在生理性止血过程中，血小板聚集后，其本身将解体并释放出全部活性物质，这说明血小板除衰老破坏外，还可在发挥其生理功能时被消耗。

第三节 血液凝固和纤维蛋白溶解

当血管壁受到损伤出血时，在血管破损处血液可凝固成块，从而起到止血作用，这是机体的一种重要保护机制。除凝血系统外，血浆内还有防止血液凝固的物质，称为抗凝物质，这些物质对保持血液在血管内呈流动状态具有重要作用。此外，血管内还存在一些物质，能使已形成的纤维蛋白再分解，这些物质构成了纤维蛋白溶解系统。在正常生理情况下，血液凝固、抗凝物质的作用和纤维蛋白溶解过程处于动态平衡之中，这样既可以在血管损伤时及时止血，又能防止血凝块不断增大形成血栓，从而确保机体血液循环的正常进行。

一、血 液 凝 固

血液由流动的液体状态转变成不能流动的胶冻状凝块的过程称为**血液凝固**（blood coagulation），简称血凝。其实质就是血浆中的可溶性纤维蛋白原转变成不溶性的纤维蛋白的过程。纤维蛋白交织成网，将血细胞网罗其中，从而形成血凝块。血液凝固后 1～2h，血凝块中的血小板可被激活，使血凝块回缩，释出淡黄色的液体，此液体称为**血清**（serum）。凝血过程中一些凝血因子被消耗，故血清与血浆的区别在于血清缺乏在凝血过程中被消耗掉的一些凝血因子及纤维蛋白原，但也增添了少量凝血过程中血小板释放的物质。血液凝固是一系列复杂的酶促反应过程，需要多种凝血因子的参与。

（一）凝血因子

血浆和组织中直接参与凝血过程的物质，统称**凝血因子**（coagulation factor 或 clotting factor）。其中，有 12 种因子按照发现顺序用罗马字母编号（表 3-2），即凝血因子 I ～XIII，简称 F I ～F XIII。此外，前激肽释放酶、高分子激肽原等也都直接参与了凝血过程。

表 3-2 凝血因子

凝血因子	同义名	凝血因子	同义名
因子 I	纤维蛋白原	因子 VIII	抗血友病因子（AHF）
因子 II	凝血酶原	因子 IX	血浆凝血激酶（PTC）
因子 III	组织因子	因子 X	Stuart-Prower 因子
因子 IV	钙离子（Ca^{2+}）	因子 XI	血浆凝血激酶前质（PTA）
因子 V	前加速素	因子 XII	接触因子
因子 VII	前转变素	因子 XIII	纤维蛋白稳定因子

凝血因子有以下几个特点：①在凝血因子 I ～XIII 的排序中，缺乏凝血因子 VI，因为凝血因子 VI 是凝血因子 V 的活化形式，不能视为一个独立的凝血因子；②除凝血因子 IV 为 Ca^{2+} 以外，其余的凝血因子均是蛋白质；③除凝血因子 III 以外，其他凝血因子均存在于血液中；④凝血因子 II 、VII、

Ⅸ、Ⅹ、Ⅺ、Ⅻ和前激肽释放酶都以无活性的酶原形式存在于血液中，必须通过有限水解后才成为有活性的酶，此过程称为凝血因子的激活。激活后的凝血因子在其代号的右下角加"a"（意为activated）；⑤凝血因子Ⅱ、Ⅶ、Ⅸ、Ⅹ在肝脏中合成，且需要维生素 K 的参与。因此，肝功能障碍或维生素 K 缺乏，会使机体发生出血倾向。

（二）血液凝固的过程

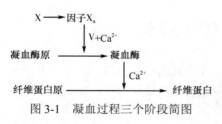

图 3-1　凝血过程三个阶段简图

凝血过程是凝血因子按一定的顺序相继被激活的过程。可分为三个阶段：①凝血酶原激活物的形成；②凝血酶的形成；③纤维蛋白的形成（图 3-1）。

1. 凝血酶原激活物的形成　是血液凝固的始动环节。根据凝血酶原激活物形成的始因和途径不同，可将血凝过程分为内源性凝血途径和外源性凝血途径两种（图 3-2）。但两条途径中的某些凝血因子可以相互激活，并不各自完全独立。

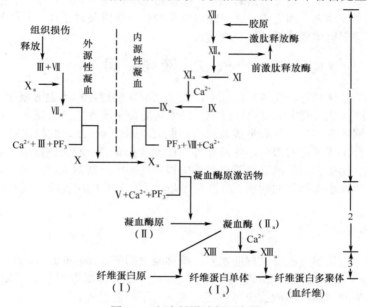

图 3-2　血液凝固过程示意图

1. 凝血酶原激活物形成；2. 凝血酶形成；3. 纤维蛋白形成

（1）**内源性凝血途径**（intrinsic pathway of blood coagulation）：是指参与凝血的因子全部来自血液，通常因血液与带负电荷的异物表面（如玻璃、白陶土、硫酸酯、胶原等）接触而启动。外科手术时常用温热盐水纱布等进行压迫止血，主要是因为纱布是异物，可激活因子Ⅻ和血小板。内源性凝血途径的启动因子是因子Ⅻ，当血管内皮受损后，血液与带负电荷的胶原接触时，首先是因子Ⅻ结合到异物表面，并被激活为因子Ⅻ$_a$，而因子Ⅻ$_a$可激活前激肽释放酶，使之成为激肽释放酶，后者又可反过来激活因子Ⅻ，从而形成一个正反馈过程，产生大量因子Ⅻ$_a$，并由此引发一系列链式酶促反应。具体环节是因子Ⅻ$_a$激活因子Ⅺ并使其形成因子Ⅺ$_a$，因子Ⅺ$_a$在 Ca^{2+} 存在下，进而激活因子Ⅸ使其形成因子Ⅸ$_a$。而因子Ⅸ$_a$再与因子Ⅷ、PF$_3$ 及 Ca^{2+}组成"因子Ⅷ复合物"。该复合物可使因子Ⅹ发生有限水解而形成因子Ⅹ$_a$。在此过程中，因子Ⅷ作为辅助因子，虽然它本身不是蛋白酶不可激活因子Ⅹ，但它能使因子Ⅸ$_a$激活因子Ⅹ的速度加快几百倍。因子Ⅹ$_a$形成后，与因子Ⅴ、PF$_3$和 Ca^{2+}形成复合物，称为凝血酶原激活物。缺乏因子Ⅷ（血友病 A）、Ⅸ（血友病 B）和Ⅺ的患者凝血过程非常缓慢，即使微小的创伤也会出血不止。

（2）**外源性凝血途径**（extrinsic pathway of blood coagulation）：是指来自血液之外的组织因子暴露于血液而启动的凝血过程，如创伤出血后的血液凝固。其始动因子是组织因子，即因子Ⅲ。该因子存在于大多数组织细胞，直接与循环血液接触的血细胞和内皮细胞不表达组织因子。组织因子是一种复合物，包括磷脂部分和含有蛋白水解酶的脂蛋白部分。其磷脂部分提供磷脂表面，而脂蛋白部分与因子Ⅶ、Ca^{2+}组成"因子Ⅶ复合物"，进而激活因子Ⅹ生成因子$Ⅹ_a$。因子Ⅶ平时有少量的以活性型存在于血液中，不需要激活，但必须有因子Ⅲ的存在才能发挥作用。

同样，因子$Ⅹ_a$形成后，也与因子Ⅴ、PF_3和Ca^{2+}构成凝血酶原激活物。此后，外源性凝血途径的反应过程与内源性凝血途径完全一样。外源性凝血途径涉及的凝血因子较少，因此凝血反应速度较快。但在通常情况下，单纯由一种途径引起的血凝并不多见，而是两种途径共同作用的结果。

2. 凝血酶的形成 在凝血酶原激活物的作用下，凝血酶原（因子Ⅱ）被激活为凝血酶（因子$Ⅱ_a$）。在此过程中，因子$Ⅴ_a$为辅助因子，可使因子$Ⅹ_a$激活凝血酶原的速度提高 10 000 倍。

3. 纤维蛋白的形成 凝血酶是一种多功能的凝血因子，其主要作用是催化四聚体的纤维蛋白原（因子Ⅰ）分解，转变为纤维蛋白（$Ⅰ_a$）单体。同时，在 Ca^{2+} 存在的条件下，凝血酶也能激活因子ⅩⅢ 成为因子$ⅩⅢ_a$，而因子$ⅩⅢ_a$能使纤维蛋白单体相互聚合，形成牢固的纤维蛋白多聚体，即不溶于水的血纤维。血纤维互相交织成网，构成基架，将血细胞网罗在内，形成凝血块。

二、血液的抗凝

在生理情况下，机体常因血管内皮损伤而发生血液凝固。但是，这一过程只发生在受损的局部，不会扩展到全身并妨碍血液循环，表明体内还存在着与血液凝固相对抗的抗凝机制。其中血管内皮细胞在防止血液凝固反应蔓延中起了重要作用。

1. 血管内皮的抗凝作用 正常情况下，血管内皮作为一个屏障，可防止凝血因子、血小板与血管内皮下的胶原接触，避免了凝血系统的激活和血小板的活化。此外，血管内皮本身还具有抗凝血和抗血小板功能。

2. 纤维蛋白的吸附、血流的稀释和单核细胞的吞噬 纤维蛋白与凝血酶有很高的亲和力，凝血过程中产生的凝血酶，有 85%～90%能被纤维蛋白吸附，这一方面有助于加速局部的凝血反应，另一方面可减少凝血酶通过循环血流向周围扩散。进入循环血流的活化凝血因子可被血流稀释，并被血液中的抗凝物质灭活和被单核细胞吞噬。

3. 生理性抗凝物质 血浆中含有多种抗凝物质，能抑制血液凝固。

（1）丝氨酸蛋白酶抑制物：血浆中含有多种丝氨酸蛋白酶抑制物，主要有**抗凝血酶**（antithrombin）、肝素辅助因子Ⅱ、α_1抗胰蛋白酶、α_2抗纤溶酶和 α_2巨球蛋白等。抗凝血酶是最重要的抑制物，可灭活 60%～70%的凝血酶，肝素辅助因子Ⅱ可灭活 30%的凝血酶。抗凝血酶由肝脏和血管内皮细胞合成，广泛存在于体液中。凝血因子Ⅱ、Ⅶ、Ⅸ、Ⅹ、Ⅺ、Ⅻ等分子都是丝氨酸蛋白酶，抗凝血酶可与这些凝血因子活性中心内的丝氨酸残基结合，从而"封闭"这些酶的活性中心而使之失活，起到抗凝血的作用。

（2）组织因子途径抑制物（tissue factor pathway inhibitor，TFPI）：是一种糖蛋白，主要由血管内皮细胞产生，是外源性凝血途径的特异性抑制物。目前认为，TFPI 是体内的主要生理性抗凝物质。它对组织因子途径的抑制分两步进行：通过与 F$Ⅹ_a$结合而抑制 F$Ⅹ_a$的催化活性，同时 TFPI 发生变构，在 Ca^{2+}的作用下，进一步与 F$Ⅶ_a$-组织因子复合物结合，形成组织因子-F$Ⅶ_a$-TFPI-F$Ⅹ_a$四聚体，从而灭活 F$Ⅶ_a$-组织因子复合体，负反馈性地抑制外源性凝血途径。

（3）肝素：是一种酸性黏多糖，主要由肥大细胞和嗜碱性粒细胞产生，在肝脏、肺、心、肌肉等组织中含量丰富，生理情况下血浆中几乎不含肝素。肝素的抗凝机制在于它能与血浆中的一些抗凝蛋白结合，使它们的抗凝活性大为增强，因此肝素发挥的是一种间接抗凝作用。如抗凝血酶与肝素结合后，抗凝血酶的抗凝作用可增强 2000 倍以上，此外，肝素还可刺激血管内皮细胞释放组织因子途径抑制物而抑制凝血过程。

（4）蛋白质 C 系统：主要包括蛋白质 C、凝血酶调制蛋白、蛋白质 S 和蛋白质 C 的抑制物。蛋白质 C 由肝脏合成，它的合成需要维生素 K 的参与。蛋白质 C 以酶原的形式存在于血浆中。当凝血酶与血管内皮细胞上的凝血酶调制蛋白结合后，可以激活蛋白质 C，后者可灭活Ⅷa 和Ⅴa，抑制因子Ⅹ及凝血酶原的激活。此外，活化的蛋白质 C 还有促进纤维蛋白溶解的作用。血浆中的蛋白质 S 是蛋白质 C 的辅助因子，可使激活的蛋白质 C 作用明显增强。临床上，有蛋白质 C 基因缺陷的人，其发生静脉血栓的可能性增高。

三、纤维蛋白溶解

在生理性止血过程中，一些小血管内的血凝块形成血栓，部分或全部堵塞了血管，阻止出血。

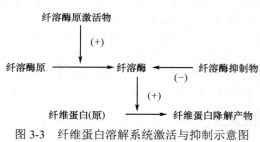

图 3-3　纤维蛋白溶解系统激活与抑制示意图
（+）：促进作用；（－）：抑制作用

但在出血停止、血管创伤愈合后，形成的血栓又可被逐渐溶解，使凝固的血块液化，血管恢复通畅，从而有利于受损组织的再生和修复。

纤维蛋白被分解液化的过程称为**纤维蛋白溶解**（fibrinolysis），简称纤溶。纤维蛋白溶解系统包括四种成分：①纤维蛋白溶解酶原，简称纤溶酶原；②纤维蛋白溶解酶，简称纤溶酶；③纤溶酶原激活物；④纤溶抑制物。纤维蛋白溶解的基本过程可分为两个阶段，即纤溶酶原的激活与纤维蛋白（或纤维蛋白原）的降解（图 3-3）。

（一）纤溶酶原的激活

正常情况下，血浆中的纤溶酶是以无活性的纤溶酶原形式存在的。纤溶酶原的合成主要在肝脏中进行。

体内纤溶酶原激活物分布广，种类多，主要有以下三类。

1. 组织型纤溶酶原激活物　大多数组织的血管内皮细胞能合成组织型纤溶酶原激活物。新分泌的组织型纤溶酶原激活物具有较低的纤溶酶激活作用。在纤维蛋白存在的情况下，组织型纤溶酶原激活物对纤溶酶原的亲和力明显增加，其激活纤溶酶原的作用可增加 1000 倍。这样有利于纤维蛋白生成时纤维蛋白溶解的迅速启动和增加局部的纤维蛋白溶解强度，又将纤维蛋白溶解限制于血凝块的局部。重组人组织型纤溶酶原激活物已作为溶栓药物用于临床治疗。

2. 尿激酶型纤溶酶原激活物　存在于组织器官中，当组织器官受损时这类激活物可大量释放。其作用是在组织修复、伤口愈合时，在血管外促进纤维蛋白溶解。由肾小管、集合管上皮细胞产生的尿激酶型纤溶酶原激活物，它可以通过与细胞膜的尿激酶型纤溶酶原激活物受体结合，促进结合在细胞表面的纤溶酶原的激活，从而有助于防止肾小管栓塞。人的眼泪和唾液中也有尿激酶型纤溶酶原激活物，以用于防止泪管和唾液腺管的栓塞。

3. 血浆纤溶酶原激活物　又称为依赖于因子Ⅻ的激活物，如前激肽释放酶，它能被血浆中的因子Ⅻa 激活而形成激肽释放酶，进而激活纤溶酶原。这类激活物能使凝血与纤维蛋白溶解互相配合并保持平衡。

（二）纤维蛋白的降解

纤溶酶属于丝氨酸蛋白酶，是血浆中活性最强的蛋白酶，它最敏感的底物是纤维蛋白和纤维蛋白原。其主要作用是将纤维蛋白或纤维蛋白原分解成许多可溶性的小肽，总称为纤维蛋白降解产物。这些降解产物通常不再发生凝固，且其中一部分小肽还具有抗凝作用。

（三）纤溶抑制物

除了纤溶酶原激活物外，在正常情况下，体内还存在许多物质可抑制纤维蛋白溶解系统的活性。例如，血管内皮细胞产生的纤溶酶原激活物抑制剂-1可通过与组织型纤溶酶原激活物或尿激酶型纤溶酶原激活物结合而使其灭活。肝脏产生的和血小板 α-颗粒中少量储存的 α_2 抗纤溶酶，可通过与纤溶酶结合形成复合物而抑制纤溶酶的活性。

第四节 血量、血型和输血

一、血 量

血量（blood volume）是指人体内血液的总量，是血浆和血细胞量的总和。正常人体血量占体重的7%～8%，相当于每千克体重有70～80ml血液。因此，体重为60kg的人，血量为4.2～4.8L。安静时，绝大部分血液在心脏和血管中快速地流动，称为循环血量。还有一部分血液滞留于肝脏、肺、腹腔静脉和皮下静脉丛等处，流动缓慢，其中血浆量较少，红细胞比容较高，称为储存血量。这些储存血液的器官称为贮血库。当机体进行剧烈运动、情绪激动或失血时，贮血库的血液将被释放出来参加循环，以补充循环血量，适应机体代谢的需要。

在正常情况下，血量有一定的性别和个体差异，如成年男性的血量多于女性；幼儿按体重计算其血量多于成人；强壮者的血量多于瘦弱者。在异常情况下，如慢性心力衰竭者血量较多，大面积烧伤者，由于血浆渗出、血液浓缩而血量大减。

生理条件下，由于神经、体液的调节作用，机体血量保持相对恒定。当机体摄入水分过多使血容量增加时，则肾脏排出水分加快；当机体出汗过多或摄水量减少时，则可由细胞间液补充从而使血容量恢复正常。血量的相对恒定是维持正常血压和各组织、器官正常血液供应的必要条件。

二、血 型

（一）血型的概念

血型（blood group）是指血细胞膜上特异性抗原的类型。最早发现的是红细胞的血型，以后相继发现白细胞、血小板，甚至一般组织细胞也有"血型"。虽然血细胞各有不同的血型，但通常所说的血型主要是指红细胞表面抗原的类型，即红细胞的血型。若将血型不相容的两个人的血液滴加在玻片上并使之混合，则红细胞可凝集成簇，这个现象称为**红细胞凝集**（agglutination），红细胞凝集的本质是抗原-抗体反应。不同人血液的抗原类型不同，**凝集原**（agglutinogen）即血细胞表面上含有的抗原物质，其本质是镶嵌于红细胞膜上的一些特异蛋白质、糖蛋白或糖脂；而在血清中含有的与之相应的特异性抗体，称为**凝集素**（agglutinin），其本质是溶解在血浆中的 γ-球蛋白。

（二）红细胞血型

自1901年Landsteiner发现了人类第一个血型系统——ABO血型系统以来，至今已经发现35个不同的红细胞血型系统，红细胞膜表面的抗原物质近300个；重要的血型系统有ABO、Rh、MNSs、Lutheran、Kell和P等，其中有一些血型系统还可分为若干亚型。其中临床意义最大的是ABO和Rh血型系统。

1. ABO血型系统

（1）ABO血型系统分型的依据：ABO血型系统根据红细胞膜上抗原的种类和有无分为四型。

红细胞膜上只有 A 抗原者为 A 型，只有 B 抗原者为 B 型，含有 A、B 两种抗原者为 AB 型，A、B 两种抗原均无者为 O 型。ABO 血型系统还有几种亚型，其中最重要的亚型是由 A 抗原中的亚型所致。并可据此将 A 型红细胞分为 A₁ 型和 A₂ 型两种。其中，A₁ 型红细胞上含有 A 抗原和 A₁ 抗原，而 A₂ 型红细胞上仅含有 A 抗原。同理，AB 型血型中也有 A₁B 和 A₂B 两种亚型。在我国汉族人中 A₂ 型和 A₂B 型在 A 型和 AB 型中的比例极小（不到1%）。

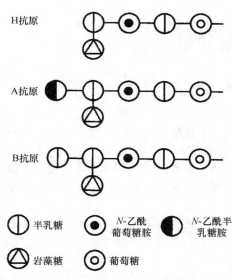

H抗原

A抗原

B抗原

◐半乳糖　　●N-乙酰葡萄糖胺　　◐N-乙酰半乳糖胺

△岩藻糖　　◉葡萄糖

图 3-4　A、B、H 抗原物质的化学结构

（2）ABO 血型系统的抗原：ABO 血型系统各种抗原的特异性决定于红细胞膜上的糖蛋白或糖脂上所含的糖链。这些糖链位于红细胞表面，是由少数糖基组成的寡糖链。A 和 B 抗原的特异性就取决于寡糖链中糖基的排列顺序（图 3-4）。在这些寡糖链中，H 抗原是形成 A 抗原和 B 抗原的基础。在 A 基因的控制下，细胞合成的 A 酶能使一个 *N*-乙酰半乳糖胺基接到 H 抗原上，形成 A 抗原；而在 B 基因的控制下合成的 B 酶，则能把一个半乳糖基连接到 H 抗原上形成 B 抗原。O 型红细胞虽然不含 A、B 抗原，但有 H 抗原。A、B、H 抗原除了存在于红细胞上以外，还存在于一些其他细胞膜上（如淋巴细胞、血小板和许多上皮细胞和内皮细胞）。组织细胞还能分泌可溶性 A、B、H 抗原进入体液中（如唾液、泪液、尿液、胃液、胆汁和羊水等），其中以唾液中含量最为丰富。体液中含有该血型物质者为分泌型，体液中不含有该血型物质者为非分泌型。

（3）ABO 血型抗体：血型抗体有天然抗体和免疫抗体两类。ABO 血型系统存在天然抗体。新生儿的血液中 ABO 血型系统的抗体，在出生后 2～8 个月开始产生，8～10 岁时到达高峰。天然抗体多属 IgM，分子量大，不能通过胎盘。ABO 血型系统的天然抗体可以对抗自己红细胞上所没有的抗原。所以，在同一个体的血清中不含有抗自身红细胞抗原的抗体。因此，在 A 型血的人血清中只含有抗 B 抗体，B 型血的人血清中只含有抗 A 抗体，AB 型血的人血清中既不含抗 A 抗体又不含抗 B 抗体，而 O 型血的人血清中抗 A、抗 B 两种抗体都存在。如考虑到上述有关亚型，A₁ 型血的血清中只含有抗 B 抗体，而 A₂ 型血的血清中则含有抗 B 抗体和抗 A₁ 抗体。同样，A₁B 型血的血清中不存在抗 A、抗 A₁ 和抗 B 抗体，而 A₂B 型血的血清中存在着抗 A₁ 抗体。ABO 血型系统中抗原和抗体的关系见表 3-3。

表 3-3　ABO 血型系统中的抗原和抗体

血型	红细胞的抗原	血清中的抗体
A 型		
A₁	A+A₁	抗 B
A₂	A	抗 B+抗 A₁
B 型	B	抗 A
AB 型		
A₁B	A+A₁+B	无
A₂B	A+B	抗 A₁
O 型	无	抗 A+抗 B

（4）ABO 血型的遗传：血型是由遗传决定的，在人类 ABO 血型的遗传是由 9 号染色体上 A、B 和 O 三个等位基因来控制的。由父母双方各遗传一个基因给子代，因此，三个基因可组合成六种遗传基因型：AA、AO、BB、BO、AB、和 OO。由于 A 和 B 为显性基因，O 为隐性基因，故血型的表现型仅四种：A 型、B 型、AB 型和 O 型。而血型相同的人的遗传基因型不一定相同（表 3-4）。例如，表现型为 A 型血型的人，其遗传型可为 AA 或 AO，但表现型为 O 型的人，其基因型只能是 OO。因为表现型为 A 或 B 的人可能分别来自 AO 和 BO 的基因型，所以，A 型或 B 型血型的父母完全

表 3-4　ABO 血型的基因型和表现型

基因型	表现型
AA，AO	A
BB，BO	B
OO	O
AB	AB

可能生下 O 型表现型的子女。人的 ABO 血型由遗传决定，故法医学上可用来判断亲子关系，但必须提醒的是，法医学上依据上述的血型来判断亲子关系时，只能做出否定的判断，并不能做出肯定的判断。

（5）ABO 血型的鉴定：血型鉴定在输血和组织、器官移植时具有重要意义。临床上进行输血之前，首先要正确测定 ABO 血型，以保证输血的安全。临床上鉴定 ABO 血型的方法是：在玻片上分别加一滴抗 A、一滴抗 B 和一滴抗 A-抗 B 血清，将受检者的红细胞悬液分别滴在上述三种血清上，轻轻摇动，使红细胞与血清混匀。当含有某种抗原的红细胞遇到含有相应抗体的血清时，红细胞即黏聚在一起，成为一簇不规则的红细胞团，再也不能分开，此为红细胞凝集反应。因此，可以通过观察是否发生凝集来判断受检者的血型。若待测红细胞与抗 A 和抗 A-抗 B 血清发生凝集反应，则为 A 型；若待测红细胞与抗 B 和抗 A-抗 B 血清发生凝集反应，则为 B 型；若待测红细胞与抗 A、抗 B 和抗 A-抗 B 血清均不发生凝集反应，则为 O 型；若待测红细胞与抗 A、抗 B 和抗 A-抗 B 血清均发生凝集反应，则为 AB 型（图 3-5）。但是，在 ABO 血型的亚型中，因为 A_2 和 A_2B 型红细胞比 A_1 和 A_1B 型红细胞的抗原性弱得多，所以在与抗 A 抗体反应时，使 A_2 型和 A_2B 型易被误定为 O 型或 B 型。

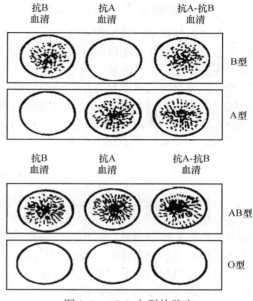

图 3-5　ABO 血型的鉴定

现在已明确，红细胞凝集反应实质上是一种抗原-抗体反应，属免疫反应的一种。这种凝集反应如果发生在人体血管内，则可使小血管阻塞，并因红细胞膜被破坏而发生溶血，给患者造成严重损害甚至引起患者死亡。因此，为了保证输血的安全性，必须注意和遵守输血的原则。

2. Rh 血型系统 Rh 血型的抗原物质最初发现于恒河猴的红细胞上，而后发现大多数的红细胞上也存在这类抗原物质，并将此种血型命名为 Rh 血型。Rh 抗原的特异性取决于蛋白质的氨基酸序列，Rh 抗原只存在于红细胞上，出生时已发育成熟。Rh 血型系统是红细胞血型中最复杂的一个系统，目前已发现 50 多种 Rh 抗原。而与临床关系密切的是 C、c、D、E、e 五种。从理论上推断，Rh 血型应有 3 对等位基因，即 C 与 c、D 与 d 和 E 与 e，控制着 6 种抗原。但实际上血清中未发现单一的抗 d 抗体，因而认为 d 是"静止基因"，在红细胞膜上不表达 d 抗原。Rh 血型的抗原性强度仅次于 ABO 血型系统的 A、B 抗原。在 Rh 血型中，其抗原性的强弱依次为 D、E、C、c、e。D 抗原的抗原性最强，故临床意义最为重要。因此，通常将红细胞上含 D 抗原者称为 Rh 阳性；不含有 D 抗原者则为 Rh 阴性。在我国汉族人群中，Rh 阴性者不到 1%，但在某些少数民族中 Rh 阴性血型较多。

Rh 抗体不属于天然抗体，而是一种免疫抗体。即 Rh 阴性的血清中不会自然产生抗 Rh 的抗体，只有在接受 Rh 阳性的血液后，才会通过体液免疫反应产生抗 Rh 抗体，在输血 2～4 周后抗 Rh 抗体的水平达到高峰，这种抗体主要是 IgG，分子量较小，能通过胎盘。因此，给临床输血治疗带来了另一个值得重视的问题，即 Rh 阴性患者第一次输入 Rh 阳性的血液时，因血液中无 Rh 抗体，故不会发生红细胞凝集反应，但可刺激免疫系统产生 Rh 抗体。所以，当再次输入 Rh 阳性血时，即可发生凝集反应。因此，临床上即使重复输入同一供血者的血液也应重新做交叉配血试验，以免可能由于 Rh 血型不合而引起输血反应。例如，Rh 阴性的母亲第一次妊娠的胎儿为 Rh 阳性，在分娩时，胎儿红细胞可因胎盘绒毛脱落等原因进入母体血液循环，使母亲血液中产生免疫抗体。当其第二次妊娠时，这些 Rh 抗体可通过胎盘进入胎儿体内，使 Rh 阳性的胎儿发生红细胞凝集反应而引起新生儿溶血。若在 Rh 阴性母亲生育第一胎后，及时输注特异性 D 免疫球蛋白，中和进入母体的

D抗原，以避免 Rh 阴性母亲致敏，可预防第二次妊娠时新生儿溶血发生。

Rh 阴性基因是隐性基因，当 Rh 阳性的父母都带有 Rh 阴性基因且同时遗传给后代时，其后代即表现为 Rh 阴性。双亲中有一方是 Rh 阴性时，其后代 Rh 阴性的概率会大大增加。

（三）白细胞与血小板血型

白细胞与血小板除了存在 A、B、H、MN、P 等与红细胞相同的血型抗原外，还含有它们自己特有的血型抗原。**人类白细胞抗原**（human leukocyte antigen，HLA）是人类白细胞上最强的同种抗原，该抗原是一个极为复杂的抗原系统，在体内分布广，是引起器官移植后免疫排斥反应的最重要抗原。因而在组织和器官移植、骨髓移植中都有重要意义。此外，因为 HLA 抗原系统由数量众多的抗原组成，不同个体间完全相同的概率极低，且终身不变，所以 HLA 的分型是法医学上用于鉴定个人和亲子关系的重要依据之一。PI、Zw、Ko 是人类血小板表面的特异性抗原，血小板抗原与输血后血小板减少症的发生有关。

三、输　血

失血对机体的影响随失血量的多少和失血速度而异。一个健康成年人，如果一次失血量不超过血液总量的 10%，通过神经和体液的调节，使心脏活动加强，血管收缩，同时，贮血库收缩，释放储存血液补充循环血量，可使血管充盈度及血压无明显的改变，因而不出现明显的临床症状。损失的血量和血液成分可逐渐恢复。其中血浆中丢失的水和电解质可在 1～2h 由组织液回流而得到补充；丢失的血浆蛋白可由肝脏合成，并在一天左右的时间内恢复。由于失血引起促红细胞生成素增多，损失的红细胞可在一个月之内恢复正常。因此，少量出血可被机体完全代偿，而不出现明显的代谢障碍和临床症状。如短时间内失血量较多，达总血量的 20% 时，虽然机体的各种调节机制充分作用，但由于调节能力有限，不能将失血引起的变化完全代偿，机体可出现一系列临床症状，如血压下降、心率加快、四肢厥冷、眩晕乏力等甚至出现昏厥。如果短时间内丧失的血量达全身血量的 30% 或更多，就会引起明显的循环障碍甚至危及生命。

抢救急性大出血患者的最有效的措施之一就是输血。足够的血量是建立有效血液循环的前提条件，各种疾病对输血有不同要求。对于急性大失血引起血压下降的患者，最好输全血。而针对有些患者，则应根据具体需要进行成分输血。**成分输血**（component transfusion）是把人血中的各种不同成分，如红细胞、粒细胞、血小板和血浆，分别制备成高纯度或高浓度的制品，再输注给患者。例如，严重贫血的患者主要是红细胞数量不足或血红蛋白含量过低，而总血量不一定减少，此时最好输浓缩的红细胞悬液；大面积烧伤的患者，创面渗出使血浆大量丢失，因此适宜输入血浆或血浆代用品，如右旋糖酐溶液等；某些出血性疾病的患者，最好输浓缩的血小板悬液或含有凝血因子的新鲜血浆，以促进止血或凝血过程。成分输血可增强治疗的针对性，提高疗效，减少不良反应，还能节约血源。此外，由于异体输血存在着可能有人们未知的血液传染性疾病经输血传播的潜在风险，在有条件的情况下，可考虑自体输血。

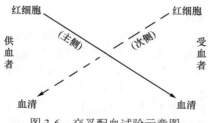

图 3-6　交叉配血试验示意图

在临床上输血时，必须鉴定血型，首先保证供血者与受血者的 ABO 血型相合。对于生育年龄的妇女和需要反复输血的患者，还必须使供血者与受血者的 Rh 血型相合，避免 Rh 阴性受血者因输血产生抗 Rh 抗体的情况。即使在 ABO 血型相同的人之间输血，输血前也要做**交叉配血试验**（cross-match test）。把供血者的红细胞与受血者的血清混合，这称为交叉配血试验主侧；把受血者的红细胞与供血者的血清混合，这称为试验的次侧（图 3-6）。这样，既可以检验血型鉴定是否有误，又能发现供血者和受血者的红细胞或血清中是否还存在其他不相容的血型系统。如果交叉配血的主、次两侧均不出现凝集反应，即为配血相合，可以进行输血。如果主侧出现凝集，即为配血不合，不能进行输血。如果主侧不发生凝集而次侧发生凝集反应，则只能在应急情况下输血，且只能一次少量缓慢地进行（＜200ml），而且要密切观察，如有输血反应，应立即停止输血。

以往认为，O 型血人的红细胞不含 A、B 抗原，因而不会被任何血型的血清所凝集，因此 O 型血的人被称为"万能供血者"，他们的血可以输给其他 ABO 血型的人。目前发现，这种说法是不可取的。因为在一般情况下，输入的是全血，而且量也比较大。在输入红细胞的同时，也输入了大量的血浆。当血浆中抗体效价特别高或输血量过多、过快时，抗 A 和抗 B 抗体得不到充分稀释，就能与其他血型受血者的红细胞发生广泛凝集。此外，曾把 AB 血型的人称为"万能受血者"，这种说法也是不可取的。

（南通大学医学院 黄 彦 庄乾兴）

第四章 血液循环

循环系统（circulation system）包括起主要作用的**心血管系统**（cardiovascular system）和起辅助作用的**淋巴系统**（lymphatic system）。心血管系统由心脏和血管构成。在心血管系统中，心脏将血液泵出，血管将血液分配到各器官、组织。血液在循环系统中按一定的方向流动，最后回流入心脏，这一过程称为**血液循环**（blood circulation）。淋巴系统由淋巴管和淋巴器官构成。外周淋巴管收集部分组织液形成淋巴液，淋巴液沿淋巴管向心脏方向流动，最后汇入静脉。在循环系统中，心脏的搏动为血液的流动提供动能，血管为血液的流动提供了通道。淋巴管可视为静脉回流的辅助路径。

血液循环的主要功能是完成体内的物质运输。通过血液在循环系统中周而复始地流动，将细胞代谢所需要的营养物质、氧气等送到机体的各个部位，再将机体各部位产生的代谢产物运送到排泄器官并排出体外，从而保证了机体新陈代谢的不断进行。内分泌细胞分泌的各种激素及生物活性物质通过血液循环，作用于相应的靶器官，从而实现体液调节功能。机体的体温调节、防御反应、酸碱平衡等也都有赖于血液循环的正常进行才能实现。淋巴循环具有帮助一部分组织液进入循环血液、参与消化道对脂肪的吸收和机体的防御等功能。

血液循环是高等动物机体生存的重要条件之一。循环一旦停止，生命活动将无法正常进行，体内最先受循环停止影响的是心、脑、肝和肾等重要器官。通常脑组织中的血流若停止 5～6min、肝和肾若缺血 10～20min，机体往往就会因缺血缺氧而造成严重的损害，甚至危及生命。因此，在临床抢救复苏过程中，首先要迅速建立有效的血液循环。

心血管系统除了具有循环功能外，还具有内分泌功能，如心肌细胞可合成和分泌心房钠尿肽；血管内皮细胞能合成和分泌**内皮舒张因子**（endothelium-derived relaxing factor）和内皮素；肾小球入球小动脉的肌上皮样细胞可合成和分泌肾素。这些物质参与了心血管系统和机体其他系统的功能调节。

第一节 心脏的泵血功能

心脏（heart）是一个由心肌组织构成并具有瓣膜结构的空腔器官，是推动血液循环的动力器官，通常称为**心泵**（heart pump）。心脏由左右两侧构成，每侧心脏均包括心房和心室。其中，心房收缩力较弱，心室收缩力较强。左心室收缩将血液泵入体循环，右心室收缩将血液泵入肺循环，心脏舒张时则通过静脉系统使血液回流到心脏。心房和心室不停地进行有节律的收缩和舒张活动，从而引起心脏瓣膜规律性开闭。心脏的节律性收缩舒张活动为血液流动提供了动力，而心脏内瓣膜的单向开放确保了血液在循环系统中沿单一方向流动。

一、心脏的周期性活动

（一）心动周期的概念

心房或心室每收缩和舒张一次所经历的机械活动周期，称为**心动周期**（cardiac cycle）。在一个心动周期中，心房和心室各完成一次收缩和舒张的活动，但心房和心室在收缩和舒张发生的时间上并非完全一致。心房收缩在先，心室收缩在后，两者时间相差为 0.12～0.20s，它们经历的总时程相同。由于心室在心脏泵血活动中起主要作用，故心动周期通常是指心室的活动周期。

心动周期的长短与心率有关。每分钟心脏跳动的次数称为**心率**（heart rate，HR）。心动周期越长，心率越慢。正常成年人安静时心率平均为 75 次/分，相应的心动周期为 0.8s。其中，心房的收缩期约为 0.1s，舒张期约为 0.7s。当心房收缩时，心室还处于舒张期，当心房进入舒张期后，心室开始收缩。心室收缩期持续约 0.3s，继而转入心室舒张期，约为 0.5s。心室舒张的前 0.4s，心房也处于其舒张期，这一时期称为全心舒张期（图 4-1），约占整个心动周期的一半。在全心舒张期内，心脏接纳回流的血液完成其充盈过程，同时也是心肌组织做功的间歇休息期，以完成心肌自身代谢的修整过程。

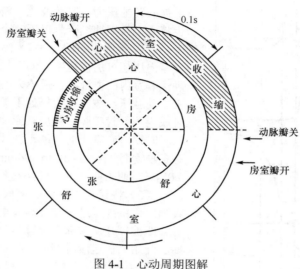

图 4-1 心动周期图解

在一个心动周期中，心房和心室的机械活动都可分为**收缩期**（systole）和**舒张期**（diastole），它们各自按一定的顺序相继进行舒缩活动，左右两侧心房和心室的活动几乎是同步进行的。而且，在正常情况下，无论心房或心室，其收缩期均短于舒张期。如果心率增快，心动周期缩短，收缩期和舒张期均会相应缩短，但以舒张期的缩短更为明显。例如，当心率为 72 次/分时，心室舒张期约占心动周期的 60%；当心率为 210 次/分左右时，心室舒张期只占心动周期的 35% 左右。可见，心率过快时，心脏将不能很好地完成舒张活动，这将影响心脏的泵血功能和心肌自身代谢的修整过程，进而会导致心脏代谢的障碍或损伤。因此，临床上出现心动过速时，需要及时治疗，以免出现心力衰竭和心肌损害。

（二）心动周期中心脏的泵血过程

在一个心动周期中，随着心房和心室的舒缩活动，心腔内的压力、容积、心瓣膜的启闭及血流方向等方面均发生一系列周期性的变化（图 4-2）。心脏的舒缩活动是首尾相连的周期性活动，为了描述方便，通常以心房收缩期作为一个心动周期的起始点。心脏的左右两侧泵血过程和原理基本相似，下面主要以左侧为例，说明心脏泵血的具体过程。

1. 心房收缩期（period of atrial systole） 是上一个心动周期的舒张末期，心房收缩开始之前，心脏处于全心舒张期。这时，心房和心室内压都比较低，接近大气压，而外周静脉压力稍高于大气压，故静脉血不断回流入右心房；同时，肺静脉内的动脉血不断回流入左心房。心房压相对高于心室压，房室瓣处于开启状态，回流的血液可经心房直接流入心室。而此时，左右两心室内压远比主动脉压和肺动脉压低，故半月瓣仍处于关闭状态。

一旦心房开始收缩，即进入心房收缩期，由于心房收缩其容积缩小而房内压轻度升高，心房内血液被进一步挤入心室，使仍处于舒张状态的心室得到进一步充盈。这是主动充盈过程，这一过程可使心室充盈量增多 10%～30%。心房收缩时心房内压轻度升高，但由于大静脉进入心房入口处的

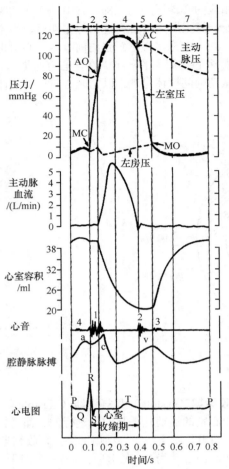

图 4-2　犬心动周期各时相左侧心腔内压力、
主动脉血流、心室容积、心音、腔静脉脉搏及
心电图的变化

1. 心房收缩期；2. 等容收缩期；3. 快速射血期；4. 减
慢射血期；5. 等容舒张期；6. 快速充盈期；7. 减慢充
盈期；AO 和 AC：分别代表主动脉瓣开启和关闭；MO
和 MC：分别代表二尖瓣开启和关闭

环形肌也收缩，再加上血液向前的惯性，心房内的血液很少会反流入大静脉。可见，心房的收缩仅对心室的充盈起辅助作用。心房收缩期持续 0.1s，随后转入历时较长的舒张期。

2. 心室收缩期　心房收缩期结束后，心室开始收缩，即进入**心室收缩期**（period of ventricular systole）。根据心腔内压力、容积变化及瓣膜启闭的特点，又进一步将心室收缩期细分为以下三个时期。

（1）等容收缩期：心室收缩开始，室内压急速升高，当室内压超过房内压时，即可推动房室瓣并使之关闭，确保心室内的血液不会反流入心房。而此时室内压尚低于主动脉压，故半月瓣仍处于关闭状态，所以，心室暂时成为一个封闭腔。从房室瓣关闭直到主动脉瓣开启的这段时期，心室肌的收缩不能改变心室的容积，故称为**等容收缩期**（period of isovolumic contraction），历时约为 0.05s。该期的特点是心室容积不变而压力急剧增高。

（2）快速射血期：等容收缩期末，由于心室继续收缩，使室内压进一步升高直至超过主动脉压，此时半月瓣即被打开，这标志着等容收缩期的结束，快速射血期的开始。在这段时期内，心室总射血量的 2/3 被射入主动脉内，且血液的流速也很快，故称为**快速射血期**（period of rapid ejection），历时约为 0.1s。该期的特点是由于心室内的血液很快进入主动脉，故心室的容积明显缩小，但由于心室肌强烈收缩，室内压可继续上升并达峰值。

（3）减慢射血期：快速射血期之后，由于大量血液已射入主动脉，心室内血液减少及心室肌收缩力量减弱，室内压开始下降，射血的速度逐步减慢，故称为**减慢射血期**（period of reduced ejection），历时约为 0.15s。该期的特点是室内压和主动脉压均由最高值逐步下降，且心室容积缩小至最小值。值得注意的是，在这一时期内室内压已经低于主动脉压，但此时心室内的血液具有

较高的动能，因此在短时间内心室内的血液仍可依靠该动能继续进入大动脉。

3. 心室舒张期　心室收缩期结束之后，心室肌立即开始舒张，进入心室舒张期（period of ventricular diastole），首先经历的是等容舒张期，然后进入心室充盈。心室充盈期又可按其发生的先后顺序，分为快速充盈期和减慢充盈期。

（1）等容舒张期：心室肌开始舒张，室内压下降，主动脉内血液向心室方向反流，推动半月瓣关闭。但此时室内压仍明显高于房内压，故房室瓣仍处于关闭状态，心室又再次成为一个封闭腔。从半月瓣关闭直至房室瓣开启的这段很短的时间内，心室肌舒张而容积并不改变，故称为**等容舒张期**（period of isovolumic relaxation），历时 0.06～0.08s。该期的特点是心室容积不变而压力急剧下降。

（2）快速充盈期：等容舒张期之后，由于心室继续舒张，室内压不断下降，甚至造成负压，这时房室瓣开放，心房内的血液被心室"抽吸"而迅速流入心室，称为**快速充盈期**（period of rapid filling），历时约为 0.11s，快速充盈期进入心室的血液量约为总充盈量的 2/3。该期的特点是心室容积迅速增大，是心室充盈过程中的主要阶段。

（3）减慢充盈期：快速充盈期后，随着心室内的血液不断充盈，心室与心房和大静脉间的压力梯度逐步减小，血液流向心室的速度减慢，称为**减慢充盈期**（period of reduced filling），历时约为0.22s。在减慢充盈期末，心室仍处于舒张状态，而下一个心动周期的心房收缩期随之开始。通过心房收缩，将血液主动挤入心室，使心室充盈量再增加10%～30%。因此，又可以把心房收缩期看作是心室充盈期的最后阶段。

如上所述，心脏的充盈与射血主要取决于心室的收缩和舒张活动所造成的心房和心室间的压力梯度及心室与动脉之间的压力梯度。该压力梯度是推动血液在心房、心室和主动脉之间流动的主要动力。而心脏瓣膜的结构特点和启闭活动，控制了血液的流动方向。

在整个心动周期中，心房的收缩在心脏的泵血功能中起一个**初级泵**（primary pump）的作用。当心房丧失了收缩能力（如发生心房纤维性颤动），如果此时机体处于安静状态，对心室的充盈量乃至射血量都不会有严重的影响。但是，当心率加快，心室顺应性下降而影响心室的充盈时，心房收缩的初级泵作用对心室充盈就具有很重要的作用。

右心室的泵血过程与左心室基本相同，但肺动脉压仅为主动脉压的1/6，因此在心动周期中右心室内压的变化幅度比左心室的小得多。

（三）心动周期中心房的压力变化

在一个心动周期中，心房内的压力也可出现一定的波动。比较明显的是三个向上的正向波，分别称为a波、c波和v波。心房收缩房内压升高形成a波的升支；随着血液流进心室，房内压回降，形成a波的降支，因此a波可作为心房收缩的标志。心室收缩，室内压升高，心室内血液推顶关闭着的房室瓣凸入心房腔内，使心房内压轻度上升形成c波的升支；心室开始射血后，心室容积减小房室瓣向下移动，心房容积扩大，心房内压降低，形成c波的降支。随后，血液不断从静脉回流入心房，而此时房室瓣仍处于关闭状态，心房内血量增加压力升高，形成v波的升支；继而房室瓣开放，心房的血液进入心室，心房内压下降，形成v波的降支。

右心房在心动周期出现的a、c、v这3个小的正向波，可逆向传播到腔静脉，使大静脉内压也发生相应的波动（静脉脉搏）。将压力传感器放在颈外静脉部位，经放大后可以记录到相应的a、c、v这3个波。

在一个心动周期中，心房压力变化的幅度与心室相比要小得多。成年人安静卧位时，左房压变化幅度为0.3～1.6kPa（2～12mmHg[①]），而右房压为0～0.7kPa（0～5mmHg）。

（四）心音

在一个心动周期中，心肌的舒缩、瓣膜启闭和血液流速的改变对心脏和血管壁的作用以及形成的涡流等因素引起的机械振动，都可通过周围组织传递到胸壁，因此在心动周期的某些特定时刻，如将听诊器放在胸壁的某些特定部位，就可听到一些声音，这便是**心音**（heart sound）。若用换能器将这些机械振动转化成电信号记录下来，便可得到**心音图**（phonocardiogram，PCG）。

心音发生在心动周期的特定时期，其音调和持续时间也有一定的规律。心音图记录下来的心音，可分为四个心音，即第一、第二、第三和第四心音。临床上进行听诊检查时，通常可以听到两个心音，即第一心音和第二心音。心脏的某些异常活动可以产生杂音和其他异常心音，因此，听心音和记录心音图对于心脏疾病的诊断有一定意义。

1. 第一心音（first heart sound） 发生在心室收缩期，标志着心室收缩期的开始。其产生与心室收缩时房室瓣关闭引起的心室壁振动及心室射血引起大血管扩张及产生涡流有关。第一心音的特点是音调较低，持续时间较长，在心尖冲动处（左第5肋间隙锁骨中线上）听诊最清楚。

2. 第二心音（second heart sound） 发生在心室舒张期，标志着心室舒张期的开始，主要是由

---

① 1mmHg=0.133kPa

主动脉瓣和肺动脉瓣关闭，血流冲击大动脉根部引起血管壁和心室壁的振动产生。其特点是音调高，持续时间较短，在胸骨左右缘第 2 肋间隙听得最清楚。

3. 第三心音（third heart sound） 发生在心室快速充盈期末。它是一个低频、低振幅的心音。产生于快速充盈期末心室壁和乳头肌伸展及充盈血流减速引起的振动。在某些健康儿童和青年人，可听到第三心音。

4. 第四心音（fourth heart sound） 与心房收缩有关，所以称为心房音。正常心房收缩时听不到声音，但在异常有力的心房收缩和左心室壁顺应性下降时，可听到第四心音。

二、心脏泵血功能的评定

心脏的主要功能是泵血，机体通过改变泵血活动以适应机体不同情况下的代谢需要。在临床医疗实践中，往往需要对心脏的泵血功能进行客观评价。临床上常用以下几个指标评价心功能。

（一）心脏的输出量

1. 每搏输出量和每分输出量 一侧心室每收缩一次所射出的血液量，称为**每搏输出量**（stroke volume），简称**搏出量**。正常成年人在安静状态下，搏出量约 70ml。一侧心室每分钟所射出的血量，称为**每分输出量**（minute volume），简称**心输出量**（cardiac output，CO），它等于搏出量与心率的乘积。左右两心室的心输出量基本相等。一般健康成年男性在安静状态下的心输出量约为 5L/min（4.5～6.0L/min）。女性的心输出量比同体重男性的低 10%左右，老年人的心输出量比青年人要略低。此外，即使对于同一个个体，在不同生理情况下，其心输出量也可发生巨大变化，如在剧烈运动时，心输出量可高达 25～30L/min，而在全身麻醉情况下可降到 2.5L/min。

临床上，可以用心输出量的多少来初步评价一个人心功能的状态。一个心脏病患者的心输出量减少了，说明其心功能受到一定程度的损害。但是，要评价一个人的心脏功能是否健全，仅用心输出量这个指标还是不够的，而且心输出量也难以在不同个体之间进行比较。

2. 心指数 机体对于心输出量的要求与其新陈代谢水平相适应，而机体的基础代谢又与体表面积成比例关系。为了比较，人们以单位体表面积来计算心输出量，称为**心指数**（cardiac index），即每平方米体表面积的心输出量。在安静和空腹情况下测定的心指数称为静息心指数。中等身材成年人的体表面积是 1.6～1.7m²，故静息心指数应为 3.0～3.5L/（min·m²）。由于不同身材的个体，其静息心指数是大致相当的，因此心指数可作为不同身材个体心功能的评定指标。

心指数在不同生理条件下是不同的。出生时为 2.5L/（min·m²），10 岁左右时静息心指数最大，可达 4L/（min·m²）以上，以后随年龄的增长而逐渐下降。妊娠、进食、运动和情绪紧张时，心指数均可增高。

（二）射血分数

心室舒张末期，血液充盈量达最大，此时心室的容积为心室舒张末期容积。心室射血期末心室容积最小，此时心室的容积为心室收缩末期容积。舒张末期容积与收缩末期容积之差，就是搏出量。正常成年人在安静状态下，左心室的舒张末期容积约 125ml，收缩末期容积约 55ml，搏出量约 70ml。搏出量占心室舒张末期容积的百分比，称为**射血分数**（ejection fraction）。健康成年人的射血分数为 55%～65%。在评定心脏泵血功能时，除了搏出量这一指标外，还应注意射血分数的变化。因为一些心室异常扩大，心功能减退的患者的搏出量与正常人差别不大，但射血分数已明显降低，表明其心脏的泵血功能已出现失常。

（三）心脏做功量

心脏做功是维持心输出量和血液流动的前提。心脏做功释放的能量一方面将血液由静脉推送到动脉，并使动脉压升至一定的高度，即增加血液的压强能，这是心脏做功的主要部分；另一方面使血液以较快的流速向前流动，即增加血液的动能，这部分转换为血液动能的能量在整个心室做功量中所占的比例很小，约 1%，故一般情况下可以忽略不计。因此，心室一次收缩所做的功，即**每搏功**（stroke work）可以用搏出血液所增加的压强能来表示。压强能等于搏出量乘以射血压力，而射血压力为射血期左心室内压与左心室舒张末期内压之差。即：

$$每搏功=搏出量×（射血期左心室内压－左心室舒张末期内压）$$

但在实际应用中，为了简化起见，可以用平均动脉压代替射血期左心室内压，用平均左心房压代替左心室舒张末期内压，因此：

$$每搏功（J）=搏出量（L）×血液比重×（平均动脉压－平均左房压）（mmHg）×13.6×9.807×（1/1000）$$

每分功（minute work）是指心室每分钟做的功，等于每搏功与心率的乘积。如果搏出量为 70ml，血液比重为 1.055，平均动脉压为 92mmHg，平均左房压为 6mmHg，心率为 75 次/分，则求得左心室每搏功为 0.847J，每分功为 63.5J/min。

由上所述，心脏的做功量除与心率和每搏输出量有关外，还受到动脉压的影响。因此，左右两心室的心输出量虽然大致相等，但肺动脉平均压只有主动脉平均压的 1/6 左右。所以人右心室做功量只有左心室的 1/6。

因为心脏向动脉内射血要克服动脉血压形成的阻力，动脉血压越高，阻力越大。故在搏出量保持不变的情况下，动脉血压升高可使心肌收缩增强和心脏做功增加，以便将血液射入高压的动脉系统。因此，用心脏做功量作为评价心脏泵血功能的指标比单纯的心输出量更为全面，尤其是在动脉血压高低不同的个体之间，或在同一个体动脉血压发生改变情况下，用心脏做功量来比较心脏的泵血功能更具优越性。

三、心脏泵血功能的储备

在不同生理情况下，正常人的心脏泵血功能发生改变，以适应机体代谢的需要。例如，健康成年人静息时心率为 75 次/分，搏出量为 70ml，心输出量为 5L 左右。强体力劳动时，心率可达 160～180 次/分，搏出量可增加到 120ml 左右，心输出量可高达 25～30L，是静息时的 5～6 倍。心输出量随机体代谢需要而增加的能力，称为**心脏泵血功能的储备**，或**心力储备**（cardiac reserve）。

心力储备包括搏出量储备和心率储备。

1. 搏出量储备 是心室舒张末期容积与收缩末期容积之差，故搏出量储备应包括收缩期储备和舒张期储备。

收缩期储备主要来自心肌收缩能力增强所引起的每搏输出量增加，即静息状态下的心室收缩末期容积与最大射血程度下收缩末期容积的差值，正常成年人的收缩期储备为 35～40ml。

舒张期储备主要指在舒张期由于心室充盈量的增加而引起的每搏输出量的增加。由于心肌的静息张力较高，故心室舒张末期容积的增加是有限的，因而舒张期储备远比收缩期储备小，只有 15ml 左右。所以，当人进行体育运动时，主要动用收缩期储备，从而使搏出量增加。

2. 心率储备 是指当心率从安静时的 60～100 次/分增加到 160～180 次/分时，心输出量可增加 2～2.5 倍。而且在神经系统的调节下，心率的变化非常迅速。所以，心率储备是最经常被调动的心力储备，是提高心输出量的重要途径。

心力储备的大小可以反映心脏泵血功能对代谢需要的适应能力。运动员的心力储备比一般健康人要高，其最大心输出量可为静息时的 8 倍以上；然而，某些心脏病的患者，虽然静息时的心输出量与健康人没有明显差别，尚能满足安静状态下机体代谢的需要，但其运动时心输出量却不能相应增加，表明他们的心力储备功能已经降低。

四、心脏泵血功能的调节

心脏泵血功能的调节主要是指影响心输出量的因素及其调节机制。在正常生理条件下，机体可以根据代谢的需要在一个较大的范围内改变其心输出量,使心输出量增加至静息时的5倍甚至更多。心输出量等于搏出量与心率的乘积,故凡能影响搏出量和心率的因素均能影响心输出量。

(一)每搏输出量的调节

当心率不变时,心输出量与每搏输出量呈正相关。而心脏每次收缩的搏出量取决于心肌缩短的程度和速度。与骨骼肌类似,影响心肌收缩的因素包括前负荷、后负荷和肌肉收缩能力。

1. 前负荷　肌肉在收缩前所承受的负荷称为**前负荷**,前负荷使肌肉在收缩前处于某种程度的拉长状态,使肌肉具有一定的初长度。对中空近似球形的心脏而言,前负荷是由心室舒张末期的血液充盈量所决定的,它可以用心室舒张末期容积(包括静脉回心血量和残留血量)来表示。由于测量心室内压比测定心室容积方便,且心室舒张末期容积与心室舒张末期压力在一定范围内有良好的相关性,故在实验中常用心室舒张末期压力来反映前负荷。

为了分析前负荷和初长度对心脏泵血功能的影响,1914年,Starling在狗的心-肺制备标本上研

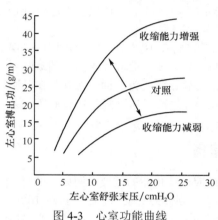

图 4-3　心室功能曲线

究了静脉回心血量对心脏功能的影响,发现在一定范围内,心室舒张末期容积增大可使心肌收缩力量增强,进而使搏出量增加。Starling 称此现象为心的定律(cardiac law)。1958年,Sarnoff 在狗的在体心脏上,以心房内压代表心室舒张末压(正常人心室舒张末期的心房内压与心室内压几乎相等,而且心房内压的测定更为方便),进一步观察了心室舒张末压与心室做功之间的关系,并绘制了表示心室舒张末压与心室做功关系的曲线,称为**心室功能曲线**(ventricular function curve)(图 4-3)。此曲线显示,在一定范围内,心室搏出功随心室舒张末期压力的增加而增加。通常情况下,左心室舒张末期的充盈压为 5～6mmHg,当心室舒张末期的充盈压增高到 12～15mmHg 时,心室的前负荷将处于最佳状态。此时,心肌细胞肌小节的初长度为 2.0～2.2μm,粗、细肌丝有效重叠的程度最佳,可与肌纤蛋白结合的横桥数目最多,因此心肌的收缩力最强。与骨骼肌不同,正常心室肌具有较强的抗过度延伸的特性,肌小节一般不会超过 2.25～2.30μm。所以,当心室舒张末期的充盈压在 15mmHg 的基础上继续增高时,初长度不再随室内压的增加而增加。每搏功可保持不变或仅略有下降。只有在心力衰竭的情况下,心室功能曲线才出现明显的降支。

由于前负荷对搏出量的调节是通过改变心肌细胞初长度来实现的,故将这种通过心肌细胞初长度的改变,引起心肌收缩强度的改变,从而对搏出量进行调节的机制称为**异长自身调节**(heterometric autoregulation)。异长自身调节的主要作用是对搏出量进行有限度的精细调节,使心室射血量与静脉回心血量之间能保持平衡,从而使心室舒张末期的容积和压力能保持在正常范围内。心输出量必须与回心血量相适应,才能保证正常的血液循环。当某一时刻回心血量增加时,心室的舒张末期容积和压力也增加,心室肌的初长度增加,通过异长自身调节,心室肌的收缩力增强,搏出量也相应增多;当回心血量减少时,则心肌的收缩力降低,每搏输出量也相应减少。

2. 后负荷　肌肉在开始收缩时才遇到的负荷,称为后负荷。对心肌而言,后负荷是心室收缩射血时所需要克服的阻力,即大动脉血压,又称压力负荷。在心率、心肌初长度和收缩能力均保持不变的条件下,如动脉血压升高,将使射血阻力增加,致使等容收缩期延长而射血期相应缩短。例如,主动脉平均压由正常的 90mmHg 增至 120mmHg 时,心室内压需达到 120mmHg 时才能使主动脉瓣打开。心室舒张时,主动脉瓣的关闭也较正常时早。动脉血压的升高除使心室的射血时间缩短外,还能降低心室肌细胞收缩时的缩短速度和程度,从而使射血速度减慢,搏出量明显减少。此时,射血后心室内的剩余血量增加,如果静脉回流量不变,则心舒末期充盈量增加,即心室舒张末期容积增加,通过心肌细胞的异长自身调节机制,使心肌的收缩力量增强,直到足以克服增大的后负荷,

使每搏输出量恢复到原有水平。

可见，在心肌细胞异长调节机制的参与下，后负荷在一定范围内增加，将不会明显影响心室的搏出量。但是，如果动脉血压持续升高，心肌细胞将因长期处于收缩加强状态而逐渐肥厚，随后发生病理改变，导致泵血功能减退。

3. 心肌收缩能力　当人在进行较强的体力活动时，心脏的搏出量和搏出功可以成倍地增加，而心室舒张末期容积或动脉血压可能并无明显增加，说明一定还存在着一种与心脏前后负荷无关的调节机制。这种调节机制即是对心肌收缩能力的调节。**心肌收缩能力**（myocardial contractility）是指心肌不依赖于前后负荷而仅改变其收缩活动的强度和速度的一种内在特性，又称**心肌变力状态**（inotropic state）。在完整的心室，心肌收缩能力增强可使心室功能曲线向左上方移位（图4-3），表明在前负荷相同的条件下，心肌收缩能力增强可使搏出功增加，心脏泵血功能增强。这种对心脏泵血功能的调节是对心肌的内在功能状态的调节，与初长度无关，所以将通过心肌细胞本身收缩能力的改变而使心脏搏出量和搏出功发生相应改变的调节方式称为**等长自身调节**（homometric autoregulation）。

等长自身调节即心肌收缩能力受到多种因素的影响。凡能影响心肌细胞兴奋—收缩耦联过程的各个环节，尤其是被活化横桥的数量以及肌凝蛋白的ATP酶活性都能影响心肌收缩能力。如交感神经活动增强、血中儿茶酚胺浓度增高以及某些强心药物如洋地黄都能增强心肌的收缩能力，使每搏输出量增加。而迷走神经兴奋、低氧、酸中毒、甲状腺功能减退和心力衰竭等可使心肌收缩能力减弱，导致每搏输出量减少。

（二）心率对心输出量的影响

心输出量为搏出量与心率的乘积。在一定范围内心率增快时，尽管心率增快引起心室充盈时间缩短，但由于静脉回心血量大部分在快速充盈期进入心室，因此心室充盈量不会明显减少，搏出量也不会明显减少。所以，心率在这个范围内加快可使心输出量增加。但如果心率过快，超过160～180次/分时，此时心室舒张期明显缩短，使心室充盈时间减少，心室舒张末期容积降低，因此搏出量就明显减少，导致心输出量下降。

如果心率过慢，低于40次/分时，由于心室舒张期过长，心室充盈早已接近最大限度，此时心舒张期的延长已无法再增加充盈量，因此不能相应提高搏出量以弥补心率减慢所产生的影响，使心输出量减少。可见，心率在一定范围内加快时，心输出量增加，心率过快或过慢都将使心输出量减少。

在整体情况下，心率受神经和体液因素的影响。交感神经兴奋时心率加快，迷走神经兴奋时心率减慢。循环血液中肾上腺素、去甲肾上腺素和甲状腺激素水平增高时心率加快。心率也受体温的影响，体温每升高1℃，心率可增加12～18次/分。

第二节　心肌细胞的生物电活动

心脏是推动血液流动的动力器官。心房和心室不停地进行有顺序、协调的收缩和舒张的交替活动，是心脏实现泵血功能、推动血液循环的必要条件，而心肌细胞的动作电位则是触发心肌收缩和泵血的动因。学习心肌的生物电活动，有助于理解心肌的生理特性。

心肌细胞根据组织学和电生理特性分为以下两类：

1. 普通的心肌细胞　包括心房肌和心室肌。这类细胞具有稳定的静息电位和丰富的肌原纤维，执行收缩功能，是心脏收缩活动的结构基础，故又称为**工作细胞**（working cell）。这类细胞除具有收缩性外，还具有兴奋性和较低的传导性，但不具有自律性。

2. 特殊分化了的心肌细胞　如窦房结的P细胞（pacemaker cell）、房室交界区（atrioventricular junction）、房室束（atrioventricular bundle）和浦肯野纤维（Purkinje fiber）等。这类细胞大多没有稳定的静息电位，但具有自动产生节律性兴奋的能力，故又称为**自律细胞**（autorhythmic cell）。这类细胞除自律性外，同时具有兴奋性和传导性，构成了心脏的特殊传导系统。自律细胞含肌原纤维很少或完全缺乏，故收缩功能基本丧失。

心肌细胞根据动作电位去极化速度的快慢，又可分为**快反应细胞**（fast response cell）和**慢反应细胞**（slow response cell）两类。工作细胞属于快反应细胞；心肌自律细胞又可分为**快反应自律细胞**（fast response autorhythmic cell）和**慢反应自律细胞**（slow response autorhythmic cell）。

一、工作细胞的跨膜电位及其形成机制

心肌工作细胞，又称非自律细胞，包括心房肌细胞和心室肌细胞。现以心室肌细胞为例介绍其跨膜电位的产生机制。

（一）心室肌的静息电位及其形成机制

人和哺乳类动物的心室肌细胞的静息电位约为-90mV，在数值上接近 K^+ 的平衡电位。其产生机制与神经细胞和骨骼肌细胞类似。在静息状态下，心室肌细胞内的 K^+ 浓度远高于细胞外，心肌细胞膜对 K^+ 的通透性较高，而对其他离子的通透性则很低。因此，K^+ 将顺着浓度梯度从膜内向膜外扩散，直至接近 K^+ 平衡电位，这就是静息电位形成的主要机制。此外，尚有少量 Na^+ 内流及生电性钠-钾泵的外向电流也参与了静息电位的形成过程。

（二）心室肌的动作电位及其形成机制

心室肌细胞的**动作电位**明显不同于神经细胞和骨骼肌细胞。神经细胞和骨骼肌细胞的动作电位的时程很短，仅持续几个毫秒，去极化速度和复极化速度相近，它们动作电位的升支和降支呈基本对称的尖锋状。心室肌细胞动作电位的时程很长，心室肌细胞动作电位的上升支与下降支明显不对称，特别是复极化过程复杂，持续时间长。如图 4-4 所示，典型的心室肌工作细胞的动作电位可分为 0 期、1 期、2 期、3 期、4 期五个部分。

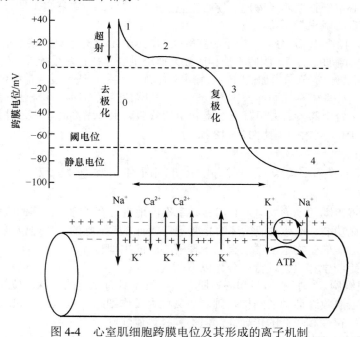

图 4-4　心室肌细胞跨膜电位及其形成的离子机制

1. 去极化过程（0 期）　心室肌细胞在适宜的外来刺激作用下产生兴奋时，其膜内电位由静息

状态下的$-90mV$迅速升到$+30mV$左右，即出现去极化和反极化过程，形成了动作电位的升支，称为0期（phase 0）。该期持续时间很短，仅占$1\sim2ms$，幅度较大，约为$120mV$，其电位变化速率较快，最高速率可达$200\sim400V/s$。

心室肌细胞0期去极化的机制与骨骼肌和神经细胞的去极化类似，在心肌细胞膜内、外两侧离子不均匀分布的前提下，主要是由Na^+内向电流引起的。当心肌细胞在外来适宜刺激的作用下，首先引起部分电压门控Na^+通道开放和少量Na^+内流，使心肌细胞膜部分去极化。当去极化达到阈电位水平（$-70mV$）时，Na^+通道的开放概率明显增加，形成Na^+内流的再生性循环，于是大量Na^+便顺其电-化学梯度快速进入细胞膜内，使细胞膜产生快速去极化，膜电位由负电位急剧上升为正电位，直至接近Na^+平衡电位（$+30mV$）。引起0期去极化的Na^+通道是一种快通道，它不仅激活速度快，而且其失活速度也很快，当膜去极化到$0mV$左右时，Na^+通道就开始失活而关闭。因此，这种Na^+通道又称为电压依从式的快Na^+通道。T型钙电流是0期去极化另一个快速内向离子流，它参与0期末段的形成，但该离子流较弱，在促进心室肌0期去极化中的作用不大。通常将由快Na^+通道开放引起快速去极化的心肌细胞称为快反应细胞，如心房肌、心室肌及浦肯野细胞等。它们的动作电位称为快反应动作电位。

2. 复极化过程

（1）1期（phase 1）：又称快速复极初期，在复极初期，仅出现部分复极，心肌细胞的膜电位在$10ms$内由$30mV$迅速下降到$0mV$左右。由于0期和1期膜电位变化的速度都很快，记录的动作电位图形上表现为尖锋状，故合称为锋电位（spike potential）。目前认为，Na^+通道失活后出现的K^+快速外流是心肌细胞动作电位快速复极1期的主要成因。1期中还有Cl^-电流，但正常情况下，该电流强度小，在1期中作用微弱并短暂。

（2）2期（phase 2）：又称平台期，心肌细胞动作电位最明显的特征是有平台期的存在致使心肌细胞动作电位的复极持续时间较长。这是继1期之后，膜电位变化缓慢的复极过程，其电位停滞于$0mV$附近。2期历时较长，可达$100\sim150ms$。

平台期的形成是由于在该期的复极过程中，内向电流（L型Ca^{2+}通道被激活，导致Ca^{2+}内流和少量的Na^+内流）和外向电流（K^+外流）同时存在，且两者处于平衡状态的结果。在平台期的初期，内、外向电流大小相当，使膜电位稳定于$0mV$左右，随着时间的推移，Ca^{2+}通道逐渐失活，K^+外流逐渐增加，形成一种随时间推移而逐渐增强的净外向电流，从而导致膜电位缓慢复极化，形成平台期的晚期。此外，Na^+-Ca^{2+}交换电流在2期的形成中也起到了一些作用。

（3）3期（phase 3）：又称快速复极末期，继平台期之后，膜内电位由$0mV$逐渐下降并向3期过渡，进入3期后，动作电位复极速度加快，膜内电位迅速下降到$-90mV$，完成复极化过程，3期历时$100\sim150ms$。

平台期之后，Ca^{2+}通道完全失活，Ca^{2+}内流终止；而K^+外流逐渐递增，使复极化的速度加快。而膜内电位越负，膜对K^+的通透性就越高，形成再生性K^+外流。这种正反馈的再生性K^+外流使膜电位迅速下降，直至回到静息水平，基本完成复极化过程。此外。Na^+-Ca^{2+}交换电流、钠泵电流也参与了3期的复极化过程。

（4）4期（phase 4）：又称静息期，继3期动作电位复极化完毕后，膜电位已恢复到静息电位水平。心室肌细胞由于无自律性，4期膜电位基本稳定于静息电位水平，故又称静息期。

虽然，4期心室肌细胞膜电位基本上稳定于静息电位水平（$-90mV$），但离子的跨膜转运仍在进行。此期通过Na^+-K^+泵的活动和Na^+-Ca^{2+}交换作用，动作电位期间进入细胞内的Na^+和Ca^{2+}排出膜外，而将外流的K^+摄取回膜内，从而恢复细胞膜内外各种离子的正常浓度梯度，使心室肌细胞又重新恢复到稳定的极化状态，为再度兴奋做好准备。

目前认为，Ca^{2+}的逆浓度梯度外运与Na^+的顺浓度梯度内流是相耦联进行的，主要是通过细胞膜上的Na^+-Ca^{2+}交换体完成的。而细胞内外Na^+浓度梯度的形成又依赖Na^+-K^+泵的主动转运。由此可见，Na^+-Ca^{2+}交换是一种继发性主动转运。

二、自律细胞的跨膜电位及其形成机制

特殊传导系统的心肌细胞具有自动节律性，属于自律细胞。自律细胞与工作细胞跨膜电位的最大区别是在 4 期。对于工作细胞而言，4 期的膜电位基本是稳定的，在没有外来刺激时，不会去极化，只有在外来的有效刺激作用下，才能产生一次动作电位，而且在两次动作电位之间膜电位是稳定的。而自律细胞不存在稳定的静息电位，当它们复极化到最大复极电位［又称**最大舒张电位**（maximal diastolic potential）］水平时（窦房结起搏细胞的最大复极电位约为–70mV，而浦肯野细胞的最大复极电位则为–90mV 左右），4 期膜电位并不稳定于这一水平，而是立刻开始自动去极化，去极化达到阈电位水平后就爆发一次新的动作电位。这样周而复始，动作电位就不断产生。这种 4 期的自动去极化（也称 4 期缓慢除极或缓慢舒张期除极）是自律细胞生物电活动的共同特点，也是产生自动节律性兴奋的基础。

心肌的快反应自律细胞和慢反应自律细胞是两种不同类型的自律细胞，其动作电位也各有特点，主要是动作电位 0 期去极化速率的差别。浦肯野纤维和希氏束细胞由于动作电位 0 期去极化速度较快，故属快反应自律细胞，而窦房结细胞由于 0 期去极化的速率较慢，故属慢反应自律细胞。

（一）快反应自律细胞跨膜电位及其形成机制

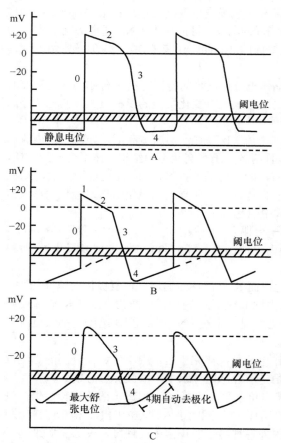

图4-5 心室肌细胞（A）、浦肯野细胞（B）、窦房结细胞（C）跨膜电位的比较

1. 快反应自律细胞跨膜电位的特点 浦肯野细胞是一种快反应自律细胞，其动作电位的形态与心室肌细胞相似，也可明显分为 0 期、1 期、2 期、3 期和 4 期五个时相（图 4-5）。浦肯野细胞与心室肌细胞动作电位最显著的不同之处是浦肯野细胞的 4 期膜电位并不稳定，而是在到达最大复极电位（–90mV 左右）后，立即开始自动去极化。当 4 期自动去极化到阈电位水平时（–70mV 左右），便产生一次新的动作电位。此外，在所有心肌细胞中，浦肯野细胞动作电位的时程最长。

2. 快反应自律细胞跨膜电位发生的机制 浦肯野细胞动作电位的 0 期、1 期、2 期、3 期产生的离子基础与心室肌细胞基本相似，浦肯野细胞 4 期自动去极化是由 Na^+ 内流的递增和 K^+ 外流的递减引起的。Na^+ 通道（I_f）在浦肯野细胞 4 期自动去极化中发挥重要的作用。I_f 通道虽然是一种主要由 Na^+ 负载的内向电流，但不同于快 Na^+ 通道。首先，二者的激活电压不同，快 Na^+ 通道在去极化达到–70mV 左右被激活，当膜去极化到 0mV 左右时就开始失活而关闭。I_f 通道在动作电位复极化至–60mV 左右时被激活开放，其激活程度随着膜内负电位的增加而逐渐增强，I_f 通道在膜去极化达到–50mV 左右时关闭。其次，二者的阻断剂也各异。快 Na^+ 通道可被河豚毒素阻断，而 I_f 通道可被铯（Cs）选择性阻断。但是，浦肯野细胞膜上 I_f 通道的密度较低，其激活开放的速度较慢，从而造成其 4 期自动去极化速度也较慢（0.02V/s）。

（二）慢反应自律细胞跨膜电位及其形成机制

1. 慢反应自律细胞跨膜电位的特点　窦房结细胞是一种慢反应自律细胞，与心室肌细胞和浦肯野细胞相比，其跨膜电位具有以下特点（图4-5）：①最大复极电位（–70mV）和阈电位（–40mV）的绝对值均小于浦肯野细胞；②0 期去极化的速度较慢（仅约 10V/s），时程较长（7ms 左右），去极化的幅度较小（70～85mV），膜内电位由原来的负值升至 0～15mV；③没有明显的复极 1 期、2 期，整个动作电位仅表现为 0、3、4 三个期；④4 期自动去极化的速度（约 0.1V/s）比浦肯野细胞快，故自律性最高。

2. 慢反应自律细胞跨膜电位发生的机制

（1）0 期：0 期去极化是由慢 Ca^{2+} 通道开放而致的 Ca^{2+} 内流所引起的。由于 L 型 Ca^{2+} 通道的激活和失活速度都较缓慢，并且 Ca^{2+} 的平衡电位在 0mV 左右，这就决定了窦房结细胞的 0 期去极化过程比较缓慢，持续时间较长，且去极化的幅度较低。由 L 型 Ca^{2+} 通道开放引起缓慢去极化的心肌细胞，如窦房结细胞和房室交界区细胞称为慢反应细胞，它们的动作电位称为慢反应动作电位。

（2）3 期：3 期复极化是由 Ca^{2+} 内流逐渐减少和 K^+ 外流逐渐增加共同作用的结果。0 期去极化达到 0mV 左右时，Ca^{2+} 通道逐渐失活关闭，Ca^{2+} 内流减少；另外，在复极化初期，K^+ 通道被激活，出现 K^+ 外流。Ca^{2+} 内流逐渐减少，K^+ 外流逐渐增加，使细胞膜逐渐复极化并达到最大复极电位。

（3）4 期：4 期自动去极化过程可能主要有 3 种离子流参与，即 K^+ 外流（I_k）的进行性衰减，Na^+ 内流（I_f）的进行性增强和 T 型 Ca^{2+} 通道（I_{Ca-T}）被激活引起的少量的 Ca^{2+} 内流。在这 3 种离子流中，目前认为 K^+ 通道的去激活关闭所引起的外向电流衰减是引起窦房结起搏细胞 4 期自动去极化的最重要的离子流基础。

三、体表心电图

心脏位于胸腔，其周围的组织具有导电性，心脏的生物电活动可以通过心脏周围的组织传导到体表。将测量电极放置在人体表面的某些特定部位，可以记录到心脏兴奋过程中所发生的电变化，用心电扫描仪记录到心电变化的波形图称为**心电图**（electrocardiogram，ECG）。心电图可以反映心脏兴奋的产生、传播和恢复过程中的生物电变化，而与心脏的机械收缩活动无直接关系。

（一）心电图的导联

从体表记录心电图，引导电极的放置位置及心电图的连接线路，称为心电图导联。肢体导联记录电极位于左、右手和左足上，胸导联记录电极位于胸壁不同部位。心脏兴奋时，心电扫描仪在各不同的部位可记录到不同的心电图波形。本节主要以标准 II 导联心电图为例进行讨论。

（二）正常典型心电图的波形及其生理意义

在心电图记录纸上，有横线和纵线标出长和宽均为 1mm 的小方格。横线代表时间，一般心电图机的走纸速度为 25mm/s，故横向每一小格就相当于 0.04s；纵线代表电压，如定标电压为 1mV/cm，则纵向每小格相当于 0.1mV。因此，可以在记录纸上测量出 ECG 各波的电压数值和经历的时间。不同导联的体表心电图，其波形虽有差异，但都包含几个基本的波形，即心脏每次兴奋过程中都会相继出现 P 波、QRS 波群和 T 波，有时在 T 波后还可出现一个小的 U 波（图4-6）。

1. P 波（P wave）　反映左右两心房的去极化过程。

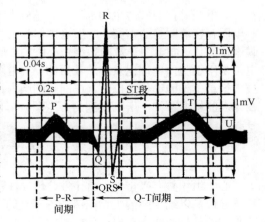

图 4-6　正常人心电模式图

其波形较小而圆钝，波幅一般不超过 0.25mV，其时程为 0.08～0.11s。心房颤动时，P 波消失并出现细小杂乱的房颤波形。

2. QRS 波群（QRS complex）　　反映左右两心室的去极化过程。典型的 QRS 波群由三个紧密相连的电位波动组成，第一个向下的波称为 Q 波，第一个向上的波称为 R 波，紧接 R 波之后的向下的波称为 S 波。在不同导联中，这三个波不一定都出现，而且各波的波形和幅度也有差异。正常 QRS 波群历时 0.06～0.10s，代表兴奋在心室肌扩布所需的时间。QRS 波群增宽提示有心室肥厚或心室内传导阻滞，QRS 波群幅值增高表示心肌肥厚。发生期前收缩时，出现宽大畸形的 QRS 波群。

3. T 波（T wave）　　反映心室的复极化过程。T 波的波幅一般为 0.1～0.8mV，在 R 波较高的导联中是 R 波的 1/8～1/4，不低于 R 波的 1/10，且其方向应与 QRS 波群的主波方向相一致。正常 T 波历时 0.05～0.25s。在多种生理、病理或药物作用下，T 波可出现低平、双向或倒置的改变。

4. U 波（U wave）　　指在 T 波之后 0.02～0.04s，有时出现的一个低而宽的电位波动。其方向一般与 T 波相一致，历时 0.1～0.3s，其波幅常在 0.05mV 以下。U 波的成因和生理意义尚不十分清楚。一般推测，U 波可能与浦肯野纤维网的复极化有关。

5. P-R 间期（P-R interval）　　是指从 P 波的起点到 QRS 波起点之间的时程，一般为 0.12～0.20s。P-R 间期代表窦房结产生的兴奋通过心房、房室交界和房室束到达心室，并引起心室肌开始兴奋所需要的时间，故又称房室传导时间。房室传导阻滞时，P-R 间期延长。

PR 段是指从 P 波的终点到 QRS 波起点之间的线段。其形成原因是兴奋通过心房后在向心室传导过程中的电位变化，由于在通过房室交界区时的传导速度非常缓慢，所产生的电位变化也很微弱，故 P 波之后曲线回到基线的水平。

6. Q-T 间期（Q-T interval）　　指从 QRS 波群起点到 T 波终点的时程。其代表心室从开始去极化到完全复极化所经历的时间。Q-T 间期的长短与心率有密切关系，心率越慢，Q-T 间期越长。

7. ST 段（S-T segment）　　指从 QRS 波群终点到 T 波起点之间的一段。正常心电图中 ST 段应与基线平齐。它代表心室各部分的心肌细胞均已进入动作电位的平台期，彼此之间已无电位差存在，曲线又恢复到基线水平。在心肌缺血或损伤的情况下，ST 段会出现明显的压低或抬高。

心电图上各个波形的幅度大小、历时长短及各波之间间隔时间的长短都可以反映出心肌电活动的情况。由于心电图是一种无创伤的记录方法，在临床上已被广泛应用于心律失常和心肌损伤等疾病的诊断。例如，心房内或心室内的传导阻滞可表现为 P 波或 QRS 波群的波宽增加；P-R 间期延长说明房室传导阻滞；心肌肥厚可表现为波幅增高；T 波出现低平、双向或倒置主要反映心肌缺血；ST 段的异常压低或抬高表示心肌缺血或损伤；等等。

（三）心电图与心肌细胞动作电位的关系

心电图是在心脏的生物电活动的基础上产生的，但单个心肌细胞的动作电位的图形与记录到的心电图存在着明显的差异。产生这种差异的主要原因是：①心肌细胞动作电位记录的是单个细胞的膜电位变化；心电图记录的是整个心脏的心肌细胞在兴奋过程中的综合电位变化；②心肌细胞动作电位是用细胞内电位记录方法获得的；心电图是用细胞外电位记录方法获得的；③用细胞内微电极技术记录单细胞动作电位时，在同一细胞内记录到的图形是相同的；心电图记录时，因为记录电极在体表的位置不同，所以得到的心电图波形也不相同。

第三节　心肌的生理特性

心肌组织具有兴奋性、自律性、传导性和收缩性四种基本的生理特性。心肌的兴奋性、自律性和传导性是以细胞膜的生物电活动为基础的，属于电生理特性，是心肌正常兴奋收缩的基础。心肌的收缩性是指心肌在动作电位的触发下产生收缩反应的特性，它是以收缩蛋白质之间的生化反应和生物物理反应为基础的，是心肌的一种机械特性。

一、心肌的兴奋性

心肌细胞和神经细胞、骨骼肌细胞一样，都属于可兴奋的细胞。心肌的**兴奋性**（excitability）是指心肌细胞在受到刺激时产生兴奋的能力。衡量心肌兴奋性的高低，同样可采用刺激**阈值**（threshold）作为指标。阈值低表示心肌的兴奋性高，阈值高则表示心肌的兴奋性低。

（一）影响兴奋性的因素

心肌兴奋性的产生，包括心肌细胞从静息电位水平去极化达到阈电位水平和离子通道的激活引起 0 期去极化这两个环节。任何能影响这两个环节的因素均可以改变心肌细胞的兴奋性。

1. 静息电位或最大舒张电位水平 如果阈电位水平不变，而心肌工作细胞的静息电位或心肌自律细胞的最大舒张电位的绝对值增大，此时和阈电位间的差值就增大，引起兴奋所需的刺激强度也相应增加，表示心肌的兴奋性降低；反之，则兴奋性升高。例如，当细胞外血 K^+ 浓度轻度增高时，细胞静息电位的绝对值减小，心肌的兴奋性就增高。

2. 阈电位水平 如果静息电位或最大舒张电位不变，而阈电位水平上移，则静息电位（或最大舒张电位）与阈电位间的差值增大，引起兴奋所需的刺激强度增大，兴奋性降低；反之，则兴奋性升高。虽然阈电位水平的改变可以影响心肌的兴奋性，但在一般情况下，心肌细胞的阈电位较少发生变化。

3. 离子通道的性状 分别引起快反应细胞和慢反应细胞产生 0 期去极化的 Na^+ 通道和 L 型 Ca^{2+} 通道都有三种功能状态：即**激活**（activation）、**失活**（inactivation）和**备用**（或称静息 resting）三种状态。这些通道处于哪一种状态，取决于膜电位的水平及一次兴奋后膜电位向静息电位恢复的程度。因而，具有**电压依从性**（voltage-dependence）和**时间依从性**（time-dependence）。如快反应细胞，当膜电位处于或恢复到静息电位水平时，Na^+ 通道全部处于备用状态。此时，Na^+ 通道虽然是关闭的，但一旦接受有效刺激，Na^+ 通道就可以部分开放。Na^+ 内流使膜去极化到阈电位水平时，大量 Na^+ 通道开放，Na^+ 快速内流，此过程称为激活，历时仅约 1ms。随后 Na^+ 通道迅速失活关闭，处于失活状态的 Na^+ 通道不能立即再次被激活，只有在膜电位恢复到一定的电位水平时，Na^+ 通道才能重新恢复到备用状态，即恢复再兴奋的能力，这一过程称为**复活**（reactivation）。因此，细胞膜上的离子通道处于备用状态是心肌细胞具有兴奋性的前提，而膜电位水平则是决定离子通道能否处于备用状态的关键。

（二）心肌细胞兴奋性的周期性变化

心肌细胞每产生一次动作电位，其膜电位会发生一系列有规律的变化，膜上的离子通道也由备用状态经历激活、失活和复活等过程。与之相应的是，心肌细胞的兴奋性也要经历一个周期性的变化。这种兴奋性的周期性变化，使心肌细胞在不同时期内对重复刺激表现出不同的兴奋性。本节将以心室肌细胞为例说明其在一次兴奋过程中兴奋性的周期性变化（图 4-7）。

1. 有效不应期（absolute refractory period，ARP） 指心肌细胞受到刺激发生兴奋时，从动作电位的 0 期去极化开始到 3 期膜电位复极化至 –55mV 的这一段时期，这时期心肌细胞对任何强度的刺激均无反应，表现为兴奋性完全丧失；膜电位由 –55mV 复极化到 –60mV 的这一时段，若给一足够强度的刺激，也可能引起肌膜的局部去极化反应，但并不能引起扩布性兴奋（动作电位），这一时期称为**局部反应期**（local response period，LRP）。心肌细胞在从 0 期开始到 3 期膜电位恢复到 –60mV 的这一段时间内，任何强度的刺激均不能使心肌细胞再次产生动作电位，所以，这一时期称为**有效不应期**（effective refractory period，ERP）。产生有效不应期的原因是这段时间内膜电位的绝对值太小，Na^+ 通道全部失活（绝对不应期），或刚刚开始复活（局部反应期），但还远远没有恢复到正常的备用状态。

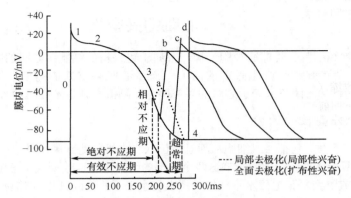

图 4-7 心室肌细胞动作电位兴奋性的周期性变化

a. 第二个刺激落入有效不应期内只能产生局部性兴奋；b. 第二个刺激落入相对不应期开始发生扩布性兴奋；c. 为超常期的兴奋，其去极化的幅度和速度比正常的为低；d. 为膜电位恢复后产生的正常兴奋

2. 相对不应期（relative refractory period，RRP）　指在有效不应期之后，膜电位从−60mV 继续复极化到−80mV 的这一段时间，这一时期心肌的兴奋性逐渐恢复但仍低于正常。此时如果给心肌细胞施加一个阈刺激，仍不能产生动作电位，但若给予一个较大的阈上刺激，则可以产生一次新的扩布性兴奋，但其动作电位 0 期去极化的幅度和速度均较正常情况下的小，兴奋的传导速度也较慢。相对不应期的产生机制是：此期 Na$^+$通道已大部分复活，但由于膜电位的绝对值仍然低于 Na$^+$通道全部复活所需的静息电位水平。因此，心肌细胞的兴奋性虽然比有效不应期有所恢复，但仍低于正常水平。

3. 超常期（supernormal period，SNP）　指相对不应期之后，在膜电位由−80mV 恢复到−90mV 的这一时期，这一时期心肌的兴奋性高于正常水平。此时给心肌细胞施加一个低于阈值的刺激就可以产生一个新的动作电位，但其 0 期去极化的幅度和速度，以及兴奋传导的速度仍然低于正常水平。超常期的产生机制是：此期细胞膜上的 Na$^+$通道已经基本恢复到了其在静息电位时的备用状态，而此时膜电位又比静息电位更接近阈电位，所以在受到较小的刺激时就能使膜去极化达到阈电位，产生兴奋。另外，虽然此期细胞膜的兴奋性高于正常水平，但由于膜电位的绝对值尚低于静息电位，故仍有少部分 Na$^+$通道尚未完全复活，故此时产生的动作电位的 0 期去极化的幅度和速度及兴奋传导的速度仍低于正常水平。

复极化过程完成后，当膜电位恢复到正常静息水平时，心肌细胞的兴奋性也就恢复到正常水平。

（三）心肌兴奋性的周期性变化与收缩活动的关系

心室肌细胞兴奋性的周期性变化，对心肌的收缩活动具有重要意义。与神经细胞和骨骼肌细胞相比，心肌细胞的有效不应期特别长，可持续 200ms 以上，而神经细胞的不应期只有 1ms，骨骼肌的也只不过 2～3ms。因为心肌细胞的有效不应期特别长，相当于心肌机械活动的整个收缩期和舒张早期（图 4-8）。在此期间，心肌受到任何刺激都不会产生第二次兴奋和收缩。因此，心肌不可能像骨骼肌一样产生完全强直收缩，而始终做收缩

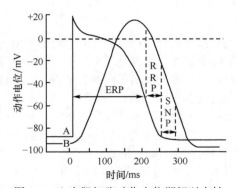

图 4-8　心室肌细胞动作电位期间兴奋性的变化及其与机械收缩的关系

A. 动作电位；B. 机械收缩曲线；ERP. 有效不应期；RRP. 相对不应期；SNP. 超常期

与舒张的交替活动，使心室血液回流充盈过程能顺利进行，从而保证了心脏泵血功能的实现。

正常心脏是按照窦房结发放的窦性节律而进行活动的，称为窦性心律。在正常情况下，窦房结产生的每一次兴奋传导到心房肌和心室肌时，心房肌和心室肌前一次兴奋的不应期已经结束，因此能产生一次新的兴奋过程。如果在有效不应期之后、下一次窦房结兴奋到达之前有一人工或病理性的额外刺激作用于心肌，那么将导致心肌产生一次提前出现的兴奋，即期前兴奋，由期前兴奋引起的收缩称为**期前收缩**（premature systole）（图 4-9），又称**早搏**。因为期前兴奋也有自己的有效不应期，所以当紧接在期前兴奋之后的一次窦房结兴奋传到心室时，若兴奋落在期前兴奋所致的有效不应期内，则不能引起心肌的再次兴奋和收缩，从而形成一次"脱失"，必须等到再下一次窦房结的兴奋传来时才能引起兴奋和收缩。这样，心肌在一次期前收缩之后往往出现一段较长的舒张期，称为**代偿间歇**（compensatory pause）（图 4-9）。在窦性心率较慢的情况下，下一次的窦房结兴奋也可以在有效不应期结束后才传到心室，这样就不会出现代偿间歇。

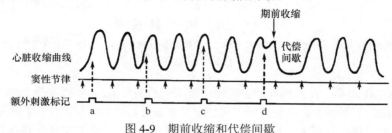

图 4-9　期前收缩和代偿间歇

额外刺激 a、b、c 落在有效不应期内，不引起反应；额外刺激 d 落在相对不应期内，引起期前收缩和代偿间歇

二、心肌的自动节律性

心肌组织在没有外来刺激的情况下，具有自动地发生节律性兴奋的特性称为**自动节律性**（autorhythmicity），简称**自律性**。具有自动节律性的组织或细胞，称为自律组织或自律细胞。自律性产生的机制是心肌细胞在动作电位的 4 期出现自动去极化。衡量自律性的高低主要以心肌细胞单位时间内发生节律性兴奋的次数为指标。

（一）心肌自律细胞的功能差异性

心脏的特殊传导系统具有自律性，但是特殊传导系统的不同部位的自律性存在差异。窦房结细胞的自律性最高，每分钟大约可产生 100 次节律性兴奋，但在整体情况下，由于受到迷走神经的抑制作用，仅以 70 次/分左右的频率表现出来；浦肯野纤维的自律性最低，约为 25 次/分；而房室交界和房室束自律细胞的自律性介于二者之间，约为 50 次/分和 40 次/分。正常情况下，窦房结产生的节律性兴奋依次激动心房肌、房室交界、房室束、心室内传导组织和心室肌，引起整个心脏的节律性兴奋和收缩。因此，窦房结是主导整个心脏兴奋和搏动的正常部位，故称为**正常起搏点**（normal pacemaker）。心脏其他部位的自律组织虽然具有自动节律性但却无法表现出来，只能起着传导兴奋的作用，故称为**潜在起搏点**（latent pacemaker）。

窦房结对潜在起搏点的控制，主要通过抢先占领和超速抑制两种方式来实现。**抢先占领**（capture）是指窦房结的自律性高于其他潜在起搏点，是当潜在起搏点自身 4 期自动去极化达到阈电位前，窦房结传来的兴奋已将其激活并产生动作电位，从而控制心脏的节律性活动的现象。**超速抑制**（overdrive suppression）是指当自律细胞在受到高于其固有频率的刺激时，就按外来刺激频率发生兴奋，在高于其固有频率的刺激停止后，自律细胞不能立即出现其固有的自律性活动，需要经过一段静止期后才能逐渐恢复其自身的自律性活动的现象。

但在某些病理情况下，窦房结的自律性降低，窦房结的兴奋因传导阻滞而不能控制其他自律组织的活动，或某些潜在起搏点的自律性异常升高。此时，潜在起搏点的自律性就有机会表现出来，成为起搏点，这些异常的起搏部位就称为**异位起搏点**（ectopic pacemaker）。

（二）影响心肌自律性的因素

心肌细胞的自动节律性兴奋是由4期自动去极化使膜电位从最大舒张电位逐渐减小至阈电位水平而引起的。因此，影响心肌自律性高低的因素有最大舒张电位水平、阈电位水平和4期自动去极化的速度（图4-10）。

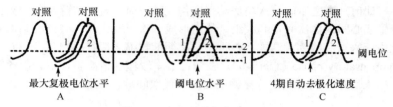

图 4-10　心肌自律性的影响因素

A. 最大复极电位水平的影响；B. 阈电位水平的影响；C. 4 期自动去极化速度的影响；1. 比对照组的自律性有所增高；2. 比对照组的自律性有所降低

1. 最大舒张电位水平　在 4 期自动去极化速度不变的条件下，心肌细胞最大舒张电位的绝对值减小时，与阈电位的差距变小，从最大舒张电位自动去极化达到阈电位水平所需要的时间缩短，单位时间内发生自动节律性兴奋的次数就增加，自律性增高；反之，最大舒张电位的绝对值增大时则自律性降低。例如，迷走神经兴奋释放乙酰胆碱，使窦房结细胞膜对 K^+ 的通透性增高，复极 3 期 K^+ 的外流增加，导致最大舒张电位的绝对值增大，从而引起窦房结的自律性降低，心率减慢。

2. 阈电位水平　在 4 期自动去极化速度不变的条件下，心肌细胞的阈电位水平下移时，其与最大舒张电位的差距减小，从最大舒张电位自动去极化达到阈电位水平所需要的时间就缩短，单位时间内发生自动节律性兴奋的次数就增加，自律性增高；反之，阈电位水平升高时则自律性降低。但是，心肌阈电位水平的变化并不常见，所以不是影响自律性的主要因素。

3. 4 期自动去极化的速度　心肌细胞 4 期自动去极化的速度与最大舒张电位自动去极化到达阈电位水平所需要的时间密切相关。在最大舒张电位水平和阈电位水平不变的条件下，4 期自动去极化的速度增快，则从最大舒张电位自动去极化到达阈电位水平所需时间就缩短，单位时间内发生自动节律性兴奋的次数就增加，自律性增高；反之，4 期自动去极化的速度减慢，则自律性降低。例如，交感神经兴奋可增强窦房结细胞 4 期 Na^+ 内流（I_f）及生电性 Na^+-Ca^{2+} 交换，从而加快 4 期自动去极化的速度，使自律性增高，心率加快。

三、心肌的传导性

心肌细胞的**传导性**（conductivity）是指其传导兴奋的能力，通常以其传导动作电位的速度来衡量。

（一）心脏内兴奋传播的途径和特点

各类心肌细胞都能传导动作电位，但它们传导动作电位的能力有所不同。在生物进化中，心脏分化出特殊传导系统，它们是心脏内兴奋传导的重要结构基础。兴奋在心脏内的传播，主要是通过特殊传导系统进行的有序的扩布。正常情况下，窦房结发出的兴奋可以通过心房肌传播到整个心房，也可以通过房间束从右心房传向左心房；同时，还可以沿着心房内传导速度较快的"**优势传导通路**"（preferential pathway）快速传到房室交界区（指房室结区域，包括连接心房的房结区、中间的结区和连接希氏束的结希区）。然后，经希氏束（房室束）及其左右束支传到浦肯野纤维网及其支配的心室肌内膜，引起心室肌兴奋。最后，再通过心室肌细胞的传导将兴奋由内膜侧向外膜侧心室肌扩布，从而引起整个心室的兴奋和收缩。

不同心肌细胞的传导性不同，因此兴奋在心脏各个部分的传导速度并不相同。在心房，普通心房肌的传导速度较慢，约为 0.4m/s，而"优势传导通路"兴奋的传导速度较快，为 1.0～1.2m/s。在心室，心室肌的传导速度约为 1.0m/s，而心室内传导组织的传导性却高得多，浦肯野纤维传导速度最快，可达 4.0m/s。这种快速传导使心室各部分可在相差不到 0.06s 的时间内同步收缩，以保证射血功能的完成。房室交界区细胞的传导性很低，其中又以结区为最低，传导速度仅 0.02m/s 左右。因此，兴奋的传导通过房室交界区时，传导速度显著减慢，兴奋通过这一部位要延搁 0.1s，称为**房-室延搁**（atrioventricular delay）。这一延搁保证了在心房兴奋并收缩结束后，心室才开始兴奋和收缩，而不会发生心房和心室同步收缩的现象，这对于心室的充盈和射血十分重要。总之，心肌细胞传导性的差异，对于心脏各部分有序而协调地进行收缩和舒张活动，具有十分重要的意义。

（二）影响心肌传导性的因素

1. 结构因素 心肌细胞的直径大小影响其内部电阻，直径越小的细胞其内部电阻越大，产生的局部电流相应较小，因而其传导速度较慢；反之则快。浦肯野纤维细胞的直径最大，其传导速度也最快；窦房结细胞的直径较小，其传导速度就较慢；房室结的结区细胞直径最小，故其传导速度最慢。在一些病理情况下如心肌肥厚等，某些细胞的直径发生了显著的变化，从而可影响心肌的传导速度。此外，细胞间**缝隙连接**（gap junction）的数量和功能状态也是影响传导性的重要因素。在窦房结和房室交界区，细胞间的缝隙连接数量较少，其传导速度也较慢。在心肌缺血时，细胞间的缝隙连接通道可关闭，其兴奋传导也会减慢。

2. 生理因素 对心肌传导速度影响最大的是细胞的电生理特性。心肌细胞兴奋的传导也是通过已兴奋部位与邻近未兴奋部位之间形成的局部电流来实现的。因此，可以从局部电流的形成和邻近未兴奋部位膜的兴奋性两个方面来分析影响传导性的因素。

（1）动作电位 0 期去极化的速度和幅度：局部电流是兴奋部位膜 0 期去极化引起的。0 期去极化的速度越快，局部电流的形成也就越快，促使邻近未兴奋部位去极化达到阈电位水平的时间就越短，故兴奋在心肌上的传导速度也随之加快。而 0 期去极化的幅度越大，兴奋和未兴奋部位之间的电位差就越大，形成的局部电流也就越强，其扩布的范围也越大，因而传导也加速。反之，0 期去极化的速度和幅度越小，兴奋的传导速度也越慢。例如，房室结细胞的传导速度之所以慢，除了直径小这个原因外，还因为这些细胞 0 期去极化是由 Ca^{2+} 内流引起的，所以动作电位 0 期去极化的速度和幅度也低，传导就慢。

动作电位 0 期去极化的速度和幅度主要取决于相应通道的性状，而通道的性状主要受静息电位的影响。在一定范围内，静息电位绝对值越大，则 Na^+ 通道开放的数量也越多，0 期去极化的速度和幅度也就越大；反之，静息电位的绝对值越小，0 期去极化的速度和幅度也越小。当膜电位降至 −55mV 时，0 期最大去极化速度几乎为零，因为此时 Na^+ 通道已失活关闭。

（2）邻近未兴奋部位膜的兴奋性：兴奋的传导是细胞膜依次发生兴奋的过程，因此，邻近未兴奋部位膜的兴奋性必然影响兴奋的传导。如果邻近未兴奋部位膜的兴奋性高，局部电流形成也就更容易，传导也因此加速。当邻近未兴奋部位膜的静息电位（或最大舒张电位）的绝对值增大，或阈电位水平上移，使两者之间的差距加大时，该部位膜的兴奋性就降低，去极化达到阈电位水平产生动作电位所需的时间延长，所以传导速度减慢，即心肌的传导性降低。邻近未兴奋部位膜上产生 0 期去极化的离子通道处于失活状态（处在绝对不应期中），则兴奋传导受阻；邻近部位膜的离子通道处于部分失活状态（处在相对不应期中），则动作电位的 0 期去极化的速度和幅度都较低，兴奋的传导也就缓慢。

四、心肌的收缩性

心肌细胞和骨骼肌细胞同属横纹肌，其收缩机制也与骨骼肌相类似。但心肌细胞的结构和其生物电现象与骨骼肌细胞存在着明显的差异，因而心肌的收缩也具有自己的特点。

（一）对细胞外 Ca^{2+} 的依赖性

尽管心肌和骨骼肌同属横纹肌，但心肌与骨骼肌相比，心肌细胞的肌质网不如骨骼肌发达，且储 Ca^{2+} 量较少，因此其在收缩过程中有赖于细胞外 Ca^{2+} 的内流（10%～20%）的补充。动作电位产生过程中的 Ca^{2+} 内流对心肌收缩起了很重要的作用。在一定范围内增加细胞外 Ca^{2+} 的浓度，可使心肌收缩力增强。

（二）心肌收缩的"全或无"现象

在心肌，由于细胞之间存在着缝隙连接，兴奋得以直接在细胞间传播。但心房与心室之间存在的纤维环和结缔组织将两者分隔开。所以，心脏可以看作是由心房和心室两个合胞体组成。产生于心脏某一处的兴奋可以在合胞体内迅速传递，使所有的心房或心室肌细胞几乎发生同步收缩。可见，心肌细胞的收缩具有"全或无"的特性，即心肌要么不收缩，一旦产生收缩则全部的心房或心室肌细胞都将参与收缩。这种心房或心室的几乎同步的收缩功能，在保证心脏的有效射血中起了很重要的作用。

（三）不发生强直收缩

心肌细胞的有效不应期特别长，相当于心肌机械活动的整个收缩期和舒张早期。在有效不应期内，心肌受到任何刺激都不会产生第二次兴奋和收缩。因此，正常情况下，心脏不会发生完全强直收缩，这一特性保证了心脏能进行节律性舒张和收缩的交替活动。

第四节　血管生理

在血液循环系统中，血管起着运送血液、分配血量和进行物质交换的作用。在形态学上，一般将血管分为**动脉**（artery）、**毛细血管**（capillary）和**静脉**（vein），它们与心脏一起构成心血管系统。血液在心血管系统中循环流动可分为体循环和肺循环。存在于体循环中的血量约为总血量的 84%，其中约有 64% 位于静脉系统中，约有 13% 位于大中动脉中，约有 7% 位于小动脉和毛细血管中；存在于肺循环中的血量约为总血量的 9%；存在于心腔中的血量约为总血量的 7%。在生理学上，可按照其功能特点，将血管分为以下几类：

1. 弹性贮器血管（windkessel vessel）　是指主动脉、肺动脉主干及其发出的最大分支。这类血管的管壁坚厚，富含弹性纤维，有明显的可扩张性和弹性。当左心室射血时，主动脉压升高，一方面推动动脉内的血液向前流动，另一方面使主动脉扩张，容积增大，这样可缓冲主动脉内的压力，使心脏射血期的主动脉内压不至于升高很多。同时又将一部分血液暂时储存在主动脉中，当心室舒张时，被扩张的动脉管壁发生弹性回缩，迫使射血期所储存的那部分血液继续向外周流动，将心室的间断射血转化为血液在血管中的连续流动，并使心脏非射血期的主动脉内压不至于降低很多。

2. 分配血管（distribution vessel）　是指中动脉，即弹性贮器血管后到分支为小动脉前的动脉管道。其管壁平滑肌较多，故收缩性较强，其功能是将血液输送至各器官组织。

3. 阻力血管（resistance vessel）　是指小动脉和微动脉。此类血管管径细，血流阻力大，管壁内含有丰富的平滑肌纤维，通过平滑肌的舒缩活动，可以改变血管的口径，从而改变血流阻力。阻力血管在平时保持一定的紧张性收缩，对于维持一定的动脉血压起着重要的作用。

4. 交换血管（exchange vessel）　是指毛细血管。毛细血管分布广泛，相互连通，构成毛细血管网。毛细血管口径小，血流速度非常缓慢。毛细血管管壁薄，仅由一层内皮细胞和基膜构成，故通透性高，是血液与组织间进行物质交换的部位。

5. 容量血管（capacitance vessel）　是指静脉。静脉与同级的动脉相比，具有口径大，管壁薄，容量较大的特点。静脉的可扩张性大，表现为在压力变化较小时就可使静脉的容积发生较大的变化。

在安静状态下，循环血量的 60%～70%容纳在静脉中，起血液储存库的作用。

此外，还有**毛细血管前括约肌**（precapillary sphincter）、**毛细血管后阻力血管**（postcapillary resistance vessel）和**短路血管**（shunt vessel），它们分别在控制毛细血管的开闭，改变毛细血管的血压及血容量和调节体温中发挥重要的作用。

一、血流动力学

血液在心血管系统中流动的一系列物理学问题属于**血流动力学**（hemodynamics）的范畴。血流动力学是流体力学的一个分支，主要研究血压、血流阻力和血流量及它们之间的相互关系。但因血管具有弹性和收缩与舒张的变化，血液含有血细胞和胶体物质等，血液在心血管内的流动既服从流体力学的一般规律，又有其自身的特点。

（一）血流量和血流速度

1. 血流量（blood flow） 是指单位时间内流过血管某一截面的血量，也称容积速度。其单位通常以 ml/min 或 L/min 表示。根据流体力学的一般规律，血流量（Q）的大小与血管两端的压力差（ΔP）成正比，与血流的阻力（R）成反比，即：

$$Q=\Delta P/R$$

在整个体循环中，动脉、毛细血管和静脉各段血管总的血流量是相等的，即都等于心输出量。因此，上面公式中的 Q 相当于心输出量，R 是体循环总的血流阻力，称总外周阻力，ΔP 是主动脉压和右心房压的差。因为右心房压接近零，所以 ΔP 接近平均动脉压。

对于一个器官来说，公式中的 Q 为该器官的血流量，ΔP 为灌注该器官的平均动脉压和静脉压的差，R 为该器官的血流阻力。对于各个器官来说，动脉血压比较接近，因此，左心室射出的血液在各个器官之间的分配主要取决于各器官的血流阻力大小。当某一器官内的小动脉和微动脉口径稍有增大时，血流阻力就明显降低而使血流量显著增加。

2. 血流速度（blood velocity） 是指血液中的一个质点在血管内移动的线速度。各类血管的血流速度与血

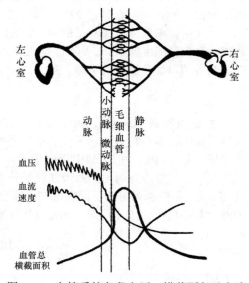

图 4-11 血管系统各段血压、横截面积及血流速度关系示意图

流量成正比，与同类血管总横截面积成反比，因此，血流速度在主动脉中最快，在毛细血管中最慢（图 4-11）。

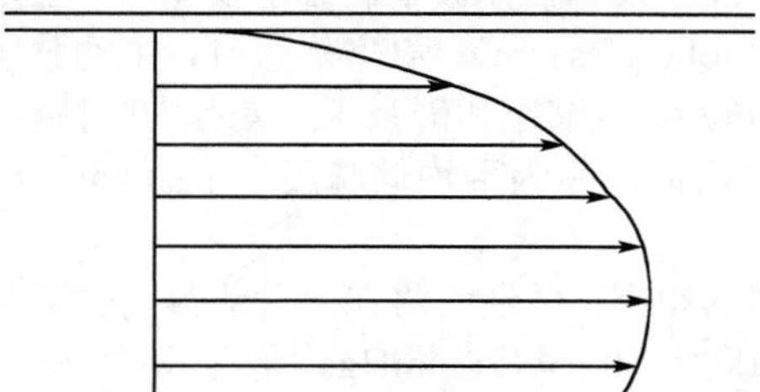

3. 血流方式 血液在血管内流动的方式可分为层流和湍流两类。**层流**（laminar flow）是指液体中每个质点的流动方向都一致，与血管的长轴平行。但由于靠近管壁的血液摩擦力较大，血流速度较慢，而靠近管腔中心的血流速度较快，因此可以设想血管内的血流由无数层同轴的圆柱面组成，处于同一层的液体所有质点的流速均相等，由轴心向管壁，各层液体的流速依次减慢（图 4-12），正常情况下，人体的血液流动方式以层流为主。**湍流**（turbulence）是指血液中各质点的流动方向不一致，从而出现漩涡。湍流使血液的总摩擦阻力增加，因此产生的

图 4-12 层流时各层血液的流速示意图
层流时流动速度剖面呈抛物线分布，轴心流速最快，越靠近管壁时流速越慢

阻力大于层流。湍流容易在血流速度快、血管口径大、血液黏滞度低或血液流经血管分叉和粗糙面时出现。

（二）血流阻力

血液在血管内流动时所遇到的阻力称**血流阻力**（resistance of blood flow，R）。血液在流动时，血液内部的摩擦、血液与血管壁之间的摩擦可使血流产生阻力，消耗的能量通常表现为热能。这部分热能不能再转化成动能，所以，压力在驱动血液流动时，因需要不断克服阻力而逐渐降低。在血液内部的摩擦力和血液与管壁间的摩擦力中，前者主要取决于血液黏滞度（η），后者主要取决于血管的半径（r）和长度（L），它们之间的关系如下：

$$R=8\eta L/\pi r^4 \text{（泊肃叶定律，Poiseuille's law）}$$

这一算式表明，血流阻力与血管的长度和血液的黏滞度成正比，与血管半径的 4 次方成反比。血管的长度变化很小，因此血流阻力主要由血管口径和血液黏滞度决定。当血管半径缩小 1/2 时，血流阻力就增加至原来的 16 倍。因此，小动脉和微动脉的口径只要发生很小的变化，血流阻力就会发生很大的变化。在体循环总的血流阻力中，主动脉和大动脉约占 9%，小动脉及其分支占 16%，微动脉占 41%，毛细血管占 27%，静脉占 7%。可见小动脉和微动脉是产生血流阻力的主要部位。

全血的黏滞度为水黏滞度的 4～5 倍。血液黏滞度的高低主要取决于红细胞比容。红细胞比容越大，血液黏滞度就越高。红细胞发生聚集，血液黏滞度也增加。此外，血液黏滞度还受血流的切率、血管的口径和温度的影响。

（三）血压

血压（blood pressure，BP）是指血管内流动的血液对单位面积血管壁的侧压力（即压强）。按照国际标准计量单位规定，压强的单位为帕（Pa），即牛顿/米^2（N/m^2）。帕的单位较小，血压数值通常用千帕（kPa），但习惯上用毫米汞柱（mmHg）来表示，1mmHg=0.133kPa。各段血管的血压并不相同，从左心室射出的血液在流经外周血管时，由于不断克服阻力而消耗能量，血压会逐渐降低，血压在各段血管中的下降幅度与该段血管对血流的阻力成正变。通常所说的血压是指动脉血压。大静脉和心房中的压力较低，通常以厘米水柱（cmH$_2$O）为单位，1cmH$_2$O=0.098kPa。

二、动脉血压和动脉脉搏

（一）动脉血压

1. 动脉血压的概念与正常值　动脉血压是指流动的血液对动脉管壁单位面积上的侧压力，即压强。在一个心动周期中，动脉血压随着心室的收缩与舒张而发生规律性的波动。心室收缩时，主动脉压升高，约在收缩期的中期达到最高值，称为**收缩压**（systolic pressure）；心室舒张时，主动脉压下降，在心舒末期降到最低值，称为**舒张压**（diastolic pressure）。收缩压和舒张压之差称为脉搏压，简称**脉压**（pulse pressure）。一个心动周期中动脉血压的平均值，称为**平均动脉压**（mean arterial pressure），约等于舒张压+1/3 脉压。

一般所说的动脉血压是指主动脉压。在大动脉中血压降落很小，故通常将在上臂测得的肱动脉压代表主动脉压。我国健康青年人在安静状态时的收缩压为 100～120mmHg，舒张压为 60～80mmHg，脉压为 30～40mmHg。青年人在安静状态下，收缩压≥140mmHg，或舒张压≥90mmHg，则可认为血压高于正常水平。正常动脉血压存在个体差异。动脉血压呈现的明显的昼夜波动，称动脉血压的日节律，表现为动脉血压 2～3 时最低，6～8 时及 16～18 时各出现一高峰，20 时后缓慢降低。一般情况下，正常人双侧上臂的动脉血压存在左高右低的现象，其差异可达 5～10mmHg。

2. 动脉血压的形成　心血管系统内有足够的血液充盈、心脏射血、血管的外周阻力和大动脉的弹性贮器作用是形成动脉血压的主要条件。

（1）血液充盈：心血管系统内有足够的血量充盈是血压形成的前提。**循环系统平均充盈压**（mean circulatory filling pressure）可表示循环系统中的血液充盈程度。在动物实验中，如电刺激造成心室颤动，使心室暂停射血，心血管管腔各处的压力都趋于相等，此时血管内的压力仍比大气压高0.93kPa（7mmHg）左右，称循环系统平均充盈压。说明在心血管系统中总血量略多于血管总容积。如果血量增多，或血管容量缩小，则循环系统平均充盈压就增高；反之，如果血量减少或血管容量增大，则循环系统平均充盈压就降低。

（2）心脏射血：能为血压形成提供能量，心室肌收缩所产生的能量用于两个方面：一方面用于推动血液流动，是血液的动能；另一方面是形成对血管壁的侧压，并使血管壁扩张，这部分是势能，即压强能（形成血压）。在心舒张期，大动脉发生回缩，又将这部分势能转变成推动血液流动的动能，使血液在血管中继续向前流动。心脏射血是间断性的，因此，在心动周期中动脉血压将发生周期性的变化，心室收缩时动脉血压升高，心室舒张时动脉血压则降低。

（3）外周阻力：主要来自小动脉和微动脉。小动脉和微动脉适度的收缩产生的外周阻力能阻止血液从大动脉快速流向外周，从而使部分血液暂存在大动脉内，维持动脉血压在一定的高度。如果只有心脏射血而无外周阻力，心室射入主动脉的血液就会全部流走，动脉内不能保持足够的血量，动脉血压就不能形成和维持。此外，血液黏滞性也是外周阻力形成的一个次要因素。

（4）大动脉的弹性贮器作用：心脏射血时，大动脉发生弹性扩张，将心室收缩产生的部分能量以势能的形式储存在被扩张的血管壁内。在心室舒张期，大动脉发生弹性回缩，又将储存的势能转变成动能，继续推动血液流动。大动脉的弹性贮器作用使心室间断射血转变为动脉内连续血流，并缓冲了心动周期中血压的波动，使收缩压不致过高、舒张压不致过低。

3. 影响动脉血压的因素　动脉血压的变化是多种因素综合作用的结果。在下面的分析中，都是在假定其他条件不变时，单独分析某一因素变化对动脉血压产生的影响。

（1）每搏输出量：每搏输出量增加，心收缩期射入主动脉的血量增多，管壁所承受的压强也增大，收缩压明显升高。由于收缩压升高使血流速度加快，大动脉内增多的血量加速流向外周，心舒张期末存留在大动脉内的血量增加不多，舒张压的升高相对较小。因此，每搏输出量增加引起的动脉血压升高主要表现为收缩压升高，舒张压升高不多，故脉压增大。反之，当每搏输出量减少时，主要使收缩压降低，脉压减小。由此可见，收缩压的高低主要反映心脏每搏输出量的多少。

（2）心率：心率加快心舒张期明显缩短，在心舒张期流向外周的血液减少，故心舒张期末存留在主动脉内的血量增多，使舒张压明显升高。在心舒张期末主动脉内的血量增加的基础上，通过心脏射血，心收缩期动脉系统内血量进一步增加，使收缩压也升高。但动脉血压升高又使血流速度加快，心收缩期内可有较多的血液流向外周，故收缩压的升高不如舒张压的升高明显，脉压减小。反之，心率减慢时，舒张压降低的幅度比收缩压降低的幅度大，脉压增大。

（3）外周阻力：外周阻力增大使心舒张期中血液向外周流动的速度减慢，心舒张期末存留在主动脉内的血量增多，使舒张压明显升高。在心收缩期，动脉血压升高使血流速度加快，所以收缩压的升高不如舒张压的升高显著，脉压减小。反之，当外周阻力减小时，舒张压的降低比收缩压的降低明显，故脉压加大。可见，在一般情况下，舒张压的高低主要反映外周阻力的大小。原发性高血压的主要原因就是由于阻力血管口径变小导致外周阻力增高。

（4）主动脉和大动脉的弹性贮器作用：由于有主动脉和大动脉的弹性贮器作用，动脉血压的波动幅度就明显小于心室内压的波动幅度。老年人的主动脉和大动脉管壁中胶原纤维增生，逐渐取代平滑肌和弹性纤维，使血管壁的弹性和可扩张性减小，从而导致收缩压升高，舒张压降低，脉压加大。但是，老年人发生主动脉和大动脉硬化的同时往往伴有小动脉硬化，因此收缩压升高的同时也伴有舒张压的升高。

（5）循环血量与血管系统容积的比例：正常情况下，循环血量与血管容积相适应，使心血管系统内有足够的充盈度，这是产生动脉血压的前提条件。在失血时，如果失血量小，可通过神经体液调节机制使容量血管收缩，血管容积减少，血压下降不明显或仅有短暂的轻度下降；如果失血量超过全身血量的20%，虽可通过机体调节机制使容量血管收缩，但血管充盈仍不足，血压明显下降。在另外一些情况下，虽然循环血量没有减小，但血管容积加大，也可导致血压下降。相反，如果增加循环血量或缩小血管容积都可以使血压升高，这就是临床上输血和缩血管药物能明显升高血压的生理学基础。

（二）动脉脉搏

在每个心动周期中，随着心脏的舒缩活动，动脉内压力和容积发生周期性变化而导致动脉管壁发生周期性的搏动，称为**动脉脉搏**（arterial pulse），简称**脉搏**。脉搏搏动可以沿着动脉管壁向小动脉传播。检查脉搏时一般选择桡动脉。在特殊情况下，也可以检查颞动脉、颈动脉、股动脉和足背动脉。

1. 脉搏的发生和传播　脉搏的发生主要是由左心室射血到主动脉引起的。左心室收缩射血时，主动脉内压力升高，因动脉管壁有弹性而扩张；左心室舒张时，主动脉内压力降低，动脉管壁回缩。脉搏自主动脉发生后，并不停留在原位，而是沿动脉管壁向外周血管传播。脉搏波并非血液在血管内的流动，而是由血液推动引起的血管壁的运动，其传播速度远较血流速度快。一般来说，动脉管壁的可扩张性越大，脉搏波的传播速度就越慢。主动脉的可扩张性最大，故脉搏波在主动脉的传播速度最慢，为3～5m/s，在大动脉的传播速度为7～10m/s，到小动脉可加快到15～35m/s。老年人动脉管壁的可扩张性减弱，所以脉搏波的传播速度比年轻人快些。小动脉和微动脉对血流的阻力很大，故在微动脉以后脉搏波动即大大减弱，到毛细血管脉搏已基本消失。

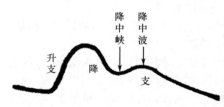

图4-13　桡动脉脉搏波形

2. 脉搏的波形及其意义　用脉搏描记仪记录到的浅表动脉脉搏的波形称为**脉搏图**（sphygmogram）。脉搏的波形可因描记方法和部位的不同而有差别，但一般都由上升支和下降支组成（图4-13）。

（1）上升支：是快速射血期主动脉压上升，管壁突然扩张所致。因此，上升速度和幅度受每搏输出量、射血速度、血流阻力和动脉弹性等因素的影响。

（2）下降支：在减慢射血期，射血速度减慢，射入主动脉的血量少于流向外周的血量，被扩张的大动脉开始回缩，动脉血压逐渐降低，形成了下降支的前段。随后，心室舒张，动脉血压继续下降，形成了下降支的后段。在心室舒张主动脉瓣关闭的瞬间，主动脉内的血液向心室返流，撞击在主动脉瓣上而弹回，使主动脉根部的容积增大，因此，在主动脉记录脉搏图时，在降支的中部动脉压再度升高，构成降中波，其前面的小切迹为降中峡（图4-13）。

脉搏波形常因循环系统情况变化而不同。主动脉瓣健全与否、心跳节律和动脉血管的弹性状态等，都可根据脉搏波形进行分析判断。

三、静脉血压和静脉回心血量

静脉不仅是血液回流入心脏的通道，而且是循环系统的血液储存库。安静情况下，循环血量的60%～70%分布在静脉系统。静脉的收缩和舒张可有效地调节回心血量和心输出量，使循环的功能适应机体的需要。

（一）静脉血压

当体循环血液通过动脉和毛细血管到达微静脉时，血压下降至15～20mmHg，微静脉血压无收缩压和舒张压之分，以后越接近心脏，静脉血压越低，最后汇入右心房时，压力已接近于零。通常将右心房和胸腔内大静脉的血压称为**中心静脉压**（central venous pressure），而将各器官静脉的血压称为**外周静脉压**（peripheral venous pressure）。

中心静脉压的数值较低，正常变动范围为 4～12cmH$_2$O。中心静脉压的高低取决于心脏射血能力和静脉回心血量之间的相互关系。如果心脏射血能力较强，能及时将回流入心脏的血液射入动脉，中心静脉压就较低；反之，如果心脏射血能力减弱，中心静脉压就升高。另外，静脉回心血量减少时，中心静脉压降低；反之则升高。因此，测定中心静脉压可反映心脏功能和回心血量，中心静脉压也可作为临床上控制补液速度和补液量的指标。如果中心静脉压超过 16cmH$_2$O，输液应慎重或停止输液；如果中心静脉压低于 4cmH$_2$O，常提示输液量不足。

（二）重力对静脉血压的影响

血管系统内的血液因受地球重力场的影响，产生一定的静水压。因此，各部分血管的血压值，除由心脏做功形成以外，还要加上该部分血管的静水压。各部分血管静水压的数值，取决于该血管所处位置与右心房水平之间的垂直距离，与人体所处的体位有关。当人体由平卧转为直立时，足部的静脉血压可升高 80mmHg；而高于心脏水平部位的静脉压较卧位时低，如脑膜矢状窦内压直立时可降到−10mmHg。因此，在测量静脉血压时，为排除重力的影响，应采取平卧位，并使被测部位、检压计零点与心脏处于同一水平。重力形成的静水压，对处于同一水平的动脉和静脉是相同的，但静脉的管壁薄，可扩张性大，重力对静脉的影响要比动脉大。生理学中将血管壁的内、外压力差称为**跨壁压**（transmural pressure）。静脉的管壁薄，当跨壁压减少到一定程度时，静脉就不能保持充盈膨胀而塌陷，此时静脉的横截面从圆形变成椭圆形，静脉的容积就减少，血流的阻力增大。同样，血管周围组织对静脉的压迫也可增加静脉对血流的阻力。

（三）静脉回心血量

单位时间内的**静脉回心血量**（venous return volume）等于心输出量，其取决于外周静脉压与中心静脉压之差及静脉血流阻力。故凡能影响外周静脉压、中心静脉压和静脉血流阻力的因素，都能影响静脉回心血量。

1. 循环系统平均充盈压 是反映心血管系统内血液充盈程度的指标，受血管容积与血量的影响。当容量血管收缩或血量增加时，循环系统平均充盈压升高，静脉回心血量也就增多。反之，容量血管舒张或血量减少时，循环系统平均充盈压降低，静脉回心血量减少。

2. 心肌收缩力 心脏收缩时将血液射入动脉，舒张时则可从静脉抽吸血液。若心脏收缩量强，则收缩时心室排空比较完全，在心舒张期心室内压就较低，对心房和大静脉内血液的抽吸力量就比较大，回心血量增加。反之，则回心血量减少。因此，左心衰竭时，左心房和肺静脉压升高，血液淤积在肺部，可造成肺淤血和肺水肿。右心衰竭时，血液淤积在右心房和大静脉内，回心血量显著减少，可出现颈外静脉怒张、肝脏充血肿大、下肢水肿等体征。

3. 体位改变 当人体由平卧位转变为立位时，血液的重力作用使身体低垂部分的静脉扩张，容量增大，可多容纳 400～600ml 血液，从而引起回心血量减少。长期卧床的患者，静脉管壁的紧张性较低，可扩张性较高，加之腹壁和下肢肌肉的收缩力量减弱，对静脉的挤压作用减小，故由平卧位突然站立起来时，可因大量血液积滞在下肢，回心血量过少，从而导致心输出量减少和脑供血不足而发生昏厥。

4. 骨骼肌的挤压作用 骨骼肌收缩时，位于肌肉内或肌肉间的静脉受到挤压，使静脉回流加快；肌肉舒张时，对静脉的挤压作用消失，静脉内压降低。静脉内有瓣膜存在，因此静脉内的血液只能向心脏方向流动而不能倒流。这样，骨骼肌和静脉瓣膜一起对静脉回流起着"泵"的作用，称为"静脉泵"或"肌肉泵"。例如，步行时，下肢肌肉收缩，可将静脉内的血液挤向心脏，下肢肌肉舒张，静脉内的压力降低，有利于微静脉和毛细血管的血液流入静脉，使静脉充盈。这种下肢肌肉节律性的舒缩活动对于立位时降低下肢静脉压和减少下肢的血液潴留有重要作用。如果站立不动，足部静脉压可达 90mmHg，而步行时可降低至 25mmHg 以下。但是，如果肌肉不是做节律性的舒缩，而是维持在紧张性收缩状态，则静脉持续受压，静脉回流反而减少。

5. 呼吸运动 由于胸内负压的作用，胸腔内大静脉处于扩张状态。吸气时，胸膜腔内负压加大，使胸腔内的大静脉和右心房更加扩张，容积增大，中心静脉压降低，因而有利于外周静脉内的血液回流到右心房；呼气时，胸膜腔内负压减小，由静脉回流入右心房的血量也相应减少。可见，呼吸运动对静脉回流也起着"泵"的作用，称为"呼吸泵"。

四、微 循 环

微循环（microcirculation）是指微动脉与微静脉之间的血液循环，是血液与组织之间进行物质交换的场所。通过微循环，向组织运送营养物质，同时带走代谢产物。人体除了肺泡和胃肠上皮等少量细胞能直接与外环境进行物质交换外，其他组织、细胞只能通过微循环来间接与外环境进行物质交换。

（一）微循环的组成与血流通路

1. 微循环的组成 由于各组织、器官的结构和功能不同，微循环的组成也有所不同。典型的微循环一般由**微动脉**（arteriole）、**后微动脉**（metarteriole）、**毛细血管前括约肌**（precapillary sphincter）、**真毛细血管**（true capillary）、**通血毛细血管**（thoroughfare vessel）、**动 - 静脉吻合支**（arteriovenous anastomosis）和**微静脉**（venule）组成（图 4-14）。微循环的起点是微动脉，微动脉管壁有环行的平滑肌，其收缩和舒张可控制微循环的血流量，起着控制微循环血流量"总闸门"的作用。微动脉分支成为管径更细的后微动脉，其管壁只有单层平滑肌细胞，可因化学物质的作用而有一定程度的收缩。每根后微动脉向一根至数根真毛细血管供血。真毛细血管通常从后微动脉以直角方向分出。在真毛细血管起始端通常有 1～2 个平滑肌细胞，形成一个环，即毛细血管前括约肌。毛细血管前括约肌一般没有神经支配，其舒缩活动主要受局部体液因素的调节。该括约肌的舒缩状态决定着进入真毛细血管的血流量，在微循环中起着"分闸门"的作用。真毛细血管互相连通成网状。毛细血管壁由单

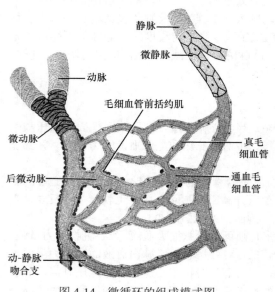

图 4-14 微循环的组成模式图

层内皮细胞构成，外面有一层基膜包绕，没有平滑肌细胞，总厚度约 0.5μm。内皮细胞之间存在着细微的裂隙，是沟通毛细血管内外的孔道。动-静脉吻合支存在于微动脉和微静脉之间，管壁结构与微动脉相似。微静脉管壁有平滑肌，在功能上是毛细血管后阻力血管，在微循环中起着"后闸门"的作用。微静脉的舒缩状态可影响毛细血管血压，从而影响毛细血管处的液体交换和静脉回心血量。

2. 微循环的血流通路 微循环的血液可通过以下三条途径由微动脉流向微静脉。

（1）**迂回通路**（circuitous channel）：血流途径为微动脉→后微动脉→毛细血管前括约肌→真毛细血管网→微静脉。该通路中的真毛细血管数量多，迂回曲折，交错成网，分布于各细胞之间，因此，这一通路血流缓慢，是血液与组织进行物质交换的主要部位。真毛细血管是交替开放的，安静时，骨骼肌中真毛细血管大约只有 20% 处于有血流通过的开放状态。通过毛细血管前括约肌的控制，开放部位可以轮换，每分钟 5～10 次。活动时，由于局部酸性代谢产物增加，毛细血管前括约肌舒张，真毛细血管网开放的数量亦增加，从而使血量增多以适应代谢增强的需要。

（2）**直捷通路**（thoroughfare channel）：血流途径为微动脉→后微动脉→通血毛细血管→微静

脉。直捷通路经常处于开放状态而有血流通过。因为通血毛细血管的管径比真毛细血管大，血管相对短而直，所以直捷通路的血流速度较快，血液在此通路中也可以与组织液进行少量的物质交换。它的主要功能是使一部分血液能迅速通过微循环回流到心脏。

（3）**动-静脉短路**（arteriovenous shunt）：血液从微动脉经过动-静脉吻合支直接流回微静脉。动-静脉吻合支管壁厚，有完整的平滑肌层。该通路血流速度快，不能进行物质交换，一般处于关闭状态。人的皮肤，特别是手掌、足底、耳郭等处，这类通路较多，参与体温调节功能。当环境温度升高时，动-静脉吻合支开放，皮肤血流量增多，皮肤温度升高，有利于散热；反之，环境温度降低时，动-静脉吻合支关闭，皮肤血流量减少，有利于保存热量。

（二）微循环的血流动力学

1. 微循环中的血流阻力 血液在流经微循环血管网时不断克服来自血管的阻力，血压逐渐降低。小动脉、微动脉、后微动脉、毛细血管前括约肌构成微循环的前阻力，在微动脉处，血管对血流的阻力最大，血压降落也最大。毛细血管动脉端血压为 30～40mmHg，毛细血管中段的血压约为 25mmHg，至静脉端为 10～15mmHg。微静脉、小静脉是微循环的后阻力血管。毛细血管血压的高低取决于毛细血管前、后阻力的比值。当比值增大时，毛细血管血压就降低；比值变小时毛细血管血压则升高。某组织中微循环的血流量与微动脉和微静脉之间的血压差成正比，与微循环中总的血流阻力成反比。由于在总的血流阻力中微动脉处的阻力占较大比例，故微动脉的阻力对血流量的控制起主要作用。

2. 微循环血流量的调节 微循环的前、后阻力血管均受神经与体液调节。交感神经支配微动脉、后微动脉和微静脉的平滑肌，并以微动脉为主。当交感神经兴奋时，平滑肌收缩，血管口径变小。由于交感神经对微动脉的收缩作用大于微静脉，微循环中的血流量减少，血压下降。反之，微循环中血流量增多，血压上升。在微循环的血管中，微动脉和微静脉既受交感神经支配，又受体液因素的影响，且前阻力血管对儿茶酚胺、缺氧、酸中毒的敏感性高于后阻力血管。但毛细血管前括约肌无神经支配，只受体液因素调节。在体液因素中，肾上腺素、去甲肾上腺素、血管紧张素Ⅱ等为缩血管物质。缓激肽、胰血管舒张肽、前列腺素、组胺和乳酸、二氧化碳等代谢产物为舒血管物质。

安静状态下，骨骼肌组织只有 20%左右的真毛细血管处于开放状态。血管的舒缩活动主要与局部组织的代谢活动有关。活动状态下，局部组织内积聚的代谢产物增多，微动脉、后微动脉和毛细血管前括约肌舒张，真毛细血管开放，进入微循环的血流量增加，局部组织内积聚的代谢产物被血流清除，后微动脉和毛细血管前括约肌在血流中的缩血管物质作用下又恢复收缩，从而导致开放的真毛细血管关闭。如此反复，使得正常微循环内的真毛细血管在舒血管物质的间断作用下，得以交替开闭。

总之，通过微循环血流量的多少，主要取决于微动脉（总闸门）的舒缩状态，而血液在微循环中的分配，则主要取决于毛细血管前括约肌（分闸门）的舒缩活动和交替开放。

（三）微循环的物质交换方式

物质交换是微循环的基本功能。组织和细胞通过细胞膜和组织液进行物质交换，而组织液与血液之间则通过毛细血管壁进行物质交换。

1. 扩散（diffusion） 是血液与组织液之间进行物质交换的最主要形式。脂溶性物质，如氧气、二氧化碳等可直接通过毛细血管内皮细胞进行扩散。非脂溶性物质，如 Na^+、Cl^- 和葡萄糖等不能直接通过细胞膜，需要通过毛细血管壁孔隙，因此毛细血管壁对这些物质的通透性与这些物质的分子大小有关，分子越小，通透性越大。此外，有些能溶于水且直径小于毛细血管壁孔隙的物质也能随水分子一起交换，这种交换方式称为溶剂拖曳。溶质分子在单位时间扩散的速率与该物质在管壁两侧的浓度差、管壁对该物质的通透性及管壁有效交换面积成正比，与管壁厚度成反比。

2. 滤过和重吸收 毛细血管壁的两侧存在静水压，水分子会从压力高的一侧移向压力低的一侧；在毛细血管壁的两侧还存在渗透压，使水分子从渗透压低的一侧移向渗透压高的一侧。在生理学上，将由于血管壁两侧静水压和渗透压的差异，促使液体由毛细血管内向外的移动，称为**滤过**（filtration），而将液体反方向的移动称为**重吸收**（reabsorption）。分子直径小于毛细血管壁孔隙的溶质可随水一同移动。血液和组织液之间通过滤过和重吸收方式进行的交换只占物质交换的一小部分，但滤过和重吸收在组织液的生成和回流中起了很重要的作用。

3. 吞饮（pinocytosis） 当分子直径大于毛细血管壁裂隙时，大分子物质可被毛细血管内皮细胞管腔侧的细胞膜以吞饮方式入细胞内，形成吞饮囊泡，囊泡被运送至内皮细胞的另一侧，并被排出细胞外，从而使被转运物质穿过整个内皮细胞。血液中的血浆蛋白能以此种方式通过毛细血管壁进行交换。

五、组 织 液

在细胞外液中，存在于组织细胞间隙的液体，称为**组织液**（interstitial fluid）。组织液绝大部分呈胶冻状，不能自由流动，因此不会因重力作用而流至身体的低垂部分，将注射针头插入组织间隙内，也不能抽出组织液。组织液凝胶的基质是胶原纤维和透明质酸细丝。凝胶中的水和溶解于水的各种溶质分子的弥散运动不受凝胶的阻碍。邻近毛细血管的小部分组织液呈溶胶状态，可自由流动。组织液中各种离子成分与血浆相同，但组织液中蛋白质含量明显低于血浆。

（一）组织液的生成

正常情况下，组织液在毛细血管的动脉端滤过产生，大部分在毛细血管的静脉端重吸收返回，小部分进入淋巴管回流入血。因此，正常组织液的量处于生成和回流的动态平衡状态。这种动态平衡取决于 4 个因素，即毛细血管血压、组织液静水压、血浆胶体渗透压和组织液胶体渗透压。其中，毛细血管血压和组织液胶体渗透压是促使液体由毛细血管内向血管外滤过的力量，而组织液静水压和血浆胶体渗透压是将液体从血管外重吸收入毛细血管内的力量。滤过的力量和重吸收的力量之差，称为**有效滤过压**（effective filtration pressure），可用下式表示：

有效滤过压=（毛细血管血压+组织液胶体渗透压）–（血浆胶体渗透压+组织液静水压）

当有效滤过压为正值时，滤过的力量大于重吸收的力量。液体滤出毛细血管生成组织液；当有效滤过压为负值时，重吸收的力量大于滤过的力量，组织液被重吸收入血液。

以图 4-15 所示的各种压力数值为例，可见在毛细血管动脉端的有效滤过压为 10mmHg，液体滤出毛细血管生成组织液；而在毛细血管静脉端的有效滤过压为–8mmHg，组织液重吸收入毛细血管。因为血液流经毛细血管时的压力是逐渐降低的，所以有效滤过压的降低也是逐步变化的，因而毛细血管内液体的滤出和重吸收也是逐渐移行的。总体说来，流经毛细血管血浆的 0.5%～2%在动脉端滤出生成组织液。滤出液体的 90%在静脉端被重吸收回血液，其余约 10%进入毛细淋巴管，成为淋巴液。

在正常情况下，组织液不断生成，又不断被重吸收，保持动态平衡，故血量和组织液量能维持相对稳定。如果这种动态平衡遭到破坏，发生组织液生成过多或重吸收减少，组织间隙中就有过多的液体潴留，形成组织水肿（edema）。

（二）影响组织液生成的因素

根据组织液生成的原理，凡影响有效滤过压和毛细血管壁通透性的因素，都可以影响组织液的生成。

1. 毛细血管血压 毛细血管前阻力降低或后阻力升高均可使毛细血管血压升高，从而增大有效滤过压，组织液生成增多。例如，炎症部位微动脉扩张使毛细血管前阻力降低、右心衰竭使静脉回流受阻而导致毛细血管后阻力升高等均可引起组织液生成增多而发生水肿。

2. 血浆胶体渗透压　血浆胶体渗透压降低，有效滤过压升高，组织液生成增多。在某些肾脏病的情况下，大量血浆蛋白随尿排出，从而使血浆胶体渗透压降低，有效滤过压升高，组织液生成增多而出现水肿。

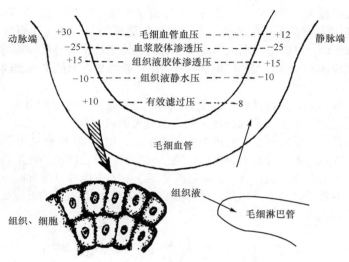

图 4-15　组织液生成与回流示意图

单位为 mmHg

3. 毛细血管壁通透性　毛细血管壁通透性增高，组织液生成增多。在感染、烧伤和过敏等情况下，毛细血管壁通透性异常增高，血浆蛋白质进入组织液，使组织液胶体渗透压升高，组织液生成增多，从而出现局部水肿。

4. 淋巴回流　如果淋巴回流受阻，在受阻部位远端的组织间隙中组织液积聚而出现水肿。例如，丝虫病导致的淋巴管阻塞可产生上述的水肿情况。

六、淋巴液的生成和回流

淋巴系统是组织液向血液回流的一个重要的辅助系统。毛细淋巴管以稍膨大的盲端起始于组织间隙，彼此吻合成网，并逐渐汇合成大的淋巴管。全身的淋巴液经淋巴管收集，最后由右淋巴导管和胸导管导入静脉。

（一）淋巴液的生成

组织液进入淋巴管，即成为**淋巴液**（lymph fluid）。因此，来自某一组织的淋巴液的成分与该组织的组织液非常接近。毛细淋巴管由单层内皮细胞组成，无基膜和周细胞，故通透性极高。毛细淋巴管起始端内皮细胞的边缘像瓦片般互相覆盖，形成向管腔内开启的单向活瓣（图 4-16）。当组织液积聚在组织间隙内时，组织中的胶原纤维和毛细淋巴管之间的胶原细丝可以将互相重叠的内皮细胞边缘拉开，从而使内皮细胞之间出现较大的缝隙。因此，组织液包括其中的血浆蛋白质分子较易进入毛细淋巴管。

正常成人在安静状态下大约每小时有 120ml 淋巴液流入血液循环，其中约 100ml 随胸导管进入血液，20ml 随右淋巴导管进入血液。以此推算，每天生成的淋巴液总量为 2～

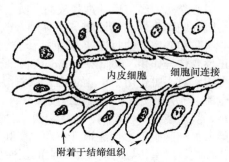

图 4-16　毛细淋巴管盲端结构示意图

4L，大致相当于全身血浆总量。

（二）淋巴液的回流

毛细淋巴管汇合形成集合淋巴管。后者的管壁中有平滑肌，可以收缩。另外，淋巴管中有瓣膜，使淋巴液只能向心脏方向流动而不能倒流。淋巴管壁平滑肌的收缩活动和瓣膜共同构成"淋巴管泵"，能推动淋巴液流动。淋巴管周围组织对淋巴管的压迫也能推动淋巴液流动，如肌肉收缩、相邻动脉的搏动及外部物体对身体组织的压迫和按摩等。凡能增加淋巴液生成的因素也都能增加淋巴液的回流量。

淋巴液回流的生理功能，主要是将一部分组织液，特别是组织液中的蛋白质分子带回血液中。淋巴回流还能清除组织液中不能被毛细血管重吸收的较大的分子及组织中的红细胞和细菌等。小肠绒毛的毛细淋巴管对营养物质特别是脂肪的吸收起重要的作用。由肠道吸收的脂肪的 $80\% \sim 90\%$ 是经过这一途径被输送入血液的，因此小肠的淋巴液呈乳糜状。淋巴回流的速度虽较缓慢，但一天中回流的淋巴液相当于全身血浆总量，故淋巴液回流在组织液的生成和重吸收的平衡中起着一定的作用。淋巴液回流的途中要经过多个淋巴结，在淋巴结的淋巴窦内有大量的吞噬细胞和淋巴细胞，可对淋巴液中的红细胞和细菌等异物进行处理。

第五节　心血管活动的调节

人体在不同的生理状况下，各器官组织的代谢水平不同，对血流量的需要也不同。机体可通过神经调节、体液调节和自身调节的途径对心血管活动进行调控，使心输出量和各组织器官的血流量适应机体新陈代谢和主要功能活动的需求。

一、神　经　调　节

心肌和血管平滑肌均接受自主神经支配。机体对心血管活动的神经调节是通过各种心血管反射实现的。

（一）心脏和血管的神经支配

1. 心脏的神经支配　心脏受心交感神经和心迷走神经的双重支配。

（1）心交感神经：**心交感神经**（cardiac sympathetic nerve）的节前神经元的胞体位于脊髓第 $1 \sim 5$ 胸段的中间外侧柱，发出节前纤维，在星状神经节或颈神经节中更换神经元。节前纤维末梢释放的神经递质是**乙酰胆碱**（acetylcholine，ACh），乙酰胆碱能激活节后神经元上的 N_1 胆碱受体。心交感神经换元发出的节后纤维支配心脏各个部分，包括窦房结、房室交界、房室束、心房肌和心室肌。

心交感神经节后纤维释放的递质是**去甲肾上腺素**（norepinephrine，NE），去甲肾上腺素通过与心肌细胞膜上的 β_1 肾上腺素受体结合改变它们的功能活动，从而使心率加快、房室交界的传导加快、心房肌和心室肌的收缩能力加强。这些作用分别称为**正性变时作用**（positive chronotropic action）、**正性变传导作用**（positive dromotropic action）和**正性变力作用**（positive inotropic action）。在去甲肾上腺素对心脏作用中，它的正性变时作用主要是由于去甲肾上腺素能增强窦房结 P 细胞的 4 期内向电流 I_f，从而使自动去极化速度加快；同时能使 3 期 K^+ 外流增快，导致复极化过程加速，不应期缩短，从而使自律性增高、心率增快。它的正性变传导作用主要是由于在房室交界处，去甲肾上腺素能增加细胞膜上 Ca^{2+} 通道开放的概率和 Ca^{2+} 的内流，使慢反应细胞 0 期动作电位的幅度增大，去极化加快，房室传导时间缩短。它的正性变力作用主要是由于去甲肾上腺素可激活腺苷酸环化酶，使细胞内 cAMP 增加，从而激活蛋白激酶，导致蛋白质磷酸化，激活心肌细胞膜上的 Ca^{2+} 通道并使其开放，进而导致了心肌细胞动作电位 2 期 Ca^{2+} 内流增加和肌质网释放 Ca^{2+} 增多，使心肌的收缩力增强，同时，去甲肾上腺素又能促使肌钙蛋白对 Ca^{2+} 的释放并加速肌质网对 Ca^{2+} 的摄取，故能加速心肌舒张。β 受体拮抗剂普萘洛尔可阻断心交感神经对心脏的兴奋作用。

（2）心迷走神经：**心迷走神经**（cardiac vagus nerve）节前神经元的胞体位于延髓的迷走神经背核和疑核，发出的节前纤维在迷走神经干中下行。在胸腔内，心迷走神经和心交感神经一起组成心脏神经丛。心迷走神经在心内神经节换元，节前纤维末梢释放的神经递质是乙酰胆碱，其能激活节后神经元上的 N_1 胆碱受体，换元后的纤维支配窦房结、心房肌、房室交界、房室束及其分支。心室肌也由少量迷走神经纤维支配。两侧心迷走神经对心脏的支配也有差异，右侧心迷走神经对窦房结的作用占优势；左侧心迷走神经对房室交界的作用占优势。

心迷走神经节后纤维末梢也可释放乙酰胆碱，与心肌细胞膜上的 M 型胆碱受体结合，结果使心率减慢，房室传导减慢，心房肌收缩能力减弱，即具有**负性变时作用**（negative chronotropic action）、**负性变传导作用**（negative dromotropic action）和**负性变力作用**（negtive inotropic action）。在乙酰胆碱对心脏的作用中，它的负性变时作用主要是乙酰胆碱能增加窦房结细胞 3 期的 K^+ 外流，使最大舒张电位变得更负。此外，乙酰胆碱还能抑制 4 期的内向电流 I_f，使自动去极化速度变慢，从而造成心率减慢。它的负性变传导作用主要是乙酰胆碱能抑制 Ca^{2+} 通道，减少 Ca^{2+} 内流，使房室交界处的慢反应细胞 0 期去极化的幅度减小，速率减慢，从而使房室传导速度减慢。它的负性变力作用主要是乙酰胆碱能抑制腺苷酸环化酶，使细胞内 cAMP 减少，肌质网释放的 Ca^{2+} 减少，乙酰胆碱能增加动作电位 2 期的 K^+ 外流和减少 Ca^{2+} 内流，而且乙酰胆碱还能直接抑制 Ca^{2+} 通道，这些均可使心肌收缩力减弱。M 型胆碱受体拮抗剂阿托品可阻断心迷走神经和乙酰胆碱对心脏的抑制作用。

心交感神经和心迷走神经平时都有持续性的神经冲动发放，分别称为心交感紧张和心迷走紧张。它们通过两者作用的相互拮抗来共同调节心脏的活动。

（3）支配心脏的肽能神经：心脏中存在着肽能神经纤维，其末梢释放肽类递质，如神经肽 Y（neuropeptide，NPY）、血管活性肠肽（vasoactive intestinal peptide，VIP）、降钙素基因相关肽（calcitonin gene related peptide）、阿片肽（opioid）、神经降压素（neurotensin）和速激肽（tachykinin）等。这些肽类递质可与其他递质（单胺类和乙酰胆碱等）共存于同一神经元中，并共同释放，参与对心肌和冠状血管活动的调节。

此外，心交感神经和心迷走神经内还含有传入神经，这些传入神经能感受来自心脏的化学刺激和机械牵张刺激，并反射性地调节心血管活动。

2. 血管的神经支配　除毛细血管外，血管壁都有平滑肌分布。绝大多数**血管平滑肌**（vascular smooth muscle）的活动受自主神经的调节。毛细血管前括约肌上神经分布很少，其舒缩活动主要受局部组织代谢产物的影响。支配血管平滑肌的神经纤维可分为**缩血管神经纤维**（vasoconstrictor nerve fiber）和**舒血管神经纤维**（vasodilator nerve fiber）两大类，两者又统称为血管运动神经纤维。

（1）缩血管神经纤维：都是交感神经纤维，故一般称为**交感缩血管神经纤维**（sympathetic vasoconstrictor nerve fiber）。交感缩血管纤维节前神经元胞体位于脊髓胸、腰段灰质的中间外侧柱中，发出节前纤维，在椎旁神经节和椎前神经节交换神经元，节后纤维释放去甲肾上腺素。血管平滑肌有 α 和 $β_2$ 两类肾上腺素受体。去甲肾上腺素与 α 肾上腺素受体结合，引起血管平滑肌收缩；与 $β_2$ 肾上腺素受体结合，则引起血管平滑肌舒张。去甲肾上腺素与 α 受体结合的能力较 $β_2$ 受体结合的能力强，故交感缩血管纤维兴奋时主要引起缩血管效应。

体内几乎所有的血管都受交感缩血管纤维的支配，但不同部位的血管中缩血管纤维的分布密度不同。皮肤血管中缩血管纤维分布最密，骨骼肌和内脏的血管次之，冠状血管和脑血管中分布较少。在同一器官中，各段血管中缩血管纤维的分布密度也不相同。动脉中缩血管纤维分布的密度高于静脉，微动脉中分布密度最高。

人体内多数血管只接受交感缩血管纤维的单一神经支配。在安静状态下，交感缩血管纤维持续发放每秒 1～3 次的低频冲动，这种活动称**交感缩血管紧张**（sympathetic vasoconstrictor tone），这种紧张性活动使血管平滑肌保持一定程度的收缩状态。当交感缩血管紧张加强时，血管平滑肌进一步收缩；当交感缩血管紧张降低时，血管平滑肌的收缩程度减弱，血管舒张。因此，交感缩血管神经通过改变血管口径从而调节器官的血流阻力和血流量。

（2）舒血管神经纤维：体内有一部分血管除接受缩血管纤维支配外，还接受舒血管纤维支配。

1）交感舒血管神经纤维（sympathetic vasodilator nerve fiber）：有些动物如狗和猫，支配骨骼肌微动脉的交感神经中除有缩血管纤维外，还有舒血管纤维。**交感舒血管神经纤维**末梢释放的递质是乙酰胆碱，它能与血管平滑肌上的 M 受体结合，引起骨骼肌血管舒张，增加骨骼肌的血流量，以适应骨骼肌在运动时对血流量增加的需要，阿托品可阻断其效应。交感舒血管纤维无紧张性活动，不参与血压调节，只有在情绪激动或做剧烈肌肉运动时才发放冲动，使骨骼肌血管舒张，血流量增加。人体内可能也有交感舒血管纤维存在。

2）副交感舒血管神经纤维（parasympathetic vasodilator nerve fiber）：只存在于少数器官，如脑膜、唾液腺、胃肠外分泌腺和外生殖器等，其末梢释放的递质是乙酰胆碱，它能与血管平滑肌上的 M 受体结合，引起血管舒张和局部血流量增加，但**副交感舒血管神经纤维**只对器官组织局部血流起调节作用，对循环系统总的外周阻力的影响很小。副交感舒血管神经也没有紧张性活动。

3）脊髓背根舒血管神经纤维：皮肤伤害性感觉传入纤维在外周末梢处可发出分支。当皮肤受到伤害性刺激时，感觉冲动一方面沿传入纤维向中枢传导，另一方面可在末梢分叉处沿其他分支到达受刺激邻近部位的微动脉，使微动脉舒张，局部皮肤出现红晕。这种仅通过轴突外周部分完成的反应，称为**轴突反射**（axon reflex）。这种神经纤维也称为**脊髓背根舒血管神经纤维**（dorsal root vasodilator nerve fiber）。

4）肽类舒血管神经纤维：某些支配血管的神经纤维含有降钙素基因相关肽或血管活性肠肽，并与乙酰胆碱共存。释放的降钙素基因相关肽或血管活性肠肽可引起局部血管舒张。例如，支配汗腺的交感神经纤维和支配颌下腺的副交感神经纤维通过释放乙酰胆碱引起腺细胞分泌，同时释放血管活性肠肽，引起血管舒张，使局部组织的血流增加。

（二）心血管中枢

在中枢神经系统中，控制心血管活动的神经元胞体集中的部位称**心血管中枢**（cardiovascular center）。心血管中枢并非集中在中枢神经系统内的某个部位，而是分布在从脊髓到大脑皮层的各个水平上，它们各具不同的功能，又互相密切联系，从而使整个心血管系统的活动协调一致，并与整个机体的活动相适应。

1. 脊髓　脊髓胸、腰段中间外侧柱有支配心脏和血管的交感节前神经元，脊髓骶段还有支配血管的副交感节前神经元，是中枢调控心血管活动的最后传出通路。它们的活动主要受高位心血管中枢的控制。

2. 延髓　一般认为，最基本的心血管中枢位于延髓。这一概念最早是在 19 世纪 70 年代提出的。它基于以下的动物实验结果：在延髓上缘横断脑干后，动物的血压并无明显的变化；但如果将横断水平逐步移向脑干尾端，则动脉血压就逐渐降低；当横断水平下移至延髓闩部时，血压降低至大约 40 mmHg。这些结果说明，心血管正常的紧张性活动不是起源于脊髓，而是起源于延髓，因为只要保留延髓及其以下中枢部分的完整，就可以维持心血管正常的紧张性活动，并完成一定的心血管反射活动。

延髓心血管中枢的神经元是指位于延髓内的心迷走神经元、心交感神经元和交感缩血管神经元。这些神经元在平时都有紧张性活动，分别称为心迷走紧张、心交感紧张和交感缩血管紧张。安静时，心迷走紧张占优势。因此，窦房结的起搏频率虽为 100 次/分，但安静状态下心率只有 70 次/分左右。

3. 下丘脑　下丘脑室旁核（paraventricular nucleus）在心血管活动的整合中具有重要的作用，其下行纤维不仅直接达到脊髓中间外侧柱从而控制交感节前神经元活动，还到达**延髓头端腹外侧区**

（rostral ventrolateral medulla）从而调节心交感神经和交感缩血管的紧张性活动。在动物实验中，电刺激下丘脑的"防御反应区"，可立即引起动物的警觉状态，骨骼肌的肌紧张加强，使动物表现出准备防御的姿势等行为反应，同时出现一系列心血管活动的改变，主要是心率加快、心肌收缩力加强、心输出量增加、皮肤和内脏血管收缩、骨骼肌血管舒张、血压稍有升高。这些心血管反应显然是与当时机体所处的状态相协调的，主要是使骨骼肌有充足的血液供应，以适应防御、搏斗或逃跑等行为的需要。

4. 其他心血管中枢 大脑边缘系统能影响下丘脑和脑干其他部位的心血管神经元的活动，并与机体各种行为的改变相协调。大脑新皮层的运动区兴奋时，除引起相应的骨骼肌收缩外，还能引起该骨骼肌的血管舒张。刺激小脑顶核可引起血压升高，心率加快。顶核的这种效应可能与姿势和体位改变时伴随的心血管活动变化有关。

（三）心血管反射

神经系统对心血管活动的调节是通过各种**心血管反射**（cardiovascular reflex）实现的。机体内、外环境的变化可以被各种内、外感受器所感受，从而通过反射引起心血管活动的改变，如心输出量和血管舒缩活动的变化等。其生理意义在于使循环功能能适应当时机体所处的状态或环境的变化，从而维持机体内环境的相对稳定。

1. 颈动脉窦和主动脉弓压力感受性反射 压力感受性反射（baroreceptor reflex）又称**降压反射**（depressor reflex），是调节心血管活动最重要的一种心血管反射。

（1）压力感受器（baroreceptor）：是**颈动脉窦**（carotid sinus）和**主动脉弓**（aortic arch）血管壁外膜下的感觉神经末梢，称为**动脉压力感受器**（图4-17）。该压力感受器并不直接感受血压的变化，而是感受由动脉血压变化导致血液对动脉管壁的牵拉刺激，因此它是机械感受器。在一定范围内，压力感受器的传入冲动的频率与动脉管壁的扩张程度成正比（图4-18）。当动脉血压升高时，动脉管壁被牵张的程度就升高，压力感受器发放的神经冲动也就增多。在同一血压水平，颈动脉窦压力感受器的兴奋性比主动脉弓压力感受器的兴奋性高。

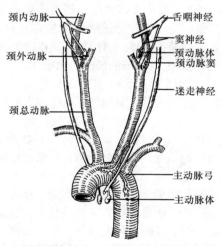

图4-17 颈动脉窦区与主动脉弓区的压力感受器与化学感受器

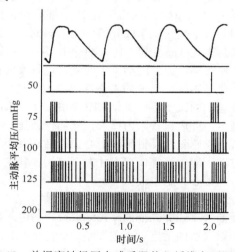

图4-18 单根窦神经压力感受器传入纤维在不同动脉压时的放电

图中最上方为主动脉血压波（1mmHg=0.133kPa）

（2）传入神经、中枢、传出神经和效应器：颈动脉窦压力感受器的传入神经为**窦神经**（sinus nerve），窦神经加入舌咽神经，进入**延髓**与**孤束核**（nucleus tractus solitarius）的神经元发生突触联系。主动脉弓压力感受器的传入神经纤维行走于迷走神经干内，然后进入延髓，到达孤束核。兔的主动脉弓压力感受器的传入神经在颈部自成一束，与迷走神经伴行，称为**主动脉神经**（aortic nerve）或**降压神经**（depressor nerve）。压力感受器的传入神经冲动到达孤束核后换元与延髓头端腹外侧区、迷走神经背核和疑核发生联系，从而调节心迷走紧张、心交感紧张和交感缩血管紧张的活动。压力感受器的传入冲动除了到达延髓外，还能与心血管中枢的多级水平的神经元发生联系。压力感受性反射的传出神经为心迷走神经、心交感神经和交感缩血管神经，效应器主要是心脏和血管。

（3）反射效应：当动脉血压升高时，压力感受器发放冲动增加，经窦神经和迷走神经的传入冲动增加，到达延髓，通过中枢整合，引起心交感神经传出冲动减少、心迷走神经传出冲动增多及交感缩血管神经的传出冲动减少，结果使心率减慢、心肌收缩力减弱、心输出量减少、血管舒张和外周阻力降低，从而导致动脉血压下降。相反，当动脉血压下降时，压力感受器发放冲动减少，经窦神经和迷走神经的传入冲动减少，到达延髓，通过中枢整合，引起心交感神经传出冲动增加、心迷走神经传出冲动减少及交感缩血管神经的传出冲动增多，结果使心率加快、心肌收缩力加强、心输出量增加、血管收缩和外周阻力增加，从而导致动脉血压回升。

（4）生理学意义：压力感受性反射是一种负反馈调节机制，其生理意义在于使动脉血压保持相对稳定而不至于发生过大的波动，因此在生理学中将动脉压力感受器的传入神经称为**缓冲神经**（buffer nerve）。尤其是因为压力感受器正好位于脑和心脏供血通道的起始部，所以降压反射对于脑和心脏的正常血液供应尤为重要。

在一定的压力范围内（60～180mmHg），压力感受器的传入冲动与动脉血压成正比。压力感受器对短时间内的压力变化要比对缓慢的压力变化更加敏感，压力感受性反射在心输出量、外周血管阻力、血量等发生突然变化的情况下，对动脉血压进行快速调节的过程中起重要作用。特别是动脉血压在正常水平波动时，降压反射的调节最为敏感，所以，降压反射对维持正常血压的稳定具有重要作用。当血压持续升高时，压力感受性反射可发生**重调定**（resetting），即引起反射**调定点**（set point）的上移。

2. 颈动脉体和主动脉体化学感受性反射 在颈总动脉分叉处和主动脉弓区域，存在一些特殊的感受装置，称为**颈动脉体**（carotid body）和**主动脉体**（aortic body）**化学感受器**（chemoreceptor）（图 4-17）。这些感受器内有感受细胞和感觉神经末梢，并有丰富的血液供应，能直接和迅速地感受到血液中某些化学成分的变化。例如，血液中氧分压降低、二氧化碳分压增高和 H^+ 浓度过高等，都可刺激这些感受器。传入冲动由窦神经和迷走神经传入至延髓孤束核，然后使延髓内呼吸神经元和心血管神经元的活动发生改变，这种反应称为**化学感受性反射**（chemoreceptor reflex）。

化学感受性反射的兴奋性效应主要是使呼吸加深加快（参见第五章），化学感受性反射可通过呼吸运动的改变，再引起心率加快，使心输出量增加，脑和心脏的血流量增加，而腹腔内脏的血流量减少，外周血管阻力增大，从而使血压升高。

化学感受性反射平时对心血管活动并不起明显的调节作用。只有在低氧、窒息、失血、动脉血压过低和酸中毒等情况下才发挥作用，其生理意义是提高心输出量，增加外周阻力，使血液重新分配，保证心、脑血液供应。

3. 心肺感受器引起的心血管反射 心房、心室和肺循环大血管壁存在许多感受器，总称为**心肺感受器**（cardiopulmonary receptor）。其传入神经纤维分别行走于迷走神经或交感神经内。引起心肺感受器兴奋的适宜刺激主要是血管壁的机械牵张。当心房、心室或肺循环大血管中压力升高或血容量增多而使心脏或血管壁受到牵张时，这些机械或压力感受器就发生兴奋。一些化学物质（前列腺素、缓激肽和藜芦碱等）也能刺激心肺感受器。大多数心肺感受器受刺激时引起的反射效应是心交感紧张降低、心迷走紧张加强，从而导致心率减慢、心输出量减少、外周血管阻力降低，故血压下降。心肺感受器兴奋还能抑制交感神经的活动和减少血管升压素的释放，使肾血流量增加，肾排水和排钠增多。

4. 其他心血管反射

（1）躯体感受器引起的心血管反射：刺激躯体传入神经时可以引起各种心血管反射。反射的效应取决于感受器的性质、刺激的强度和频率等因素。例如，用低至中等强度的低频电脉冲刺激骨骼肌的传入神经，常引起降血压效应；而用高强度、高频率电刺激皮肤的传入神经，则常引起升血压效应。在平时，肌肉活动、皮肤的冷热刺激及各种伤害性刺激都能引起心血管反射活动。

（2）其他内脏感受器引起的心血管反射：扩张肺、胃、肠、膀胱等空腔器官，或挤压睾丸等，常可引起心率减慢和外周血管舒张等效应。这些内脏感受器的传入神经纤维行走于迷走神经或交感神经内。

（3）脑缺血反应：当脑血流量明显减少时发生的反应，表现为交感缩血管紧张显著加强，外周血管高度收缩，动脉血压升高，该反应有助于紧急情况下改善脑的血液供应。

二、体液调节

心血管活动的体液调节是指血液和组织液中一些化学物质对心肌和血管平滑肌活动的调节。在体液因素中，有些是通过血液携带的，可广泛作用于心血管系统；有些则是在组织中形成的，主要作用于局部血管，对局部组织的血流量起调节作用。

（一）肾素-血管紧张素系统

机体肾血流量不足或血 Na^+ 降低时，可刺激肾近球细胞合成和分泌一种酸性蛋白酶，为**肾素**。肾素进入血液，将由肝脏合成的**血管紧张素原**（angiotensinogen）水解成十肽的**血管紧张素 I**（angiotensin I）。血管紧张素 I 经过肺循环时，在**血管紧张素转换酶**（angiotensin-converting enzyme）的作用下，脱去两个氨基酸，成为八肽的**血管紧张素 II**（angiotensin II）。血管紧张素 II 在血浆和组织中的氨基肽酶（aminopeptidase）作用下，成为七肽的**血管紧张素 III**（angiotensin III）（图 4-19）。血管紧张素 I 还可经不同酶的水解，生成与上述三个血管紧张素不同的肽段（如血管紧张素 IV、血管紧张素 1～9 等），他们共同构成血管紧张素家族。

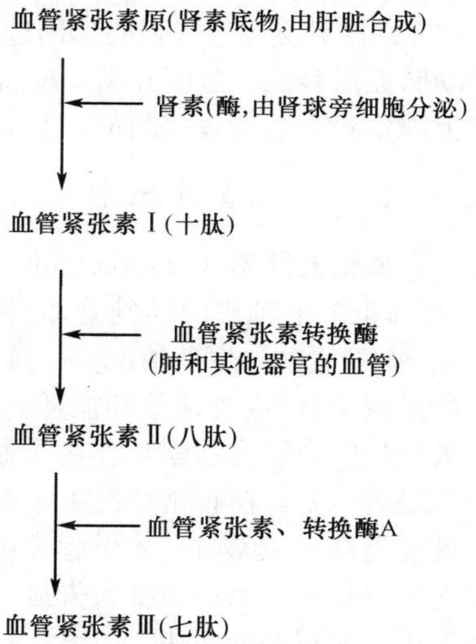

血管紧张素能通过激动**血管紧张素受体**（angiotensin receptor, AT receptor）来发挥其生物学效应，目前已报道有四种血管紧张素受体亚型：AT_1、AT_2、AT_3 和 AT_4。AT_1 受体可再分为 AT_{1a} 和 AT_{1b}。AT_{1a} 受体在脑、心脏、血管和肾等部位表达，AT_{1b} 受体在胎盘、肺和肝脏表达。AT_2 受体主要分布在肾上腺髓质、子宫、卵巢和脑组织中。AT_3 受体的作用目前知之甚少。AT_4 受体广泛分布于哺乳动物的心血管、脑、肾、肺等处。血管紧张素 I 对体内多数组织、细胞不具有活性。而血管紧张素 II 是血管紧张素中最具活性的一

血管紧张素原(肾素底物,由肝脏合成)

↓ ← 肾素(酶,由肾球旁细胞分泌)

血管紧张素 I (十肽)

↓ ← 血管紧张素转换酶
（肺和其他器官的血管）

血管紧张素 II (八肽)

↓ ← 血管紧张素、转换酶A

血管紧张素 III (七肽)

图 4-19 肾素-血管紧张素系统

种。在循环系统中，血管紧张素 II 的生理作用主要是通过兴奋 AT_1 受体产生的。血管紧张素 II 可直接使全身微动脉收缩，外周阻力增加，血管紧张素 II 也可使静脉收缩，回心血量增加，心输出量增多。血管紧张素 II 可作用于中枢神经系统的某些部位，加强交感缩血管的紧张性。血管紧张素 II 可作用于交感神经末梢，促进其分泌去甲肾上腺素。此外，血管紧张素 II 还可刺激肾上腺皮质球状带细胞合成和释放醛固酮，后者又可促进肾小管对 Na^+ 和水的重吸收，结果使血量增加。总之，血管紧张素 II 的上述作用均与血压升高有关。血管紧张素 III 可作用于 AT_1 受体，产生与血管紧张素 II 相似的生理效应，但血管紧张素 III 的缩血管作用仅为血管紧张素 II 的 10%～20%，而且刺激肾上腺皮质合成和释放醛固酮的作用较强。血管紧张素 IV 可抑制左心室的收缩、加速左心室的舒张。血管紧张素的其他活性片段可调节血管紧张素 II 的作用，使肾素-血管紧张素系统对心血管功能的作用更

加精确和完善。

（二）肾上腺素和去甲肾上腺素

肾上腺素（epinephrine，E）和去甲肾上腺素在化学结构上都属于**儿茶酚胺**（catecholamine）。循环血液中的肾上腺素和去甲肾上腺素主要来自肾上腺髓质。肾上腺素能神经末梢释放的去甲肾上腺素也有一小部分进入血液循环。在肾上腺髓质分泌的儿茶酚胺中，肾上腺素约占 80%，去甲肾上腺素约占 20%。

肾上腺素与去甲肾上腺素对心脏和血管的作用有许多共同点，但并不完全相同，因为两者与不同的肾上腺素受体的结合能力不同。肾上腺素可与 α 和 β（β_1 和 β_2）两类肾上腺素受体结合。在心脏，肾上腺素与心肌细胞膜上的 β_1 受体结合，从而引起心率加快，心肌收缩力增强和心输出量增加。在血管，肾上腺素的作用取决于血管平滑肌上 α 和 β_2 受体的分布情况，在皮肤、肾、胃肠血管的平滑肌上，α 受体在数量上占优势，肾上腺素的作用是使这些器官的血管收缩；在骨骼肌和肝脏的血管平滑肌上，β_2 受体占优势，小剂量肾上腺素常引起这些器官的血管舒张。大剂量肾上腺素也可通过兴奋 α 受体，引起体内大多数血管收缩。可见，肾上腺素对血管既有收缩作用，又有舒张作用，因此，肾上腺素的主要作用是调节全身各器官的血流分配。肾上腺素对心脏的兴奋作用较强，因此临床上常用于心脏复苏。肾上腺素对血管的作用是使部分血管收缩，部分血管舒张，因而对总外周阻力影响不大。

去甲肾上腺素主要与 α 肾上腺素受体结合，也可与心肌的 β_1 肾上腺素受体结合，但与血管平滑肌的 β_2 肾上腺素受体结合的能力较弱。因此，去甲肾上腺素可使体内大多数血管收缩，外周阻力增加，血压升高，但其强心作用远比肾上腺素为弱。静脉注射去甲肾上腺素，可使全身血管广泛收缩，动脉血压升高；血压升高又使压力感受性反射活动加强，压力感受性反射对心脏的效应超过去甲肾上腺素对心脏的直接效应，故心率减慢。

（三）血管升压素

血管升压素（vasopressin，VP）由下丘脑视上核和室旁核的神经元合成，经神经轴突（下丘脑-垂体束）的轴质流动到垂体后叶储存，并经常少量释放入血液循环。血管升压素有两种受体，即 V_1 和 V_2 受体。生理情况下，血管升压素与肾集合管的 V_2 受体结合，促进肾小管对水的重吸收，使尿量减少，细胞外液量和循环血量增加，故血管升压素又称**抗利尿激素**（antidiuretic hormone，ADH）。大剂量的血管升压素可作用于血管平滑肌上的 V_1 受体，引起血管平滑肌收缩，外周阻力增加，血压显著上升。在正常情况下，血浆中血管升压素浓度升高时首先出现抗利尿效应，只有当其血浆浓度明显高于正常时，才引起升压反应。故一般认为，生理状态下的血管升压素在血压调节中可能不起重要作用，而在急性大失血时，血管升压素的释放量显著增加，其对保留体内液体量和维持动脉血压都起重要的作用。

（四）激肽

激肽（kinin）是一类具有舒血管作用的多肽，它是由**激肽原**（kininogen）在**激肽释放酶**（kallikrein）的作用下转变而来，主要包括**缓激肽**（bradykinin）和**血管舒张素**（kallidin）。激肽可通过内皮细胞释放一氧化氮，从而引起血管平滑肌舒张和毛细血管通透性增高。缓激肽和血管舒张素是已知的最强烈的舒血管物质。在一些器官组织中生成的激肽，主要使器官局部的血管舒张，血流量增加。在循环血液中的激肽也参与对动脉血压的调节，使血管舒张，血压降低。但是，激肽对其他平滑肌的作用则是引起收缩。

（五）心房钠尿肽

心房钠尿肽（atrial natriuretic peptide）是由心房肌细胞合成和释放的一类多肽。心房钠尿肽可使血管舒张，外周阻力降低，也可使心输出量减少，故血压降低。心房钠尿肽作用于肾脏，可使肾排水和排钠增多。此外，心房钠尿肽还能抑制肾脏近球细胞释放肾素、抑制肾上腺皮质球状带细胞释放醛固酮和抑制血管升压素的释放。这些作用都可导致体内细胞外液量减少，血压降低。血容量增多、血压升高或头低足高体位时，心房壁会受到牵拉，从而使心房钠尿肽释放增加，引起尿和尿钠排出增多。因此，心房钠尿肽是体内调节水盐平衡的一种重要的体液因素。

（六）前列腺素

前列腺素（prostaglandin，PG）是一族二十碳不饱和脂肪酸。全身各部位的组织细胞几乎都能生成前列腺素。前列腺素按其分子结构的差别，可分为多种类型。各种前列腺素对血管平滑肌的作用是不同的。例如，PGE_2 具有强烈的舒血管作用，而 $PGF_{2\alpha}$ 则可使静脉收缩。去甲肾上腺素和血管紧张素 II 等缩血管物质作用于血管平滑肌相应的受体，从而引起血管平滑肌收缩，同时也使血管平滑肌生成前列腺素，生成的前列腺素可使血管平滑肌对去甲肾上腺素和血管紧张素 II 的敏感性降低。因此，前列腺素对血管平滑肌的活动起局部负反馈调节作用。

（七）组胺

组胺（histamine）是由组氨酸在脱羧酶的作用下产生的。许多组织，特别是皮肤、肺和肠黏膜的肥大细胞中含有大量的组胺。当组织受到损伤或发生炎症和过敏反应时，都可释放组胺。组胺有强烈的舒血管作用，并能使毛细血管和微静脉的管壁通透性增加，血浆漏入组织，导致局部组织水肿。

此外，血管内皮可以合成、释放多种血管活性物质（包括舒血管物质和缩血管物质两类），从而引起血管平滑肌舒张和收缩；体内的阿片肽（opioid peptide）和肾上腺髓质肽（adrenomedullin）也可导致血管平滑肌的舒张。

三、自 身 调 节

如果将调节血管的各种神经、体液因素都去除，当血压在一定的范围内变动时，各器官的血流量仍能通过局部血管的舒缩而得到适当的调节，并维持于相对稳定的水平，这种调节机制，来源于器官或血管本身，故称为自身调节。心脏泵血功能的自身调节机制，已在前文叙述。关于血管自身调节的机制，主要有以下两类：

（一）代谢性自身调节

组织细胞代谢需要氧和营养物质，并可产生各种代谢产物。组织中的氧和代谢产物对该组织的血流量有调节作用。组织中的氧分压降低及多种代谢产物如二氧化碳、H^+、腺苷、ATP、K^+ 等，都能使局部的微动脉和毛细血管前括约肌舒张。当组织代谢活动增强时，局部组织中氧分压降低，代谢产物增加，该局部的微动脉和毛细血管前括约肌舒张，局部的血流量增多，向组织提供更多的氧，并带走代谢产物。当局部的代谢产物减少时，微动脉和毛细血管前括约肌不再扩张，局部血流量相应减少。代谢性自身调节的意义在于使器官组织的血流量与代谢水平相适应。

（二）肌源性自身调节

血管平滑肌本身经常保持一定的紧张性收缩，称为**肌源性活动**（myogenic activity）。肌源性活动强度与血管平滑肌被牵张的程度正相关。当供应某一器官的血管灌注压突然升高时，阻力血管跨壁压增大，血管平滑肌受到的牵张刺激增加，肌源性活动增强，血管收缩，血流阻力增加，该器官的血流量不致因灌注压升高而过多增加；当器官血管的灌注压突然降低时，肌源性活动减少，血管舒张，血流阻力减小，该器官的血流量不致因灌注压下降而过多减少。血管平滑肌的这种肌源性的自身调节现象，在肾血管表现特别明显，也可见于脑、心、肝、肠系膜和骨骼肌的血管。肌源性自身调节对保持这些器官血流量的相对稳定具有重要的意义。

四、动脉血压的长期调节

根据动脉血压的调节时程，动脉血压调节可分为**短期调节**（short-term regulation）和**长期调节**（long-term regulation）。短期调节是指对短时间内发生的血压变化进行调节，主要通过神经调节（包括各种心血管反射），调节心肌收缩力和血管外周阻力，从而使动脉血压恢复正常并保持相对稳定。当血压在较长时间内（数小时、数天、数月或更长）发生变化时，神经调节不足以将血压调节到正常水平，此时主要通过**肾-体液控制系统**（renal-body fluid system），使动脉血压恢复正常。当细胞外液量增多时，循环血量增多，循环血量与血管系统容量的相对比增加，循环系统平均充盈压、回心血量和心输出量升高，血压升高。升高的血压能使肾血流量增多和肾小球滤过率升高，肾排水和排钠增加（压力性利尿），循环血量减少，从而使血压恢复到正常水平。当细胞外液量和循环血量减少，血压下降时，则发生相反的调节。

循环血量增多、动脉血压升高不仅通过压力性利尿减少血容量，还与体液调节有关，其中较重要的是血管升压素、心房钠尿肽和肾素-血管紧张素-醛固酮系统。当循环血量增多、动脉血压升高时，可通过以下机制使循环血量和血压恢复至正常水平：①血管升压素释放减少，从而使肾远曲小管和集合管对水的重吸收减少，肾排水量增加，细胞外液量回降；②心房钠尿肽分泌增多，使肾脏对 Na^+ 和水的重吸收减少，Na^+ 和水排出增加，细胞外液量回降；③血管紧张素 II 生成减少，血管紧张素 II 引起的血管收缩效应减弱，血压回降；血管紧张素 II 促进肾上腺皮质分泌醛固酮的作用也减弱，醛固酮分泌减少，肾小管对 Na^+ 和水的重吸收减少，Na^+ 和水排出增加，细胞外液量回降。反之，当循环血量减少、动脉血压降低时，则出现相反的效应。通过肾-体液控制系统，保持体液量的动态平衡和血压相对稳定。

总之，动脉血压的调节有许多机制的参与，每种机制只在某方面发挥调节作用，各种机制相互配合、协调作用才能完成全部、复杂的调节。动脉血压的快速的短期内调节，主要是通过神经调节，调节阻力血管口径及心脏的活动完成的；而长期调节则主要是通过肾对细胞外液量的调节实现的。

第六节 器 官 循 环

体内各器官的血流量与该器官的动脉和静脉间压力差成正比，而与该器官的血流阻力成反比。各器官的结构和功能各不相同，器官内部的血管分布又各有特征，因此，其血流量的调节除服从前述的一般规律外，还有其本身的特点。

一、冠 脉 循 环

供应心脏自身的血液循环称**冠脉循环**（coronary circulation）。

（一）冠脉循环的解剖特点

冠状动脉直接起自主动脉根部，分左右两支。左冠状动脉主要供应左心室的前部，右冠状动脉主要供应左心室的后部和右心室。冠状动脉的主干行走于心脏的表面，其小分支常以垂直于心脏表面的方向穿入心肌，并在心内膜下层分支成网，供应内层心肌。因此，冠脉血管分支容易在心肌收缩时受到压迫。心肌的毛细血管网分布极为丰富，与心肌纤维平行排列，毛细血管数与心肌纤维数的比例为 1：1，因此，心肌与冠状动脉血液之间的物质交换可迅速完成。但当心肌肥厚时，毛细血管数量不能随着心肌细胞的增大而增多，单位面积的血液供应相对减少，因此肥大的心肌易发生相对缺血。冠状动脉之间有侧支互相吻合，但正常心脏的冠状动脉侧支较细小，血流量很少。因此，当冠状动脉突然阻塞时，不易很快建立侧支循环，常可导致心肌梗死。但如果冠状动脉阻塞是缓慢形成的，则侧支可逐渐扩张，并建立新的侧支循环，起代偿作用。

（二）冠脉循环的生理特点

1. 途径短、流速快、灌注压高　冠脉直接开口于主动脉根部，血流途径短。血液从主动脉根部经冠脉血管到右心房，只需要 6～8s。冠脉开口于主动脉根部，并直接流入较小血管，故血压能维持在较高的水平。

2. 血流量大　冠状动脉血流量较大，安静时人体冠状动脉血流量为每百克心肌 60～80ml/min，左心室单位克重心肌组织的血流量大于右心室。中等体重的人，总的冠状动脉血流量为 225ml/min，占心输出量的 4%～5%。当心肌活动加强，冠状动脉达最大舒张状态时，冠状动脉血流量可增加到每百克心肌 300～400ml/min，为安静时的 5 倍。

3. 摄氧率高，耗氧量大　心肌主要通过有氧氧化而获得大量能量，心肌耗氧量大，心肌摄氧能力很强。人体处于安静状态时，动脉血流经心脏后，其中 65%～70%的氧被心肌摄取，心肌的摄氧率高于其他器官组织（25%～30%）的摄氧率。故经冠脉循环后的静脉血氧储备已很小，机体进行剧烈运动时，主要靠扩张冠脉、增加血流量来满足心肌对氧的需求。

4. 血流量随心动周期呈周期性变化　冠脉直接起源于主动脉，其分支垂直于心脏表面穿过心肌至心内膜。因此，在心肌的收缩期和舒张期因受主动脉压和心室壁张力的影响，冠脉血流量呈周期性变化。当左心室等容收缩期开始时，心室壁张力升高，左冠状动脉受压而致血流量突然减少甚至发生倒流；在左心室射血期，主动脉压升高，冠状动脉灌注压也随着升高，故冠脉血流量逐渐增加；进入减慢射血期，随着主动脉压下降，冠脉血流量再次下降；在等容舒张期开始时，心肌对冠脉的挤压作用减弱或消失，冠脉血流阻力减小，冠脉血流量突然增加，到舒张的早期冠脉血流量达最高峰，然后又随着主动脉压的下降逐渐减少。通常，左心室在收缩期的血流量只有舒张期的 20%～30%。当心肌收缩加强时，心收缩期血流量所占比例更小。由此可见，心肌的血液供应主要在舒张期，舒张压的高低和心舒张期的长短是影响冠脉血流量的重要因素，舒张压升高时，冠状动脉灌注压也随着升高，冠脉血流量增多。心率加快时，心动周期缩短主要是心舒张期缩短，冠状动脉灌注时间缩短，冠脉血流量减少。右心室肌肉比较薄弱，收缩时对血流的影响不如左心室明显，安静时，右心室收缩期的血流量和舒张期的血流量相差不多，甚至收缩期的血流量多于舒张期的血流量。

（三）冠脉血流量的调节

生理情况下，冠脉血流量主要受心肌本身代谢水平的调节；神经、体液因素对冠脉血流量也有一定的调节作用。

1. 心肌本身代谢水平　是调节冠脉血流量的最重要因素。有氧代谢是心肌能量的主要来源，心肌耗氧量很大，人在安静状态时，每百克心肌的耗氧量为 7～9ml/min。在运动、精神紧张等情况下，心肌本身代谢活动明显增强，耗氧量也随之增加。实验证明，冠脉血流量与心肌代谢水平成正比。心肌在失去神经支配和激素等作用时，这种关系依旧存在，故有人称其为心肌血流量的自身调节。这说明心肌耗氧量增加或心肌组织中的氧分压降低可引起冠脉舒张，血流量增加，以满足心肌对氧的需求。

目前认为，心肌代谢增强引起冠状动脉血管舒张的原因并非低氧本身，而是由于某些心肌代谢产物的增加。在各种代谢产物中，腺苷可能起最重要的作用。腺苷具有强烈的舒张小动脉的作用，从而使冠状动脉血流量增加。腺苷生成后，在几秒钟内即被破坏，因此不会引起其他器官的血管舒张。心肌的其他代谢产物如 H^+、二氧化碳、乳酸等也有较弱的舒张冠状动脉作用。冠状动脉硬化时，即使心肌代谢产物增多，冠状动脉也难于舒张，因而容易发生心肌缺血。

2. 冠脉血管的神经调节　冠状动脉受迷走神经和交感神经的支配。迷走神经兴奋对冠状动脉的直接作用是舒张，但迷走神经兴奋又可使心率减慢，心肌代谢率降低，代谢产物减少，这些因素可抵消迷走神经对冠状动脉的直接舒张作用。心交感神经兴奋可激活冠状动脉平滑肌的 α 肾上腺素受体，从而使血管收缩。但交感神经兴奋又可同时激活心肌的 β_1 肾上腺素受体，使心率加快，心肌收缩加强，耗氧量增加，代谢产物增多，从而使冠状动脉舒张。给予 β 受体拮抗剂后，刺激交感神经只表现出直接的冠状动脉收缩反应。总之，在整体条件下，冠状动脉血流量主要受心肌本身的代谢水平调节，神经因素对冠状动脉血流量的影响在很短时间内就被心肌代谢改变所引起的血流量的变化所掩盖。

3. 冠脉血管的体液调节 甲状腺激素、肾上腺素和去甲肾上腺素通过增强心肌代谢活动使冠状动脉舒张，冠脉血流量增加；一氧化氮、PGI_2、组胺、5-HT、缓激肽等可直接舒张冠状动脉，增加冠脉血流量；血管紧张素Ⅱ、内皮素、TXA_2 和大剂量血管升压素等能收缩冠状动脉，减少冠脉血流量。

二、脑 循 环

脑循环（cerebral circulation）是脑组织血液循环的简称。脑循环的主要功能是为脑组织提供氧、能量和营养物质，排出代谢产物，维持脑的内环境稳定。

（一）脑循环的特点

1. 血流量大，耗氧量大 脑组织的代谢水平高，血流量较多。在安静状况下，每百克脑的血流量为 50～65ml/min，整个脑的血流量为 700～900ml/min。可见，脑的重量虽仅占体重的约 2%，但血流量却占心输出量的 15% 左右。脑组织的耗氧量也较大。在安静情况下，每百克脑耗氧 3～3.5ml/min，整个脑的耗氧量约占全身耗氧量的 20%。而且，脑组织对缺血和缺氧的耐受性较低，若每 100g 脑组织的血流量低于 40ml/min，就会出现脑缺血症状。

2. 血流量变化小 脑位于颅腔内。颅腔是骨性的，故其容积是固定的。颅腔内被脑组织、脑血管和脑脊液（cerebrospinal fluid）充满，三者容积的总和也是固定的。脑组织是不可压缩的，故脑血管的舒缩程度受到相当的限制，血流量的变化较其他器官小。脑组织血液供应的增加主要依靠提高脑循环的血流速度来实现。

（二）脑血流量的调节

1. 自身调节 脑血管的舒缩受到限制，故脑的血流量主要取决于脑的动-静脉压差及脑血管的阻力。当平均动脉压在 60～140mmHg 的范围内变化时，脑血管可通过自身调节的机制使脑血流量保持相对恒定；高血压患者，自身调节的上限可升至 180～200mmHg。平均动脉压低于 60mmHg 时，脑血流量明显减少，从而出现脑缺血症状；平均动脉压高于 140mmHg 时，脑血流量显著增加，但压力过高可致毛细血管压升高，从而出现脑水肿。

2. 二氧化碳分压、氧分压 血液二氧化碳分压和氧分压对脑血流量也有影响。当血液中二氧化碳分压升高，可能是由一氧化氮介导的，从而引起脑血管舒张，血流量增加；相反，过度通气时二氧化碳呼出过多，血中二氧化碳分压过低，脑血管收缩，脑血流量减少，从而引起头晕的症状。血液中氧分压降低可通过一氧化氮、腺苷的生成和 ATP 依赖的钾通道激活使脑血管舒张。

3. 神经调节 脑血管虽接受交感缩血管神经和副交感舒血管神经的支配，但神经纤维的分布较少，所起的作用也不大。刺激或切除支配脑血管的交感或副交感神经，脑血流量没有明显的变化。在多种心血管反射中，脑血流量的变化也不明显。

（三）血-脑脊液屏障和血-脑屏障

脑脊液为含极少量细胞的无色透明液体。正常成年人的脑脊液总量约 150ml，每天生成的脑脊液量约 800ml，同时有等量的脑脊液被吸收入血。脑脊液对脑产生一定的浮力，可使脑的重量减轻到 50g 左右，从而有效地避免了脑组织对颅底部神经和血管的压迫。

脑脊液在脑、脊髓和颅腔、椎管之间起缓冲作用，既有保护中枢神经的作用，又可作为脑和脊髓与血液之间物质交换的媒介。脑脊液中的成分与血浆相比,蛋白质含量极微,葡萄糖含量也较少,但 Na^+ 和 Mg^{2+} 的浓度较高,K^+、HCO_3^- 和 Ca^{2+} 的浓度较低。可见,血液和脑脊液之间的物质转运并不是被动过程,而是主动转运过程。另外,一些大分子物质较难从血液进入脑脊液,仿佛在血液与脑脊液之间存在着某种特殊的屏障,这种屏障称为**血-脑脊液屏障**(blood-cerebrospinal fluid barrier)。血-脑脊液屏障的基础是无孔的毛细血管壁和脉络丛细胞中运输各种物质的特殊载体系统。这种屏障对不同物质的通透性是不同的。例如,氧气和二氧化碳等脂溶性物质很容易通过屏障,但许多离子的通透性则较低。

血液与脑组织之间也存在着类似的屏障,其可限制物质在血液与脑组织之间的自由交换,称为**血-脑屏障**(blood-brain barrier)。脂溶性物质如氧气、二氧化碳、某些麻醉药和乙醇等很容易通过血-脑屏障。对于不同的水溶性物质来说,其通透性并不一定与分子的大小相关。例如,葡萄糖和氨基酸的通透性较高,而甘露醇、蔗糖和许多离子的通透性则很低甚至不能通透。这说明脑内毛细血管处的物质交换与身体其他部分的毛细血管处是不同的,也是一种主动的转运过程。毛细血管的内皮、基膜和星状胶质细胞的血管周足等结构可能是血-脑屏障的形态学基础。

血-脑脊液屏障和血-脑屏障的存在对保持脑组织周围稳定的化学环境和防止血液中有害物质侵入脑内具有重要的生理意义。脑组织发生缺氧和损伤等情况及在脑肿瘤部位,毛细血管壁的通透性增加,故平时不易透过血-脑屏障的物质此时较易进入受损部位的脑组织。因此,临床上将同位素标记的白蛋白注入体内,这些蛋白质进入正常脑组织的速度很慢,但容易进入脑肿瘤组织,临床常以此来检查脑瘤的部位。在用药物治疗神经系统疾病时,必须明确所用的药物是否容易通过血-脑屏障。脑脊液中的物质很容易通过室管膜或软脑膜进入脑组织,因此,临床上可将不易通过血-脑屏障的药物直接注入脑脊液,使之能较快地进入脑组织。

三、肺 循 环

血液由右心室经肺动脉、肺泡毛细血管、肺静脉返回左心房的血液循环称**肺循环**(pulmonary circulation)。肺循环的主要功能是从肺泡气中摄取氧气,排出二氧化碳,进行气体交换。营养呼吸性小支气管以上呼吸道组织的支气管动脉,属体循环系统,因肺循环血管和支气管血管的末梢间有吻合支沟通,因此少量的支气管静脉血可以通过吻合支进入肺静脉和左心房,使主动脉血液中掺入 $1\%\sim2\%$ 的静脉血。

(一)肺循环血流特点

1. 肺循环阻力小 肺动脉主干长 4cm,随即分为左、右两支,再分为若干小支进入肺泡壁形成毛细血管网,最后汇入肺静脉流回左心房。整个肺循环途径比体循环短得多。肺动脉分支短、管径大、管壁薄、可扩张性大、血管的总截面大,加上肺循环的全部血管都位于比大气压低的胸膜腔内,经常处于扩张状态,因此肺循环的阻力小。

2. 肺循环压力低 由于右心室的收缩能力弱,肺循环对血流的阻力小,肺循环的血压较低,仅为体循环的 $1/6\sim1/5$。正常人右心室收缩压平均为 22mmHg,舒张压为 $0\sim1$mmHg;肺动脉收缩压与右心室收缩压相同,舒张压为 8mmHg,肺循环平均动脉压约 13mmHg。肺静脉与左心房内压力相同,为 $1\sim4$mmHg。肺循环毛细血管平均血压为 7mmHg,因为肺毛细血管的压力低于血浆胶体渗透压的 25mmHg,所以肺组织有效滤过压为负值,此负压状态不仅使肺泡膜与毛细血管壁互相紧密相贴,还促进肺泡间隙和肺泡内液体的吸收,从而有利于肺泡与血液之间的气体交换。左心衰竭时,肺静脉压及肺毛细血管压升高,当高于血浆胶体渗透压时,会有血浆滤出毛细血管,积聚在肺泡及肺组织间隙中,形成肺水肿,阻碍气体交换,从而导致严重的缺氧和二氧化碳潴留。

3. 血容量变化大 肺部的血容量为 $450\sim600$ml,占全身总血量的 $9\%\sim12\%$。肺组织和肺血管顺应性大,故肺血容量变化大。用力呼气时,肺的血容量可减少至 200ml 左右;而深吸气时肺的血容量可增加到 1000ml 左右。因其容量大,变化范围也大,故肺循环有储血库作用。当机体失血时,肺循环可将一部分血液转移至体循环，起代偿作用。肺循环的血容量还受呼吸周期的影响，并对左心室输出量和动脉血压发生影响。在吸气时，由腔静脉回流入右心房的血量增多，右心室射出血量增多。肺扩张时可将肺循环的血管牵拉扩张，使其血容量增大，能容纳较多的血液，而由肺静脉回流入左心房的血液则减少。但经过几次心搏后，扩张的肺循环血管已被充盈，故肺静脉回流入左心房的血液则逐渐增多。呼气时则发生相反的过程。因此，在吸气开始时，动脉血压下降，到吸气相的后半期降到最低点，以后逐渐回升，在呼气相的后半期达到最高点。在呼吸周期中出现这种血压波动，称为**动脉血压的呼吸波**（respiratory waves of blood pressure）。

（二）肺循环血流量的调节

1. 神经调节　肺血管受交感神经和迷走神经支配。交感神经兴奋可产生缩血管作用，肺血管阻力增大，但体循环血管收缩，将一部分血液挤入肺循环，使肺的血容量增加。刺激迷走神经可使肺血管舒张，肺循环血流量增加。

2. 肺泡气的氧分压　当肺泡气氧分压降低时，肺泡周围的微动脉收缩，局部血流阻力增大，血流量减少，这有利于较多的血液流经通气充足的肺泡，从而进行有效的气体交换。当吸入气氧分压低时（如在高海拔地区）可使肺循环微动脉广泛收缩，肺动脉压升高。低氧引起的肺血管收缩反应称**低氧性肺血管收缩反应**（hypoxic pulmonary vasoconstriction）。长期肺动脉高压可使右心室肥厚，右心衰竭。

3. 血管活性物质　肾上腺素、去甲肾上腺素、血管紧张素 II、内皮素、TXA_2、$PGF_{2\alpha}$ 等能使肺循环的微动脉收缩。组胺、5-HT 能使肺循环的微静脉收缩。乙酰胆碱、PGI、一氧化氮、缓激肽等能使肺循环的血管舒张，血流量增加。

（南通大学医学院　彭聿平）

第五章 呼 吸

机体与外界环境之间的气体交换过程称为**呼吸**（respiration）。机体通过呼吸不断地从外界环境摄取新陈代谢所需要的O_2，并向外界环境排出新陈代谢所产生的CO_2。人和高等动物的呼吸由三个环节组成（图 5-1）：①**外呼吸**（external respiration），指外界环境与肺毛细血管血液之间的气体交换过程，外呼吸又包括肺通气和肺换气两个过程。**肺通气**（pulmonary ventilation）是外界环境与肺泡之间的气体交换过程，**肺换气**（gas exchange in lungs）是肺泡与肺毛细血管之间的气体交换过程；②气体在血液中的运输，指吸入的O_2经血液循环运输至组织细胞，以及组织细胞产生的CO_2经血液循环运输至肺的过程；③**内呼吸**（internal respiration），指组织毛细血管血液与组织细胞之间的气体交换过程，也称组织换

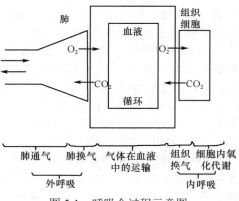

图 5-1 呼吸全过程示意图

气，有时也把细胞内的生物氧化过程包括在内。在呼吸的上述环节中，肺通气是整个呼吸过程的基础，肺通气的动力来自呼吸运动。因此，狭义的呼吸仅指呼吸运动。

第一节 肺 通 气

肺通气是指外界环境与肺泡之间进行的气体交换的过程。实现肺通气的结构有呼吸道、肺泡、胸膜腔、膈和胸廓的呼吸肌。其中，呼吸道由鼻、咽、喉、气管和支气管组成，是肺通气时气体进出肺的通道，能对吸入气体进行加温、加湿、过滤和清洁，并具有引起咳嗽反射和喷嚏反射的保护功能。肺泡是容纳吸入气体的空间，并是肺换气的场所，正常成年人两肺的肺泡总数约为 7 亿个。胸膜腔是连接肺和胸廓的结构，胸膜腔内的负压使肺在呼吸过程中能随胸廓的扩张回缩而扩张回缩。膈和胸廓的呼吸肌是产生呼吸运动的动力结构。

一、肺通气的原理

在肺通气中，推动气体流动的动力和阻止其流动的阻力是影响肺通气的两个因素。只有动力克服了阻力，才能实现肺通气。

（一）肺通气的动力

气体进出肺取决于肺泡与所处环境大气之间的压力差。外界大气的压力是相对恒定的，发生变化的只能是肺泡内气体的压力，即**肺内压**（intrapulmonary pressure）。肺内压在呼吸过程中的变化取决于肺的扩张和缩小，但肺自身不具备主动张缩的能力。肺的张缩依赖胸廓节律性的扩张和缩小，而胸廓的张缩则由呼吸肌的收缩和舒张引起。呼吸肌的收缩和舒张引起胸廓节律性的扩大和缩小称为**呼吸运动**（respiratory movement）。因此，呼吸运动是实现肺通气的原动力。

1. 呼吸运动 包括胸廓扩大的**吸气运动**（inspiratory movement）和胸廓缩小的**呼气运动**（expiratory movement）。主要吸气肌是膈肌和肋间外肌，主要呼气肌是肋间内肌和腹肌。此外，还

有斜角肌和胸锁乳突肌等呼吸辅助肌，它们只在用力呼吸时参与呼吸运动。

（1）呼吸运动的过程

1）平静呼吸时，吸气过程是由吸气肌即肋间外肌和膈肌收缩实现的。肋间外肌收缩时，肋骨上抬胸骨前移使胸廓前后径加大。同时，肋骨下缘向外偏转使胸廓左右径加大。膈肌收缩时，膈顶下移，使胸廓上下径加大（成年人膈肌每下降 1cm，胸廓容积可增加 250ml。膈肌最大可下降 7～10cm）。吸气肌的收缩使胸廓的容积增大，肺随之扩张，从而导致肺内压下降，当肺内压低于大气压时，外界空气流入肺泡，形成吸气。平静呼气时，肋间外肌和膈肌舒张，胸廓及膈顶回位，胸廓和肺容积缩小，肺内压升高，当肺内压高于大气压时，气体由肺内流出，形成呼气。在平静呼吸过程中，吸气是主动的，呼气是被动的。

2）用力呼吸时，除吸气肌加强收缩外，一些吸气辅助肌如胸锁乳突肌、斜角肌等也参与收缩，胸廓和肺容积进一步扩大，吸入更多的气体。用力呼气时，除吸气肌舒张外，呼气肌也收缩。如肋间内肌收缩使肋骨进一步下降、内收，胸廓前后径和左右径缩小；腹肌收缩增加腹内压，使膈顶进一步上抬，减小胸廓上下径，胸廓和肺容积进一步缩小，呼出更多的气体。在用力呼吸过程中，不仅吸气是主动的，呼气也是主动的。

（2）呼吸运动的形式

1）平静呼吸与用力呼吸：正常人在安静状态下均匀而平稳的呼吸运动称为**平静呼吸**（eupnea）。平静呼吸的频率为 12～18 次/分。而当机体处于运动或劳动状态下，机体的呼吸运动加深加快称为**用力呼吸**（forced breathing）或**深呼吸**（deep breathing）。在缺氧、CO_2 增多较严重或肺通气阻力严重增大的情况下，可出现**呼吸困难**（dyspnea），表现为呼吸明显加深加快、鼻翼扇动，并产生胸部的压迫感。

2）胸式呼吸与腹式呼吸：以肋间外肌的收缩和舒张活动为主的呼吸运动，称**胸式呼吸**（thoracic breathing），表现为胸壁的起伏。以膈肌的收缩和舒张活动为主的呼吸运动，称**腹式呼吸**（abdominal breathing），表现为腹壁的起伏。正常成年人的呼吸运动呈胸式和腹式混合式呼吸，其中某种呼吸形式可占优势。只有胸部或腹部活动受限时才会出现单一的胸式或腹式呼吸。腹腔巨大肿块、腹水或腹膜炎患者，因膈肌运动受限，故主要呈胸式呼吸。胸腔积液或胸膜炎患者，因胸廓运动受限，故主要呈腹式呼吸。婴儿肋骨的倾斜度小，排列基本上与脊柱垂直，肋骨运动不易扩大胸腔容积，呼吸运动主要依靠膈肌，主要呈腹式呼吸。

2. 肺内压 肺泡内的压力称为肺内压。呼吸过程中，肺内压呈周期性波动。吸气时，由于胸廓的扩张带动了肺的扩张，肺容积加大肺内压下降，形成吸气。但随着气体的流入，肺内压又逐渐升高，直到吸气末又与大气压持平而吸气终止。呼气时，胸廓缩小，肺随之缩小，肺容积减小肺内压升高，造成呼气。但随着气体的流出，肺内压又回降，直至呼气末又与大气压持平而呼气终止。可见，肺内压的数值总是在大气压上下波动，低于大气压时为吸气过程，高于大气压时为呼气过程，只有在呼气与吸气的转换期肺内压是等于大气压的（图 5-2）。平静呼吸情况下，吸气时，肺内压为 −2～−1mmHg；呼气时，肺内压为 1～2mmHg。但用力呼吸时，肺内压的变化幅度明显加大。如紧闭声门，尽力做呼吸动作，则吸气时肺内压可低至−100～−30mmHg，呼气时可高达 60～140mmHg。

肺内压的周期性交替升降是引起肺通气的直接动力的原理，在自然呼吸停止时，可以采用人为的方式改变肺内压与大气压之间的压力差值，维持肺通气的方法，这就是**人工呼吸**（artificial respiration）。人工呼吸的方法有多种，包括口对口吹气的正压人工呼吸和节律性地举臂压背或挤压胸部的负压人工呼吸等。自然呼吸一旦停止，必须紧急实施人工呼吸。

3. 胸膜腔内压 胸膜腔是胸膜的脏层和壁层之间形成的一个潜在性密闭的腔隙。胸膜腔中并无气体，只有少量浆液。这些浆液能减少两层胸膜之间的摩擦，起润滑作用。同时，浆液分子的内聚力使两层胸膜贴附在一起，不易分开，使肺能跟随胸廓被动地运动。胸膜腔内的压力称为**胸膜腔内压**（intrapleural pressure），简称胸内压。胸膜腔内压可采用将与检压器相连的针头刺入受试者胸膜腔内来直接测定，测定时需要避免损伤胸膜脏层和肺。也可采用让受试者吞下带导管的薄壁气囊至食管下段 1/3 处来间接测定。因为食管位于胸腔内，壁薄而软，呼吸过程中食管内压的变化与胸膜腔内压的变化基本一致。在平静呼吸过程中，胸膜腔内压会发生周期性波动，但始终低于大气压，即为负压。

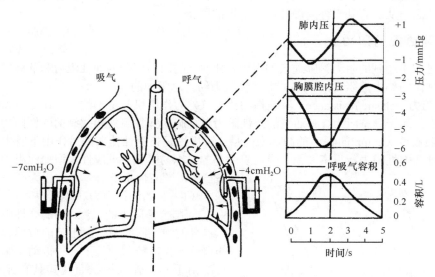

图 5-2　胸膜腔内压直接测量示意图(左)和呼吸周期中肺内压、胸膜腔内压、呼吸气容积的变化过程(右)

1mmHg=0.133kPa，1cmH₂O=0.098kPa

（1）胸膜腔内负压的形成：胸膜腔是一个密闭的腔隙，该腔隙中有少量的浆液使两层胸膜贴附在一起不易分离。加之从胎儿期起，胸廓的生长速度比肺快，造成胸廓的自然容积大于肺的自然容积（成年时，胸廓的自然容积比肺的自然容积大 2～3 倍）。因此，从胎儿出生后的第一次呼吸开始，肺由于受到胸廓的牵拉而始终处于被动扩张状态。这使得肺具有一种弹性回缩力，这种回缩力与大气压对肺的作用方向是相反的。

胸膜壁层的外侧是较坚实的胸壁组织，因而大气压较难通过胸膜壁层而影响胸膜腔。胸膜的脏层即肺外膜是柔软的浆膜，肺内压可通过此膜影响胸膜腔，而此种压力又因方向相反的肺回缩力被抵消了一部分，因而胸膜腔内压力总是低于肺内压的，即：

胸膜腔内压=肺内压-肺回缩力

平静呼吸时，肺内压在大气压上下波动。在吸气或呼气末，肺内压等于大气压，上述公式即为

胸膜腔内压=大气压-肺回缩力

如以大气压为 0，上述公式即为

胸膜腔内压=-肺回缩力

（2）呼吸过程中胸膜腔内压的变化：平静呼吸时，胸膜腔内压的高低主要取决于肺回缩力的大小，而肺回缩力又和肺的扩张程度有关。在吸气过程中，由于肺的进一步扩张，肺回缩力加大，故胸膜腔内压下降（即负压加大），至吸气末肺扩张到最大，胸膜腔内压也降至最低（即负压最大），一般可达-10～-5mmHg。呼气过程中，肺的回缩使肺扩张程度降低，因而胸膜腔内压升高（即负压减小），至呼气末，胸膜腔内压最高（即负压最小），一般为-5～-3mmHg（图 5-2）。

（3）胸膜腔内负压的生理意义

1）保持肺的扩张状态，保证肺通气和肺换气的进行。肺因被动扩张而具有回缩力，这种回缩力形成了胸膜腔内负压。胸膜腔内负压又维持了肺的扩张状态而不萎缩。在外伤或疾病等原因造成胸壁或肺破裂时，胸膜腔密闭性被破坏，胸膜腔与大气相通，空气进入负压的胸膜腔内，形成了**气胸**（pneumothorax）。此时，肺组织将因其自身弹性回缩到其自然容积状态（萎缩状态）。肺不能随

胸廓的运动而扩张和回缩。因此，胸膜腔内负压维持了肺的扩张状态，而胸膜腔的密闭状态是形成胸膜腔内负压的前提条件。

2）促进静脉血和淋巴的回流。纵隔内的腔静脉和胸导管由于受到胸膜腔内负压的影响，而处于较扩张的状态，从而有利于外周静脉血和淋巴的回流。

（二）肺通气的阻力

肺通气过程中遇到的阻力为肺通气的阻力。肺通气的阻力可分为弹性阻力和非弹性阻力。平静呼吸时，弹性阻力约占总阻力的 70%；非弹性阻力约占总阻力的 30%。

1. 弹性阻力（elastic resistance）　是指物体对抗外力作用引起变形的力，弹性阻力在气流停止状态下仍存在，属于静态阻力。肺通气的弹性阻力包括肺的弹性阻力和胸廓的弹性阻力。弹性阻力的大小可用**顺应性**（compliance）的高低来衡量。顺应性是指弹性体在外力作用下发生变形的难易程度。顺应性与弹性阻力成反变关系。弹性阻力小的组织易扩张，顺应性大；弹性阻力大的组织不易扩张，顺应性小。

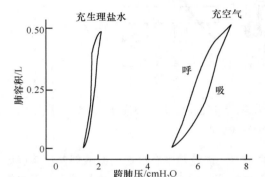

图 5-3　充空气、充生理盐水时肺的顺应性曲线
（1cmH₂O=0.098kPa）

（1）肺的弹性阻力和顺应性

1）肺弹性阻力的来源：肺的弹性阻力来自肺组织自身的弹性回缩力。由于肺的自然容积小于胸廓的自然容积，肺总是处于一种被动扩张的状态，肺组织由于具有弹性纤维而使其具有弹性回缩的力量。实验表明，离体的肺在充气扩张时比充生理盐水扩张时所需的跨肺压大得多，前者约为后者的 3 倍（图 5-3）。这是因为充气扩张时，肺泡内存在液-气界面，从而产生表面张力。而充生理盐水扩张时，肺泡没有液-气界面，仅有肺组织的弹性成分产生的弹性阻力。据测定，肺组织本身的弹性阻力仅占肺总弹性阻力的 1/3 左右，而表面张力形成的弹性阻力占总弹性阻力的 2/3。故表面张力对肺的顺应性影响更大。

2）肺泡表面活性物质：在肺泡内壁的表面，覆盖着液体分子层。它与肺泡内气体之间形成了液-气界面，并产生表面张力。表面张力具有缩小液体表面积的能力，对肺泡而言，这是一个促使肺泡缩小而阻碍肺泡扩大的力量。肺泡液体分子层的表面还覆盖着单分子层的**肺泡表面活性物质**（pulmonary surfactant）。肺泡表面活性物质是由肺泡 Ⅱ 型细胞分泌的复杂的脂蛋白混合物，其中脂质成分约占 90%。脂质中的主要成分是**二棕榈酰卵磷脂**（dipalmitoyl phosphatidyl choline，DPPC）和**表面活性物质结合蛋白**（surfactant-associated protein，SP）。前者约占 60%，后者约占 10%。DPPC 分子一端是非极性的、疏水性的脂肪酸，另一端是极性的、亲水性的碱基。它垂直排列于肺泡液-气界面，其密度可随肺泡的张缩而变化。SP 在维持 DPPC 分泌、清除、再利用等方面发挥重要作用。

根据 Laplace 定律，肺泡回缩压强 P（N/cm²）=2T（N/cm）/r（cm）。式中 P 为肺泡液-气界面的压强，它使肺泡产生回缩力；T 为肺泡液-气界面的表面张力系数；r 为肺泡半径。由此可见，肺泡的回缩力与表面张力成正比，与肺泡半径成反比。即表面张力系数越大，肺泡回缩力越大；小肺泡的回缩力大于大肺泡。

3）肺泡表面活性物质的生理作用

①降低肺泡表面张力，减小回缩力：肺泡表面活性物质能使肺泡表面张力降低至原来的 1/7～1/4，从而减少吸气阻力，有利于吸气时肺的扩张。

②维持肺泡的稳定性：覆盖在肺泡液体分子层表面的肺泡表面活性物质的密度，能随肺泡半径的变小而增大，也能随肺泡半径的增大而减小。在半径大小不同的肺泡间，大肺泡由液-气界面形成的回缩力小，大肺泡的 DPPC 密度也小，降低表面张力的作用弱。小肺泡由液-气界面形成的回

缩力大，小肺泡 DPPC 密度也高，降低表面张力的作用强。因而维持了大小肺泡之间回缩力的稳定性，使大肺泡不致过度膨胀而小肺泡不致塌陷，有利于维持肺泡的正常形态。

在同一肺泡扩张和回缩时，吸气时肺泡扩张，DPPC 密度减小，表面张力增大，可防止肺泡过度膨胀；呼气时肺泡缩小，DPPC 密度增大，表面张力减小，可防止肺泡萎缩，有利于保持正常的呼吸深度。

③减少肺组织液的生成，防止肺水肿：肺泡表面活性物质能减弱肺泡表面张力对肺毛细血管中液体的吸引作用，防止液体渗入肺泡。

在肺充血、肺组织纤维化或肺泡表面活性物质减少时，肺的顺应性降低，弹性阻力增大，从而导致呼吸困难。在肺气肿时，肺组织的弹性纤维被大量破坏，肺的弹性回缩力下降，也导致呼吸困难。胎儿发育至 30 周左右，肺泡 II 型细胞才开始合成和分泌肺泡表面活性物质。早产儿可因缺乏肺泡表面活性物质，使肺泡过度回缩而形成肺不张。同时，由于肺组织表面张力过高，促使肺毛细血管内的液体滤入肺泡，形成一层透明膜，妨碍气体交换。

（2）胸廓的弹性阻力和顺应性：胸廓的弹性阻力来自胸廓的弹性成分。但胸廓的弹性阻力与肺不同，肺的弹性阻力总是吸气的阻力，而胸廓的弹性阻力则按其所处位置而定。胸廓处于自然位置时肺容量相当于肺总量的 67%，此时胸廓无变形，不表现弹性回缩力。当肺容量小于肺总量的 67%时，胸廓被牵引向内而缩小，其弹性回缩力向外，成为吸气的动力，呼气阻力。当肺容量大于肺总量的 67%时，胸廓被牵引向外而扩大，其弹性回缩力向内，成为吸气的阻力，呼气的动力。胸廓的弹性阻力可用胸廓的顺应性来表示。

2. 非弹性阻力（inelastic resistance）　是气体流动时产生的，并随气流加快而增加，属动态阻力。非弹性阻力包括**气道阻力**（airway resistance）、**惯性阻力**（inertial resistance）和**黏滞阻力**（viscous resistance）。

气道阻力是气流通过呼吸道时，气体与呼吸道管壁及气体分子之间的摩擦力，占非弹性阻力的 80%～90%，它是非弹性阻力的主要部分。气道阻力的大小可用维持单位时间内气体流量所需的压力差来表示。

气道阻力=大气压与肺内压之差/单位时间内气体流量

健康人平静呼吸时的总呼吸道阻力为 1～3cmH$_2$O·s/L，即每秒推动 1L 气体流动需要 1～3cmH$_2$O 的压力差。气道阻力主要发生在鼻（约占 50%）、声门（约占 25%）、气管和支气管（约占 15%）。仅 10%发生在口径小于 2mm 的细支气管。气道阻力受以下因素的影响：

（1）气流速度：气道阻力与气流速度呈正相关。

（2）气流形式：可分为层流和湍流。层流时阻力小；流速过快或呼吸道不规则时易发生湍流，湍流时阻力大。

（3）气道管径：是影响呼吸道阻力的主要因素，因为层流时，流体阻力与气道半径的 4 次方成反比。管径缩小，阻力增高，气道管径的大小又受以下四方面因素的影响。

1）跨壁压：这里跨壁压是指呼吸道内外的压力差。呼吸道内压力高，跨壁压增大，管径被动扩大，阻力变小；反之则增大。

2）肺实质对呼吸道壁的外向放射状牵引作用：小呼吸道的弹力纤维和胶原纤维与肺泡壁的纤维彼此穿插，这些纤维像帐篷的拉线一样对呼吸道壁发挥牵引作用，以保持无软骨支持时细支气管通畅。

3）自主神经系统调节：呼吸道平滑肌受交感、副交感神经双重支配。副交感神经兴奋使呼吸道平滑肌收缩，管径变小，阻力加大；交感神经兴奋使平滑肌舒张，管径变大，阻力降低。临床上常用拟肾上腺素能药物解除支气管痉挛，缓解呼吸困难。近年来有研究发现，呼吸道平滑肌的舒缩还受自主神经释放的非肾上腺素能非乙酰胆碱能递质的调制，如神经肽（血管活性肠肽、神经肽 Y、速激肽等）。它们或作用于接头前受体，调制递质的释放；或作用于接头后受体，调制对递质的反应或直接改变气道平滑肌的活动。

4）化学因素的影响：儿茶酚胺可使呼吸道平滑肌舒张；$PGF_{2\alpha}$ 可使之收缩，而 PGE_2 使之舒张。近来有研究发现，呼吸道上皮可合成、释放内皮素，使呼吸道平滑肌收缩。哮喘患者肺内皮素的合成和释放增加，提示内皮素可能参与哮喘的病理生理过程。

在上述四种因素中，前三种均随呼吸而发生周期性变化，呼吸道阻力也会因而出现周期性改变。吸气时，因胸膜腔内压下降，跨壁压增大，交感神经兴奋使呼吸道口径增大，阻力减小。呼气时，则发生相反的变化，使呼吸道口径变小，阻力增大，这也是支气管哮喘患者呼气比吸气更为困难的主要原因。

惯性阻力是气体在发动、变速、换向时因气流和组织的惯性所产生的阻止肺通气的力量。黏滞阻力来自呼吸时组织相对位移所发生的摩擦力。平静呼吸时，呼吸频率低、气流流速慢、惯性阻力和黏滞阻力较小，可忽略不计。

二、肺通气功能的评价

肺通气功能的测定能对肺通气功能进行评价。肺通气功能的测定不仅可明确被测定对象是否存在肺通气功能的障碍及其障碍的程度，还能鉴别肺通气功能降低的类型。

（一）肺容积和肺容量

1. 肺容积（pulmonary volume）指在不同情况下，肺所容纳的气体量。通常可分为潮气量、补吸气量、补呼气量和余气量，它们互不重叠，全部各项相加后等于肺总量（图 5-4）。

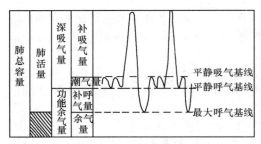

图 5-4　肺容量的组成及其相互关系

（1）**潮气量**（tidal volume，TV）：指每次吸入或呼出的气体量，因呼吸交替似潮水涨落而得名。正常成年人平静呼吸时的潮气量为 400～600ml。运动或劳动时，潮气量增大。

（2）**补吸气量**（inspiratory reserve volume，IRV）：指在平静吸气末，再尽力吸气，所能吸入的气体量，正常成年人的补吸气量为 1500～2000ml。补吸气量反映了人体吸气能力的储备，故又称吸气储备量。

（3）**补呼气量**（expiratory reserve volume，ERV）：指在平静呼气末，再尽力呼气，所能呼出的气体量，正常成年人的补呼气量为 900～1200ml。尽力呼气末，肺已缩至最小状态。补呼气量反映了机体呼气能力的储备，故又称呼气储备量。

（4）**余气量**（residual volume，RV）：指用力呼气末仍存留肺中不能呼出的气体量，正常成年人的余气量为 1000～1500ml。哮喘和肺气肿患者余气量增加。

2. 肺容量（pulmonary capacity）　指肺容积中两项或两项以上相加的联合气体量。肺容量包括深吸气量、功能余气量、肺活量、用力肺活量、用力呼气量和肺总量。

（1）**深吸气量**（inspiratory capacity，IC）：指平静呼气末做最大吸气所能吸入的气体量。深吸气量是潮气量与补吸气量之和，是衡量通气潜力的一个指标。

（2）**功能余气量**（functional residual capacity，FRC）：指在平静呼气末，肺中剩余的气体量。功能余气量为补呼气量与余气量之和。正常成年人的功能余气量约为 2500ml。功能余气量能缓冲呼吸过程中肺泡气和动脉血的氧分压和二氧化碳分压的变化，使他们不会随呼吸周期变化而发生大幅度的波动。

（3）**肺活量、用力肺活量和用力呼气量**：用力吸气后，再尽力呼气，所能呼出的气体量称**肺活量**（vital capacity，VC）。肺活量在数值上等于补吸气量、潮气量和补呼气量三者之和。肺活量有较大的个体差异，与性别、年龄、体位、身材大小和呼吸肌强弱等因素有关。正常成年男性的肺活量约为 3500ml，成年女性的肺活量约为 2500ml。肺活量反映了肺每次通气的最大能力，因而常作为肺功能测定的指标。

但某些肺组织弹性降低呼吸道狭窄的患者，尽管其通气功能已受影响，但如延长呼气时间，所测得的肺活量仍可正常。因此，提出了**用力肺活量**（forced vital capacity，FVC）和**用力呼气量**（forced expiratory volume，FEV）的概念。用力肺活量是在最大吸气后，尽力尽快呼气能呼出的最大气体量，用力肺活量略小于不受时间限制的肺活量。用力呼气量曾称为时间肺活量。用力呼气量是一个相对值，测定时，要求受试者先尽力吸气，然后以最快的速度尽力呼气，分别测试其在第 1、2、3s 末的用力呼气量占用力肺活量的百分比（图 5-5）。正常人应分别为 83%、96%、99%。用力呼气量不仅反映受试者的肺活量大小，还能反映通气速度，是临床上鉴别阻塞性肺疾病（哮喘等）和限制性肺疾病（肺纤维化等）常用的观察指标。

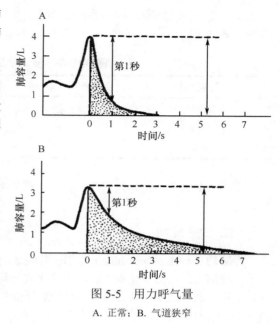

图 5-5 用力呼气量
A. 正常；B. 气道狭窄

（4）**肺总量**（total lung capacity，TLC）：指肺所能容纳的最大气体量。肺总量等于肺活量与余气量之和，可因年龄、性别、身材、体位和运动量的不同而改变。成年男性肺总量约 5000ml，成年女性费总量约 3500ml。限制性通气不足时肺总量降低。

（二）肺通气量和肺泡通气量

1. 肺通气量（pulmonary ventilation capacity） 指每分钟吸入或呼出的气体总量。肺通气量等于潮气量与呼吸频率的乘积。正常成年人平静呼吸时的肺通气量为 6～9 L/min。

尽力以最快速度、最大深度呼吸时肺通气量称为**最大随意通气量**（maximal voluntary ventilation）。它反映单位时间内充分发挥全部通气能力所能达到的通气量，是估计一个人能进行最大运动量的生理指标之一。通常只测定 10s 或 15s 最快最深的吸入或呼出的气体量，再转换成每分钟的最大随意通气量。正常成年人的最大随意通气量可达 100～150L/min。通过对平静呼吸时的肺通气量与最大随意通气量进行比较，可了解肺通气功能的储备能力。

2. 无效腔和肺泡通气量 从鼻腔至终末细支气管内的气体，不参与肺泡与血液之间的气体交换，这部分呼吸道的容积被称为**解剖无效腔**（anatomical dead space）。解剖无效腔与体重相关，约 2.2ml/kg，体重为 70kg 的成年人，其解剖无效腔约为 150ml。由于血流在肺内分布不均匀，进入肺泡的气体不能全部与血液进行气体交换，未能进行交换的这些肺泡容量称为**肺泡无效腔**（alveolar dead space），正常人的肺泡无效腔接近零。解剖无效腔和肺泡无效腔一起合称为**生理无效腔**（physiological dead space）。健康人平卧时，生理无效腔等于或接近解剖无效腔。

由于无效腔的存在，平静呼吸的每次吸气时，在潮气量为 500ml 的情况下，首先吸入肺泡的是上次呼气末停留在无效腔中的 150ml 气体，随后才是 350ml 的新鲜空气，最后吸入的 150ml 新鲜空气停留在无效腔中。呼气时，首先呼出体外的是吸气末停留在无效腔中的新鲜空气，然后才是肺泡排出的气体，但最后又有 150ml 的肺泡气停留在无效腔中，这部分气体会在下次吸气时首先被吸入。由此看来，尽管每次呼吸进出肺泡的气体量是 500ml，但实际进出肺泡的新鲜空气量只有 350ml。生理学上，将每分钟进入肺泡的新鲜空气量称为**肺泡通气量**（alveolar ventilation）。肺泡通气量=（潮气量-无效腔容积）×呼吸频率。

潮气量和呼吸频率的变化对肺通气量和肺泡通气量有不同的影响。在潮气量减半和呼吸频率加倍或潮气量加倍和呼吸频率减半时，尽管肺通气量保持不变，但肺泡通气量却发生明显的改变（表 5-1）。

表 5-1　潮气量、呼吸频率及肺泡通气量的关系

潮气量（ml）	呼吸频率（次/分）	肺通气量（ml/min）	肺泡通气量（ml/min）
500	16	8000	5600
1000	8	8000	6800
250	32	8000	3200

由表 5-1 可见，对肺换气而言，深而慢的呼吸比浅而快的呼吸换气效率高，但也会增加呼吸做功。

（三）呼吸功

呼吸功（work of breathing）是指在呼吸运动过程中，克服通气阻力而实现肺通气所做的功。通常以单位时间内的压力变化乘以肺容积变化来计算。正常人平静呼吸时，呼吸功主要用于吸气运动，一次呼吸所做的功很小，其耗能仅占全身总耗能的 3%～5%。当呼吸加快，潮气量增大时，呼吸做功量将增加。激烈运动时，呼吸功可增大 25～50 倍，但因为全身总耗能也增加数 10 倍，所以呼吸功耗能仍然只占总耗能的很小一部分。在病理情况下，弹性阻力或非弹性阻力增大时，呼吸功也增大。

第二节　肺换气和组织换气

气体交换包括肺泡与肺毛细血管血液之间的气体交换（肺换气），以及组织毛细血管血液与组织细胞之间的气体交换（组织换气）两种形式。它们的原理一样，都是通过扩散来实现的。

一、气体交换的原理

（一）气体扩散

当不同区域存在气压差时，气体分子从气压高处向气压低处发生的净转移过程称为气体**扩散**（diffusion）。单位时间内气体扩散的容积称为气体**扩散速率**（diffusion rate，D），气体扩散速率受下列因素的影响：

1. 气体的分压差　气体的分压是指混合气体中各气体组分所产生的压力。某气体的分压=总压力×该气体的容积百分比。气体的分压差是指两个区域之间某气体分压的差值。气体的分压差是气体交换的动力和决定气体扩散方向的关键因素，若气体分压差大则其扩散快，反之则慢。混合气体中各气体的扩散方向和速率只与该气体本身的分压差有关，而不受其他气体分压差的影响。

2. 气体的分子量和溶解度　气体分子的相对扩散速率与气体的分子量的平方根成反比，质量轻的气体扩散得较快。如果扩散发生在气相和液相之间，扩散速率还与气体在溶液中的溶解度成正比。溶解度是单位分压下溶解于单位容积溶液中的气体量。一般以 1 个大气压、38℃时、100ml 液体中溶解的气体的毫升数来表示。溶解度与分子量的平方根之比称为**扩散系数**（diffusion coefficient），它取决于气体分子本身的特性。CO_2 的溶解度（51.5）约为 O_2（2.14）的 24 倍，CO_2 的分子量（44，其平方根约为 6.6）略大于 O_2（32，其平方根约为 5.6）。综合起来 CO_2 扩散系数为 O_2 的 20 倍。

3. 扩散面积和距离　气体扩散速率与扩散面积成正比，与扩散距离成反比。

4. 温度　扩散速率与温度成正比。人体体温相对恒定，因此温度因素可忽略不计。

综合上述因素，气体扩散速率应与扩散面积、气体的分压差、气体的溶解度成正比，而与扩散距离、气体分子量平方根成反比，即：

$$气体扩散速率 \propto \frac{扩散面积 \times 气体分压差 \times 气体溶解度}{扩散距离 \times \sqrt{分子量}}$$

（二）人体不同部位的气体分压

1. 呼吸气体的容积百分比和分压　空气中各种气体的容积百分比一般不因地域不同而异，但分压可因总大气压的变动而改变。吸入的空气在呼吸道内被水蒸气饱和，其成分不同于大气。呼出气是无效腔内的吸入气和部分肺泡气的混合气（表5-2）。

表 5-2　海平面主要气体的容积百分比（ml%）和分压（mmHg）

气体种类	大气		吸入气		呼出气		肺泡气	
	容积百分比	分压	容积百分比	分压	容积百分比	分压	容积百分比	分压
O_2	20.8	158.4	19.7	149.5	15.7	119.3	13.6	102.4
CO_2	0.04	0.3	0.04	0.3	3.6	27.4	5.3	40.3
N_2	78.6	597.5	74.1	563.1	74.5	566.2	74.9	570.2
H_2O	0.5	3.8	6.2	47.1	6.2	47.1	6.2	47.1
合计	100.0	760	100.0	760	100.0	760	100.0	760

注：N_2 在呼吸过程中无增减，其百分比随 O_2 和 CO_2 百分比的变化而改变。

2. 血液气体和组织气体的分压　人在安静状态下，肺泡气、血液和组织中氧分压（PO_2）和二氧化碳分压（PCO_2）是不同的（表5-3）。在同一组织，它们还受组织活动水平的影响。

表 5-3　肺泡气、血液和组织中气体的分压（mmHg）

指标	肺泡气	动脉血	混合静脉血	组织液
PO_2	102	97~100	40	30
PCO_2	40	40	46	50

二、肺　换　气

（一）肺换气的过程

混合静脉血流经肺毛细血管时，肺泡气中 PO_2（102mmHg）大于静脉血中 PO_2（40mmHg），O_2 由肺泡向静脉血扩散，使血液 PO_2 逐渐上升，最后接近肺泡气的 PO_2。而肺泡气中的 PCO_2（40mmHg）小于静脉血的 PCO_2（46mmHg），CO_2 由静脉血向肺泡扩散，形成了肺换气。通过肺换气，静脉血变成动脉血（图5-6）。由于肺通气在不断地进行，肺泡气成分保持相对稳定，保证了肺换气的持续进行。当血液流经肺毛细血管全长约 1/3，耗时约 0.3s，已基本完成肺换气。所以，肺换气具有很大的储备能力。

正常安静情况下，经过肺换气的过程，肺毛细血管血液的 O_2 含量由每 100ml 血液 15ml 升至 20ml。CO_2 含量由每 100ml 血液 52ml 降至 48ml。以安静情况下心输出量为 5L/min 计算，流经肺毛细血管的血液每分钟可从肺泡摄取 O_2 250ml，同时释放 CO_2 200ml。正常情况下，体循环动脉血 PO_2 稍低于肺静脉血，主要是因为混入了来自支气管静脉的少量静脉血。

（二）影响肺换气的因素

前面已讨论了气体分压差、气体分子量、气体溶解度、气体扩散面积、气体扩散距离和温度对气体扩散的影响。这里进一步讨论呼吸膜的厚度、呼吸膜的面积和通气/血流比值对肺换气的影响。

1. 呼吸膜的厚度 气体扩散速率与**呼吸膜**（respiration membrane）的厚度成反比，呼吸膜越厚，扩散需要的时间就越长，单位时间内交换的气体就越少。肺泡与血液进行气体交换须通过呼吸膜才能进行。呼吸膜由 6 层结构组成（图 5-7）。从肺泡面起依次为含表面活性物质的液体层、肺泡上皮细胞、肺泡上皮基膜层、结缔组织间隙、毛细血管基膜和毛细血管内皮细胞。虽然呼吸膜有 6 层结构，却很薄，总厚度平均为 0.6μm，气体易于扩散。而且肺毛细血管平均直径约 5μm，红细胞需要挤着通过肺毛细血管。因此，红细胞膜能接触到毛细血管壁，O_2 和 CO_2 不必经过血浆层就可到达红细胞或进入肺泡，扩散距离短，交换速度快。增加呼吸膜厚度的疾病（如肺纤维化、肺水肿等）会降低气体扩散速率。

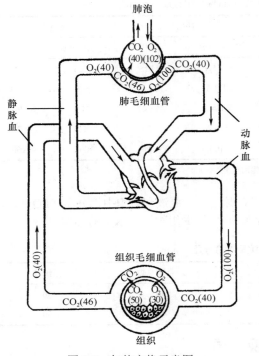

图 5-6 气体交换示意图

数字为气体分压（mmHg）：1mmHg=0.133kPa

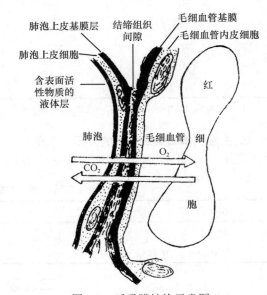

图 5-7 呼吸膜结构示意图

2. 呼吸膜的面积 气体扩散速率与扩散面积成正比。正常成年人的两肺约有 3 亿个肺泡，总扩散面积达 70m²，为气体交换提供了有效的扩散面积。安静状态下，用于气体扩散的呼吸膜面积约为 40m²，因此有相当大的储备面积。运动或劳动时，由于肺毛细血管开放的数量和程度增加，有效扩散面积增加。减少呼吸膜面积的疾病（如肺不张、肺气肿、肺实变、肺毛细血管阻塞等）会降低气体扩散速率。

3. 通气/血流比值（ventilation/perfusion ratio） 指每分钟肺泡通气量与每分钟肺血流量的比值。正常成年人安静时，每分钟肺泡通气量约 4.2L/min，每分钟肺血流量约 5L/min，故通气/血流比值为 0.84。肺的气体交换是在肺泡气和流经肺毛细血管的血液之间进行的，只有通气/血流比值合适匹配才能实现有效的换气。

肺通气/血流比值为 0.84 时，表明由右心射出的静脉血通过肺毛细血管时能够进行充分的气体交换，全部转变为动脉血。如果通气/血流比值大于 0.84，就意味着通气过剩，血流相对不足，部分肺泡气体未能与血液气体充分交换，致使肺泡无效腔增加。如果通气/血流比值小于 0.84，则意味着通气不足，血流相对过多，部分血液流经通气不良的肺泡，静脉血中的气体未得到充分更新，就直接流回心脏，犹如发生了**动-静脉短路**（又称**功能性动-静脉短路**）。

　　正常成年人肺总的通气/血流比值为 0.84，由于受重力影响，肺泡通气量和肺毛细血管血流量在肺内分布不均匀，形成肺各个局部区域的肺通气/血流比值并不相同。人体在直立时，由于重力等因素的作用，从肺底部到肺尖部，肺泡通气量和肺毛细血管血流量都逐渐减少，但血流量的减少更为显著。所以肺尖部的通气/血流比值较大，可高达 3.3。而肺底部的通气/血流比值较小，可低至 0.63。

　　正常情况下，血液通过肺毛细血管的时间为 0.75s，只需要 0.3s 即可完成气体交换（图 5-8），而且呼吸膜面积远远超过气体交换的实际需要，所以，肺泡通气量和肺毛细血管血流量的不均匀分布，并不影响 O_2 的摄取和 CO_2 的排出。

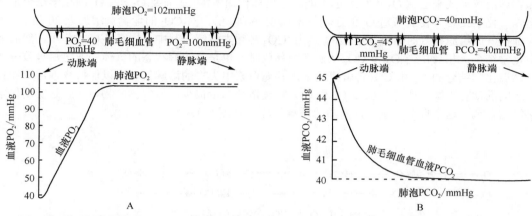

图 5-8　肺毛细血管血液从肺泡摄取 O_2 过程（A）及肺毛细血管血液向肺泡排出 CO_2 过程（B）

1mmHg=0.133kPa

（三）肺扩散容量

　　肺扩散容量（pulmonary diffusion capacity，D_L）是指在 1mmHg 分压差作用下，每分钟通过呼吸膜扩散的气体总量（ml）。肺扩散容量是衡量呼吸气体通过呼吸膜能力的指标之一。正常成年人安静时，O_2 的扩散容量平均为 20ml/（min·mmHg），CO_2 的扩散容量为 400ml/（min·mmHg）。劳动和运动时，因肺泡通气量、肺毛细血管血流量和呼吸膜面积的增加，肺通气与血流分布不均匀状态得到改善，使肺扩散容量增加。肺部疾病情况下，有效扩散面积的减小和扩散距离的增大均能减小肺扩散容量。

三、组　织　换　气

　　组织换气过程完全发生在液相（血液、组织液、细胞内液）之间，但组织换气的机制和影响因素与肺换气相似。在组织中，由于细胞的有氧代谢，消耗 O_2 并产生 CO_2，所以组织内的 PO_2（30mmHg）小于动脉血中 PO_2（100mmHg），O_2 由动脉血向组织扩散。而组织中的 PCO_2（50mmHg）大于动脉血中 PCO_2（40mmHg），CO_2 由组织向血液扩散，形成组织换气。通过组织换气，动脉血又变成静脉血（图 5-6）。组织细胞不断消耗 O_2 并产生 CO_2，因此组织内 PO_2 总是低于动脉血，而 PCO_2 总是高于动脉血，从而保证了组织换气的持续进行。

第三节　气体在血液中的运输

　　在呼吸过程中，血液起着运输气体的作用。它将 O_2 从肺运送到组织，又将组织产生的 CO_2 运送到肺部。

一、氧气和二氧化碳在血液中的存在形式

在血液中，O_2 和 CO_2 均以物理溶解和化学结合的形式存在。根据 Henry 定律，气体在溶液中溶解的量与分压和溶解度成正比，与温度成反比。在 38℃时，一个大气压下，动脉血的 PO_2 为 100mmHg，每 100ml 血液含溶解的 O_2 为 0.31ml；静脉血 PCO_2 为 46mmHg，每 100ml 血液含溶解的 CO_2 为 2.9ml。正常成人安静时心输出量约 5L/min，因此，动脉血含溶解 O_2 约 15ml/min，静脉血含溶解 CO_2 约 145ml/min。而安静时机体氧耗量约 250ml/min，CO_2 生成量约 200ml/min。显然，单靠物理溶解形式来运输 O_2 和 CO_2 远不能满足机体代谢所需，还需要 O_2 和 CO_2 的化学结合形式参与运输。化学结合可使血液对 O_2 的运输量增加 65～140 倍，对 CO_2 的运输量增加近 20 倍。

肺换气或组织换气时，进入血液的 O_2 和 CO_2 必须先溶解于其中，提高各自的分压，然后才能发生化学结合；相反，当 O_2 和 CO_2 从血液中释放时，也是呈溶解状态的气体先逸出，导致分压下降，然后化学结合的 O_2 和 CO_2 再解离出来，补充血浆中失去的溶解气体，以保持物理溶解和化学结合之间的动态平衡。所以，虽然 O_2 和 CO_2 物理溶解的量很少，但气体的物理溶解是实现化学结合必经的环节。这个环节很重要，起着"桥梁"作用（图 5-9）。

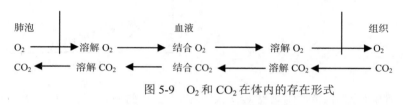

图 5-9　O_2 和 CO_2 在体内的存在形式

二、氧气的运输

血液中物理溶解的 O_2 量很少，仅占血液总 O_2 含量的 1.5%左右，其余 98.5%则与红细胞中的**血红蛋白**（hemoglobin，Hb）结合形成**氧合血红蛋白**（oxyhemoglobin，HbO_2）进行运输。因此，在正常情况下，O_2 几乎完全是由 Hb 运输的。Hb 是红细胞内的色蛋白，其分子结构特征使其成为有效的运输 O_2 的工具，同时也参与 CO_2 的运输。Hb 分子由 1 个珠蛋白和 4 个血红素组成，每个血红素又由 4 个吡咯基构成环，中心为一个 Fe^{2+}，可通过配位键与 O_2 结合，形成 HbO_2。每个珠蛋白有 4 条多肽链，每条多肽链与 1 个血红素相连接，构成 Hb 的单体或亚单位，Hb 是由 4 个单体构成的四聚体。

（一）Hb 与 O_2 结合的主要特征

1. Hb 与 O_2 结合具有快速性和可逆性　Hb 与 O_2 的结合反应快，不到 0.01s，可逆，不需要酶的催化，但受 PO_2 的影响。当血液流经肺泡时，O_2 由肺泡扩散入血，使血 PO_2 升高，Hb 与 O_2 结合，生成 HbO_2；当血液流经组织时，O_2 由血液扩散到组织，血 PO_2 下降，于是 HbO_2 又解离，释放出 O_2，成为**去氧血红蛋白**（deoxyhemoglobin，通常简写为 Hb，因此 Hb 既可以是血红蛋白的一般称谓，又可以指去氧血红蛋白），可用下式表示：

$$Hb + O_2 \underset{PO_2\downarrow(组织)}{\overset{PO_2\uparrow(肺泡)}{\rightleftharpoons}} HbO_2$$

2. Hb 与 O_2 结合是氧合而不是氧化　血红素中的 Fe^{2+} 与 O_2 结合后仍是二价铁，因此此反应是氧合，而不是氧化。所以，结合 O_2 的 Hb 应称为氧合 Hb，而不是氧化 Hb；未结合 O_2 的 Hb 应称为去氧 Hb，而不是还原 Hb。例如，某种物质（如亚硝酸盐）使 Fe^{2+} 氧化成 Fe^{3+}，则 Hb 失去携氧能力。

3. Hb 结合 O_2 的量　1 分子 Hb 可结合 4 分子 O_2，1g Hb 大约能结合 1.34ml O_2。在 100ml 血液中，Hb 所能结合的最大 O_2 量称为 **Hb 氧容量**（oxygen capacity of Hb）。每 100ml 血液中，Hb 实际

结合的 O_2 量称 **Hb 氧含量**（oxygen content of Hb）。Hb 氧含量占 Hb 氧容量的百分比，称为 **Hb 氧饱和度**（oxygen saturation of Hb）。例如，血液中 Hb 浓度为 15g/100ml 时，Hb 的氧容量约为 20.1ml/100ml 血液。如果此时 Hb 的氧含量是 20.1ml，则 Hb 氧饱和度是 100%；如果此时 Hb 氧含量是 15ml，则 Hb 氧饱和度约为 75%。通常情况下，血中溶解的 O_2 量极少，可忽略不计，因此，Hb 氧容量、Hb 氧含量和 Hb 氧饱和度可分别视为**血氧容量**（oxygen capacity of blood）、**血氧含量**（oxygen content of blood）和**血氧饱和度**（oxygen saturation of blood）。

HbO_2 呈鲜红色，而 Hb 呈紫蓝色。动脉血因其 Hb 几乎都与 O_2 结合而呈鲜红色；静脉血因有部分 Hb 与 O_2 解离呈暗红色。若血液中去氧 Hb 含量达到 5g/100ml 血液以上时，皮肤、黏膜等处呈暗紫色，称为**发绀**（cyanosis）。出现发绀常提示机体缺 O_2，但也有例外。例如，红细胞增多症患者，虽然不存在缺 O_2，但因 Hb 达到 5g/100ml 血液以上，因而皮肤黏膜等处出现发绀。相反，严重贫血患者，虽然机体存在缺 O_2，但由于 Hb 达不到 5g/100ml 血液而不出现发绀。

4. Hb 与 O_2 的结合存在着变构效应　目前认为，Hb 有两种构型：Hb 为紧密型（tense form，T型）；HbO_2 为疏松型（relaxed form，R 型）。当 Hb 的 4 个 Fe^{2+} 分别与 O_2 结合后，盐键逐步断裂，Hb 分子由 T 型逐步变为 R 型，对 O_2 的亲和力逐步增加，R 型 Hb 对 O_2 的亲和力是 T 型的 500 倍。当 1 个 Hb 亚单位与 O_2 结合后，由于变构效应，其他亚单位更易与 O_2 结合；反之，当 HbO_2 中的 1 个亚单位解离释放出 O_2 后，其他亚单位也更易释放 O_2。

（二）氧解离曲线

氧解离曲线（oxygen dissociation curve）是表示血液 PO_2 与 Hb 氧饱和度关系的曲线，也称为氧合血红蛋白解离曲线。它反映了在不同 PO_2 条件下，O_2 与 Hb 解离或结合的情况。氧解离曲线并非直线，而呈"S"形。可人为将曲线分为三段（图 5-10）。

1. 氧解离曲线上段　相当于血 PO_2 在 60～100mmHg 时的 Hb 氧饱和度。这段曲线较平坦，表明血 PO_2 的变化对 Hb 氧饱和度的影响不大。当血 PO_2 为 70mmHg 时，Hb 氧饱和度为 94%；而血 PO_2 为 100mmHg 时，Hb 氧饱和度则为 97.4%，只增加了 3.4%。因此，即使吸入气或肺泡 PO_2 有所下降，如在高原、高空或患某些呼吸系统疾病时，只要血 PO_2 不低于 60mmHg，Hb 氧饱和度就仍能保持在 90%以上，血液仍可携带足够量的氧，而不致发生明显的低氧血症。

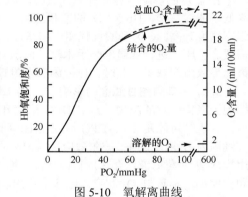

图 5-10　氧解离曲线

实线表示在 pH7.4，PCO_2 40mmHg，温度 37℃条件下的曲线

2. 氧解离曲线中段　相当于血 PO_2 在 40～60mmHg 的 Hb 氧饱和度，该段曲线较陡，是 HbO_2 释放 O_2 的部分。当动脉血 PO_2 为 100mmHg 时，Hb 氧饱和度为 97.4%，血氧含量约为 19.4ml/100ml 血液。当血 PO_2 为 40mmHg 时，相当于混合静脉血的 PO_2，Hb 氧饱和度约为 75%，血氧含量约 14.4ml/100ml 血液，可见每 100ml 动脉血流经组织时，释放了 5ml 的 O_2。这段曲线可以反映安静状态下机体的供 O_2 情况。

3. 氧解离曲线下段　相当于血 PO_2 在 15～40mmHg 时的 Hb 氧饱和度，是曲线最陡的一段。此时，血 PO_2 稍有下降，Hb 氧饱和度即有较大的下降，可有较多的 O_2 释出。在组织活动加强时，PO_2 可降至 15mmHg，HbO_2 进一步解离，Hb 氧饱和度降至更低水平，血氧含量仅约 4.4ml/100ml 血液，即每 100ml 血液能供给组织 15ml O_2（包括曲线中段部分释放的 O_2 在内），是安静时的 3 倍。可见，该段曲线可反映血液供 O_2 的储备能力。

（三）影响氧解离曲线的因素

O_2 与 Hb 的结合和解离受到多种因素的影响，它们可使氧解离曲线的位置发生偏移。通常用 P_{50}

来表示 Hb 对 O_2 的亲和力。P_{50} 是指 Hb 氧饱和度达 50%时的 PO_2，正常为 26.5mmHg。若曲线右移，则 P_{50} 增大，表示 Hb 对 O_2 的亲和力下降，需要更高的 PO_2 才能使 Hb 氧饱和度达 50%；反之，曲线左移，则 P_{50} 降低，表示 Hb 对 O_2 的亲和力增大，达 50%Hb 氧饱和度所需 PO_2 降低（图 5-11）。

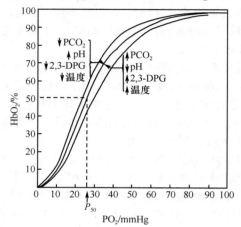

图 5-11　影响氧解离曲线位置的因素

1mmHg=0.133kPa

1. pH 和 PCO_2 的影响　pH 降低或 PCO_2 升高时，Hb 对 O_2 的亲和力降低，P_{50} 增大，氧解离曲线右移；而 pH 升高或 PCO_2 下降时，Hb 对 O_2 的亲和力增加，P_{50} 降低，氧解离曲线左移。血液酸度和 PCO_2 对 Hb 与 O_2 的亲和力的这种影响称为**波尔效应**（Bohr effect）。波尔效应主要与 pH 改变时 Hb 的构象发生变化有关。酸度增加时，Hb 的分子向 T 型转变，对 O_2 的亲和力降低。酸度降低时，Hb 的分子向 R 型转变，对 O_2 的亲和力增加。当 PCO_2 发生改变时，可通过 pH 的改变产生间接效应。CO_2 也可与 Hb 结合直接降低 Hb 与 O_2 的亲和力，不过这种作用很小。

波尔效应有重要的生理意义，既可促进肺毛细血管血液的氧合，又有利于组织毛细血管血液释放 O_2。当血液流经肺部时，CO_2 从血液向肺泡扩散，血液中 PCO_2 下降，H^+ 浓度也降低，二者均使 Hb 对 O_2 的亲和力增大，提高血液的摄 O_2 能力。当血液流经组织时，CO_2 从组织扩散进入血液，血液 PCO_2 和 H^+ 浓度随之升高，Hb 对 O_2 的亲和力降低，促进 HbO_2 解离，为组织提供更多的 O_2。

2. 温度的影响　温度升高，氧解离曲线右移，Hb 对 O_2 的亲和力降低，促进 O_2 的释放；温度降低，曲线左移，Hb 对 O_2 的亲和力增大，不利于 O_2 的释放。组织代谢增强（如运动）时，局部组织温度升高，CO_2 和酸性代谢产物增加，有利于 HbO_2 解离，组织可获取更多的 O_2，以适应代谢需要。临床上进行低温麻醉手术时，低温有利于降低组织氧耗量，但同时低温又可降低 HbO_2 的解离而导致组织缺氧。此时，血液因氧含量较高而呈红色，容易忽视组织缺氧的情况。

3. 2，3-二磷酸甘油酸的影响　2，3-二磷酸甘油酸（2，3-diphosphoglycerate，2，3-DPG）是红细胞无氧糖酵解的产物。2，3-DPG 浓度升高，Hb 对 O_2 的亲和力降低，氧解离曲线右移，反之左移。其机制可能是 2，3-DPG 可促使 Hb 向 T 型转变。同时，红细胞内 2，3-DPG 生成增多可以提高细胞内 H^+ 浓度，通过波尔效应影响 Hb 对 O_2 的亲和力，从而促进流经组织的血液释放更多的 O_2。用枸橼酸-葡萄糖液保存 3 周后的血液，糖酵解停止，红细胞内 2，3-DPG 含量降低，Hb 对 O_2 的亲和力增加，不易与 O_2 解离。临床上给患者输入大量久储血液时，应考虑到这种血液在组织中释放 O_2 减少的问题。

4. 一氧化碳的影响　一氧化碳（carbon monoxide，CO）是一种无色、无味、无刺激的气体。CO 可与 O_2 竞争结合 Hb 分子中的同一位点，CO 与 Hb 的结合能力为 O_2 的 250 倍。这意味着在极低的 PCO 下，CO 即可从 HbO_2 中取代 O_2，生成 HbCO。HbCO 呈樱桃红色，故 CO 中毒的患者常有特殊的面容。当 CO 与 Hb 分子中的一个血红素结合后，将增加其余 3 个血红素对 O_2 的亲和力，不利于 O_2 的释放。因此，CO 中毒既妨碍 Hb 与 O_2 的结合，又妨碍 Hb 与 O_2 的解离，危害极大。肺泡 PCO 为 0.4mmHg 时，可使 Hb 与 O_2 的结合量减半，肺泡 PCO 为 0.6mmHg 时，即可致人死亡。虽然 CO 与 Hb 的结合能力强，但也是可逆的，在 O_2 充足的环境中，O_2 仍可把 CO 逐渐置换出来。因此，临床上用高压氧疗来治疗 CO 中毒。

5. 其他因素　Hb 与 O_2 的结和力还受 Hb 自身性质的影响。胎儿 Hb 和 O_2 的亲和力大，有助于胎儿血液流经胎盘时从母体摄取 O_2。异常 Hb 运 O_2 功能下降。Hb 将 Fe^{2+} 氧化成 Fe^{3+} 时失去运 O_2 的能力。

三、二氧化碳的运输

（一）CO_2 的运输形式

血液中物理溶解的 CO_2 约占 CO_2 总运输量的 5%，化学结合的约占 95%。化学结合的形式主要是碳酸氢盐和氨基甲酰血红蛋白，前者约占 CO_2 总运输量的 88%，而后者约占 7%。化学结合的反应主要在红细胞内进行，其中碳酸酐酶起着重要作用（图 5-12）

1. 碳酸氢盐 血浆或红细胞内溶解的 CO_2，在**碳酸酐酶**（carbonic anhydrase）的作用下与水结合生成 H_2CO_3，H_2CO_3 离解为 HCO_3^- 和 H^+。该反应是可逆的，其反应的方向取决于 PCO_2 的高低。

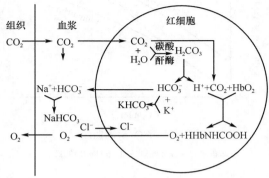

图 5-12 CO_2 在体循环血液中的运输示意图

从组织扩散入血的 CO_2 首先溶解于血浆，其中小部分 CO_2 经上述反应生成 HCO_3^- 和 H^+，HCO_3^- 主要与血浆中的 Na^+ 结合，以 $NaHCO_3$ 的形式运输 CO_2，而 H^+ 被血浆中的缓冲系统缓冲，血液 pH 无明显变化。但因为血浆中缺少碳酸酐酶，所以该反应过程较缓慢。溶解于血浆的 CO_2 大部分扩散进入红细胞内，同样经上述反应生成 HCO_3^- 和 H^+。由于红细胞中含有较高浓度的碳酸酐酶，反应极为迅速，不到 1s 即可达到平衡。在此过程中，红细胞内 HCO_3^- 不断增多，部分 HCO_3^- 透过红细胞膜扩散进入血浆，红细胞内负离子减少，因红细胞膜不允许正离子自由通过，而小的负离子可以通过，故 Cl^- 经红细胞膜上的 HCO_3^--Cl^- 载体转运，由血浆进入红细胞以维持电荷平衡，这种交换又称为 **Cl^- 转移**（chloride shift）。小部分 HCO_3^- 在红细胞内与 K^+ 结合形成 $KHCO_3$，大部分 HCO_3^- 扩散进入血浆，与 Na^+ 结合形成 $NaHCO_3$ 进行运输。反应中产生的 H^+ 主要与 Hb 结合，Hb 是强有力的缓冲剂。

在肺部，CO_2 向肺泡扩散，红细胞中的 CO_2 逸出，从而使血液 PCO_2 下降，反应向相反方向进行。红细胞内的 HCO_3^- 与 H^+ 生成 H_2CO_3，碳酸酐酶催化 H_2CO_3 分解成 CO_2 和 H_2O，CO_2 从红细胞扩散入血浆，而血浆中的 HCO_3^- 便进入红细胞以补充消耗了的 HCO_3^-，Cl^- 则扩散出红细胞。这样，以 HCO_3^- 形式运输的 CO_2，在肺部又变成 CO_2 呼出。

2. 氨基甲酰血红蛋白 一部分 CO_2 可直接与 Hb 的氨基结合，生成**氨基甲酰血红蛋白**（$HbCO_2$）。这一反应迅速、可逆，不需要酶的催化，主要受氧合作用调节。

HbO_2 与 CO_2 结合的能力小于 Hb。在组织中，HbO_2 解离，释放 O_2 后成为 Hb；而在此处 CO_2 进入血液，使 PCO_2 升高，这些都有利于 CO_2 与 Hb 的结合。另外，Hb 与 H^+ 结合力也强，可促进氨基甲酰血红蛋白的生成，同时也缓冲了 pH 的变化。在肺部，HbO_2 生成增多可促使氨基甲酰血红蛋白解离，从而释放出 CO_2 和 H^+。

以这一方式运输的 CO_2 尽管仅占血液 CO_2 总量的 7%，但氨基甲酰血红蛋白在肺部很容易解离，故肺部排出的 CO_2 中有 17.5% 是从氨基甲酰血红蛋白中释放出来的。

（二）CO_2 解离曲线

CO_2 解离曲线（carbon dioxide dissociation curve）是反映 PCO_2 与血液中 CO_2 含量的关系的曲线。显然，血中 PCO_2 越高，CO_2 含量越多。CO_2 解离曲线近似直线，且无饱和点。

CO_2 解离曲线一般用两条曲线（图 5-13）表示：一条是静脉血曲线，A 点是 PO_2 为 40mmHg、PCO_2 为 45mmHg 时，CO_2 含量约为 52ml/100ml 血液；另一条是动脉血曲线，B 点是 PO_2 为 100mmHg、PCO_2 为 40mmHg 时，CO_2 含量约为 48ml/100ml 血液。这表明，当血液流经肺部时，每 100ml 血液通常释出 4ml CO_2。

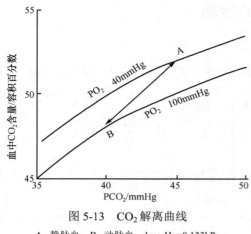

图 5-13　CO_2 解离曲线

A. 静脉血；B. 动脉血；1mmHg=0.133kPa

（三）影响 CO_2 运输的因素

O_2 与 Hb 结合将促使 CO_2 释放，而去氧的 Hb 则容易与 CO_2 结合，这一效应称为**何尔登效应**（Haldane effect）。从图 5-13 可以看出，在相同 PCO_2 下，动脉血（HbO_2 多）携带的 CO_2 比静脉血少。这主要是因为 HbO_2 酸性较强，而去氧 Hb 酸性较弱。因此，去氧 Hb 易于和 CO_2 结合生成氨基甲酰血红蛋白，也易于和 H^+ 结合，使 H_2CO_3 解离过程中产生的 H^+ 被及时移去，有利于反应向右进行，从而提高了血液运输 CO_2 的量。因此，在组织中，HbO_2 释放 O_2 而成为去氧 Hb，促进了血液摄取并结合 CO_2 在肺部，Hb 与 O_2 的结合促进了 CO_2 的释放。

由此可见，O_2 和 CO_2 的运输不是孤立进行的，而是相互影响的。CO_2 通过波尔效应影响 O_2 与 Hb 的结合和解离，O_2 又通过何尔登效应影响 CO_2 与 Hb 的结合和释放。

第四节　呼吸运动的调节

呼吸运动是呼吸肌的一种节律性的舒缩活动，与心脏活动不同。呼吸肌受躯体运动神经支配，一旦切断脊髓与上级中枢的联系，呼吸运动即终止，说明呼吸运动的节律性起源于高级神经中枢。呼吸运动的深度和频率可随机体内、外环境的变化和机体代谢的需要进行调节。中枢神经系统通过自主性调节和随意性调节两种方式实现对呼吸的调控。因此，呼吸运动以中枢节律性活动为基础，在一定程度上又能随意调节。

一、呼吸中枢与呼吸节律的形成

呼吸中枢（respiratory center）是指中枢神经系统内产生和调节呼吸运动的神经元群。它们广泛分布于大脑皮层、间脑、脑桥、延髓和脊髓等部位。各级呼吸中枢在呼吸节律的产生和调节中的作用不同。各级中枢之间的相互协调和相互制约，共同完成机体的正常呼吸运动。

（一）脊髓

支配呼吸肌的运动神经元胞体位于脊髓前角。第 3～5 颈段脊髓前角运动神经元支配膈肌，胸段脊髓前角运动神经元支配肋间肌和腹肌等。在相应脊髓前角运动神经元的支配下，呼吸肌发生节律性收缩、舒张运动，即呼吸运动。在动物实验中，如果在脊髓和延髓之间横断，则呼吸运动立即停止，说明呼吸的自动节律不是脊髓产生的。脊髓的呼吸神经元是联系高位呼吸中枢和呼吸肌的中继站，也是整合某些呼吸反射的初级中枢。

（二）低位脑干

低位脑干指延髓和脑桥。实验表明，在动物中脑与脑桥之间横断，呼吸运动并无明显变化，表明低位脑干是呼吸节律产生的部位，而高位脑干尽管也参与呼吸运动的调节，但对呼吸节律的产生并非必需。

1. 延髓呼吸中枢　呼吸节律的基本中枢在延髓。呼吸神经元主要集中在背内侧和腹外侧两组神经核团内，分别称**背侧呼吸组**（dorsal respiratory group，DRG）和**腹侧呼吸组**（ventral respiratory group，VRG）。

（1）DRG：相当于孤束核腹外侧部，多为吸气神经元，作用是兴奋脊髓膈运动神经元，引起膈肌收缩而吸气。

（2）VRG：相当于后疑核、疑核和面神经后核及其邻近区域，含有多种类型的呼吸神经元，平静呼吸时没有明显的作用，机体代谢增强时，它们的活动使脊髓呼吸运动神经元兴奋，进而加强吸气并引起主动呼气，增加肺通气量。它们还可调节咽喉部辅助呼吸肌的活动，进而调节气道阻力。

2. 脑桥呼吸调整中枢　指脑桥上部有抑制吸气的中枢结构。呼吸神经元主要集中于脑桥的**臂旁内侧核**（nucleus parabrachialis medialis，NPBM）及邻近的 Kölliker-Fuse（KF）核，二者合称为 PBKF 核群。PBKF 核群主要含呼气神经元，其作用为限制吸气，并促进吸气向呼气转换。

20 世纪 90 年代初以来，有研究发现，VRG 中存在一个被称为**前包钦格复合体**（pre-Bötzinger complex）的区域，该区可能是哺乳动物呼吸节律起源的关键部位。

（三）高位脑

呼吸运动还受脑桥以上中枢部位的影响，如大脑皮层、边缘系统、下丘脑等。大脑皮层对呼吸运动的调节可通过两条途径实现：一是通过脑桥和延髓呼吸中枢的作用，调节呼吸的节律和深度，即自主节律呼吸调节系统；二是通过皮质脊髓束下行，直接支配脊髓呼吸神经元的活动，即随意呼吸调节系统。人类的语言、唱歌等，实际上都依赖于大脑皮层支配下的复杂的呼吸运动的配合。

（四）呼吸节律的产生机制

正常呼吸节律的形成机制尚未完全阐明，目前主要有两种学说，即**起步细胞学说**（theory of pacemaker）和**神经元网络学说**（theory of neuronal circuit）。

起步细胞学说认为，节律性呼吸运动就像窦房结起搏细胞兴奋引起心脏产生节律性收缩那样。延髓中存在可产生呼吸节律的神经元。前述的前包钦格复合体可能就是呼吸节律起步神经元所在的部位。

神经元网络学说认为，呼吸节律的产生是中枢神经网络中不同神经元之间相互作用的结果。其中，回返抑制学说认为，延髓存在具有"中枢吸气活动发生器"和"吸气切断机制"两种作用的神经元，前者的自发放电活动引起吸气神经元兴奋，产生吸气。再通过脑桥呼吸调整中枢兴奋吸气切断机制神经元。吸气切断机制神经元以负反馈的形式终止中枢吸气活动发生器神经元的活动，使呼吸转为呼气。吸气切断机制活动减弱使吸气再次发生（图5-14）。此学说尚存在许多不完善之处，有待实验的进一步证实。

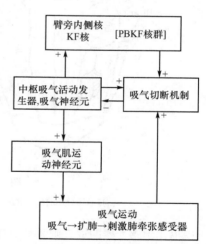

图 5-14　呼吸节律形成机制简化模式图

+. 兴奋；-. 抑制

二、呼吸运动的反射性调节

呼吸节律虽起源于中枢神经系统，但呼吸运动可因机体受到各种刺激而反射性地加强或减弱。下面讨论几种重要的反射。

（一）化学感受性呼吸反射

化学因素对呼吸运动的调节是一种反射性活动，称为**化学感受性呼吸反射**。呼吸运动可调节血液中 O_2、CO_2 和 H^+ 的水平，而血液中的 O_2、CO_2 和 H^+ 的水平变化又能刺激化学感受器调节呼吸运动，如此形成的控制系统维持了机体内环境的相对稳定。

1. 化学感受器 指适宜刺激是 O_2、CO_2 和 H^+ 等化学物质的感受器。根据所在部位不同，化学感受器分为以下两类。

（1）外周化学感受器：即颈动脉体和主动脉体，二者分别经窦神经和主动脉神经传入冲动，然后再分别混入舌咽神经和迷走神经中到达延髓呼吸中枢。外周化学感受器可感受动脉血中 PO_2、PCO_2 和 H^+ 浓度的变化。当血液 PO_2 下降、PCO_2 升高和 H^+ 浓度升高时，传入冲动增多，反射性地引起呼吸加深加快和血液循环功能的变化。虽然颈动脉体和主动脉体二者都参与呼吸和循环的调节，但是颈动脉体主要参与呼吸调节，而主动脉体在循环调节方面较为重要。

因为颈动脉体的解剖位置有利于研究，所以对外周化学感受器的研究主要集中在颈动脉体。颈动脉体含 I 型细胞（球细胞）和 II 型细胞（鞘细胞），它们周围包绕以毛细血管窦，血液供应十分丰富。I 型细胞呈球形，有大量囊泡，内含乙酰胆碱、儿茶酚胺、某些神经肽等递质，这类细胞起感受器的作用。窦神经的传入纤维与 I 型细胞形成突触联系。II 型细胞数量较少，没有囊泡，功能上类似神经胶质细胞，可能起支持作用。

（2）中枢化学感受器：位于延髓腹外侧浅表部位，左右对称，与延髓呼吸中枢是分开的，但有神经纤维联系（图 5-15）。

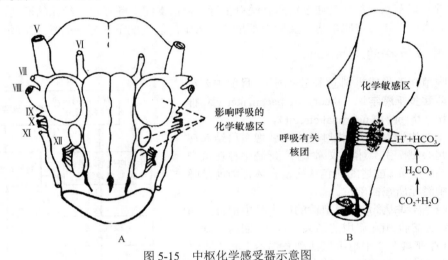

图 5-15 中枢化学感受器示意图

A. 延髓腹外侧的化学敏感区；B. 血液或脑脊液 PCO_2 升高时，刺激呼吸的中枢机制

中枢化学感受器的适宜刺激是脑脊液中 H^+ 浓度的变化，而不是 CO_2。当脑脊液中 H^+ 浓度升高时，中枢化学感受器兴奋，并传至呼吸中枢而加强呼吸运动。血液中的 CO_2 较易通过血-脑屏障，在脑脊液中，CO_2 与水在碳酸酐酶的作用下化合生成碳酸，后者再解离为 H^+ 和 HCO_3^-，而 H^+ 对感受器有刺激作用。血液中的 H^+ 因不易透过血-脑屏障对中枢化学感受器的作用不大。

中枢化学感受器和外周化学感受器不同，它不感受低氧的刺激，但对 H^+ 的敏感性却比外周化学感受器高，反应潜伏期长。中枢化学感受器的生理功能可能是通过调节脑脊液中的 H^+ 浓度，使中枢神经系统有一个合适并稳定的 pH 环境；而外周化学感受器的作用则主要在机体低氧时，维持对呼吸中枢的驱动作用，改善机体的缺氧状态。

2. CO_2、H^+ 和低氧对呼吸的影响

（1）CO_2 对呼吸的影响：CO_2 是调节呼吸运动的最重要的化学因素。麻醉的动物或人，当动脉血 PCO_2 降得很低时，可出现呼吸运动的减弱甚至暂停，直到 PCO_2 回升后才恢复正常呼吸运动。因此，机体一定水平的 PCO_2 是维持呼吸中枢兴奋性所必需的。动脉血中 PCO_2 升高可使呼吸运动加强，从而使肺通气量加大（图 5-16）。肺通气增加可使 CO_2 排出增加，从而使血液中 PCO_2 恢复正常水平；但当吸入气中 CO_2 浓度过高时，肺泡气和动脉血中 PCO_2 过度升高，将导致 CO_2 对中枢神经系统的麻醉作用，从而抑制呼吸，使机体出现呼吸困难、头痛、意识丧失等症状甚至发生惊厥。可见，机体正常的 CO_2 是维持呼吸中枢兴奋性的必需条件，血液中 PCO_2 在一定范围内升高可加强呼吸运动，但超过一定的限度则引起呼吸运动的抑制。

　　CO_2 刺激呼吸的作用是通过两条途径实现的：一是通过刺激中枢化学感受器兴奋呼吸中枢；二是通过刺激外周化学感受器，使冲动经窦神经和迷走神经传入延髓呼吸中枢，从而反射性地引起呼吸加强。这两条途径以前者为主。但因为中枢化学感受器反应的潜伏期长，所以当动脉血中 PCO_2 突然升高时，外周化学感受器在引起快速呼吸反应中具有重要的作用。此外，当中枢化学感受器受到抑制或麻痹，对 CO_2 的敏感性降低时，外周化学感受器的作用就更显重要。如 PCO_2 长期维持在较高水平，则在几天后，感受器出现适应现象，其刺激呼吸加强的效应逐渐下降。

　　（2）H^+ 对呼吸的影响：动脉血中 H^+ 浓度升高（如呼吸性或代谢性酸中毒），呼吸加深加快，肺通气增加；H^+ 浓度降低（如呼吸性或代谢性碱中毒），呼吸受到抑制，肺通气减少（图 5-16）。H^+ 通过血-脑屏障的速度较慢，从而限制了它对中枢化学感受器的作用。因此，血液中的 H^+ 主要通过刺激外周化学感受器而起作用，而脑脊液中的 H^+ 是中枢化学感受器最有效的刺激因素。

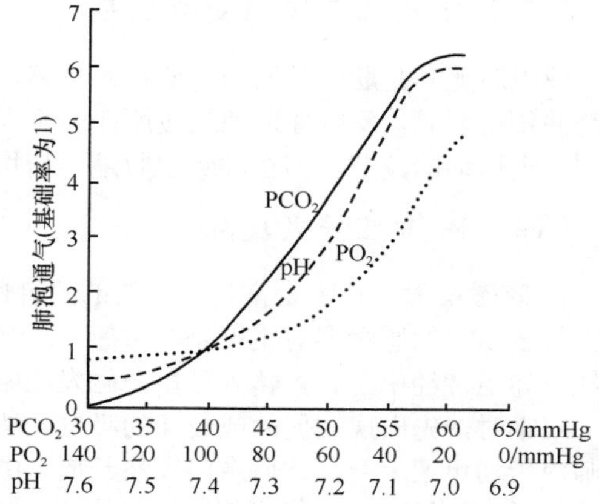

　　（3）低氧对呼吸的影响：动脉血 PO_2 下降，

图 5-16　改变动脉血液 PCO_2、PO_2、pH 三因素之一的肺泡通气反应示意图

呼吸加深加快，肺通气增加；反之肺通气减少（图 5-16）。通常动脉血氧分压下降至 80mmHg 时，才会出现可觉察到的肺通气量的增加，可见低氧对正常呼吸运动的调节作用不大。但在一些特殊情况下，低氧刺激呼吸的作用有着特别重要的意义。例如，严重肺心病、肺气肿等患者，肺部气体交换受到限制，从而导致动脉血中 PCO_2 升高而 PO_2 下降，并可刺激呼吸增强。但以后随着中枢化学感受器对 CO_2 的适应，CO_2 的刺激效应逐渐减弱。此时，因外周化学感受器对低氧适应很慢，低氧成为维持和加强呼吸的主要刺激因素。

　　低氧是通过刺激外周化学感受器起作用的，其中尤以颈动脉体起主要作用。若切断外周化学感受器的传入神经，低氧兴奋呼吸的效应即消失。低氧对中枢的直接作用是抑制，低氧通过外周化学感受器对呼吸中枢的兴奋作用在一定范围内可对抗其直接的抑制效应。但在严重缺氧时，如外周化学感受器的反射效应不足以克服低氧对中枢的直接抑制作用，将表现为呼吸的抑制。

　　调节呼吸的各种体液因素是相互联系、相互影响的。在同一时间内，常常不单是一个因素在变化。例如，低氧和 H^+ 浓度增加都可以提高 CO_2 对呼吸的刺激效应。因此，在探讨呼吸运动的调节时，必须全面、动态地进行观察和分析，综合考虑，才能得到正确的结论。

（二）肺牵张反射

　　肺的扩张或萎陷引起的吸气抑制或吸气兴奋的反射称为**肺牵张反射**（pulmonary stretch reflex）或**黑-伯反射**（Hering-Breuer reflex）。该反射包括肺扩张反射和肺萎陷反射。

　　1. 肺扩张反射（pulmonary inflation reflex）　是肺扩张时抑制吸气活动的反射。感受器是位于气管到支气管的平滑肌中的牵张感受器。当吸气时，肺扩张牵拉呼吸道，使感受器兴奋。传入冲动沿迷走神经传入纤维传至延髓，促使吸气中止，转为呼气。在动物实验中，如切断迷走神经，动物将立即出现深而慢的呼吸。

　　婴儿出生 4～5 天后，该反射的敏感性显著减弱。在成年人，潮气量要超过 1500ml 时才能引起肺扩张反射。所以，在平静呼吸时，肺扩张反射一般不参与呼吸运动的调节。在病理情况下，肺扩张反射表现出一定作用，如肺水肿、肺充血和肺不张等疾病时，患者出现的浅快呼吸可能与之有一定关系。

2. 肺萎陷反射（pulmonary deflation reflex）　是肺萎陷时增强吸气活动或促进呼气转换为吸气的反射。肺萎陷反射的感受器同样位于气道平滑肌内，但其性质尚不清楚。肺萎陷反射在较大程度的肺萎陷时才起作用，在平静呼吸时意义不大，但在阻止呼气过深和肺不张等方面可能有一定作用。

从上述反射过程看出，肺牵张反射是一种负反馈调节机制。其生理意义是使吸气不至于过深过长，促使吸气及时转为呼气。

（三）呼吸肌本体感受性反射

呼吸肌尤其是肋间外肌内有肌梭感受器，是呼吸肌的本体感受器。当肌梭受到牵拉时，感受器兴奋并传至脊髓，反射性地使肌梭所在的肌肉收缩加强。呼吸肌本体感受性反射在平静呼吸时，也参与呼吸运动的调节，但在呼吸肌收缩负荷增加时发挥的作用更明显。

（四）防御性呼吸反射

1. 咳嗽反射　咳嗽是常见而重要的防御性呼吸反射，其感受器分布于喉、气管和支气管黏膜。大支气管以上的感受器对机械刺激敏感，二级支气管以下的感受器对化学刺激敏感。感受器的传入神经在迷走神经中上行，传入延髓，触发咳嗽反射，以清除呼吸道的刺激物，避免其进入肺泡。

咳嗽时，先出现短促的或较深的吸气，然后声门紧闭，并发生强烈的呼气动作，使胸膜腔内压和肺内压均迅速上升。此后声门突然开放，由于压力差极大，肺泡内气体以极高的速度喷出，将存在于气道中的异物或分泌物随之排出体外。但强烈的持续咳嗽可使胸膜腔内压显著升高，减少静脉血的回流，从而对机体可能造成不利影响。长期的慢性咳嗽还可因肺内压持续升高而使肺组织弹性下降，并引起肺循环阻力加大，是形成肺气肿和肺心病的重要原因。

2. 喷嚏反射　感受器位于鼻部黏膜，传入神经为三叉神经。这一反射过程与咳嗽反射相似，不同的是喷嚏反射时，腭垂下降，舌压向软腭，而不是声门关闭。其特点是气流主要从鼻腔喷出，以清除鼻腔中的异物。

（五）肺毛细血管旁感受器反射

肺毛细血管充血或肺泡壁间质积液时，刺激**肺毛细血管旁感受器**（juxtacapillary capillary receptor）（又称 **J 感受器**），冲动经迷走神经传入延髓从而引起反射性呼吸暂停等变化。

除上述反射性呼吸调节外，呼吸运动还受其他因素的影响。例如，人体血压升高会刺激主动脉弓和颈动脉窦压力感受器，从而反射性地引起呼吸抑制，甚至使呼吸暂停；反之，血压降低会引起呼吸加快。疼痛刺激可引起呼吸加深加快。手术后，若因麻醉太浅引起患者疼痛，从而导致患者呼吸加深加快，患者最终可因 CO_2 排出过多而发生呼吸抑制。

三、运动对呼吸的影响和调节

运动时机体代谢水平提高，血液循环和呼吸都将随之而发生一系列变化，以适应代谢的需要。此时，呼吸加深、加快，肺通气量增加，其增加程度随运动强度而异。潮气量可从安静时的 500ml 增加到 2000ml，呼吸频率可从 12～18 次/分加快到 50 次/分，每分通气量可从 6L 增至 100L 以上。

运动时肺通气量的增加有一个过程。运动刚开始时，通气量骤然升高，进而缓慢升高，随后达到一稳态水平。运动停止时，通气量先骤降，继以缓慢下降，然后恢复到运动前的水平。

运动时调节呼吸变化的机制和神经、体液等多种因素有关。

（一）神经调节

1. 大脑皮层和高位中枢的神经驱动学说　人体在接受暗示准备运动时，呼吸往往已经加强，这显然与条件反射有关，是在运动锻炼的过程中形成的。大脑皮层在发放传出冲动发动肌肉收缩的同时，必然也发出冲动到达脑干呼吸中枢，以调节呼吸运动。此外，实验证明，下丘脑也有调节呼吸效应的功能。

2. 运动肢体反射学说 运动时，肌肉、关节的本体感受器传入冲动可反射性地使呼吸加强。被动活动肢体，可引起快速通气反应；若阻断活动肢体的传入神经，反应则消失。近年来神经组化研究表明，延髓孤束核周围有较稠密的肌传入神经末梢，这可能是运动肢体引起运动初期快速通气反应的解剖学基础。

（二）体液调节

运动时呼吸运动的体液调节指的是由动脉血 PCO_2、H^+ 浓度和 PO_2 的变动对呼吸的影响作用。运动时通气量的缓慢增加过程与体液因素有关。虽然中等运动时，动脉血 PCO_2、H^+ 浓度和 PO_2 的值均保持相对稳定，但它们却都随呼吸而周期性波动，其波动幅度与运动强度呈正相关。运动时这种波动幅度的增大，可能在运动通气反应中起重要作用，其作用途径是通过外周和中枢化学感受器实现的。记录颈动脉体化学感受器传入神经冲动可看到，其放电频率与呼吸周期同步消长。运动停止后，通气不能立即恢复到安静水平，这与运动期间氧供小于氧耗，欠下了"氧债"有关，待偿还后，通气才恢复正常。此时，维持通气效应增强的主要刺激是 H^+。

（南通大学医学院　王小琴，扬州大学医学院　王正山）

第六章　消化和吸收

第一节　消化生理概述

消化系统由消化道和消化腺组成。消化道是包括口腔、咽、食管、胃、小肠、大肠和肛门的肌性管道。消化腺由散在分布于消化道管壁内的小消化腺和大消化腺（肝脏、胰腺等）组成。消化系统的主要作用是消化食物和吸收营养物质，还能排泄某些代谢产物。食物中的营养成分包括水、无机盐、维生素、糖类、脂肪和蛋白质。其中，水、无机盐和维生素为小分子物质，不需要消化就可以被机体吸收利用。而糖类、脂肪和蛋白质是大分子物质，需要通过消化后才能被机体吸收利用。

食物在消化道内被分解为可吸收的小分子物质的过程，称为**消化**（digestion）。消化的方式有两种，一是**机械性消化**（mechanical digestion），即通过消化道肌肉的收缩和舒张，将食物磨碎，使之与消化液充分混合，并不断地将食物向消化道的远端推送；二是**化学性消化**（chemical digestion），即通过消化液中的酶将糖类、脂肪和蛋白质等大分子物质分解成可吸收的小分子物质。机体在两种消化方式的相互配合、共同作用下完成对食物的消化。

消化道内经消化后的营养成分透过消化道黏膜上皮细胞进入血液和淋巴液的过程，称为**吸收**（absorption）。消化和吸收是两个相辅相成、紧密联系的过程。未被吸收的食物残渣以粪便的形式被排出体外。

消化道还有多种内分泌细胞可以分泌多种胃肠激素，它们与神经系统共同调节消化道的运动与分泌功能。

一、消化道平滑肌的特性

在整个消化道中，除口、咽、食管上端的肌组织和肛门外括约肌为骨骼肌外，其余部分肌组织都是平滑肌。

（一）消化道平滑肌的一般生理特性

消化道平滑肌具有肌肉组织的共同特性，如兴奋性、传导性和收缩性，但这些特性均有其自身的特点。

1. 兴奋性低、舒缩缓慢　消化道平滑肌的兴奋性比骨骼肌低，收缩的潜伏期、收缩期和舒张期的时程均比骨骼肌长得多，而且变异性很大。

2. 具有自律性　消化道平滑肌在离体后，置于适宜的环境中仍有自动节律性的收缩和舒张，但节律较慢且不规则。

3. 具有紧张性　消化道平滑肌经常保持微弱的持续收缩状态，称为平滑肌的**紧张性**（tonicity）。消化道平滑肌的紧张性能使消化道内经常保持一定的基础压力，有助于消化液向食物中渗透。消化道各部分能保持一定的形态和位置与消化道平滑肌的紧张性密切相关。消化道平滑肌的收缩活动也都是在其紧张性的基础上实现的。

4. 富有伸展性　消化道平滑肌能根据接纳食物的需要而做较大的伸展，以增加其中空容纳性器官的容积。消化道平滑肌的这一特性使消化道这一中空容器可容纳大量食物而不发生明显的压力升高。

5. 对不同刺激的敏感性不同　消化道平滑肌对机械牵拉、温度和化学刺激特别敏感，而对电刺激较不敏感。消化道平滑肌的这一特性与它所处的生理环境密切相关。消化道内的食物对消化道平滑肌的机械、温度和化学刺激可促进消化腺的分泌和消化道的运动。

（二）消化道平滑肌的电生理特性

消化道平滑肌细胞的生物电活动主要有静息电位、慢波电位和动作电位三种形式。

1. 静息电位 消化道平滑肌细胞的静息电位较小，为$-50 \sim -60$mV，且不稳定，并存在一定的波动。静息电位的产生机制主要是由于细胞内 K^+外流和生电性钠泵的活动所致。此外，少量的 Na^+、Ca^{2+}的内向扩散和 Cl^-的外向扩散也与静息电位的形成有关。

2. 慢波电位 消化道平滑肌在静息电位的基础上，可自发产生周期性的轻度去极化和复极化，因其频率较慢，称为**慢波**（slow wave）。由于慢波决定平滑肌的收缩节律，又称为**基本电节律**（basic electrical rhythm，BER）。慢波的幅度为 $5 \sim 15$mV，持续时间由数秒至数十几秒。不同部位消化道平滑肌的慢波频率不同，人的慢波频率在胃约为 3 次/分，在十二指肠为 $11 \sim 12$ 次/分，在回肠末端为 $8 \sim 9$ 次/分。目前认为，慢波起源于环行肌和纵行肌之间的**间质卡哈尔细胞**（interstitial Cajal cell，ICC），它能启动节律性电活动，被认为是胃肠运动的起搏细胞。间质卡哈尔细胞是一种兼有成纤维细胞和平滑肌细胞特性的间质细胞，它们与平滑肌细胞之间的距离很近，并在多处形成缝隙连接，它产生的慢波可以通过电紧张的形式扩布到平滑肌。

去除平滑肌的神经支配或用药物阻断神经冲动后，慢波依然出现，表明慢波的产生不依赖于外来神经的支配，但慢波的幅度和频率可接受自主神经的调节。产生慢波的离子机制尚不清楚，目前认为与细胞内的钙波有关，当细胞内 Ca^{2+}浓度增高时，激活细胞膜上钙激活的氯通道，Cl^-外流，膜电位去极化。

3. 动作电位 消化道平滑肌受到各种理化因素刺激后，在慢波电位的基础上进一步去极化达到阈电位（-40mV）时，便会爆发动作电位。当慢波去极化达到阈电位时，动作电位也可自发产生。消化道平滑肌动作电位时程很短，为 $10 \sim 20$ms，又称快波（fast wave）。动作电位叠加在慢波上，幅度为 $60 \sim 70$mV。其产生机制是平滑肌细胞去极化到阈电位后，膜上的慢钙通道开放，大量的 Ca^{2+}和少量的 Na^+内流产生去极化，复极化由 K^+的外流形成。

慢波、动作电位和肌肉收缩之间的关系可归纳为：慢波本身不能引起平滑肌的收缩，它主要反映平滑肌的周期电活动变化，是平滑肌的起步电位，决定平滑肌蠕动的方向、节律和速度。在慢波电位的基础上产生动作电位，动作电位再引起平滑肌收缩，每个慢波上产生的动作电位的数目越多，收缩力就越强（图6-1）。

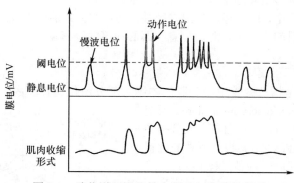

图 6-1 消化道平滑肌的电活动与收缩的关系

二、消化腺的分泌功能

人每天由各种消化腺分泌的消化液总量可达 $6 \sim 8$L。消化液主要由有机物（各种消化酶、黏液蛋白和抗体等）、离子和水组成。消化液的主要功能是：①稀释食物，使之与血浆渗透压接近，以利于各种物质的吸收；②提供适宜消化酶活性的 pH 环境；③水解食物中大分子的营养物质，使之便于吸收；④黏液、抗体和大量液体能保护消化道黏膜，防止其受到物理性和化学性损伤。

消化腺分泌消化液是腺细胞主动活动的结果。它一般包括从血液中摄取原料，在细胞内合成分泌物；合成的分泌物，以酶原颗粒和囊泡等形式储存；将分泌物由细胞排出三个复杂过程。腺细胞膜上存在着许多受体，不同的刺激物与相应的受体结合，可引起一系列生化反应，最终导致分泌物的释放。

三、消化道的神经支配及其作用

消化道受外来神经和消化道内在神经丛的双重支配。

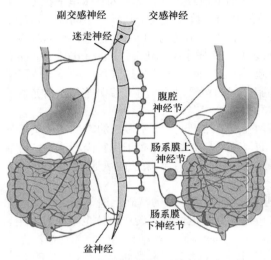

图 6-2　消化道的外来神经支配

（一）外来神经

消化道除口腔、咽、食管上段肌肉及肛门外括约肌由躯体运动神经支配外，其余部分的肌肉及消化腺都受自主神经系统的交感神经和副交感神经双重支配（图 6-2）。

1. 交感神经　支配消化道的交感神经节前纤维从脊髓胸 5～腰 2 侧角发出，在腹腔神经节、肠系膜神经节内换元后发出节后纤维，节后纤维分布到胃、小肠和大肠各部。节后纤维末梢释放的递质为去甲肾上腺素。一般情况下，交感神经兴奋可抑制胃肠运动和消化腺的分泌。

2. 副交感神经　支配消化道的副交感神经来自迷走神经和盆神经，其节前纤维直接终止于消化道的壁内神经元，与壁内神经元形成突触，然后发出节后纤维支配消化道的腺细胞、上皮细胞和平滑肌细胞。副交感神经的大部分节后纤维释放的递质是乙酰胆碱，乙酰胆碱通过激活毒蕈碱受体，促进消化道的运动和消化腺的分泌，但对消化道括约肌则起抑制作用。少数副交感神经节后纤维释放某些肽类物质，如血管活性肠肽、P 物质、生长抑素等，因而被称为**肽能神经**（peptidergic nerve），在胃的容受性舒张和机械刺激引起的小肠充血等过程中起作用。

在交感和副交感神经中，除上述的传出神经外，还存在大量的传入神经。它们可将消化道内的各种信息传入中枢，以引起饥、饱、胀、便意、恶心和疼痛等感觉。

（二）消化道内在神经丛

消化道内在神经丛是指从食管中段到肛门的绝大部分消化道管壁内，含有两层内在的神经结构，称为**肠神经系统**（enteric nervous system）或**壁内神经丛**（intramural plexus）。它们是由大量神经元和神经纤维组成的神经网络，其根据所处的位置又分为黏膜下神经丛和肌间神经丛（图 6-3）。

黏膜下神经丛（submucosal plexus）位于环行肌和黏膜层之间。其神经元中的运动神经元可释放乙酰胆碱和血管活性肠肽，主要调节腺细胞和上皮细胞的功能，也有部分可支配黏膜下血管。**肌间神经丛**（myenteric plexus）位于环行肌和纵行肌之间。其中有以乙酰胆碱和 P 物质为递质的兴奋性神经

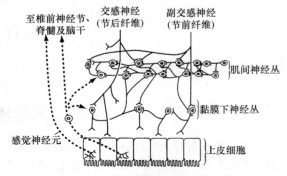

图 6-3　胃肠壁的神经支配示意图

元，也有以血管活性肠肽和一氧化氮为递质的抑制性神经元。主要调节平滑肌的活动。两种神经丛之间还存在着复杂的纤维联系。

肠神经系统中的神经元包括感觉神经元、运动神经元和中间神经元，从而构成一个相对独立完整的整合系统，可完成局部反射。在整体情况下，外来神经对内在神经丛具有调节作用，但去除外来神经后，内在神经丛仍然可在局部发挥作用，可独立调节消化道运动、消化腺分泌、消化道血流、水和电解质的转运等。

四、消化道的内分泌功能

消化道黏膜中分布着 40 多种内分泌细胞，它们合成和释放的生物活性物质统称为**胃肠激素**（gastrointestinal hormone）。这些细胞都具有摄取胺的前体，从而进行脱羧而产生肽或活性胺的能力，被统称为 **APUD 细胞**（amine precursor uptake and decarboxylation cell）。此外，神经系统和内分泌系统中也含有 APUD 细胞。消化道黏膜中内分泌细胞的总数远超过体内其他内分泌细胞的总和，因此消化道被认为是体内最大也是最复杂的内分泌器官。

消化道的内分泌细胞可分为两类。一类为占大多数的开放型细胞，该细胞呈锥形，顶端有微绒毛突起深入胃肠腔内，直接感受胃肠内食物成分和 pH 的刺激而引起其分泌活动。另一类为细胞数量较少的闭合型细胞，主要分布在胃底和胃体的泌酸区和胰腺，该细胞无微绒毛，与胃肠腔无直接接触，它们的分泌受神经和周围体液环境的调节。

胃肠激素的生理作用主要有：①调节消化腺的分泌和消化道运动；②具有促进消化道组织代谢和生长的作用，即营养作用；③调节其他激素的释放；④参与调节机体的免疫功能；⑤参与调节肠黏膜对水和电解质的吸收。

下面介绍几种调节消化器官活动的重要的胃肠激素。

1. 促胃液素（gastrin） 主要由胃窦和十二指肠黏膜内的 G 细胞分泌。兴奋迷走神经、胃扩张、蛋白质消化产物的刺激都能引起促胃液素的释放。其主要生理作用是促进胃酸和胃蛋白酶原分泌，使胃窦和幽门括约肌收缩，促进胃肠运动和胃黏上皮生长。

2. 促胰液素（secretin） 主要由小肠黏膜内 S 细胞分泌。盐酸是最强的刺激因素，其次为脂肪酸。其主要生理作用是促进胰液和胆汁中的 HCO_3^- 的分泌，抑制胃酸分泌和胃运动。促进胰腺外分泌部生长。

3. 缩胆囊素（cholecystokinin，CCK） 又称胆囊收缩素，它由小肠黏膜 I 细胞分泌。食物中蛋白质的分解产物和脂肪是刺激 CCK 分泌的最有效物质。它的主要生理作用是促进胰酶的合成和分泌，刺激胆囊收缩而使 Oddi 括约肌舒张，引起胆汁排放，抑制胃排空。CCK 也促进胰腺外分泌部生长。

4. 抑胃肽（gastric inhibitory peptide，GIP） 由小肠黏膜 K 细胞分泌。葡萄糖、脂肪酸和氨基酸是刺激抑胃肽释放的主要因素。其主要生理作用是刺激胰岛素的分泌，抑制胃酸和胃蛋白酶原的分泌，抑制胃排空。

5. 胃动素（motilin） 由小肠黏膜 Mo 细胞分泌。迷走神经兴奋、盐酸和脂肪可引起胃动素的释放。其主要生理作用是在消化间期刺激胃和小肠的运动。

第二节 口腔内消化

消化过程从口腔开始。在口腔内，食物通过咀嚼和唾液中消化酶的作用得到初步消化，被唾液湿润和混合的食团经吞咽动作由食管入胃。

一、唾液的分泌

唾液（saliva）由唾液腺分泌。人的口腔内有三对大唾液腺：腮腺、颌下腺和舌下腺。另外，口腔内还有许多散在口腔黏膜中的小唾液腺。唾液就是这些大小腺体分泌的混合物。

（一）唾液的性质和成分

唾液是无色无味近中性（pH 6.6～7.1）的低渗液体。正常成人每日分泌 1.0～1.5L 唾液。唾液中水分约占 99%，其余为有机物和无机物。有机物主要为黏蛋白、唾液淀粉酶（salivary amylase）、舌脂酶、溶菌酶、免疫球蛋白、尿素、尿酸和游离氨基酸等；无机物有 Na^+、K^+、Ca^{2+}、Cl^-、HCO_3^- 等。此外，还有一定量的气体，如 O_2、N_2、NH_3 和 CO_2。某些进入体内的重金属（如铅、汞）和狂犬病毒可经唾液腺分泌而出现在唾液中。唾液的渗透压通常低于血浆，并随分泌率而变化。分泌率低时，唾液腺导管上皮细胞对 Na^+ 和 Cl^- 的重吸收使唾液渗透压较低，最低可达 50mOsm/L；随着分泌率的提高，唾液腺导管上皮细胞的重吸收作用减弱，唾液渗透压将升高，最高可接近血浆渗透压（300mOsm/L）。

（二）唾液的作用

唾液的主要作用包括：①湿润口腔黏膜和食物，有利于吞咽和说话；②溶解食物，产生味觉；③唾液可清除口腔中的残余食物、脱落的上皮细胞和异物，清洁口腔；④唾液中的溶菌酶和免疫球蛋白具有杀灭细菌和病毒的作用，保护口腔；⑤唾液淀粉酶能把淀粉分解为麦芽糖，此酶发挥作用的最适 pH 为 7.0，pH＜4.5 后才完全失活。因此，其随食物入胃后，不久便失去作用。舌脂酶能分解食物中的脂肪；⑥进入体内的重金属（铅、汞）、氰化物、狂犬病毒和某些药物可通过唾液分泌而被排泄。

（三）唾液分泌的调节

安静情况下，唾液约以 0.5ml/min 的速度分泌，量少稀薄，这种分泌称为**基础分泌**（basic secretion），其主要作用是保持口腔黏膜的湿润。进食时，唾液分泌增多，最多时可达 4ml/min。此时的唾液分泌属于神经调节，包括非条件反射性分泌和条件反射性分泌两种。

1. 非条件反射性分泌　进食时，食物对口腔黏膜机械、化学和温度的刺激使口腔黏膜和舌的感受器发生兴奋，通过第Ⅴ、Ⅶ、Ⅸ、Ⅹ对脑神经中的传入纤维传至延髓的上涎核和下涎核（唾液分泌的基本中枢），然后通过第Ⅶ、Ⅸ对脑神经的副交感神经和交感神经（以副交感神经为主）到达唾液腺，引起唾液分泌，这种分泌称为非条件反射性唾液分泌。副交感神经兴奋主要引起量多而固体成分少的稀薄唾液分泌。交感神经兴奋主要引起量少而固体成分多的黏稠唾液分泌。

2. 条件反射性分泌　进食前或进食活动中，食物的形状、颜色、气味、进食环境、进食信号甚至与进食有关的语言（第二信号）刺激引起的唾液分泌，称为条件反射性唾液分泌。"望梅止渴"就是一种条件反射性分泌。

二、咀　　嚼

咀嚼（mastication）是由咀嚼肌按一定的顺序收缩而实现的。咀嚼肌是骨骼肌，可做随意运动。当食物触及牙龈、硬腭前部和舌表面时，口腔内感受器和咀嚼肌内本体感受器受刺激，产生的传入冲动可反射性地引起节律性的咀嚼活动。

咀嚼时，切齿主要用于咬切，尖齿主要用于撕碎，磨齿主要用于研磨。咀嚼的主要作用是对食物进行机械加工。通过上下牙以相当大的压力相互接触，将大块食物切割并磨碎，切碎的食物与唾液混合形成食团以便吞咽。咀嚼可使食物与唾液淀粉酶充分接触而产生化学性消化作用。咀嚼还能加强食物对口腔内各种感受器的刺激，反射性地引起胃、胰、肝、胆囊活动加强，为下一步的消化和吸收过程做好准备。

三、吞　咽

吞咽（deglutation）是将食团由舌背经咽和食管送入胃的过程。吞咽虽然可以随意发动，但整个过程是一个高等协调的复杂的反射活动。按照食团经过的部位，吞咽动作可分为三期。

1. 口腔期（oral phase）　是食团由口腔推入咽的过程。主要通过舌的运动把食团送入咽部。口腔期的活动受大脑皮层的控制，是一种随意运动。

2. 咽期（pharyngeal phase）　是指食团由咽进入食管上段的过程，属于非随意运动。咽期的基本过程是食团刺激了软腭和咽部的触觉感受器，冲动传到位于延髓和脑桥下端网状结构的吞咽中枢，引起一系列快速的反射动作，包括软腭上升，咽后壁向前突出，鼻、口、喉通路关闭，防止食物进入气管或逆流入鼻腔，食管上括约肌舒张，使食团从咽部进入食管。

3. 食管期（esophageal phase）　是食团由食管上端经贲门进入胃的过程。此期主要通过食管的蠕动实现。**蠕动**（peristalsis）是消化道平滑肌普遍存在的一种运动形式，由平滑肌的顺序舒缩引起，是一种舒张波在前，收缩波在后，并向前推进的波形运动。食管蠕动时，食团前的食管出现舒张波，食团后的食管跟随着收缩波，从而挤压食团向食管下端移动（图6-4）。

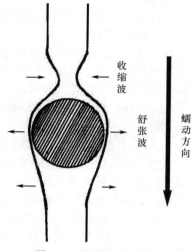

图6-4　食管蠕动示意图

食管的下端，近胃贲门处虽然在解剖上不存在括约肌，但该处有一段长3～5cm的高压区，该处的压力比胃内压高5～10mmHg，能阻止胃内容物逆流入食管，发挥类似括约肌的作用，故称为**食管下括约肌**（lower esophageal sphincter，LES）。当食物进入食管后，刺激食管壁上的机械感受器，通过迷走神经的抑制性纤维释放血管活性肠肽或一氧化氮，引起食管下括约肌的舒张，允许食物进入胃内。食物入胃后可通过迷走神经的兴奋性纤维释放乙酰胆碱、促胃液素和胃动素等激素，从而促使该括约肌收缩，防止胃内容物逆流入食管。妊娠、过量饮酒和吸烟可使食管下括约肌的张力降低。

第三节　胃　内　消　化

胃是消化道中最膨大的部分，具有暂时储存食物和消化食物的功能。进食时，成人胃可容纳1～2L食物。食物进入胃后，经过胃的机械性消化和化学性消化作用并与胃液充分混合，形成**食糜**（chyme），食糜逐次少量地通过幽门排入十二指肠。

一、胃液的分泌

胃对食物的化学性消化是通过胃黏膜中多种外分泌腺细胞分泌的胃液来实现的。胃黏膜的外分泌腺有：①**贲门腺**（cardiac gland），分布于胃与食管连接处宽1～4cm的环状区，为黏液腺，可分泌碱性黏液。②**胃底腺**（fundic gland），又称**泌酸腺**（oxyntic gland），分布于胃底的大部分和胃体的全部，由**壁细胞**（parietal cell）、**主细胞**（chief cell）和**颈黏液细胞**（neck mucous cell）组成，其中，壁细胞分泌**盐酸**（hydrochloric acid，HCl）和内因子，主细胞分泌胃蛋白酶原，颈黏液细胞分泌黏液。③**幽门腺**（pyloric gland），分布于幽门部，主要分泌碱性黏液和少量胃蛋白酶原。

胃黏膜内还含有多种内分泌细胞，如分泌促胃液素的G细胞、分泌生长抑素的D细胞、分泌组胺（histamine）的肠嗜铬样细胞（enterochromaffin-like cell，ECL cell）等。

（一）胃液的性质、成分和作用

纯净的**胃液**（gastric juice）是一种无色的酸性液体，pH 为 0.9～1.5。正常人每日胃液分泌量为 1.5～2.5L。胃液中的主要成分有盐酸、胃蛋白酶原、黏液和内因子，其余为水、HCO_3^-、Na^+、K^+ 等无机物。

1. 盐酸　胃液中的盐酸由壁细胞分泌，也称**胃酸**（gastric acid）。胃酸有游离酸和结合酸两种形式，两者在胃液中的总浓度称为胃液的总酸度。空腹 6h 后，在无任何食物刺激的情况下，胃酸也有少量分泌，称为基础胃酸分泌。基础胃酸的分泌存在个体差异，为 0～5mmol/h。基础胃酸分泌具有昼夜节律性，表现为 5～11 时分泌最低，18 时至次日 1 时分泌最高。基础胃酸分泌还受迷走神经紧张性和少量促胃液素自发释放的影响。在食物或药物的刺激下，胃酸排出量增加。正常人的胃酸最大排出量可达 20～25mmol/h。一般认为最大胃酸排出量与壁细胞的数量和壁细胞的功能状态有关。

（1）盐酸的作用：①杀灭随食物进入胃内的细菌；②激活胃蛋白酶原，使其成为有活性的胃蛋白酶，并提供该酶活动所需的酸性环境；③使蛋白质变性而易于水解；④盐酸进入十二指肠后，促进胰液、肝胆汁和小肠液的分泌；⑤盐酸造成的酸性环境可使钙和铁处于溶解状态而易于吸收。可见，盐酸的正常分泌对消化和吸收具有很重要的作用。胃酸分泌过少，可引起腹胀、腹泻等消化不良症状。过多的盐酸，对胃和十二指肠黏膜具有侵蚀作用，这可能是消化性溃疡的致病原因之一。

（2）盐酸的分泌机制：胃液中 H^+ 浓度为 150～170mmol/L，比血浆的 H^+ 浓度约高 300 万倍；胃液中 Cl^- 浓度为 170mmol/L，约 1.7 倍于血浆 Cl^- 浓度。因此，壁细胞分泌 H^+ 是逆着巨大的浓度梯度进行的主动过程。壁细胞主动分泌 H^+ 与其细胞顶端膜上的**质子泵**（proton pump）的活动有关。质子泵具有转运 H^+、K^+ 和催化 ATP 水解的功能，也称为 H^+-K^+ATP 酶。

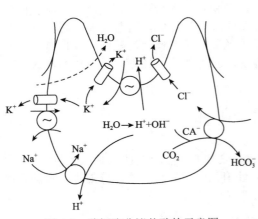

图 6-5　壁细胞分泌盐酸的示意图

CA. 碳酸酐酶

壁细胞分泌的 H^+ 由胞质中的 H_2O 解离生成（$H_2O \rightarrow H^+ + OH^-$），在质子泵的作用下，$H^+$ 从壁细胞内主动转运到分泌小管，同时驱动一个 K^+ 从分泌小管腔进入细胞。进入细胞内的 K^+ 再通过细胞顶端膜上钾通道进入分泌小管腔。细胞内的 Cl^- 通过细胞顶端膜上氯通道进入分泌小管腔，并与 H^+ 形成 HCl，经分泌小管进入胃腔。留在壁细胞内的 OH^- 在**碳酸酐酶**（carbonic anhydrase，CA）的催化下与 CO_2 结合成 HCO_3^-，形成的 HCO_3^- 通过壁细胞基底侧膜上的 Cl^--HCO_3^- 转运体被转运出细胞，而 Cl^- 被转运入细胞内，补充被分泌进入小管中的 Cl^-。此外，壁细胞基底膜上的钠泵将细胞内的 Na^+ 泵出细胞，同时将 K^+ 泵入细胞，补充顶端膜失去的部分 K^+（图 6-5）。

在消化期，由于胃酸大量分泌的同时有大量的 HCO_3^- 进入血液，使血液暂时碱化，形成了**餐后碱潮**（postprandial alkaline tide）。

2. 胃蛋白酶原（pepsinogen）　主要由胃底腺的主细胞合成与分泌。颈黏液细胞、贲门腺和幽门腺的黏液细胞及十二指肠近端的腺体也能分泌胃蛋白酶原。合成的胃蛋白酶原以无活性的形式储存在细胞内。进餐、迷走神经兴奋刺激其释放，分泌进入胃腔的胃蛋白酶原在胃酸或已活化的**胃蛋白酶**（pepsin）的作用下，转变成具有活性的胃蛋白酶。胃蛋白酶能水解蛋白质，水解的产物主要是䏙和胨及少量多肽和氨基酸。胃蛋白酶作用的最适 pH 为 1.8～3.5，胃蛋白酶的活性随着 pH 的升高而下降，当 pH 超过 5.0 时，胃蛋白酶就完全失活。

3. 黏液和碳酸氢盐　胃的**黏液**（mucus）是由胃黏膜表面的上皮细胞、胃底腺、贲门腺和幽门腺的黏液细胞共同分泌的。其主要成分是糖蛋白。黏液具有较高的黏滞性，分泌后覆盖在胃黏膜表面形成厚度为 500μm 的凝胶保护层，起润滑作用，从而减少粗糙食物对胃黏膜的机械性损伤。

胃黏膜内的非泌酸细胞能分泌 HCO_3^-，但 HCO_3^- 并不直接进入胃液中，而是与胃黏膜表面的黏液联合作用形成一个屏障，称为**黏液-碳酸氢盐屏障**（mucus-bicarbonate barrier）（图 6-6）。在这个屏障中，黏液的黏滞度为水的 30～260 倍，可降低离子在黏液层中的扩散速度。当胃腔中的 H^+ 从黏液表面向深层扩散时，其移动速度明显减慢并不断与黏液中的 HCO_3^- 发生中和。由此在黏液层中形成了一个 pH 梯度，表现为近胃腔侧的黏液层呈酸性（pH 约 2.0），而近胃黏膜细胞侧

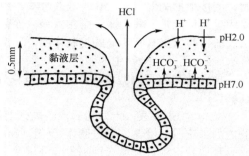

图 6-6 胃黏液-碳酸氢盐屏障示意图

的黏液层呈中性（pH 约 7.0）。因此，胃黏膜表面的黏液层能防止胃内 H^+ 对胃黏膜的侵蚀和胃蛋白酶对胃黏膜的消化。此外，胃上皮细胞的顶端和相邻细胞之间存在的紧密连接构成了**胃黏膜屏障**（gastric mucosal barrier），可防止胃腔内的 H^+ 向黏膜内扩散。同时，胃黏膜还能合成和释放某些前列腺素，它们可抑制胃酸和胃蛋白酶原的分泌，刺激黏液和碳酸氢盐的分泌，使胃黏膜微血管扩张，增加黏膜血流量等作用，从而有助于维持胃黏膜的完整和促进受损胃黏膜的修复。

4. 内因子（intrinsic factor） 是由胃底腺的壁细胞分泌的一种糖蛋白。它有两个活性部位：一个部位与进入胃内的维生素 B_{12} 结合，形成内因子-维生素 B_{12} 复合物，保护维生素 B_{12} 不被小肠内水解酶破坏；另一个部位可与回肠黏膜细胞膜上的特异性受体结合，促进维生素 B_{12} 的吸收。机体若缺乏内因子，可造成维生素 B_{12} 的吸收障碍，影响红细胞内 DNA 的合成，从而出现巨幼红细胞性贫血。能引起胃酸分泌的各种刺激均可使内因子分泌增加，而萎缩性胃炎或胃酸缺乏的人内因子分泌减少。

（二）促进胃液分泌的因素

1. 迷走神经 大部分支配胃的迷走神经节后纤维末梢及部分肠内在神经末梢释放**乙酰胆碱**。乙酰胆碱直接作用于壁细胞上的胆碱能（M_3 型）受体，引起胃酸分泌，该作用可被胆碱能受体阻断剂阿托品阻断。迷走神经还可兴奋肠嗜铬样细胞和 G 细胞，分别引起组胺和促胃液素的释放，并通过组胺和促胃液素间接引起壁细胞分泌胃酸。

2. 组胺 是由胃泌酸区黏膜中的肠嗜铬样细胞分泌的，通过局部扩散作用于邻近壁细胞上组胺 H_2 受体，引起壁细胞分泌胃酸。H_2 受体阻断剂**西咪替丁**（cimetidine）可抑制胃酸分泌。肠嗜铬样细胞膜上具有促胃液素受体和 M 型胆碱能受体，因此，促胃液素和乙酰胆碱都能刺激组胺释放。

3. 促胃液素 是胃窦、十二指肠和空肠上段黏膜中的 G 细胞分泌的一种肽类激素，其分泌后通过血液循环运送到靶细胞发挥作用。促胃液素作用广泛，可以直接刺激壁细胞分泌胃酸，也可通过刺激肠嗜铬样细胞分泌组胺，间接促进壁细胞分泌胃酸。促胃液素的这种作用可能比其直接刺激壁细胞分泌胃酸的作用更为重要。用药物抑制肠嗜铬样细胞合成组胺后，促胃液素刺激胃酸分泌的作用明显降低。

刺激胃酸分泌的其他因素还有 Ca^{2+}、低血糖、咖啡因和乙醇等。

（三）抑制胃液分泌的因素

进食过程中，胃液分泌除受兴奋性因素调节外，还受抑制性因素的调节。正常的胃液分泌是兴奋和抑制两方面因素相互作用的结果。抑制胃液分泌的全身性因素有精神、情绪因素。抑制胃液分泌的消化道因素主要有盐酸、脂肪和高张溶液。

（1）盐酸：进食可刺激盐酸分泌，当盐酸分泌过多时，可负反馈抑制盐酸的分泌。当胃窦内 pH 降到 1.2～1.5 时，胃酸的分泌即受到抑制。其机制包括：①盐酸直接抑制了胃窦黏膜中的 G 细

胞释放促胃液素；②盐酸可使胃窦黏膜 D 细胞释放生长抑素，通过体液途径作用于 G 细胞和壁细胞，间接地抑制促胃液素和胃液的分泌。当十二指肠 pH 降到 2.5 以下时，也能抑制胃酸分泌。其作用机制可能是盐酸刺激小肠黏膜释放促胰液素和**球抑胃素**（bulbogastrone）。促胰液素对促胃液素引起的胃酸分泌具有明显的抑制作用，球抑胃素是一种能抑制胃酸分泌的肽类激素。

（2）脂肪：食物中的脂肪及其消化产物进入小肠后，可刺激小肠黏膜分泌促胰液素、缩胆囊素、抑胃肽和胰高血糖素等。它们被统称为**肠抑胃素**（enterogastrone），具有抑制胃液分泌和胃运动的作用。

（3）高张溶液：十二指肠内的高张溶液可通过两种途径抑制胃液的分泌：①高张溶液刺激小肠内的渗透压感受器，通过**肠-胃反射**（entero-gastric reflex）抑制胃液分泌；②高张溶液刺激小肠黏膜释放若干种胃肠激素抑制胃液分泌。

（四）消化期的胃液分泌

空腹时，胃液的分泌很少。进食可刺激胃液大量分泌，这种分泌称为消化期胃液分泌。通常按感受食物刺激的部位不同，将消化期胃液分泌分为头期胃液分泌、胃期胃液分泌和肠期胃液分泌。

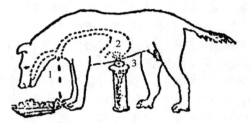

图 6-7　用假饲的方法获得胃液

1. 食物从食管瘘流出；2. 胃；3. 胃液从胃瘘流出

1. 头期胃液分泌　进食时，食物的性状、声音和咀嚼、吞咽动作刺激头部感受器（眼、耳、鼻、口腔、咽），通过传入冲动反射性地引起的胃液分泌。头期胃液分泌可用**假饲**（sham feeding）实验证实。即事先给狗手术造一个食管瘘和一个胃瘘。给狗进食时，食物经口腔进入食管后，随即从食管瘘流出，并未进入胃内，但这时却有胃液从胃瘘流出（图 6-7）。

引起头期胃液分泌的机制包括条件反射和非条件反射。条件反射是指食物颜色、形状、气味和声音等刺激作用于头部的视觉、嗅觉、味觉和听觉感受器引起的胃液分泌。非条件反射是指咀嚼和吞咽食物时，刺激了口腔和咽喉等处的机械和化学感受器，产生的传入冲动至延髓、下丘脑、边缘叶和大脑皮层反射中枢后，通过迷走神经传出引起胃液分泌。迷走神经是条件反射和非条件反射的共同传出通路，其末梢支配胃腺和胃窦部的 G 细胞，既可直接促进胃液分泌，又可通过促胃液素间接促进胃液分泌，其中的直接作用更重要（图 6-8）。

头期胃液分泌的特点是持续时间长（可持续 2～4h），分泌量较多（约占消化期分泌总量的 30%），而且酸度和胃蛋白酶的含量都很高，消化力强。

2. 胃期胃液分泌　将食糜、肉的提取液等通过瘘管直接注入胃内，可刺激胃的机械感受器和化学性感受器，从而促进的胃液分泌。其主要作用途径是：①食物机械性扩张刺激胃底、胃体部的感受器，通过迷走-迷走神经长反射和壁内神经丛的短反射直接或通过促胃液素间接引起胃液分泌；②扩张刺激幽门部的感受器，通过壁内神经丛促使 G 细胞释放促胃液素；③食物的化学成分，主要是蛋白质消化产物肽和氨基酸，直接作用于 G 细胞，引起促胃液素分泌。不同氨基酸对胃酸分泌的刺激作用不同。对人类而言，苯丙

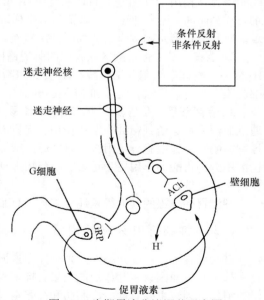

图 6-8　头期胃液分泌调节示意图

ACh. 乙酰胆碱；GRP. 促胃液素释放肽

氨酸和色氨酸的刺激作用最强。咖啡、茶、牛奶和乙醇也能引起胃液的大量分泌。

胃期胃液分泌的胃液量占总分泌量的 60%，酸度和胃蛋白酶的含量也很高。

3. 肠期胃液分泌 将食糜、肉的提取液等通过瘘管直接注入十二指肠内，也可引起胃液分泌的轻度增加的胃液分泌。说明食物离开胃进入小肠后，还有刺激胃液分泌的作用。其作用机制是，食物进入小肠后，通过对小肠黏膜的机械性和化学性刺激，使小肠释放促胃液素、**肠泌酸素**（entero-oxyntin）等胃肠激素，经血液循环作用于胃引起胃液分泌。

肠期分泌的胃液量少（占总分泌量的 10%），酸度不高，消化力较弱。这些特征可能与盐酸、脂肪和高张溶液进入小肠后对胃液分泌的抑制作用有关。

二、胃 的 运 动

根据胃运动的功能特点可将胃分为头区和尾区。头区为胃底和胃体的上 1/3，它的运动较弱，主要功能是接纳和储存食物。尾区为胃体的下 2/3 和胃窦，主要功能是混合、磨碎食物而使之形成食糜，并将食糜排入十二指肠。

（一）胃的运动形式

1. 容受性舒张（receptive relaxation） 指进食时食物刺激口腔、咽、食管等处感受器，通过迷走-迷走反射引起胃底和胃体（以头区为主）肌肉的舒张。它可使胃腔的容量由空腹时的约 50 ml 增加到进食后的 1.5L 左右，从而适应大量食物的摄入，并保持胃内压基本不变，防止因胃内压过快上升而导致食糜过早排入小肠。在该反射中，迷走神经的传出通路是抑制性的，其末梢释放的神经递质可能是**血管活性肠肽**或**一氧化氮**。此外，食物对胃壁的机械刺激和食糜对十二指肠的机械刺激、化学刺激也能引起胃底和胃体平滑肌的舒张。

2. 紧张性收缩（tonic contraction） 指胃壁平滑肌经常保持的一定程度的缓慢持续收缩状态。紧张性收缩空腹时即已存在，胃充盈后得到加强，它能使胃保持一定的形状和位置，防止胃下垂；它也能使胃内保持一定的压力，有助于胃液渗入食团；它还是胃其他运动的基础。进食后胃头区的紧张性收缩有助于胃内容物向幽门方向移动。

3. 蠕动 空腹时基本不出现蠕动，食物进入胃约 5min，蠕动便开始。蠕动从胃的中部开始，向幽门方向推进（图 6-9）。蠕动是胃肠运动的重要形式。每个蠕动波约需要 1min 到达幽门，频率约为每分钟 3 次，胃蠕动的频率受胃平滑肌慢波节律的控制。通常是一波未平，一波又起。蠕动在开始时较弱，在向幽门推进过程中其幅度和速度逐渐增加，接近幽门时其明显增强形成一个很深的收缩环。当幽门括约肌舒张时，在蠕动波产生的压力下，胃窦内少量食糜（1～2ml）排入十二指肠；当幽门括约肌收缩时，食糜被反向推回。食糜的这种后退有利于块状食物在胃内的进一步碾磨和粉碎。

胃蠕动的生理意义在于碾磨进入胃的食团，使之与胃液充分混合，形成糊状食糜，并将食糜逐步推入十二指肠。

（二）胃排空及其控制

1. 胃排空（gastric emptying） 指食物由胃排入十二指肠的过程。胃排空的直接动力是胃和十二指肠之间的压力差，其原动力是胃平滑肌的收缩。胃平滑肌的运动是胃排空的动力，胃平滑肌运动加强，胃排空增快，反之，胃排空减慢。

2. 胃排空的控制

（1）食物的性状和组成：一般来说，液体食物比固体食物排空得快；

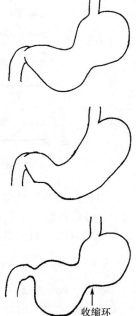

收缩环

图 6-9 胃的蠕动示意图

颗粒小的食物比大块食物排空得快；等渗溶液比非等渗溶液排空得快。在三种主要食物成分中，糖类的排空速度最快，蛋白质次之，脂肪最慢。混合食物由胃完全排空通常需要 4～6h。

（2）胃内促进胃排空的因素：胃内容物增多胃壁扩张，兴奋胃壁的机械感受器，通过迷走-迷走反射和壁内神经丛的局部反射，引起胃运动加强。胃壁扩张和食物中的某些化学成分还能通过刺激促胃液素的分泌来加强胃的运动。

（3）十二指肠内抑制胃排空的因素：食糜中的盐酸、脂肪和高张溶液及食糜对肠壁的机械扩张可刺激位于十二指肠壁上的多种感受器，通过肠-胃反射抑制胃的运动。此外，食糜中的盐酸和脂肪还可刺激小肠黏膜释放促胰液素、抑胃肽等，从而抑制胃的运动，延缓胃的排空。

由于胃排空的直接动力是胃和十二指肠间的压力差，当胃运动加强使胃内压大于十二指肠内压时，即可发生胃排空。食糜进入十二指肠后，受十二指肠内因素的抑制，胃运动减弱，胃排空暂停。食糜通过十二指肠后，对胃运动的抑制解除，胃的运动又逐渐增强，胃排空再次发生。如此重复，直至食糜全部由胃排入十二指肠。

（三）消化间期胃的运动

人胃在空腹时除存在紧张性收缩外，也出现以间歇性强力收缩伴有较长的静息期为特征的周期性运动，称为消化间期**移行性复合运动**（migrating motor complex，MMC）。这种运动起始于胃体上部，向肠道方向传播。移行性复合运动的每一周期为 90～120min，可分为四个时相（图 6-10）：①Ⅰ相（静止相），只能记录到慢波电位，不出现胃肠收缩，持续时间为 40～60min；②Ⅱ相，出现不规则的锋电位，胃肠开始有散发蠕动，持续时间为 30～45min；③Ⅲ相，每个慢波电位上均叠加有成簇的锋电位，胃肠出现规则的高振幅收缩，持续时间为 5～10min；④Ⅳ相，从Ⅲ相转至下一周期Ⅰ相的短暂过渡期，持续时间约为 5min。

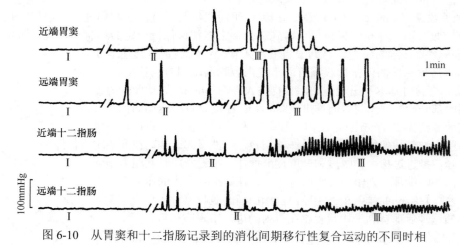

图 6-10 从胃窦和十二指肠记录到的消化间期移行性复合运动的不同时相

消化间期移行性复合运动使胃肠保持断续的运动，特别是Ⅲ相强力收缩可起"清道夫"的作用，其可将胃肠内上次进食后的食物残渣、脱落的细胞碎片和细菌等清除干净。若消化间期移行性复合运动减弱，则可引起功能性消化不良及肠道内细菌过度繁殖等情况。

（四）呕吐

呕吐（vomiting）是指胃内容物，有时为肠内容物通过食管、口腔被强烈驱出体外的动作。呕吐是一个复杂的反射过程。呕吐的原因很多。舌根、咽部、胃、肠、泌尿生殖器等处的感受器受到刺激均可引起呕吐。视觉和内耳前庭的刺激也可以引起呕吐。颅内压增高（脑膜炎、脑水肿、颅内肿瘤等）可直接作用于延髓的呕吐中枢。

呕吐前常有恶心、流涎、呼吸急促和心跳加快而不规则等表现。呕吐时，先是深吸气，接着声门紧闭，软腭上举，关闭后鼻孔，胃窦部、膈肌和腹壁肌强烈收缩，胃上部和食管下端舒张，使胃内容物经食管从口腔驱出。剧烈呕吐时，十二指肠和空肠上段也强烈收缩，使十二指肠内容物逆流入胃，故呕吐物中有时混有胆汁和小肠液。

呕吐能将胃内有害物质排出，所以它是一种具有保护意义的防御性反射。但持续、剧烈的呕吐会导致水、电解质和酸碱平衡紊乱。

第四节 小肠内消化

食糜由胃进入十二指肠后，即开始了小肠内的消化过程。小肠内的消化是整个消化过程中最重要的阶段。食物在小肠内的停留时间随食物的性质而有所不同，混合性食物一般在小肠内停留 3～8h。在小肠内，食糜受到胰液、胆汁和小肠液的化学性消化和小肠运动的机械性消化。食物通过小肠后，消化过程基本完成。未被消化的食物残渣则进入大肠。

一、胰液的分泌

胰腺是兼有外分泌和内分泌功能的腺体。胰腺的内分泌功能主要与糖代谢调节有关，将在第十一章中讨论。胰腺的外分泌物为**胰液**（pancreatic juice），胰液是由胰腺的腺泡细胞和小导管管壁细胞所分泌的，具有很强的消化能力。

（一）胰液的性质、成分和作用

胰液是无色、无味的碱性液体，pH 为 7.8～8.4，渗透压与血浆基本相等，每日分泌量为 1～2L。胰液的主要成分是水、电解质和各种消化酶。

1. 电解质　胰液中的主要阳离子为 Na^+、K^+、Ca^{2+} 等，它们在胰液中的浓度与在血浆中的浓度相近，且不随分泌速度而改变。胰液中的阴离子主要为 HCO_3^- 和 Cl^-，其在胰液中的浓度随胰液分泌的速率而变化。当胰液分泌量增加时，HCO_3^- 浓度增高，Cl^- 浓度降低；当胰液分泌量减少时，HCO_3^- 浓度降低，Cl^- 浓度增高，但胰液中 HCO_3^- 和 Cl^- 的总和是恒定的。胰液中起主要作用的是 HCO_3^-，HCO_3^- 由胰腺小导管管壁细胞分泌，其作用是中和进入十二指肠的胃酸，从而使肠黏膜免遭胃酸侵蚀，并且为小肠内多种消化酶的活动提供适宜的弱碱性环境。

2. 消化酶　胰腺腺泡细胞可分泌十余种消化酶。在消化食物过程中起主要作用的是胰淀粉酶、胰蛋白酶、糜蛋白酶和胰脂肪酶。

（1）**胰淀粉酶**（pancreatic amylase）：是一种 α-淀粉酶，它不需要激活就具有活性，其最适 pH 为 6.7～7.0，对生、熟淀粉的水解效率都很高。胰淀粉酶可将淀粉水解为糊精、麦芽糖和麦芽寡糖，但不能水解纤维素。小肠内，淀粉与胰液接触 10min 就能被全部水解。正常人的胰腺分泌的淀粉酶只有少量进入血液，但胰腺炎时，胰淀粉酶进入血液的量增多。

（2）胰蛋白酶和糜蛋白酶：这两种酶均以无活性的酶原形式存在于胰液中。肠液中的**肠激酶**（enterokinase）可以激活**胰蛋白酶原**（trypsinogen），使之变为有活性的**胰蛋白酶**（trypsin）。此外，胃酸、组织液和胰蛋白酶本身也能激活胰蛋白酶原。**糜蛋白酶原**（chymotrypsinogen）主要在胰蛋白酶作用下转为有活性的**糜蛋白酶**（chymotrypsin）。胰蛋白酶和糜蛋白酶作用相似，都能将蛋白质分别分解为脒和脒，当它们协同作用时可将蛋白质分解成小分子的多肽和氨基酸。此外，糜蛋白酶还有较强的凝乳作用。

正常胰液中还含有羧基肽酶、核糖核酸酶、脱氧核糖核酸酶等，它们也以酶原的形式分泌，在胰蛋白酶作用下激活。激活后，羧基肽酶可作用于多肽末端的肽键，分解出具有自由羧基的氨基酸，核酸酶可使相应的核酸部分分解为单核苷酸。

正常情况下，胰液中的蛋白水解酶并不消化胰腺本身，因为它们是以酶原形式分泌的。此外，腺泡细胞还能分泌少量**胰蛋白酶抑制物**（trypsin inhibitor），其与胰蛋白酶结合可使胰蛋白酶丧失活性。当胰腺创伤、导管梗阻、痉挛或饮食不当引起胰液分泌急剧增加时，大量胰液进入组织，由于胰蛋白酶抑制物的浓度比胰蛋白酶原低得多，不能阻止大量胰蛋白酶原的活化，从而导致胰腺自身消化，引发急性胰腺炎。

（3）**胰脂肪酶**（pancreatic lipase）：可将三酰甘油水解为脂肪酸、一酰甘油和甘油。它的最适pH 为 7.5～8.5。胰脂肪酶对三酰甘油的消化作用需要**辅脂酶**（colipase）协助来完成。胰脂肪酶与辅脂酶可在三酰甘油表面形成高亲和力的复合物，从而牢固地附着在脂肪颗粒表面，防止胆盐把脂肪酶清除下去。胰液中还含有一定量的胆固醇水解酶和磷脂酶 A_2，分别水解胆固醇和卵磷脂。

胰液含有消化三类主要营养物质的酶，因而是最重要的消化液。当胰液分泌障碍时，即使其他消化液的分泌都正常，食物中的脂肪和蛋白质仍然不能完全被消化和吸收，常可引起脂肪泻，但一般不影响糖的消化和吸收。

（二）胰液分泌的调节

在非消化期，胰液几乎不分泌或很少分泌。进食可引起胰液大量分泌。所以，食物是刺激胰液分泌的自然因素。进食时的胰液分泌受神经和体液的双重调节，但以体液调节为主。

1. 神经调节　食物的形状、气味及食物对口腔、咽、食道、胃和小肠的刺激，可通过条件反射和非条件反射而引起胰液分泌。反射的传出神经主要是迷走神经。切断迷走神经，胰液分泌会明显减少。迷走神经可通过其末梢释放的乙酰胆碱直接作用于胰腺，也可通过促胃液素的释放来间接引起胰液分泌。迷走神经主要作用于胰腺的腺泡细胞，对小导管细胞的作用较弱。因此，迷走神经兴奋引起胰液分泌的特点是水和碳酸氢盐含量很少，而酶的含量很丰富。

2. 体液调节　胰液分泌的体液调节因素主要有促胰液素和缩胆囊素。

（1）促胰液素：由小肠黏膜内的 S 细胞分泌。盐酸是引起促胰液素释放的最强的刺激因素，其次是蛋白质分解产物和脂肪酸，糖类几乎没有刺激作用。促胰液素的主要作用是刺激胰腺小导管的上皮细胞，使其分泌大量的水分和碳酸氢盐，而酶的含量却很低。

（2）缩胆囊素：在蛋白质分解产物、脂肪酸、盐酸等作用下，小肠黏膜中的 I 细胞释放缩胆囊素。缩胆囊素通过血液循环作用于胰腺腺泡细胞，促进胰液中各种酶的分泌，故也称**促胰酶素**（pancreozymin）。它和促胰液素在促进胰液分泌方面有协同作用。缩胆囊素对胰腺组织还有营养作用，可促进胰组织蛋白质和核糖核酸的合成。

（3）其他激素：促胃液素可促进胰液中各种消化酶的分泌。血管活性肠肽可促使胰腺分泌水分和碳酸氢盐。胰高血糖素、生长抑素、胰多肽等则有抑制胰腺分泌的作用。

二、胆汁的分泌与排出

肝细胞能持续分泌**胆汁**（bile）。在非消化期，肝细胞分泌的胆汁主要储存在胆囊中。消化期食物及消化液可刺激胆囊收缩，将储存在胆囊内的胆汁排入十二指肠。直接从肝细胞分泌的胆汁称为肝胆汁；储存于胆囊内再由胆囊排出的胆汁称为胆囊胆汁。

（一）胆汁的性质、成分和作用

胆汁是一种有色、味苦和较稠厚的液体。肝胆汁为金黄色且透明清亮，pH 约 7.4，呈弱碱性。胆囊胆汁因被浓缩而呈深棕色，由于在胆囊中其碳酸氢盐被吸收而呈弱酸性（pH 约 6.8）。成年人每日分泌胆汁 800～1000ml。胆汁的成分较复杂，除了 H_2O、Na^+、K^+、Ca^{2+}、HCO_3^- 及 Cl^- 等无机成分以外，还含有胆盐、磷脂、胆固醇、胆色素等有机成分。胆汁是不含消化酶的消化液。

1. 胆盐（bile salt）　为肝脏分泌的胆汁酸与甘氨酸或牛磺酸结合的钠盐或钾盐，占胆汁固体成分的 50%。它是胆汁参与脂肪消化和吸收的主要成分。随胆汁进入小肠的胆盐，约有 95%在回肠末端被吸收入血，通过门静脉回到肝脏，再形成胆汁排入肠内，这个过程称为**胆盐的肠-肝循环**（enterohepatic circulation of bile salt）（图 6-11）。

胆盐是双嗜性分子，当肠腔内胆盐达到一定浓度后，胆盐分子聚集成直径 3～6μm 的颗粒，称为**微胶粒**（micelle）。其疏水性表面朝向内部，而亲水性一面朝外与水接触。胆固醇、脂肪酸、一酰甘油和脂溶性维生素均可渗入微胶粒内部，共同组成**混合微胶粒**（mixed micelle）。胆盐还具有乳化作用，即在十二指肠中，胆盐围绕脂肪微粒呈单层排列，使之分散于水溶液中，形成混悬液。

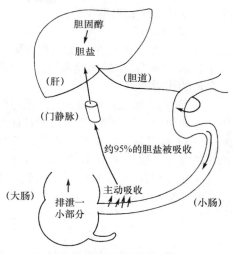

图 6-11　胆盐的肠-肝循环

2. 磷脂（phospholipid）　磷脂中主要是卵磷脂，占胆汁固体成分的 30%～40%。它也是双嗜性分子，因此也有乳化脂肪的作用，并参与混合微胶粒的形成。磷脂越多，能溶解于微胶粒中的胆固醇也越多。

3. 胆固醇（cholesterol）　是体内脂肪代谢的产物之一，占胆汁固体成分的 4%，它不溶于水而溶于微胶粒。若胆汁中胆固醇含量超过微胶粒的溶解能力，则容易形成胆固醇结晶，后者在胆道或胆囊中可促进胆固醇结石的形成。

4. 胆色素（bile pigments）　占胆汁固体成分的 2%，是血红蛋白的代谢产物。主要的胆色素是胆红素。胆红素呈金黄色。

（二）胆汁的作用

胆汁的主要作用是促进脂肪的消化和吸收。

1. 乳化脂肪　胆汁中的胆盐、卵磷脂都可作为乳化剂，使脂肪裂解成直径 3～10μm 的脂肪微滴，从而增加胰脂肪酶的作用面积，有利于脂肪的分解。

2. 促进脂肪的吸收　胆汁中的胆盐达到一定浓度后，可聚集成微胶粒。脂肪酸和一酰甘油及胆固醇等均可渗入微胶粒中，形成水溶性复合物（混合微胶粒）。它是不溶于水的脂肪分解产物通过肠上皮表面静水层到达肠黏膜表面的运载工具，促进脂肪分解产物的吸收。如果缺乏胆盐，食入的脂肪将有 40%左右不能被消化和吸收。

3. 促进脂溶性维生素的吸收　因为胆汁能促进脂肪分解产物的吸收，所以对脂溶性维生素 A、维生素 D、维生素 E、维生素 K 的吸收也有促进作用。

4. 其他作用　胆汁在十二指肠内可中和一部分胃酸，减少胃酸对十二指肠的损伤。胆盐经肠-肝循环进入肝脏后，可刺激肝细胞合成和分泌胆汁。胆盐有促进胆汁合成和分泌的作用，所以，它是临床上常用的利胆剂之一。

（三）胆汁分泌和排出的调节

食物是引起胆汁分泌和排出的自然刺激物。其中，高蛋白食物（蛋黄、肉等）刺激作用最强，高脂肪或混合食物次之，糖类食物刺激作用最弱。在胆汁排出的过程中，胆囊和 Oddi 括约肌的活动是协调进行的。即在非消化期间，胆囊舒张，Oddi 括约肌收缩；在消化期间，胆囊收缩，Oddi 括约肌舒张，胆汁被排入十二指肠。胆汁的分泌和排出受神经和体液因素调节，但以体液调节为主。

1. 神经调节　进食动作或食物对胃、小肠的刺激可通过神经反射性地引起肝胆汁分泌的少量增加，胆囊轻度收缩。该反射的传出神经为迷走神经，发挥作用的是其末梢释放的乙酰胆碱。切断两侧迷走神经或用胆碱能受体阻断剂均可阻断这种效应。迷走神经还可通过刺激促胃液素释放，间接引起肝胆汁分泌和胆囊收缩。

2. 体液调节

（1）缩胆囊素：可通过血液循环作用于胆囊、Oddi 括约肌上的缩胆囊素受体，使胆囊平滑肌发生收缩，而 Oddi 括约肌则舒张，从而促进胆囊胆汁的排放。此外，缩胆囊素也有较弱的促进胆汁分泌的作用。

（2）促胃液素：可通过血液循环作用于肝细胞和胆囊，引起肝胆汁分泌和胆囊收缩。促胃液素也可先引起胃酸分泌，由胃酸通过作用于十二指肠黏膜，引起促胰液素释放而促进肝胆汁的分泌。

（3）促胰液素：主要作用是刺激胰液分泌，但对肝胆汁的分泌也有一定的刺激作用。它引起的胆汁分泌主要是水和 HCO_3^- 含量的增加，刺激肝细胞分泌胆盐的作用不明显。

（4）胆盐：通过胆盐的肠-肝循环返回肝脏的胆盐有刺激肝胆汁分泌的作用，但对胆囊的运动无明显影响。

三、小肠液的分泌

小肠内有十二指肠腺和小肠腺。**十二指肠腺**又称**勃氏腺**（Brunner gland），位于十二指肠黏膜下层，分泌碱性液体，内含黏蛋白，黏稠度高，主要功能是保护十二指肠上皮不被胃酸侵蚀。**小肠腺**又称**李氏腺**（Lieberkuhn crypt），分布于全部小肠黏膜层内，其分泌液为小肠液的主要部分。

（一）小肠液的性质、成分和作用

小肠液是一种弱碱性液体，pH 约为 7.6，渗透压与血浆相等。小肠液的分泌量变动范围较大，成人每日分泌量为 1～3L。在不同的情况下，小肠液的性状变化很大，有时是较稀的液体，有时则因含有大量黏蛋白而很黏稠。小肠液还混有脱落的肠上皮细胞、白细胞和由肠上皮细胞分泌的免疫球蛋白。

小肠液中，除大量水分和一些无机离子外，真正是由小肠腺分泌的酶只有肠激酶，它能激活胰蛋白酶原，使其变成胰蛋白酶而水解蛋白质。除肠腔内的消化酶对食物进行消化外，小肠对食物的消化还存在一种特殊的方式，即在小肠上皮细胞的刷状缘和上皮细胞内含有多种消化酶，如分解寡肽的肽酶、麦芽糖酶等，当营养物质被吸收入上皮细胞时，这些酶可分别将寡肽和双糖分解成氨基酸和单糖。

（二）小肠液分泌的调节

小肠液呈常态性分泌，在不同情况下，小肠液的分泌量变化很大。食糜对局部肠黏膜的机械性和化学性刺激，通过小肠壁内神经丛的局部反射，可引起小肠液的分泌，这是调节小肠液分泌的主要机制。促胃液素、促胰液素、缩胆囊素和血管活性肠肽都有刺激小肠液分泌的作用。迷走神经兴奋可引起十二指肠腺分泌增加；交感神经兴奋则抑制十二指肠腺的分泌，过强的交感神经兴奋可导致十二指肠球部的黏液分泌减少，容易导致该部位发生溃疡。

四、小肠的运动

（一）小肠的运动形式

1. 紧张性收缩　小肠平滑肌的紧张性收缩是小肠进行其他形式运动的基础，其使小肠保持一定的形状和位置。小肠的紧张性增高时，肠内容物的混合与运送速度增快，小肠的紧张性降低时，肠内容物的混合与运送速度减慢。

2. 分节运动（segmentation）　是一种以肠壁环行肌为主的节律性收缩和舒张交替进行的运动。在有食糜存在的一段肠管，环行肌在多点上同时收缩或舒张，把肠内的食糜分割成许多节段。随后，原来收缩处舒张，原来舒张处收缩，使原来的节段分成两半，而相邻的两半则合并成一个新的节段，如此反复交替进行，食糜不断地分开又不断地混合（图 6-12）。分节运动在空腹时基本不出现，食糜进入小肠后逐步加强。小肠各段分节运动的频率不同，由上至下频率递减。其在人的十二指肠的频率约为每分钟 11 次，回肠末段约为每分钟 8 次。

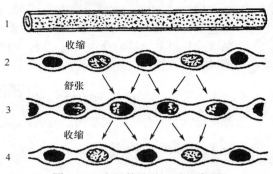

图 6-12　小肠的分节运动示意图
1. 肠管表面观；2～4. 肠管纵切面观，表示不同阶段的食糜节段分开和混合的情况

分节运动的主要作用是使食糜与消化液充分混合，便于进行化学性消化；使食糜与小肠黏膜紧密接触，有利于吸收；挤压肠壁，有助于血液和淋巴液的回流。

3. 蠕动　小肠的蠕动可发生在小肠的任何部位，推进速度为 0.5～2cm/s，推行数厘米后消失。其作用是将经过分节运动的食糜向小肠远端推进一段后，到达新的肠段进行分节运动。

小肠还有一种推进速度很快（2～25cm/s）、传播较远的蠕动，称为**蠕动冲**（peristaltic rush），它可在几分钟内将食糜从小肠的始段一直推送到末端，有时可推送入大肠。蠕动冲可能是由进食时吞咽动作或食糜刺激十二指肠引起的。在回肠末端也可出现逆蠕动，其意义在于防止食糜过早通过回盲瓣进入大肠。增加食糜在小肠内的停留时间，有利于食糜在小肠内的消化和吸收。

此外，小肠在非消化期也存在周期性移行性复合运动，它是胃移行性复合运动向下游扩布形成的，其生理意义与胃移行性复合运动相似。

（二）小肠运动的调节

1. 壁内神经丛的作用　肌间神经丛对小肠运动起重要调节作用。食糜对肠壁黏膜的机械性和化学性刺激可通过局部神经丛反射而引起小肠运动加强。

2. 外来神经的作用　一般来说，副交感神经兴奋时，肠壁的紧张性升高，蠕动加强，而交感神经兴奋则产生相反作用。

3. 体液因素的作用　促胃液素、P 物质、脑啡肽、5-HT 等能促进小肠的运动。而促胰液素、生长抑素和肾上腺素等则可抑制小肠的运动。

（三）回盲括约肌的功能

回肠末端与盲肠交界处的环行肌显著加厚，这层环形肌称为回盲括约肌，该括约肌平时保持轻度的收缩状态，使回肠末端内压力高于大肠内压力。其主要作用是防止回肠内容物过快地排入大肠，有利于食物在小肠内消化和吸收。同时，其还能阻止大肠内容物向回肠反流。食物进入胃后，可通过胃-回肠反射使回肠蠕动加强，在蠕动波通过回肠末端时，回盲括约肌便舒张，少量食糜（4ml）通过括约肌被推入大肠。肠内容物对盲肠的机械性扩张刺激可通过壁内神经丛的局部反射，使回盲括约肌收缩。

第五节　大肠的功能

人类的大肠没有重要的消化活动。大肠的主要功能是吸收水分、无机盐及由大肠内细菌合成的维生素 B、维生素 K 等物质，完成对食物残渣的加工，形成并暂时储存类便，并控制排便。

一、大肠液的分泌

大肠液由大肠黏膜表面的柱状上皮细胞及杯状细胞分泌。大肠液富含黏液和碳酸氢盐，pH 为

8.3～8.4，呈碱性。大肠液的主要作用在于其中的黏液蛋白，它能保护肠黏膜和润滑粪便。大肠液中含有少量的二肽酶和淀粉酶，但他们对物质的分解作用不大。

大肠液的分泌主要是由食物残渣对肠壁的机械性刺激引起的。副交感神经兴奋，大肠液分泌增加，交感神经兴奋则使其分泌减少。

二、大肠的运动和排便

大肠的运动少而慢，对刺激的反应也较迟缓，这些特点有利于粪便的形成和储存。

（一）大肠运动的形式

1. 袋状往返运动　由环行肌无规律地收缩而引起的一种运动形式，空腹和安静时多见。它使结肠出现一串结肠袋，结肠内压力升高，结肠袋内容物向前、后两个方向做短距离移位，但并不向远端推进，这种运动有助于促进水的吸收。

2. 分节推进或多袋推进运动　由环行肌有规律的收缩，将一个结肠袋的内容物推移到邻近肠段，收缩结束后，肠内容物不返回原处的运动，称为**分节推进运动**。若在一段结肠上同时发生多个袋状收缩，其内容物被推移到下一段，称为**多袋推进运动**。这两种运动可见于进食后或副交感神经兴奋时。

3. 蠕动　大肠的蠕动由一些稳定向前的收缩波组成，收缩波前面的肠壁舒张。该段肠腔内往往充有气体，收缩波后面的肠壁则保持在收缩状态，使这段肠管闭合并排空。

大肠还有一种行进很快而且前进很远的蠕动，称为**集团蠕动**（mass peristalsis）。集团蠕动通常起始于横结肠，可将一部分肠内容物推送至降结肠或乙状结肠。这种蠕动常在进餐后发生，尤其多见于早餐后 1h 内。集团蠕动可能是胃内食糜进入十二指肠，由十二指肠-结肠反射引起。这一反射主要是通过内在神经丛的传递实现的。

（二）排便

食物残渣在结肠内停留的时间较长，一般为 10h 余。在这一过程中，食物残渣中的一部分水分被结肠黏膜吸收，剩余部分经结肠内细菌的发酵和腐败作用后形成粪便。粪便中除了食物残渣外，还包括脱落的肠上皮细胞、大量细菌、肝脏排出的胆色素衍生物，以及由肠壁排出的某些重金属如钙、镁、汞等的盐类。

正常人的直肠内通常没有粪便。当肠蠕动将粪便推入直肠时，扩张刺激直肠壁内的感受器，冲动经盆神经和腹下神经传至脊髓腰骶段的初级排便中枢，并上传到大脑皮层从而引起便意。如条件许可，便发生**排便反射**（defecation reflex）。这时大脑皮层可发出冲动兴奋脊髓腰骶段的初级排便中枢，初级排便中枢的冲动经盆神经传出，引起降结肠、乙状结肠和直肠收缩，肛门内括约肌舒张；同时，阴部神经（为躯体神经）的传出冲动减少，肛门外括约肌舒张，使粪便排出体外。排便过程中，支配膈肌和腹肌的神经兴奋，膈肌和腹肌收缩，腹内压升高，进一步促进粪便的排出。正常人的直肠对粪便的机械性扩张刺激具有一定的感觉阈，达到此感觉阈时会产生便意。但粪便刺激直肠时，环境或条件若不适合排便，大脑皮层则会发出冲动抑制脊髓初级排便中枢的活动，抑制排便反射。

若经常对便意予以抑制，将使直肠对粪便刺激的感受阈升高，加之粪便在结肠内停留过久，水分吸收过多而变得干硬，从而引起排便困难，产生功能性便秘。

（三）大肠内细菌的活动

大肠内的细菌有 400 多种，占粪便固体重量的 20%～30%。这些细菌主要来自食物和空气，大肠内的酸碱度和温度有利于细菌的繁殖和活动。大肠内的细菌主要是厌氧菌，通常不致病，含有能分解食物残渣的酶。细菌对糖和脂肪的分解称为发酵，产生乳酸、乙酸、二氧化碳、脂肪酸、甘油、胆碱等。细菌对蛋白质的分解称为腐败，产生胨、氨基酸、氨、硫化氢、组胺、吲哚等，其中一些有毒成分由肠壁吸收，在肝脏转化，从而解毒。大肠内的细菌还能利用肠内某些简单物质合成 B 族维生素和维生素 K，这些维生素可被人体吸收利用。

（四）食物中的纤维素对肠功能的影响

纤维素可降低食物中热量的比例，减少含能物质的摄取，有助于纠正不正常的肥胖。纤维素能刺激肠运动，缩短粪便在大肠内停留的时间，减少有害物质对胃肠和整个机体的毒害作用。多糖纤维素能与水结合形成凝胶，可限制水的吸收，增加粪便的体积，有利于粪便的排除。因此，适当增加食物中纤维素的含量可预防便秘、痔疮、结肠癌等疾病的发生。

第六节 吸 收

吸收（absorption）是指食物的成分和消化后的产物，透过消化道黏膜上皮细胞进入血液和淋巴的过程。

一、吸收的部位和途径

（一）吸收的部位

消化道不同部位吸收物质的能力和速度是不同的，这主要与各部位消化道的组织结构、食物在各部位被消化的程度和停留的时间有关。食物在口腔和食管内基本上不被吸收。胃仅能吸收少量的水分和一些高脂溶性的物质（如乙醇等）。小肠是吸收的主要部位，糖类、蛋白质和脂肪的消化产物大部分是在十二指肠和空肠被吸收，回肠能主动吸收胆盐和维生素 B_{12}。食物到达回肠时，大部分营养物质已被吸收完毕，因此回肠是吸收功能的储备部分。小肠内容物进入大肠后，可被吸收的物质已很少。大肠主要吸收水分和盐类，大肠一般可吸收进入大肠内容物中 80% 的水和 90% 的 Na^+ 及 Cl^-。

小肠内食物受到多种消化酶的作用后被分解成可被吸收的小分子物质；食物在小肠内停留时间较长，为 3~8h，从而使营养物质有充分的时间被吸收；正常成年人的小肠长 4~5m，小肠黏膜有许多环状皱褶，皱褶上有大量的**绒毛**（villi），每条绒毛的外侧面是一层柱状上皮细胞，每个柱状上皮细胞的顶端约有 1700 条**微绒毛**（microvilli）。环状皱褶、绒毛和微绒毛的存在最终使小肠有很大的吸收面积，达到 200~250m²；小肠黏膜内含有丰富的毛细血管、毛细淋巴管、平滑肌和神经纤维网等结构。动物空腹时，绒毛不活动。进食可以引起绒毛产生节律性的伸缩和摆动，这些运动可加速绒毛内血液和淋巴流动。上述的条件使小肠成为机体最重要的吸收部位。刺激内脏神经可加强绒毛运动。小肠黏膜释放的**缩肠绒毛素**（villikinin）能调节绒毛的运动。

（二）吸收的途径

在消化道，营养物质通过**跨细胞途径**（transcellular pathway）和**细胞旁途径**（paracellular pathway）进入血液或淋巴液。肠腔内的营养物质通过绒毛柱状上皮细胞的腔面膜进入细胞内，再通过基底侧膜进入血液和淋巴液的过程，称为跨细胞途径。肠腔内的物质通过小肠上皮细胞间的紧密连接进入细胞间隙，然后转入血液和淋巴液，称为细胞旁途径（图 6-13）。营养物质通过细胞膜吸收的机制包括被动转运、主动转运、入胞和出胞作用。

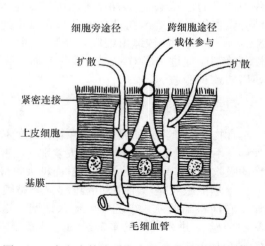

图 6-13 水和小的溶质在小肠黏膜吸收的两条途径

二、各种物质的吸收

（一）水的吸收

每天通过食物和分泌的各种消化液进入小肠的水分有 7～10L，离开小肠进入结肠的水分只有约 0.5L，而由粪便排出的水仅约 150ml。这说明大部分水分在小肠被吸收。

肠道内的水都是跟随溶质分子的吸收而被动吸收的。各种溶质，尤其是 NaCl 的主动吸收所产生的渗透压梯度是驱动水吸收的主要动力。细胞膜和细胞间的紧密连接对水的通透性很大，渗透压一般只要 $3～5mOsm/（kg·H_2O）$ 就能驱动水的吸收。

（二）无机盐的吸收

单价碱性盐类如 Na^+、K^+、NH_4^+ 的吸收很快，多价碱性盐类的吸收则很慢。凡能与 Ca^{2+} 结合而形成沉淀的盐如硫酸盐、磷酸盐、草酸盐等，均不能被吸收。

1. 钠的吸收　成年人每日摄入的 Na^+ 5～8g。每日分泌入消化液的 Na^+ 为 20～30g，而每日吸收的 Na^+ 为 25～35g，说明肠内容物中 95%～99% 的 Na^+ 被重吸收。

小肠黏膜上皮通过主动转运从肠腔内吸收 Na^+。肠上皮细胞基底侧膜上存在钠泵，钠泵活动将细胞的 Na^+ 主动转运入血浆，使细胞内 Na^+ 浓度降低，肠腔内的 Na^+ 借助于刷状缘上的载体，通过易化扩散的形式进入细胞内。单糖或氨基酸的转运也借助转运 Na^+ 的载体，因此，钠的吸收为单糖或氨基酸的吸收提供了动力。此外，HCO_3^- 与 Cl^- 的吸收也与 Na^+ 的吸收有关。

2. 铁的吸收　人体每日吸收铁约 1mg，约占每日膳食中含铁量的 10%，吸收部位主要在十二指肠和空肠。铁的吸收量与机体对铁的需要量有关，体内铁过多可抑制其吸收，铁的需要量增加则吸收也增加。食物中的铁绝大部分是三价铁（Fe^{3+}），不易被吸收。当它还原为二价铁（Fe^{2+}）后，才能被吸收。维生素 C 能将 Fe^{3+} 还原为 Fe^{2+}。胃酸能通过增强铁的溶解来促进铁的吸收。

黏膜细胞顶端膜中存在的**二价金属离子共转运体**（divalent metal ion cotransporter），其能将无机铁转运入细胞，进入细胞的无机铁有两个去处：一部分经细胞的基底侧膜中存在的**铁转运蛋白 1**（ferroportin 1）转运出细胞，从而进入血液；另一部分被氧化成 Fe^{3+}，并与胞内的**脱铁铁蛋白**（apoferritin）结合成**铁蛋白**（ferritin）而储存在细胞内，以后慢慢向血液中释放。

3. 钙的吸收　食物中的结合钙需要转变为 Ca^{2+} 才能被吸收，食物中的 Ca^{2+} 仅小部分被吸收，大部分随粪便排出。小肠黏膜对 Ca^{2+} 的吸收有跨细胞途径和细胞旁途径两种。十二指肠是跨细胞途径吸收 Ca^{2+} 的主要部位。在跨细胞途径吸收 Ca^{2+} 的过程中，肠腔内的 Ca^{2+} 经上皮细胞顶端膜中的钙通道顺电-化学梯度进入细胞；进入细胞的 Ca^{2+} 与**钙结合蛋白**（calbindin）结合；与钙结合蛋白结合的 Ca^{2+} 在被运送到基底侧膜处时，与钙结合蛋白分离，通过基底侧膜中的钙泵及 Na^+-Ca^{2+} 交换体被转运出细胞。空肠和回肠主要通过细胞旁途径吸收 Ca^{2+}。活化维生素 D 和酸性环境都能促进小肠对 Ca^{2+} 的吸收。而食物中的植酸和草酸能与 Ca^{2+} 结合成不溶解的化合物而妨碍 Ca^{2+} 的吸收。

（三）糖的吸收

食物中的糖类必须被分解为单糖后才能被小肠上皮细胞吸收。因各种单糖与转运体的亲和力的差异，不同单糖的吸收速率有很大差别，己糖吸收较快，戊糖吸收较慢，在己糖中，半乳糖和葡萄糖的吸收最快，果糖吸收次之，甘露糖吸收最慢。

单糖的吸收是一个主动的过程。肠黏膜上皮细胞的刷状缘膜上存在着 Na^+-葡萄糖同向转运体，它能将葡萄糖或半乳糖转运入细胞，这种转运方式属于继发性主动转运（见第二章细胞的基本功能）。进入细胞的单糖经细胞基底侧膜上的载体以易化扩散的方式进入组织液，随后入血（图 6-14）。

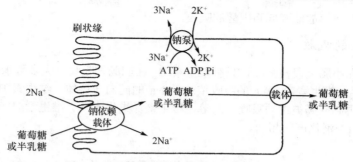

图 6-14　葡萄糖和半乳糖的吸收机制示意图

（四）蛋白质的吸收

蛋白质必须分解为氨基酸、二肽和三肽后才能被小肠吸收。氨基酸的吸收与葡萄糖类似，为继发性主动转运。小肠黏膜细胞刷状缘有分别转运中性、酸性或碱性氨基酸的转运体，它们能将氨基酸转运入细胞，进入细胞的氨基酸经细胞基底侧膜上的载体以易化扩散的方式进入组织液，随后入血。

在小肠的刷状缘上存在二肽和三肽的转运系统。该转运系统通过继发性主动转运将二肽和三肽转入细胞。进入细胞内的二肽和三肽分别被细胞内的二肽酶和三肽酶进一步水解为氨基酸，再进入血液循环。

婴儿的肠上皮细胞可通过入胞和出胞的方式吸收适量未经消化的蛋白质，母体初乳中的免疫球蛋白 A（IgA）可以通过这种方式进入婴儿的血液循环，产生被动免疫。

（五）脂肪的吸收

在小肠内，脂肪的消化产物甘油、脂肪酸和一酰甘油与胆汁中的胆盐形成水溶性的混合微胶粒，然后透过小肠绒毛膜面的非流动水层到达微绒毛。在该处，脂肪酸和一酰甘油从混合微胶粒中释出，透过绒毛膜的脂质膜进入细胞。

进入细胞的长链脂肪酸和一酰甘油重新合成三酰甘油，并与载脂蛋白和磷脂结合，形成**乳糜微粒**（chylomicron），以出胞的形式释放到组织液中，再进入淋巴液，这就是脂肪吸收的淋巴途径（图 6-15）。少于 10～12 个碳原子的中、短链脂肪酸及其一酰甘油水溶性较强，在十二指肠和空肠可通过扩散直接进入血液。日常膳食中含有 15 个以上碳原子的长链脂肪酸很多，所以脂肪吸收以淋巴途径为主。

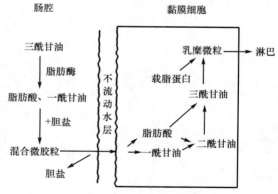

图 6-15　脂肪吸收示意图

（六）胆固醇的吸收

进入肠道的胆固醇主要有两类：一类是酯化胆固醇，来自食物；另一类是游离胆固醇，来自胆汁。酯化胆固醇必须经消化液中的胆固醇酯酶水解为游离胆固醇后才能被吸收。游离胆固醇的吸收机制与长链脂肪酸和一酰甘油类似，也是以混合微胶粒的方式运送至黏膜细胞。在细胞内，胆固醇被酯化成胆固醇酯再形成乳糜微粒出胞，进入淋巴液被吸收。

食物中的胆固醇含量越多，其吸收也就越多。食物中的脂肪和脂肪酸可促进胆固醇的吸收，而各种植物固醇（如豆固醇、β-谷固醇）则抑制其吸收。食物中的纤维素、果胶、琼脂等容易与胆盐结合妨碍微胶粒的形成，故能降低胆固醇的吸收。

（七）维生素的吸收

大部分维生素在小肠上段被吸收，只有维生素 B_{12} 在回肠被吸收。大多数水溶性维生素（如维生素 B_1、维生素 B_2、维生素 B_6 等）的吸收依赖于 Na^+ 的同向转运体。维生素 B_{12} 需要先与内因子结合成复合物后，再到回肠被主动吸收。脂溶性维生素（维生素 A、维生素 D、维生素 E、维生素 K）的吸收方式与脂类消化产物相同。

（南通大学医学院　倪圣杰，江苏大学医学院　邱　健）

第七章　能量代谢与体温

营养物质分子中的化学能为机体各种功能活动提供能量。机体的糖、脂肪和蛋白质在进行化学反应时伴有能量的转换，其产生的能量除用于做机械功外，大部分最终转化为热能。产生的热能部分用于维持体温，部分通过散热的途径释放到体外。人体在正常情况下具有保持体温恒定的调节功能，为机体的生理活动提供了稳定的温度环境。

第一节　能　量　代　谢

新陈代谢（metabolism）是有机体生命活动的基本特征之一，包括**分解代谢**（catabolism）和**合成代谢**（anabolism）两个过程。在分解代谢中，蕴藏在营养物质中的化学能被释放出来，经过转化后用于机体的生命活动；在合成代谢中，**能量**（energy）将随着物质的合成而吸收并储存。可见，在新陈代谢过程中，物质代谢与能量转变是紧密联系的。通常把生物体内物质代谢过程中所伴随着的能量释放、转移、储存和利用，称为**能量代谢**（energy metabolism）。

一、机体能量的来源与利用

（一）能量的来源

细胞的一切生命活动，都要消耗能量。虽然自然界中存在着各种形式的能量，如热能、电能、机械能和化学能等，但人体唯一能利用的能量是蕴藏在食物中的化学能，这些化学能主要来源于食物中的糖、脂肪和蛋白质。这三大营养物质分子结构中的碳氢键蕴藏着化学能，碳氢键在氧化过程中断裂，生成 CO_2 和 H_2O，同时释放出蕴藏的能量。但是，组织细胞在进行各种功能活动时并不能直接利用这种能源形式，所需的能量实际上是由体内的高能化合物**腺苷三磷酸**（adenosine triphosphate，ATP）直接提供的。

1. 糖（carbohydrate）　是机体所需能的主要来源，按照中国人的膳食结构，机体所需能量约 70%是由糖提供的。食物中的糖经过消化被分解为单糖，主要为葡萄糖。糖原是葡萄糖的多聚体，是糖在体内的储存形式，主要有肝糖原和肌糖原两种形式。肝糖原主要维持血糖水平的相对稳定，肌糖原是骨骼肌的储备能源。

糖在体内的代谢途径可因供氧情况的不同而有所区别。在氧供充足时，葡萄糖经有氧氧化分解成 CO_2 和 H_2O，并释放出大量的能量。在一般生理情况下，体内的大多数组织、细胞均有足够的氧供，可以通过糖的有氧氧化供能。1mol 葡萄糖在体内完全氧化所释放的能量可合成 30～32mol ATP。在氧供不足时，糖经无氧酵解只能分解到乳酸阶段，释放的能量很少，1mol 葡萄糖在体内经无氧酵解所释放的能量，只能合成 2mol ATP。尽管如此，糖无氧酵解对机体处于缺氧状态时的能量供应仍极为重要，因为它是人体能源物质唯一不需要氧的分解供能途径。当人在进行剧烈运动时，骨骼肌的耗氧量剧增，而循环、呼吸等功能活动只能逐渐加强，不能及时满足骨骼肌对氧的需要，因而骨骼肌处于相对缺氧的状态，这种现象称为**氧债**（oxygen debt）。在这种情况下，机体只能动用储备在磷酸肌酸等分子中的高能磷酸键和进行无氧酵解来提供能量。在肌肉活动停止后的一段时间内，循环、呼吸活动仍维持在较高水平，因而可摄取较多的氧，以偿还氧债，补充能量的储备。此外，体内某些细胞（如成熟的红细胞）由于缺乏糖有氧氧化的酶系，也主要依靠糖酵解来供能。脑组织所需的能量则完全依赖糖的有氧氧化，加之脑组织细胞中糖原的储存量很少，因而脑组织对缺氧非常敏感，对血糖的依赖也很大。机体缺氧或低血糖可导致脑功能活动的障碍，出现头晕等症状，严重的可发生抽搐甚至昏迷。

2. 脂肪（fat）　是体内重要的储能和供能物质。机体中的脂质可分为组织脂质和储存脂质。组织脂质是组织、细胞的组成成分，包括磷脂、胆固醇等，作为机体的基本结构要素，通常不参与氧化供能。储存脂质是机体内能源物质的储存形式，约占体重的 20%，主要成分是脂肪，即三酰甘油。一般人体所消耗的能源物质有 30%～50%来自脂肪（包括由糖和氨基酸转化的脂肪）。在短期饥饿的情况下，机体主要由体内的脂肪供能。通常成年人储存的脂肪所提供的能量因人而异，可供机体使用 10 余天至 2 个月。储存的脂肪在脂肪酶的催化下分解为甘油和脂肪酸。甘油主要在肝脏内被利用，长链脂肪酸经活化和 β-氧化逐步分解为乙酰辅酶 A 而进入糖的氧化途径，同时释放能量。此外，脂肪酸代谢的中间产物酮体也是肝脏输出能源的一种形式。由于酮体分子小并溶于水，易于透过血-脑屏障。在糖供应不足时，酮体是脑组织的主要能量来源。但是，当酮体生成量超过机体的利用能力时，则可导致酮症酸中毒。糖也可以转化为脂肪，因此摄入过多的糖可能是导致肥胖的原因之一。

3. 蛋白质（protein）　其消化产物氨基酸主要用来合成组织蛋白以实现组织的自我更新，或用于合成酶、激素等生物活性物质。一般生理情况下，人体主要利用体内的糖和脂肪供能。但是，在某些特殊情况下，如长期不进食或消耗量极大使体内的糖原和脂肪明显减少，蛋白质也将被分解来提供能量，以维持必需的生理活动。蛋白质分解成氨基酸后，氨基酸在体内经过脱氨基或氨基转换，可分解为非氨成分和氨基，氨基可重新被利用合成氨基酸、核酸，或在肝脏合成尿素后由肾排出体外，非氨成分（α-酮酸）则可进一步氧化供能。氨基酸在体内氧化的最终产物是某些含氮的有机物，如尿素、尿酸等，还有 CO_2 和 H_2O。

（二）能量的转移和利用

糖、脂肪和蛋白质在体内氧化分解时所释放能量的 50%以上迅速转化为热能，主要用于维持机体的体温，其余不足 50%则以化学能的形式储存于 ATP 分子的高能磷酸键中，称为"自由能"。ATP 是机体能量的直接提供者，它是在人体细胞的线粒体中合成的一种高能化合物，ATP 裂解后成为**腺苷二磷酸**（adenosine diphosphate，ADP），从而可释放分子中蕴藏着的大量能量，供机体进行各种生理活动。机体消耗的 ATP 则由营养物质在体内氧化分解所释放的能量使 ADP 重新氧化磷酸化而得以补充。体内含有高能磷酸键的分子，除 ATP 以外，还有**磷酸肌酸**（creatine phosphate，CP）等。CP 由肌酸和磷酸合成，主要存在于肌肉组织中。当物质氧化释放的能量过剩时，ATP 将能量转给肌酸，通过合成 CP 而将能量储存起来。体内能量消耗增多时，ATP 则转化成 ADP 并释放出能量，此时 CP 又将所储存的能量转给 ADP 生成 ATP，以补充 ATP 的消耗。由此可见，在能量代谢的整个过程中，ATP 的合成与分解是体内能量转换和利用的关键。

机体细胞利用 ATP 所载荷的自由能去完成各种生理活动，例如，合成各种细胞组成成分和各种生物活性物质；完成各种离子和其他一些物质的主动转运及肌肉的收缩和舒张等。ATP 所负载的可供机体利用的自由能被细胞利用后，除骨骼肌收缩时所完成的机械外功以外，其余在体内最终都转变为热能（图 7-1）。例如，心肌收缩射血所做的机械功，均于血液在血管内流动的过程中，因克服内、外摩擦所产生的阻力而转化为热能。在人体内，热能是最低级形式的能，不能再转化为其他形式的能。机体产生的热能除由呼出气体、排泄物和分泌物带出很少一部分外，其余绝大部分主要经体表散发至体外，这对维持体温有着非常重要的意义。

热力学第一定律（即能量守恒定律）指出：能量在由一种形式转化为另一种形式的过程中，既不增加，又不减少。机体的能量代谢也遵守这一普遍规律，即摄入的食物中的化学能与最终转化成的热能和所做的外功是相等的。如果在这一段时间内，机体摄入的化学能基本等于它所释放的热能和所做的外功，即能量达到收支平衡，则体重不增不减；如果摄入的能量小于消耗的能量，机体将动用储存的脂肪补充能量，体重减轻，称为能量的负平衡；反之，摄入的化学能大于所消耗的热能和所做的外功，则多余的能量将以脂肪的形式储存，体重增加，称为能量的正平衡。临床上常用**体**

重指数（body mass index）作为判断肥胖的简易指标，用体重（kg）/身高（m）的平方所得之商即为体重指数。在我国，体重指数大于 24 为超重，大于 28 为肥胖。

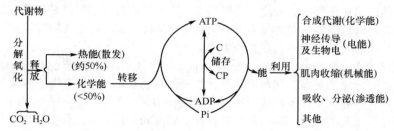

图 7-1　体内能量的释放、转移、储存和利用

C. 肌酸；CP. 磷酸肌酸；Pi. 无机磷酸

二、能量代谢的测定

（一）能量代谢的测定原理

根据能量守恒的定律，机体所利用的蕴藏于食物中的化学能，等于最终转化成的热能与所做的外功之和，因此，测定整个机体单位时间内向外发散的热量和所做的外功，就可知道这段时间内的耗能量，即能量代谢。为了计算上的方便，通常避免做外功，即以整个机体单位时间内向外发散的总热量来估算能量代谢率。

能量代谢的测定方法有直接测热法、间接测热法及双标记水法。

（二）能量代谢的测定方法

1. 直接测热法（direct calorimetry）　是应用各种类型的热量计直接测定整个机体在安静条件下单位时间内向外界环境发散的总热量。此法测量精确，常作为间接测热法的参考标准。但因为用于测定的装置结构复杂，操作烦琐，所以其广泛应用受到了限制，一般主要用于科学研究。

2. 间接测热法（indirect calorimetry）　基本原理是"定比定律"，即在一般的化学反应中，反应物的量与产物的量之间有一定的比例关系。例如，氧化 1mol 葡萄糖，需要 6mol O_2，同时产生 6mol CO_2 和 6mol H_2O，并释放一定的能量（ΔH）。即：

$$C_6H_{12}O_6+6O_2\rightarrow6CO_2+6H_2O+\Delta H$$

同一化学反应，只要其反应物和终产物不变，无论经过什么样的中间步骤，也不管反应条件差异多大，这种定比关系是不会改变的。人体内三大营养物质的氧化供能反应也是如此。间接测热法则根据这一定比关系，测出一定时间内人体中氧化分解的糖、脂肪和蛋白质各有多少，再根据它们的定比关系，计算出它们所释放的热量。

为了应用间接测热法计算能量代谢，必须先了解与能量代谢测定有关的几个概念（表 7-1）。

表 7-1　三种营养物质氧化的相关数据

营养物质	耗氧量（L/g）	CO_2 产生量（L/g）	食物热价		氧热价（kJ/L）	呼吸商
			物理热价	生物热价		
			（kJ/g）			
糖	0.83	0.83	17.15	17.15	20.66	1.00
脂肪	2.03	1.43	39.75	39.75	19.58	0.71
蛋白质	0.95	0.76	23.43	17.99	18.93	0.80

注：1kcal=4.187kJ。

（1）食物的热价（thermal equivalent of food）：指 1g 某种食物在体内氧化（或在体外燃烧）时所释放出来的热量。其单位为千焦/克（kJ/g）。食物的热价分物理热价和生物热价，分别指食物在体外燃烧时和在体内氧化所释放的能量。糖和脂肪的物理热价与生物热价是相等的。蛋白质的生物热价小于物理热价，这是因为蛋白质在体内不能被完全氧化，部分代谢产物以尿素、尿酸和肌酐等形式从尿中排出，还有少量含氮产物在粪便中排出。

（2）食物的氧热价（thermal equivalent of oxygen）：食物氧化需要消耗 O_2，O_2 的消耗量和物质氧化的产热量之间有一定的关系。通常把某种食物氧化时消耗 1L O_2 所产生的热量，称为该种食物的**氧热价**。由于各种营养物质分子组成不同，同样消耗 1L O_2 释放的能量并不相同。氧热价在能量代谢的测算方面有着重要的意义，即可根据机体在一定时间内的氧耗量计算出能量代谢率。

（3）呼吸商（thermal equivalent of oxygen）：指在一定时间内，机体 CO_2 的产生量与 O_2 消耗量的比值：严格说来，应该以 CO_2 和 O_2 的摩尔（mol）比值来表示呼吸商。但是，因为 1mol 的各种气体，在标准状态下其体积相等，所以，通常都用容积数（ml 或 L）计算呼吸商。各种食物碳、氢和氧的含量不同，因此氧化时 CO_2 产生量和 O_2 消耗量不同，呼吸商也不同。糖氧化时，CO_2 产生量与 O_2 消耗量相等，故呼吸商为 1。例如，葡萄糖氧化：

$$C_6H_{12}O_6+6O_2 \rightarrow 6CO_2+6H_2O+\Delta H$$
$$RQ=6/6=1.00$$

脂肪氧化时，CO_2 产生量少于 O_2 消耗量，故呼吸商小于 1。例如，油酸甘油酯氧化：

$$C_{57}H_{104}O_6+80O_2 \rightarrow 57CO_2+52H_2O+\Delta H$$
$$RQ=57/80=0.71$$

蛋白质的呼吸商大约为 0.80。

测定呼吸商可以估计机体在某段时间内氧化营养物质的种类和它们的大致比例。例如，呼吸商接近 1.00 反映体内氧化的营养物质主要是糖；糖尿病患者由于葡萄糖利用障碍，体内主要利用脂肪氧化分解提供能量，呼吸商偏低，接近 0.71；在长期饥饿人体能量主要来自自身蛋白质的分解，则呼吸商接近 0.8；正常人摄取混合食物时，呼吸商常在 0.85 左右。

但在完整机体内，细胞、组织不仅能同时氧化分解各种营养物质，而且可使一种营养物质转变成为另一种营养物质。例如，糖在体内转化为脂肪时，原糖分子中的 O_2 有剩余，因而在氧化代谢过程中相应减少了从外界摄取的 O_2，呼吸商变大。此外，机体在一些与食物氧化过程无关的因素，如肺过度通气、酸中毒等情况下，由于机体排出的 CO_2 量增加而使呼吸商变大。因此，呼吸商作为测定能量代谢的指标虽具有重要意义，但也有一定的局限性。

从总耗 O_2 量和 CO_2 产生量中减去蛋白质氧化时的耗 O_2 量和 CO_2 的产生量，然后计算糖和脂肪氧化时 CO_2 产生量和耗 O_2 量的比值，称为**非蛋白呼吸商**（non-protein respiratory quotient，NPRQ）。NPRQ 是估算糖和脂肪氧化比例的依据，它与氧热价之间有一定的比例关系（表 7-2）。

表 7-2 非蛋白呼吸商及氧热价

非蛋白呼吸商	氧化的%		氧热价（kJ/L）	非蛋白呼吸商	氧化的%		氧热价（kJ/L）
	糖	脂肪			糖	脂肪	
0.707	0.0	100.0	19.63	0.76	19.2	80.8	19.90
0.7	1.1	98.9	19.65	0.77	22.8	77.2	19.96
0.72	4.8	95.2	19.70	0.78	26.3	73.7	20.01
0.73	8.4	91.6	19.75	0.79	29.9	70.1	20.06
0.74	12.0	88.0	19.80	0.80	33.4	66.6	20.12
0.75	15.6	84.4	19.85	0.81	36.9	63.1	20.17

续表

非蛋白	氧化的 %		氧热价	非蛋白	氧化的 %		氧热价
呼吸商	糖	脂肪	（kJ/L）	呼吸商	糖	脂肪	（kJ/L）
0.82	40.3	59.7	20.22	0.92	74.1	25.9	20.73
0.83	43.8	56.2	20.27	0.93	77.4	22.6	20.79
0.84	47.2	52.8	20.32	0.94	80.7	19.3	20.84
0.85	50.7	49.3	20.37	0.95	84.0	16.0	20.88
0.86	54.1	45.9	20.43	0.96	87.2	12.8	20.94
0.87	57.5	42.5	20.48	0.97	90.4	9.6	20.99
0.88	60.8	39.2	20.53	0.98	93.6	6.4	21.04
0.89	64.2	35.8	20.58	0.99	96.8	3.2	21.09
0.90	67.5	32.5	20.63	1.00	100.0	0.0	21.15
0.91	70.8	29.2	20.68				

以下是间接测热法的具体做法。

（1）测定受试者在一定时间内的 O_2 消耗量和 CO_2 产生量。通常有开放式和闭合式两种方法。

开放式测定法是让受试者在自然呼吸空气的条件下，通过气量计测出呼出气量，并收集一定时间内的呼出气，分析呼出气中的 O_2 和 CO_2 的容积百分比，根据吸入气（空气）与呼出气中 O_2 和 CO_2 容积百分比的差数，就可以算出该时间内的 O_2 消耗量和 CO_2 产生量。这种方法适用于劳动、运动等情况下的能量代谢的测定。受试者可将储气袋背在身上，携带方便。

闭合式测定法是用能量代谢仪进行测定。该仪器是一种闭合式装置，受试者不断从气量计中摄取 O_2，呼出的 CO_2 则被仪器内 CO_2 吸收剂吸收。根据一定时间内能量代谢仪中 O_2 减少的量和吸收剂在测试前后重量的增加（吸收 CO_2 的结果）情况，可知受试者在单位时间内的 O_2 消耗量和 CO_2 产生量。

（2）测定尿氮，根据尿氮含量算出蛋白质的氧化量和蛋白质食物的产热量。尿中排出的含氮物质主要是蛋白质的分解产物，可根据尿氮量来计算蛋白质的分解量。1g 蛋白质氧化分解产生 0.16g 尿氮，即产生 1g 尿氮则有 6.25g 蛋白质分解，因此，测出尿氮量乘以 6.25，就可以求出蛋白质分解的量，再乘以蛋白质热价，就能求出蛋白质的产热量。

（3）能量代谢的计算：在一定时间内，机体的总产热量等于糖、脂肪和蛋白质产热量的总和。上述根据尿氮量，求出了蛋白质氧化量及蛋白质的产热量，从总的耗 O_2 量和 CO_2 产生量中减去分解蛋白质的耗 O_2 量和 CO_2 产生量，求出非蛋白呼吸商；按非蛋白呼吸商的氧热价，即可算出糖和脂肪代谢的产热量；最后将蛋白质产热量与糖和脂肪代谢产热量相加，便是受试者在一定时间内的总产热量。

例如：已测得某受试者 24h 的耗氧量为 400L，CO_2 产生量为 340L（已换算成标准状态的气体容积），尿氮排出量为 12g，则受试者的 24h 能量代谢值可按下列步骤计算求得：

1）蛋白质代谢：　氧化量=6.25×12=75g

产热量=18×75=1350kJ

耗氧量=0.95×75=71.25L

CO_2 产生量=0.76×75=57L

2）非蛋白代谢：　耗氧量=400−71.25=328.75L

CO_2 产生量=340−57=283L

非蛋白呼吸商=283/328.75=0.86

3）根据非蛋白呼吸商的氧热价计算非蛋白代谢的产热量：由表 7-2 查得非蛋白呼吸商为 0.86，氧热价为 20.43kJ，所以，非蛋白代谢产热量=20.43×328.75=6716.4kJ。

4）计算 24h 产热量：蛋白质代谢产热量+糖、脂肪代谢产热量=1350+6716.4=8066.4kJ。该值即为该受试者 24h 的能量代谢值。

（4）简化的计算法：上述的计算步骤繁多，又要求测尿氮，应用不便，故实际工作中常采用简化的计算法。用简化的计算法获得的数值与经典方法获得的数值非常接近，仅相差 1%～2%。在使用简化方法计算时，要求被测试者受试前一天吃清淡混合食物，测定时利用能量代谢仪测出受试者一定时间内（通常为 6min）的 O_2 消耗量。受试者一般都吃混合食物，所以通常把呼吸商定为 0.82，此时营养物质的混合氧热价为 20.22kJ，将此混合氧热价乘以 O_2 消耗量，便可得出该时间内的产热量。此法常用于基础代谢的测定。

3. 双标记水法（doubly labelled water，DLW）　上述检测方法是在受试者保持安静状态，且不做外功的条件下进行的。双标记水法则可在受试者自由活动的状态下进行。给予受试者一定量的氘（^{2}H）和 ^{18}氧（^{18}O）标记水 ^2H_2O、$H_2^{18}O$，在一定期间内（通常为 10 天左右）间断采集尿液，测定 ^{2}H 代谢率和 ^{18}O 代谢率。^{2}H 参与体内的水代谢，^{18}O 除参与水的代谢外还参与 CO_2 代谢，因此，机体 CO_2 产生量可以通过 ^{18}O 代谢率和 ^{2}H 代谢率之差而求得。呼吸商则根据受试者实际摄入的食物组成推算，这样就可以得出总的耗氧量，求出每日总能量消耗量。此方法由于不需要限制受试者的活动，可应用于儿童生长发育、运动生理、营养学等方面的研究。检测使用的双标记水是无放射性的，对健康无不良影响，且采用非侵入性的口服方法，检测结果较为精确。但由于测试费用较高，所需时间较长，测定时需要同位素比值质谱仪等特定的测试仪器及检测技术等，遂此法的使用会受到一定限制。

表 7-3　不同活动状态时的能量消耗

情况	能量消耗［kJ/m²·h］
休息	
睡眠	146
静卧	167
坐位	209
轻度活动	
写字、办公	251
站立	356
中度活动	
洗澡、穿衣	419
散步（3 英里/h）	586
家务劳动	586
重度活动	
骑自行车	1047
游泳	1466
伐木	1466
滑雪	2095
跑步	2514

注：1 英里≈1.61km。

三、影响能量代谢的因素

整体水平影响能量代谢的因素主要有肌肉活动、环境温度、食物的特殊动力效应和精神活动四个方面。

（一）肌肉活动

肌肉活动对于能量代谢的影响十分显著。机体任何轻微的活动都可提高代谢率。人在剧烈运动或劳动时，消耗的能量需要通过营养物质的氧化来补充，因而引起耗氧量的增加，机体的产热量也随之增加，可超过安静状态下产热量的许多倍，这主要是由心肌和骨骼肌的收缩加强、代谢增强、耗能增加所致。所以，通常用单位时间内机体的产热量来表示肌肉活动的强度，也就是说能量代谢值可作为评价肌肉活动强度的指标。表 7-3 是一正常 20 岁男子在各种活动状态时的能量代谢值。

（二）环境温度

人（裸体或只着薄衣）安静时在 20～30℃环境中的能量代谢最为稳定（此时肌肉保持松弛）。当环境温度低于 20℃时，代谢率开始有所增加，在 10℃以下机体代谢率显著增加，这主要是由寒冷刺激反射性地引起寒战和肌肉紧张度增加所致。当环境温度超过 30℃时，代谢率亦增加，这可能是体内化学反应速度加快，以及发汗、呼吸和循环等功能增加所致。

（三）食物的特殊动力效应

人们在进食后的一段时间内（从食后 1h 左右开始，延续到 7h 左右），虽然同样处于安静状态，但所产生的热量却要比未进食前有所增加。进食能使机体产生额外的能量消耗，这种现象称为食物的**特殊动力效应**（specific dynamic effect）。其机制尚不十分清楚，曾有人认为，食物的特殊动力效应是肠道和消化腺的活动引起的，动物实验表明，将氨基酸经静脉输入后仍可见到这种现象，但切除肝脏后该现象即消失，因而认为食物的特殊动力效应与进食后肠道和消化腺活动无关，可能主要与肝脏处理氨基酸或合成糖原等过程有关。

各种营养物质的特殊动力效应数值不同，实验表明，蛋白质的特殊动力效应最显著。如果进食的全是蛋白质食物，增加的产热量相当于摄入蛋白质的总热量的 30%；若进食的是糖和脂肪，则增加的产热量相当于摄入的糖和脂肪的总热量的 4%～6%，混合食物增加的产热量是其总热量的 10%。食物的特殊动力效应是体内额外增加的能量消耗，因此在进食时，必须另外加上这份额外增加的能量供应，才能保持机体的能量收支平衡。

（四）精神活动

脑的代谢水平较高。在安静状态下，单位重量脑组织的氧耗量为肌肉的 20 倍。据测定，睡眠时和活跃的精神活动情况下，脑中的葡萄糖代谢率几乎没有差异。可见精神活动时，中枢神经系统本身的代谢率即使有所增加，其程度也是可以忽略的。人在平静地思考问题时，能量代谢受到的影响不大，产热量的增加一般不超过 4%。但在精神处于紧张状态时，如烦恼、恐惧、愤怒或焦虑时，能量代谢往往显著增加，这是由于骨骼肌的紧张性增强及交感神经兴奋，肾上腺素分泌增加，从而使机体代谢加强的缘故。

（五）其他因素

能量代谢还受到其他因素的调节。在体内，下丘脑外侧区为**摄食中枢**（feeding center），下丘脑腹内侧区为**饱中枢**（satiety center），下丘脑可根据由多种途径传入的体内能量储存信息，从而调节摄食行为；甲状腺激素对能量代谢的影响非常显著，其分泌增加能使机体能量代谢增高。另外，体内还有很多影响能量代谢的蛋白和活性肽，如解耦联蛋白、瘦素、增食因子、神经肽 Y 等，这些物质在能量平衡中发挥调节作用。

四、基 础 代 谢

（一）基础代谢的概念

由于影响能量代谢的因素很多，为了消除这些因素的影响，通常把基础代谢作为测定能量代谢的标准。**基础代谢**（basal metabolism）是指基础状态下的能量代谢。而单位时间内的基础代谢称为**基础代谢率**（basal metabolic rate，BMR）。

基础状态指人在室温（20～25℃）、清晨空腹（禁食 12～14h）、静卧、清醒而又安静（无精神紧张，至少 2h 以上无剧烈运动）的状态。因为这种基础状态排除了各种影响能量代谢的因素，机体所消耗的能量仅用于维持心跳、呼吸等一些基本的生命活动，所以此时的能量代谢是比较稳定的。基础代谢率比一般安静时的代谢率要低，但不是最低，因为熟睡时的代谢率更低，但做梦时又可增高。

（二）基础代谢率的测定

基础代谢率的测定，通常采用简化方法。如前所述，通常把基础状态下的呼吸商定为 0.82，此时营养物质的混合氧热价为 20.22kJ。只要测定受试者单位时间（一般测定 6min，然后折算 1h 的耗氧量）内的 O_2 消耗量（VO_2），便可按下式计算产热量：

$$产热量（kJ）=20.22×VO_2$$

实践表明，在体格各异的不同个体之间，如果以重量为单位比较他们的基础代谢率则具有较大的差异，如身材瘦小的人每千克体重的产热量显著高于身材高大的人，若改成以体表面积为单位，则无论瘦小或高大，其每平方米的产热量都比较接近，因此基础代谢率以每小时、每平方米体表面积的产热量为单位（kJ/m²·h）。所以，要将上式所得的产热量折算成每小时产热量，再除以体表面积，即为基础代谢率。

测量人体的体表面积比较困难，但可从身高和体重两项数值来推算，我国人体表面积可以用 Stevenson 公式推算：
体表面积（m²）=0.0061×身高（cm）+0.0128×体重（kg）−0.1529

近年来，对国人体表面积的测算结果显示，利用 Stevenson 公式的计算值较实测值略小。

另一种体表面积测算方法是根据图 7-2 直接求出。将受试者的身高（cm）与体重（kg）在各自目标尺上的对应点连成一条直线，此线与中间体表面积标尺的交点即为其体表面积的数值。

实际测定的结果表明，基础代谢率随性别、年龄等不同而有生理变动。男子的基础代谢率平均比女子高，幼年人比成年人高，老年人基础代谢率逐渐下降。但是，同一个体的基础代谢率，只要测定时的条件完全符合前述要求，则重复测定的结果基本上无差异，这表明正常人的基础代谢率是相当恒定的。我国男女各年龄段的正常基础代谢率平均值见表 7-4。

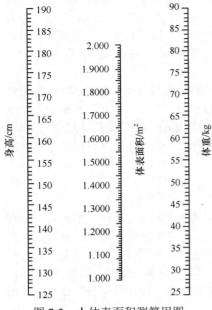

图 7-2 人体表面积测算用图

表 7-4 我国人正常的基础代谢率平均值 [kJ/（m²·h）]

年龄（岁）	11～15	16～17	18～19	20～30	31～40	41～50	51 以上
男性	195.6	193.5	166.3	157.9	158.8	154.2	149.2
女性	172.6	181.8	154.2	147.1	147.1	142.5	138.7

临床上习惯以正常基础代谢率的平均值作为 100%，把受试者实际测得的值与正常平均值比较，相差在±15%之内均属正常范围。当相差之数超过±20%时才有可能有病理性变化。

（三）测定基础代谢率的临床意义

基础代谢率的测定可用来帮助诊断某些疾病，特别是甲状腺疾病。甲状腺功能亢进时，基础代谢率将比正常值高出 25%～80%；甲状腺功能低下时，基础代谢率将比正常值低 20%～40%。因此，基础代谢率的测定是临床诊断甲状腺疾病的重要辅助方法。其他如发热、糖尿病、红细胞增多症、白血病、肾上腺皮质功能亢进及伴有呼吸困难的心脏病等，往往伴有基础代谢率的升高；而肾上腺皮质功能不全、肾病综合征、垂体性肥胖症及病理性饥饿时，机体的基础代谢率会降低。

第二节 体温及其调节

人和动物的机体都具有一定的温度，这就是**体温**（body temperature）。体温既是新陈代谢的结果，又是保证机体进行新陈代谢和正常生命活动的必要条件。

低等动物（如爬虫类、两栖类）的体温是随环境温度而变化的，所以称之为**变温动物**（poikilothermic animal）。动物随着进化，体温调节的机制越来越完善。高等动物（如鸟类和人等哺乳类）能在环境温度变化的情况下，保持其体温相对稳定，因此高等动物又称为**恒温动物**（homeothermic animal）。

一、体 温

在不同的环境温度下，人体各部分的温度并不完全一致。在研究体温时，通常将人体的温度分为体表温度和体核温度。

（一）体表温度和体核温度

1. 体表温度（shell temperature） 是指机体表层的温度，机体表层不断向外部环境发散热量，因此机体表层温度较体核温度低，易受环境的影响而不稳定，而且机体表层各部分的温度差异亦比较大。例如，在环境温度为23℃时，足皮肤温度为27℃，手为30℃，躯干为32℃，额部为33～34℃，可见四肢末梢皮肤温度最低，越近躯干和头部，皮肤温度越高。在高温环境下，各处皮肤温差变小；而在寒冷环境下，手和足的皮肤温度降低最显著，头部皮肤温度降低相对较少，因而各处皮肤温差加大。

2. 体核温度（core temperature） 是指机体深部的温度，机体深部温度虽然相对稳定，但由于代谢水平不同，各个内脏器官的温度也略有差异，如肝脏温度为38℃左右，在全身各器官中最高；脑产热量较多，温度也接近38℃；肾脏、胰腺和十二指肠等温度略低；直肠温度更低些。但由于全身血液不断循环，深部各器官的温度常趋于一致。

生理学所描述的体温，通常是指机体深部的平均温度。机体深部的血液温度，尤其是右心房的血液温度可以代表机体深部的平均温度。机体体核温度不易测试，所以临床上通常测量直肠、口腔或腋下温度来代表体核温度。直肠温度正常为36.9～37.9℃，比较接近机体深部的温度，也较稳定。口腔温度（舌下方）正常为36.7～37.7℃，其测量方便，所测得的温度值比较准确。但对于哭闹的小儿、烦躁的患者等，则不适宜测口腔温度。腋下温度更低，正常为36.0～37.4℃，腋温易受环境温度的影响，准确度较差。

食管中央部分的温度与右心房内的温度大致相等，而且两者在体温调节中发生反应的时间过程也是一致的，所以在实验研究中可将食管温度作为体核温度的一个指标。此外，鼓膜的温度大致与下丘脑温度相近，在研究体温调节的生理学实验中常用鼓膜温度作为脑组织温度的指标。随着鼓膜温度计的开发，现在临床上也将鼓膜温度用作衡量体温的指标。

（二）体温的生理变动

人的体温是相对稳定的，但并不是一成不变的。在生理情况下，体温可随下列因素而变化，但变化幅度一般不超过1℃。

1. 昼夜变化 人的体温在一昼夜中呈现周期性波动，称为体温的**昼夜节律**（circadian rhythm）或日节律。一般白昼体温高于夜晚体温，清晨2～6时最低，午后1～6时最高，如此每日周而复始，波动的幅度不超过1℃。实验证明，体温的昼夜节律与精神活动或肌肉活动状态等无关，而是由内在的生物节律所决定的。除体温外，其他许多生理现象，如细胞中的酶活性、激素的分泌和个体的行为等，也都显示出周期节律的特性，统称为**生物节律**（biorhythm）。通常认为，生物节律现象是由体内存在的**生物钟**（biological clock）来控制的。下丘脑的视交叉上核可能是昼夜节律的控制中心。

2. 性别 通常情况下，成年女性体温平均比男子高0.3℃。除体温的昼夜节律外，育龄期女性的基础体温还随月经周期而变动（图7-3），所谓基础体温是指在基础状态下的体温，一般在早晨醒后起床前测定。在月经周期中，体温在卵泡期较低，排卵日最低，排卵后升高 0.3～0.6℃。因此，育龄期女性通过每天测定基础体温有助于了解有无排卵和排卵的日期。目前认为，排卵后的体温升高是黄体分泌的孕激素作用于下丘脑所致。

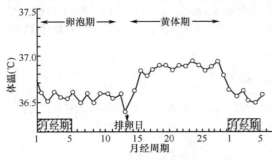

图 7-3　女子月经周期的基础体温变动

3. 年龄　儿童和青少年的体温较高。新生儿，特别是早产儿，由于体温调节系统发育尚不完善，体温调节能力差，因此体温容易受环境因素的影响而变动。如果给婴儿洗澡时不注意保温，其体温可下降 2～4℃。老年人体温比成年人低，这是因为老年人基础代谢率低，体温也偏低。所以，对新生儿和老年人应注意加强保温护理。

4. 肌肉活动　肌肉活动时，代谢增强，产热增加可使体温升高。在剧烈运动时，体温可明显升高，肌肉活动停止后可逐渐恢复。所以，临床上应让患者安静一段时间以后再测体温，小儿测量体温时应防止哭闹。

5. 其他因素　麻醉药物能降低机体体温，所以对于麻醉手术的患者，在术中和术后一段时间内都应当注意患者的体温。此外，情绪激动、精神紧张、环境温度、进食等情况都会影响体温，故在测量体温时应考虑到这些因素。

二、机体的产热和散热

人体在代谢过程中不断地**产热**（heat production），同时又不断地向外界**散热**（heat loss）。机体通过体温调节机制，协调和控制产热和散热活动，使其在不同的环境条件和不同的生理状态下，均能达到产热和散热两个生理过程的动态平衡，即**体热平衡**（body heat equipoise），从而维持体温的相对恒定。

（一）机体的产热

机体获得的热量主要来自代谢性产热。此外，当外界环境温度超过体表温度时，机体还可通过辐射等方式从外界环境中吸收热量。

1. 主要产热器官　安静时的主要产热器官是内脏器官，约占总产热量的 56%，其中肝脏是体内代谢最旺盛的器官，产热量较大；安静时脑的产热量也较大，其重量仅为体重的 2.5%，但产热量却占 16%。劳动或运动时，主要产热器官是肌肉，占总产热量的 73%（表 7-5），剧烈劳动或运动时，肌肉产热量可占总产热量的 90%。

表 7-5　机体安静和活动情况下各器官组织的产热比例

	占体重的百分比（%）	产热量（%）			占体重的百分比（%）	产热量（%）	
		安静状态	劳动或运动			安静状态	劳动或运动
脑	2.5	16	1	肌肉	56.0	18	73
内脏	34.0	56	8	其他	7.5	10	1

2. 机体的产热方式　机体有多种产热的方式，主要包括基础代谢、食物的特殊动力效应、肌肉活动及战栗和非战栗产热等。在安静状态下，机体产生的热量主要来自全身各组织器官的基础代谢，寒冷环境中散热量显著增多，机体主要依靠战栗产热和非战栗产热来增加产热量，以维持体热平衡。

（1）战栗产热（shivering thermogenesis）：是人在寒冷环境中主要的产热形式。战栗是指骨骼肌发生不随意的节律性收缩（频率为 9～11 次/分）。战栗的特点是屈肌和伸肌同时收缩，所以肌肉收缩不做外功，能量全部转化成热能，而且产热量很高，可使代谢率增加 4～5 倍，有利于维持在寒冷环境中的体热平衡。

（2）非战栗产热（non-shivering thermogenesis）：又称**代谢产热**，是一种通过提高组织代谢率来增加产热的形式，机体所有组织器官均有代谢产热的功能，但以**褐色脂肪组织**（brown adipose tissue）的产热量为最大，约占非战栗产热总量的 70%。褐色脂肪组织外观呈褐色，主要分布于胸腹腔大血管周围、腹股沟、腋窝、肩胛下区和颈背部等处。成人体内仅有少量褐色脂肪组织，新生儿体内则较多，新生儿因体温调节功能尚不完善，不能发生战栗，故非战栗产热对新生儿在寒冷环境中维持体温恒定更具有重要的生理意义。

3. 产热活动的调节 参与产热活动调节的有神经调节和体液调节。

（1）神经调节：寒冷刺激可兴奋位于下丘脑后部的战栗中枢，经传出通路到达脊髓前角运动神经元，引起战栗。寒冷刺激还可兴奋交感神经，使肾上腺髓质活动增强，肾上腺素和去甲肾上腺素释放增多，导致产热量增加。同时，寒冷刺激作用于下丘脑和腺垂体分别引起**促甲状腺激素释放激素**（thyrotropin releasing hormone，TRH）和**促甲状腺激素**（thyroid stimulating hormone，TSH）的释放，从而促进甲状腺激素的分泌。

（2）体液调节：甲状腺激素是调节产热活动最重要的体液因素。如果机体暴露于寒冷环境中几周，甲状腺的活动即明显增强，并分泌大量的甲状腺激素，导致代谢率增加 20%～30%。甲状腺激素的作用特点是作用缓慢但持续时间长。肾上腺素、去甲肾上腺素和生长激素等也可刺激产热，其特点是作用迅速，但维持时间短。

（二）机体的散热

机体的主要散热部位是皮肤，另有少部分热量随呼出气、尿、粪等排出体外。

1. 散热方式

（1）辐射散热（thermal radiation）：是指机体以红外线（热射线）的形式将热量传给外界较冷物体的一种散热方式。在环境温度 21℃、不着衣和安静状态下，约有 60%的热量是通过辐射方式散发的。辐射散热的散热量取决于皮肤与环境间的温度差和机体的有效辐射面积。皮肤温度高于环境温度越多，散热量就越多；皮肤温度等于环境温度时，辐射散热停止；皮肤温度低于环境温度时，环境物体的热射线反而会对皮肤加温。机体的有效辐射面积越大，辐射散热量就越多。四肢表面积比较大，因此在辐射散热中有重要作用。

（2）传导散热（thermal conduction）：是指机体的热量直接传给与它接触的较冷物体的一种散热方式。传导散热的散热量取决于皮肤与接触物体的温度差、接触面积的大小、所接触物体的导热性能等因素。空气的导热性较差，故在空气中通过直接传导散发的热量很少。棉毛织物是热的不良导体，着衣有利于保温。人体脂肪的导热性较差，肥胖者因皮下脂肪较厚，由深部向体表的传导散热要少些，故在炎热的天气里容易出汗。水的导热性较大，因此临床上常利用冰袋、冰帽等给高热患者降温。

（3）对流散热（thermal convection）：是指机体通过气体流动来实现热量交换的一种散热方式。人体周围总是绕有一层与皮肤接触的空气，人体的热量传给这一层空气，空气在不断地流动（对流）的作用下将已被体表加温过的空气移走，体表又与新移动过来的较冷的空气进行热量交换，如此反复进行，体热就不断地散发到空间。所以，对流散热实际上是传导散热的一种特殊形式。对流散热的散热量的多少，受风速影响极大。空气是不良导热体，无风时对流散热量很少，风速越大，对流散热量越多。衣服覆盖的皮肤表层，不易实现对流，棉、毛纤维间的空气不易流动，因此增加衣着可以保暖御寒。

以上三种散热方式均在皮肤温度高于环境温度时才有意义，当环境温度高于皮肤温度时，机体不但不能通过上述辐射、传导和对流的方式散热，反而会从外界环境中吸收热量，此时，蒸发便成了机体唯一有效的散热方式。

（4）蒸发散热（thermal evaporation）：是指水分从体表气化时吸收热量而散发体热的一种散热方式。在正常体温条件下，蒸发 1g 水可使机体散发 2.43kJ 的热量，因此蒸发散热是一种十分有效的散热方式。临床上用乙醇给高热患者擦浴，通过乙醇的蒸发而起到降温的作用。蒸发散热可分为不感蒸发和发汗两种方式。

1）不感蒸发（insensible perspiration）：是指体内的水分透过皮肤和呼吸道黏膜，在形成明显的水滴之前就被气化掉的过程。不感蒸发与汗腺的活动无关，即使在寒冷季节也存在。当环境温度低于 30℃时，人体 24h 不感蒸发量相当恒定，约为 1L，其中由皮肤蒸发的有 0.6～0.8L，由呼吸道黏膜蒸发的有 0.2～0.4L。当环境温度升高、人体活动增加或发热时，不感蒸发增加；当环境温度降低或患者休克时，不感蒸发减少。给患者补液时，应当考虑到由不感蒸发丧失的液体量。婴幼儿不感蒸发的速率高于成年人，因此，在缺水的情况下，更容易发生脱水。

2）发汗（sweating）：是通过汗腺主动分泌汗液的过程。通过汗液蒸发可有效带走大量体热。发汗可被感觉到，故又称**可感蒸发**（sensible evaporation）。人在安静状态下，当环境温度达 30℃以上时，或者环境温度低于 30℃，但肌肉活动加强使体内温度明显升高时，汗腺便分泌汗液散热。人在环境温度高、空气湿度大、风速又小的情况下，汗液不易蒸发，容易发生中暑。如果把体表的汗液抹去，便丧失蒸发散热的作用。患先天性汗腺缺乏症、鱼鳞癣或大面积烧伤后植皮面积很大的患者，汗腺分泌活动障碍，不能蒸发散热，所以在热环境中体温可升高到危险的程度。

汗液中水分占 99%以上，而固体成分占比则不到 1%。在固体成分中，大部分为 NaCl，也有少量 KCl 和尿素等。刚从汗腺细胞分泌出来的汗液是与血浆等渗的，但在流经汗腺导管时，由于 Na^+、Cl^- 被重吸收，最后排出的汗液是低渗的（0.3% NaCl）。汗腺导管对 Na^+ 的重吸收也受醛固酮的调节。当机体大量出汗而脱水时，汗液是低渗的，因此体内失水比失盐更加严重，从而可导致高渗性脱水。但在发汗速度过快，汗腺导管来不及重吸收 NaCl 时，大量的 NaCl 将随汗液排出，此时机体除丢失大量的水分外，也将丢失大量的 NaCl。因此，在短时间内大量出汗时，应注意同时补充水分和 NaCl，否则会引起水和电解质的平衡紊乱，甚至可导致神经系统和骨骼肌组织兴奋性的改变从而发生热痉挛。

2. 散热的调节　当环境温度变化时，机体可改变散热活动，以保持体热平衡。

（1）皮肤血流量的调节：皮肤温度与散热的关系十分密切，它影响皮肤辐射、传导和对流的散热量。皮肤温度的高低取决于皮肤血流量。机体通过交感神经系统调节皮肤血管的舒缩状态，影响皮肤的血流量，改变皮肤的温度，从而控制散热量。在炎热环境中，交感神经的紧张性降低，皮肤小动脉舒张，动-静脉吻合支也开放，皮肤血流量增加，于是较多的体热由机体深部被带到体表，使皮肤温度升高，散热作用增强；反之，在严寒环境下，交感神经的紧张性增高，皮肤小动脉收缩，动-静脉吻合支也关闭，皮肤血流量减少，皮肤温度降低，散热作用减弱。此外，由于四肢深部的静脉和动脉相伴行，相当于一个热量的逆流交换系统，从四肢远端回流的静脉血温度较低，可从与其伴行的动脉摄取热量，带回机体深部，而动脉血在流向四肢远端过程中温度逐渐降低，可减少热量的散失。在环境温度为 20～30℃和机体的产热量没有大幅度变化时，机体既不发汗，又无战栗，仅仅依靠调节皮肤血管的口径来增加或减少散热量从而精细地控制皮肤温度，使体热维持平衡状态。

（2）汗腺和汗腺活动的调节：人体的汗腺分为小汗腺和大汗腺两种。大汗腺主要分布于腋窝、乳头和外阴部，开口于毛根附近，青春期开始活动，因此其与性功能有关，而与体温调节反应无关。小汗腺分布于全身皮肤，但其分布密度因部位而异，掌心、足底最多，额部、手背次之，四肢、躯干最少，然而分泌能力却以躯干和四肢为最强。

与蒸发散热有关的是小汗腺。它受交感神经支配，其节后纤维为胆碱能纤维，末梢释放的递质是乙酰胆碱，因此称为交感胆碱能神经。发汗是反射性活动，流入中枢的血液温度及皮肤温度感受器的传入冲动使发汗中枢兴奋（以前者的作用更为主要），发汗中枢再通过交感胆碱能神经使汗腺分泌汗液。发汗中枢分布较广泛，上至大脑皮层，下至脊髓都存在。由温热性刺激引起的发汗称为**温热性发汗**（thermal sweating）。控制温热性发汗的中枢位于下丘脑的体温调节中枢。情绪激动或精神紧张可反射性地引起掌心、足底和前额等部位的一些交感肾上腺素能纤维支配的汗腺分泌，这种发汗称为**精神性发汗**（mental sweating）。其生理意义不在于散热，可能在于适当湿润掌心和足底，以增加同接触物体间的摩擦而使动作更加精确。精神性发汗的中枢可能在大脑皮层的运动前区。上述温热性发汗和精神性发汗并不是截然分开的，而是经常以混合形式出现的，如在劳动或运动时出汗就是如此。此外，在进食辛辣食物时，口腔内的神经末梢受到刺激，可反射性地引起头部和颈部发汗，这种发汗称为**味觉性发汗**（gustatory sweating）。

汗腺分泌除受神经调节外，还受体液因素的影响。肾上腺素可加强乙酰胆碱对汗腺的刺激作用。此外，汗腺活动时可释放一种激肽原酶，它可使组织液中的激肽原转变为缓激肽，后者能使汗腺和皮肤的血管进一步舒张，以适应汗腺活动时的血供需要。

三、体温调节

体温调节有**行为性体温调节**和**自主性体温调节**两种方式。

（一）行为性体温调节

行为性体温调节（behavioral thermoregulation）是指有意识地通过改变行为活动来调节产热或散热的方式，恒温动物和变温动物都具有行为性体温调节的能力。例如，人能根据气候变化而改变姿势、增减衣着和使用空调等。动物在寒冷环境中具有日光趋向性行为，而在炎热环境下则躲在树荫下或钻进洞穴中。行为性体温调节是变温动物的重要体温调节方式。恒温动物当环境温度变化时，一般首先采取行为性体温调节，若行为性体温调节仍不能维持正常体温时，机体将启动自主性体温调节。

（二）自主性体温调节

自主性体温调节（autonomic thermoregulation）主要通过反馈控制系统实现对体温的调节，以维持体温相对稳定。机体在不同的环境温度下，通过中枢神经系统，特别是下丘脑，来改变机体的产热和散热活动，以维持体温的相对恒定。恒温动物区别于变温动物的主要特征是其具备自主性体温调节功能。

1. 温度感受器（temperature receptor）　根据温度感受器存在的部位可将其分为外周温度感受器和中枢温度感受器。

（1）外周温度感受器（peripheral thermoreceptor）：是存在于皮肤、黏膜和内脏中的对温度变化敏感的游离神经末梢。根据对温度感受范围的不同，分为**热感受器**（warm receptor）和**冷感受器**（cold receptor）两种。在一定温度范围内，当温度升高时，热感受器兴奋，反之，温度降低时冷感受器兴奋。温度感受器的传入冲动到达中枢后，一方面产生冷觉或温觉；另一方面可引起体温调节反应，以维持体温的相对稳定。皮肤的温度感受器呈点状分布，且冷感受器数量较多，约为热感受器数量的 10 倍，因此，机体对冷刺激较为敏感。此外，皮肤的温度感受器对温度的变化速率更敏感。同样，内脏器官中也存在温度感受器，当选择性改变内脏温度时，可改变内脏神经丛（如欧氏丛）传入神经冲动频率，进而影响中枢体温调节系统的活动。

（2）中枢温度感受器（central thermoreceptor）：是指存在于中枢神经系统内的对温度变化敏感的神经元。脊髓、延髓、脑干网状结构及下丘脑中都存在对温度变化敏感的神经元。其中一类在脑组织温度升高时放电频率增加的神经元，称为**热敏神经元**（warm-sensitive neuron）；另一类在脑组织温度降低时放电频率增加的神经元，称为**冷敏神经元**（cold-sensitive neuron）。局部脑组织温度改变 0.1℃，这两种神经元的放电频率就会有所改变，而且无适应现象。热敏神经元主要存在于**视前区-下丘脑前部**（preoptic anterior hypothalamus，PO/AH），冷敏神经元主要存在于脑干网状结构和下丘脑的弓状核中。

在哺乳动物，离子通道被认为是温度感受的主要信号传递途径，其中一些离子通道可直接被温度变化激活。近年来发现，一种被称为**瞬时感受器电位**（transient receptor potential，TRP）的非选择性阳离子通道，在感觉神经末梢、皮肤和中枢神经系统等多种组织中广泛分布，通过调节细胞内的 Ca^{2+}、Na^+ 浓度和膜电位而发挥作用。根据氨基酸残基序列的同源性，哺乳动物的 TRP 通道家族可分为 6 个亚家族，每一亚家族再分为若干亚型。其中，TRPV1 和 TRPV2 感受伤害性高温刺激，与痛觉有关；TRPV3、TRPV4、TRPM2、TRPM4 和 TRPM5 感受温热刺激；而 TRPM8 和 ANKTM1 则感受冷（凉）刺激。这些通道蛋白不仅可感受温度刺激，还能分别感受不同的理化刺激。TRP 通道作为温度感受分子在体温调节中起重要作用，但其确切的作用机制目前还不十分清楚。

2. 体温调节中枢　虽然从脊髓到大脑皮层的整个中枢神经系统的各级部位都存在参与体温调节的神经元，但从多种恒温动物脑的分段切除实验中看到，切除大脑皮层及部分皮质下结构而保持下丘脑及其以下的神经结构完整时，该动物仍能保持体温的相对稳定。若向下进一步破坏下丘脑，则动物体温不能维持相对稳定。这些事实说明，调节体温的基本中枢在下丘脑。脊髓、延髓和脑干网状结构中的温度敏感神经元不仅感受局部的温度变化，还接受来自皮肤、内脏的外周温度感受器的温度信息传入，并将接收到的信息向下丘脑的 PO/AH 传送。下丘脑 PO/AH 中的温度敏感神经元，不仅能感受局部组织的温度变化，而且能对其他途径传入的温度变化信息进行处理。此外，PO/AH 的温度敏感神经元还接受致热原（pyrogen）、5-HT、去甲肾上腺素和一些肽类等化学物质的刺激，从而诱发体温调节反应。因此，下丘脑的 PO/AH 是体温调节的主要整合部位。

3. 体温调定点学说　正常人的体温经常保持在 37℃。对此，目前人们主要用体温调定点（set point）学说来加以解释。体温调定点学说认为，体温的调节类似恒温器的调节，PO/AH 神经元为体温的调节活动设定了一个调定点，即规定的温度值，如 37℃。PO/AH 部位的体温调节中枢就是按照这个设定温度来调整体温的。也就是说，当体温与调定点的水平一致时，机体的产热与散热平衡；当中枢的局部温度稍高于调定点水平时，中枢的调定活动立即使产热活动降低，散热活动加强；反之，当中枢的局部温度稍低于调定点水平时，产热活动就加强，散热活动降低，直到体温回到调定点水平。

关于调定点的设置过程，目前有多种说法，尚无最后定论。其中有 Na^+/Ca^{2+} 比例学说，这个学说认为，PO/AH 中的温度敏感神经元细胞内外的 Na^+/Ca^{2+} 比值决定调定点的水平。比值增大时调定点上移；比值减小时调定点下移。此外，还有神经元电生理特性学说，这一学说认为，调定点的水平取决于冷敏和热敏两种温度敏感神经元对温度反应曲线的斜率。热敏神经元反应曲线的斜率减小，或冷敏神经元反应曲线的斜率增大时，调定点上移；而热敏神经元反应曲线的斜率增大，或冷敏神经元反应曲线的斜率减小时，调定点下移。但这些学说最终都归结到一点，即调定点是由 PO/AH 温度敏感神经元的工作特性决定的。

根据调定点学说，细菌引起的发热，是由于在致热原作用下体温调节的调定点被重新设置所致。具体来说，在致热原作用下，PO/AH 区热敏神经元的温度反应阈值升高（斜率减小），而冷敏神经元的阈值则下降（斜率增大），调定点因而上移（如上移到 39℃）（图 7-4）。因为发热开始前，实际体温为 37℃，所以冷敏神经元兴奋，引起畏寒甚至战栗等产热反应，从而体温升高，表现为发热。直到体温升高到 39℃以上时，才兴奋热敏神经元，出现散热反应。只要致热因素不消除，产热和散热过程就在此新的体温水平上保持平衡。也就是说，细菌引起发热时，体温调节机制仍在工作，只是由于调定点上移，把体温调到一

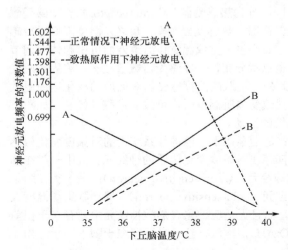

图 7-4　局部脑温变化对 PO/AH 区热敏神经元与冷敏
神经元单位放电频率的影响

A. 冷敏神经元；B. 热敏神经元

个比正常高的水平上。而环境温度过高引起机体中暑时，体温也升高，但这并不是因为体温中枢调定点的上移，而是由机体的散热能力不足或体温调节中枢本身的功能障碍所致，为非调节性体温升高。

（三）特殊环境温度下的体温调节

机体反复或持续处于低温或高温环境时，能逐渐产生适应性的变化，使机体的调节能力增强，这种现象称为**温度习服**（thermal acclimation）。温度习服包括**热习服**（heat acclimation）和**冷习服**（cold acclimation）。热习服是机体反复或持续处于高温环境后产生的适应性变化。表现为引起出汗的体温阈值降低，出汗反应的潜伏期缩短，出汗量增加，汗液中的钠盐含量减少，以及皮肤血管扩张的体温阈值降低，皮肤血流量增加。冷习服是机体反复或持续处于冷环境后逐渐产生的适应性变化。表现为基础代谢率增加，非战栗性产热增加，细胞膜流动性改变，细胞骨架重新构建，Na^+，K^+-ATP酶的活性增高，皮下脂肪层或动物的羽毛密度增大等。

（南通大学医学院 方小霞 曹蓓蓓）

第八章　尿的生成和排出

第一节　概　　述

在生理学中，**排泄**（excretion）是指机体将物质代谢的终产物、异物、药物及摄入的过剩物质等，经血液循环通过相应的途径排出体外的过程。

人体主要的排泄途径有：①呼吸器官，可排出 CO_2、少量水分和挥发性药物；②消化道，少量的铅和汞可从唾液腺排出，经肝脏分泌的胆色素（由胆道排入肠腔）及由大肠黏膜排出的无机盐如钙、镁、铁等，随粪便由直肠排出；③皮肤，以汗液形式排出水分、少量尿素和盐类；④肾，通过尿液的生成排出代谢终产物和过剩物质等。在以上四种排泄途径中，尿中所含的排泄物种类多、数量大，因而肾是最重要的排泄器官。

一、肾　的　功　能

（一）肾的泌尿功能

通过尿的生成和排出，肾排出机体代谢终产物、进入体内的异物和过剩的物质等，调节机体的水盐平衡和酸碱平衡，从而维持机体内环境的稳态。尿的生成包括肾小球的滤过、肾小管与集合管的重吸收和肾小管与集合管的分泌三个基本过程。

正常成人24h排出的尿量为1000～2000ml，平均为1500ml。一般每次排出的尿量为300～400ml，每天排尿 4～5 次，夜间 0～1 次。每天排出的尿量及次数受年龄、气候、饮水量和机体经其他途径排水量的影响。如果 24h 尿量长期超过 2500ml，称为多尿；24h 尿量少于 400ml，称为少尿；24h 尿量少于 100ml，称为无尿。由于正常成年人每日至少有 35g 代谢终产物需要由肾以尿液的方式排泄，其溶解度为 7g/100ml，故每日尿量不应少于 500ml。

正常尿液呈淡黄色，当尿量减少而浓缩时，颜色变深。正常尿比重为 1.015～1.025，但也随尿量的多少而变动，最大变动范围为 1.001～1.035。大量饮水后尿液被稀释，尿比重可大大降低。若尿的比重长期在 1.010 以下，则表示尿液浓缩功能障碍，此为肾功能不全的表现。尿液的渗透压一般高于血浆渗透压，但尿液的渗透压可随机体水过剩或缺水等不同情况而变动。

机体代谢产物多偏酸性，故正常尿液一般呈酸性，pH 为 5.0～7.0，但可随食物性质而变动，最大变动范围为 4.5～8.0。荤素杂食者，尿的 pH 约为 6.0。肉食者，尿的 pH 偏低，这是因为蛋白质分解产生的硫酸盐和磷酸盐等随尿排出。素食者，尿可呈碱性，这是由于植物中的酒石酸、苹果酸和枸橼酸等均可在体内氧化，所以酸性产物较少而碱基排出较多所致。

尿中含水 95%～97%，固体物只有 3%～5%。固体物可分为有机物和无机盐两大类。有机物中主要是尿素，还有肌酐、马尿酸、尿胆素等代谢终产物。无机盐中主要是氯化钠，还有硫酸盐、磷酸盐和钾、铵等的盐类物质。

（二）肾的内分泌功能

肾除排泄功能外，还具有内分泌功能，可合成和释放多种生物活性物质。

1. 肾素　由肾小球旁器中的球旁细胞分泌，它是肾素-血管紧张素-醛固酮系统生成过程中的限速步骤。该系统在调节全身血量、血压及血中 Na^+、K^+ 浓度相对恒定中起着重要的作用。

2. 前列腺素　肾脏的许多部位均可分泌**前列腺素**（PG）。主要是 PGE_2 和 PGI_2，PG 具有较强的舒血管作用，可调节肾内血液分配，增加肾血流量和降低全身血压。

3. 活性维生素 D₃ 肾脏中存在 1α-羟化酶，可使肝生成的 25-羟维生素 D_3（25-OH-D_3）转变为具有高度生物学活性的 1, 25-二羟胆骨化醇（1, 25-dihydroxycholecalciferol），即活性维生素 D_3，其主要作用是调节体内的钙磷代谢。

4. 促红细胞生成素 促红细胞生成素的主要作用是刺激骨髓从而加速红细胞的生成。

此外，肾还是糖异生的场所之一。

二、肾的结构特征

（一）肾单位

肾单位（nephron）是肾的基本功能单位，每个肾单位都有单独生成尿液的功能，它与**集合管**（collecting duct）共同完成泌尿功能（图 8-1）。人的两侧肾约有 200 万个肾单位，肾不能再生新的肾单位。肾损伤、疾病或正常衰老情况下肾单位的数量减少。每个肾单位包括**肾小体**（renal corpuscle）和**肾小管**（renal tubule）两部分。肾小体包括**肾小球**（glomerulus）和**肾小囊**（renal capsule 或 Bowman's capsule）两部分。肾小球是一团毛细血管网，其两端分别与入球小动脉和出球小动脉相连。肾小球的包囊称为肾小囊，它有两层上皮细胞，内层（脏层）紧贴在毛细血管壁上，称为足细胞；外层（壁层）与近曲小管壁相连。两层上皮细胞之间的腔隙称为肾小囊的囊腔，与肾小管管腔相连续。

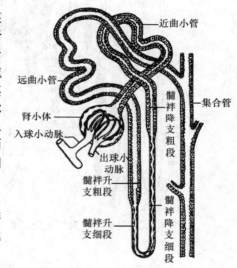

图 8-1 肾单位示意图

肾小管由近端小管、髓袢细段和远端小管三部分组成。近端小管包括近曲小管和髓袢降支粗段，髓袢细段包括髓袢降支细段和髓袢升支细段，远端小管包括髓袢升支粗段和远曲小管，远曲小管末端与集合管相连（图 8-1）。

在结构上，集合管不属于肾单位的组成部分，但其在功能上与远曲小管密切相关。它在尿的生成过程中，特别是在尿液浓缩过程中起着重要作用。每一集合管接受多条远曲小管运来的液体。许多集合管又汇入乳头管。最后形成的尿液经肾盏、肾盂、输尿管而进入膀胱，由膀胱排出体外。

（二）皮质肾单位和近髓肾单位

肾单位按其肾小体所在肾皮质所处的部位，分为**皮质肾单位和近髓肾单位**两类（图 8-2），二者在结构和功能上有一定差异。

1. 皮质肾单位（cortical nephron） 其肾小体主要分布于皮质的外、中层，人肾的皮质肾单位约占肾单位总数的 85%～90%。皮质肾单位的特征是：①肾小球体积较小；②入球小动脉的口径比出球小动脉的粗，两者口径之比约为 2∶1；③出球小动脉进一步形成的毛细血管几乎全部包绕于皮质部分的肾小管周围；④髓袢甚短，只达外髓质层，有的甚至达不到髓质。皮质肾单位的功能主要与尿的生成和肾素分泌有关。

2. 近髓肾单位（juxtamedullary nephron） 其肾小体分布于靠近髓质的皮质内层，人肾的近髓肾单位占总数的 10%～15%。近髓肾单位的特征是：①肾小球体积较大；②入球小动脉和出球小动脉的口径无明显差异；③出球小动脉不仅再分为毛细血管网缠绕邻近的近曲小管和远曲小管，更主要的是形成细而长的 U 形直小血管；④髓袢甚长，可深入内髓质层，有的甚至达到乳头部。近髓肾单位的功能主要与尿的浓缩和稀释有关。

（三）球旁器

球旁器（juxtaglomerular apparatus）主要分布于皮质肾单位，由球旁细胞、球外系膜细胞和致密斑（macula densa）组成（图 8-3）。球旁细胞又称颗粒细胞，是位于入球小动脉和出球小动脉中一些特殊分化的平滑肌细胞，细胞内含分泌颗粒，能合成、储存和释放肾素。球外系膜细胞是位于入球小动脉、出球小动脉和致密斑之间的一群细胞，具有吞噬和收缩功能。致密斑位于远曲小管的起始部位，此处的上皮细胞变为高柱状细胞，局部呈现斑纹状隆起，故称为致密斑。致密斑与入球小动脉和出球小动脉相接触，它能感受小管液中 NaCl 含量的变化，并将信息传递至球旁细胞，调节肾素的释放和肾小球滤过率。

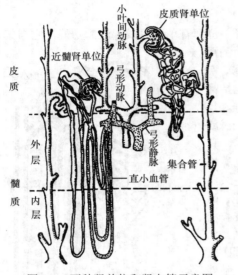

图 8-2　两种肾单位和肾血管示意图

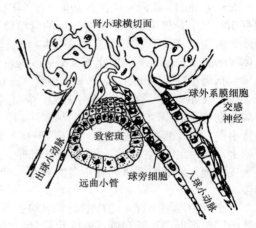

图 8-3　球旁器示意图

三、肾血流的特点及其调节

（一）肾的血液供应特点

1. 血液供应丰富　两侧肾的重量共约 300g，仅占体重的 0.5%。其血流量却占全部心输出量的 20%～25%。正常成人安静时约有 1200ml/min 血液流过两侧肾，按全身各器官每 100g 组织每分钟血流量进行比较，脑组织仅为 57ml，肝为 100ml，肾为 400ml。肾具有血流量大的特点，这对于保持正常尿的生成具有重要的意义。

2. 血液供应不均匀　约 94% 的血流供应肾皮质层，约 5% 的血流供应外髓层，剩余不到 1% 的血流供应内髓层。所以，通常所说的肾血流量主要指肾皮质血流量。

3. 具有两套毛细血管网　肾动脉由腹主动脉垂直分出后，其分支经由叶间动脉、弓形动脉、小叶间动脉，最终形成入球小动脉。入球小动脉进入肾小体后，分支成肾小球毛细血管网，然后汇集成出球小动脉而离开肾小体。形成的出球小动脉再次分成毛细血管网，缠绕于肾小管和集合管的周围，形成肾小管周围毛细血管网。可见，肾血液供应要经过两次毛细血管网（肾小球毛细血管网和肾小管周围毛细血管网），然后才汇合成静脉，经由小叶间静脉、弓形静脉、叶间静脉，最终成肾静脉。

肾小球毛细血管网介于入球小动脉和出球小动脉之间，而且皮质肾单位入球小动脉的口径与出球小动脉的口径之比是 2∶1。因此，肾小球毛细血管网内血压较高，有利于肾小球的滤过；而肾小管周围毛细血管网的血压较低（由于血流经过入球和出球两套小动脉阻力的消耗），有利于肾小管的重吸收。

（二）肾血流量的调节

肾血流量的调节在于，一方面是要与肾的泌尿功能相适应，另一方面是要与全身血液循环相配合。肾血流量与泌尿功能相适应主要靠自身调节；而与全身情况相配合则主要靠神经和体液调节。

1. 肾血流量的自身调节 离体肾实验观察到，当肾动脉的灌注压由 20mmHg 提高到 80mmHg 的过程中，肾血流量随肾灌注压的升高而成比例地增加；但当灌注压为 80~180mmHg 时，肾血流量能保持相对稳定；进一步加大灌注压，肾血流量又将随灌注压的升高而增加（图8-4）。在没有外来神经、体液因素影响的情况下，当动脉血压在一定范围内（80~180mmHg）变动时肾血流量能保持相对恒定的现象，称为**肾血流量的自身调节**（autoregulation of renal blood flow）。肾血流量的这种调节不但使肾血流量保持相对恒定，而且使肾小球滤过率保持相对恒定，这对于肾水、钠和其他物质的排泄不会因血压的波动而发生较大的变化具有重要的意义。关于肾血流量自身调节的机制，目前有两种解释。

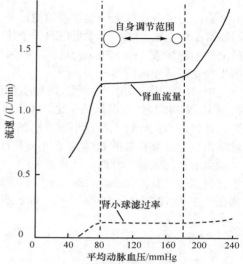

图 8-4　肾血流量和肾小球滤过率的自身调节

（1）肌源性学说（myogenic theory）：这一学说认为，当肾灌注压增高时，入球小动脉管壁平滑肌因压力升高而受到的牵张刺激加大，有更多的 Ca^{2+} 从胞外进入胞内，使平滑肌的紧张性加强，入球小动脉的口径缩小，血流阻力加大，使肾血流量不至于因肾灌注压的升高而增加，保持肾血流量稳定。当肾灌注压降低时机体则发生相反的变化，肾血流量也能保持稳定。

但肾血流量的自身调节功能是有一定限度的。当肾灌注压低于 80mmHg 时，入球小动脉管壁的平滑肌已达到舒张的极限，而灌注压高于 180mmHg 时，平滑肌又达到收缩的极限，因此，当平均动脉压低于 80mmHg 或高于 180mmHg 时，肾血流量的自身调节便不能维持，肾血流量将随血压的变动而变化。只有血压为 80~180mmHg 时，入球小动脉平滑肌才能发挥自身调节作用，保持肾血流量相对恒定。如果用罂粟碱、水合氯醛或氰化钠等药物抑制血管平滑肌的活动，自身调节即减弱或消失。

（2）管-球反馈（tubular-glomerular feedback，TGF）：当肾血流量和肾小球滤过率增加时，流经致密斑的含有 Na^+、K^+、Cl^- 的小管液的流量也增加，致密斑将信息反馈至肾小球，使入球小动脉和出球小动脉收缩，肾血流量和肾小球滤过率恢复正常。这种由小管液的流量变化而影响肾小球滤过率和肾血流量的现象称为管-球反馈。

2. 肾血流量的神经和体液调节

（1）神经调节：入球小动脉和出球小动脉的血管受肾交感神经支配。安静时，肾交感神经的紧张性活动使血管平滑肌保持一定程度的收缩。肾交感神经活动加强可引起肾血管强烈收缩，从而使肾血流量减少。

（2）体液调节：肾上腺素、去甲肾上腺素、血管紧张素Ⅱ、血管升压素和内皮素等可引起肾血管收缩，从而使肾血流量减少。肾组织中生成的前列腺素、缓激肽和一氧化氮等可引起肾血管舒张，从而使肾血流量增加。

总之，在正常情况下，当血压在一般的范围内变动时，肾主要依靠自身调节来保持肾血流量的相对稳定，以维持正常的泌尿功能。在紧急情况下，如大出血、缺氧和中毒性休克等，机体可通过神经和体液调节的作用来减少肾血流量，使血液较多地分配到脑和心脏等重要器官，以保证脑和心脏等重要器官的血液供应，使肾血流量与全身的血液循环相配合。此外，高蛋白摄入和严重高血糖也可增加肾血流量。

第二节 肾小球的滤过功能

血液流经肾小球毛细血管网的滤过是一种**超滤过**（ultrafiltration），也称超滤。超滤是指当血液流经肾小球毛细血管时，除蛋白质分子外，几乎血浆中所有成分均能被滤过进入肾小囊腔，这种滤过液称为**超滤液**（ultrafiltrate），也称**原尿**（initial urine），而最终排出体外的尿液称为终尿，超滤液的生成是尿液生成的第一步。

单位时间内（每分钟）两肾生成的超滤液量称为**肾小球滤过率**（glomerular filtration rate，GFR）。据测定，GFR 与体表面积成正比，体表面积为 $1.73m^2$ 的正常成年人，其 GFR 为 125ml/min 左右。照此计算，两侧肾每天从肾小球滤出的超滤液约为 180L，而全身血浆总量约 3L，因此，每日滤过量为全身血浆总量的 60 倍。在不同情况下，肾小球滤过率的大小取决于有效滤过压和滤过系数。

血液在流经肾小球时，仅有其中的一部分被滤过到肾小囊内。肾小球滤过率与肾血浆流量的比值称为**滤过分数**（filtration fraction，FF）。如果肾血流量为 1200ml/min，则肾血浆流量为 660ml/min，那么，FF 为 125/660×100%=19%，即流经肾的血浆约有 19%经肾小球滤出进入肾小囊中形成原尿。

一、肾小球滤过膜

（一）滤过膜的面积

人体两侧肾全部肾小球毛细血管总面积估计在 $1.5m^2$ 以上，这样大的滤过面积有利于血浆的滤过。在正常情况下，人两肾的全部肾小球的滤过面积保持稳定。在某些疾病情况下，有滤过功能的肾小球数目减少，有效滤过面积随之减少，从而可导致肾小球滤过率降低。

（二）滤过膜的通透性

肾小球的滤过膜具有选择性的通透作用，不同物质通过滤过膜的能力取决于被滤过物质分子的大小及其所带电荷的性质。

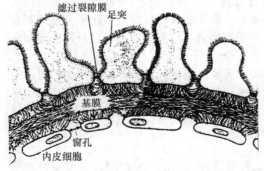

图 8-5　滤过膜的结构示意图

1. 肾小球滤过膜的机械屏障作用　肾小球滤过膜（glomerular filtration membrane）由三层结构组成（图 8-5）。

（1）毛细血管的内皮细胞层：内皮细胞上有许多直径为 70～90nm 的小孔，称为**窗孔**（fenestrae）。小分子溶质及小分子量蛋白质可自由通过，但血细胞不能通过。

（2）非细胞性的基膜层：Ⅳ型胶原是形成基膜的基本构架。膜上有直径为 2～8nm 的多角形网孔，水和部分溶质可以通过，血浆中分子较大的物质（如蛋白质和脂质）不能通过基膜。所以，基膜是肾小球滤过膜的主要滤过屏障。

（3）肾小囊的上皮细胞层：上皮细胞具有足突，相互交错的足突之间形成裂隙。裂隙上有一层滤过裂隙膜（slit membrane），膜上有直径 4～11nm 的小孔，裂孔素是足细胞裂隙膜的主要蛋白质成分，其作用是阻止蛋白质的漏出，裂孔素缺乏时，尿中将出现蛋白质。

由于滤过膜上存在着大小不同的孔道，小分子物质很容易通过各种孔道，而大分子物质只能通过较大的孔道。一般来说，分子有效半径小于 2.0nm 的中性物质（如葡萄糖的有效半径为 0.36nm）

可以自由滤过；有效半径大于 4.2nm 的物质（如血浆球蛋白和纤维蛋白原）则完全不能滤过；有效半径为 2.0～4.2nm 的各种物质，随着有效半径的增加，其滤过量逐渐减少。

2. 肾小球滤过膜的电学屏障作用　滤过膜的各层膜都含有带负电荷的物质（主要为糖蛋白），它能排斥带负电荷的物质滤过。因此，带正电荷的溶质最易通过，中性溶质次之，带负电荷的溶质则不易通过滤过膜。例如，有效半径约为 3.6nm 的血浆白蛋白（分子量为 96 000）很难滤过，这是因为白蛋白带负电荷。用带不同电荷的右旋糖酐进行实验可观察到，即使有效半径相同，带正电荷的右旋糖酐较易通过，而带负电荷的右旋糖酐则较难通过。以上结果表明，滤过膜的通透性不仅取决于滤过膜孔的大小，还取决于被滤过物质所带的电荷。

总之，肾小球滤过膜在正常情况下，既起机械屏障作用，又起电学屏障作用。对于电中性分子来说，其通透性主要取决于物质分子的大小，分子大的就不易或不能滤过；对于有效半径相同而所带电荷不同的溶质来说，带正电荷者最易通过，中性溶质次之，带负电荷的溶质则不易通过滤过膜。

二、有效滤过压

肾小球滤过作用的动力是**有效滤过压**（effective filtration pressure，EFP），这一过程与毛细血管处组织液的生成相似（图 8-6）。肾小球有效滤过压是指促进超滤的动力与对抗超滤的阻力之间的差值。超滤的动力包括肾小球毛细血管血压和肾小囊内超滤液的胶体渗透压（即肾小囊内压）；超滤的阻力包括肾小球毛细血管内的血浆胶体渗透压和肾小囊内的静水压。超滤液中蛋白质浓度极低，因此肾小囊内液胶体渗透压可忽略不计。所以，肾小球有效滤过压=肾小球毛细血管血压−（血浆胶体渗透压+肾小囊内压）。

经测定，肾小球的入球小动脉端毛细血管血压平均值为45mmHg，而在出球端，肾小球毛细血管血压下降不多，两端的血压几乎相等；肾小囊内压（有时简称囊内压）与近曲小管内压力相近，约为

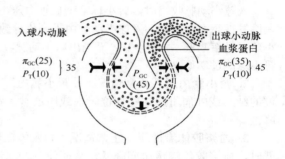

图 8-6　有效滤过压示意图

P_{GC}. 肾小球毛细血管血压；P_T. 肾小囊内压；π_{GC}. 肾小球血浆胶体渗透压；单位（mmHg）

10mmHg；肾小球血浆胶体渗透压在入球小动脉端约为25mmHg，因此在入球小动脉端有效滤过压=45−（25+10）=10mmHg，从而可生成超滤液。但肾小球毛细血管内的血浆胶体渗透压不是固定不变的。血液流经肾小球毛细血管时，由于有液体从毛细血管中不断地滤出，血液中血浆蛋白浓度就会逐渐增加，血浆胶体渗透压也随之升高，当血浆胶体渗透压升至35mmHg时，有效滤过压=45−（35+10）=0mmHg，滤过停止。

可见，从入球端到出球端随着血浆胶体渗透压的逐渐升高，有效滤过压逐渐降低，超滤液的生成也逐渐减少。有效滤过压降低到 0 时，则为**滤过平衡**（filtration equilibrium）状态，此时滤过就停止了。在肾小球毛细血管上最先出现有效滤过压为 0 的位置为滤过平衡点（图 8-7）。肾小球毛细血管不是全段都有滤过作用的，只有从入球小动脉端到滤过平衡点之间的一段毛细血管才有滤过作用。滤过平衡点越靠近入球小动脉端，有滤过作用的毛细血管长度就越短，有效滤过压和滤过面积

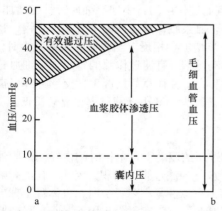

图 8-7　肾小球毛细血管血压、血浆胶体渗透压和囊内压对肾小球滤过率的作用

a. 肾小球毛细血管入球小动脉端；b. 肾小球毛细血管出球小动脉端

就越小，肾小球滤过率就越低。相反，滤过平衡点越靠近出球小动脉端，有滤过作用的毛细血管长度就越长，有效滤过压和滤过面积就越大，肾小球滤过率就越高。若达不到滤过平衡，则全段毛细血管都有滤过作用。

三、影响肾小球滤过的因素

血浆在肾小球毛细血管处的超滤受许多因素的影响，如有效滤过压、肾血浆流量和滤过系数等。

（一）有效滤过压

1. 肾小球毛细血管血压　其变化是生理状态下调节肾小球滤过率的主要方式。肾小球毛细血管血压较高、血液流经肾小球毛细血管全长时，血压下降不超过 3～4mmHg。肾小球毛细血管压受全身动脉血压、入球小动脉口径和出球小动脉口径的影响。当动脉血压为 80～180mmHg 时，由于肾血流量的自身调节机制，肾小球毛细血管血压可维持稳定，从而使肾小球滤过率基本保持不变。但当动脉血压降到 80mmHg 以下时，肾小球毛细血管血压将相应下降，于是有效滤过压降低，肾小球滤过率降低。当动脉血压降到 40～50mmHg 以下时，肾小球滤过率降到 0，从而导致无尿。

入球小动脉收缩时，肾小球毛细血管血压下降，有效滤过压降低，肾小球滤过率减少。例如，在原发性高血压晚期，入球小动脉由于硬化导致口径缩窄，肾小球毛细血管血压可明显降低，使肾小球滤过率降低，导致少尿；而当出球小动脉收缩时，肾小球毛细血管血压上升，有效滤过压升高，肾小球滤过率增高。

2. 肾小囊内压　正常情况下，肾小囊内压是比较稳定的，约 10mmHg。当肾盂或输尿管等部位的结石或肿瘤引起这些部位阻塞或压迫时，肾小囊内压升高，有效滤过压降低，肾小球滤过率降低。

3. 血浆胶体渗透压　正常情况下，人体血浆胶体渗透压变动不大。当血浆蛋白的浓度明显降低时，血浆胶体渗透压亦降低，从而使有效滤过压升高，肾小球滤过率增高。例如，大量饮水或快速静脉输入生理盐水时，尿量会增加，其原因之一是血浆胶体渗透压降低，从而导致肾小球滤过率增高。

（二）肾血浆流量

肾血浆流量主要影响滤过平衡点的位置。如果肾血浆流量加大，肾小球毛细血管内血浆胶体渗透压的上升速度就减慢，滤过平衡点就靠近出球小动脉端，有滤过作用的肾小球毛细血管长度增加，肾小球滤过率随之增加。如果肾血浆流量增加到正常的 3 倍，血浆胶体渗透压的上升速度更慢，肾小球毛细血管全长都达不到滤过平衡，肾小球滤过率就进一步增加。相反，当肾血浆流量减少时，血浆胶体渗透压的上升速度加快，滤过平衡点就靠近入球小动脉端，有滤过作用的肾小球毛细血管长度缩短，肾小球滤过率降低。在剧烈运动、大失血、缺氧和中毒性休克等情况下，交感神经兴奋引起入球小动脉阻力增加，从而使肾血流量和肾血浆流量显著减少，肾小球滤过率也显著降低。

（三）滤过系数

滤过系数（filtration coefficient，K_f）是指在单位有效滤过压的驱动下，单位时间内经滤过膜滤过的液体量。K_f 是 k 和 s 的乘积，k 是滤过膜的有效通透系数，s 为滤过膜的面积，因此，凡能影响滤过膜通透系数和滤过膜面积的因素都能影响肾小球滤过率。在急性肾小球肾炎时，机体肾小球毛细血管管腔变窄或完全阻塞，以致有滤过功能的肾小球数量减少，有效滤过面积因而减少，导致肾小球滤过率降低，结果出现少尿甚至无尿。

生理情况下，滤过膜的通透性较恒定。病理情况下，滤过膜上带负电荷的糖蛋白减少或消失，就会导致带负电荷的血浆蛋白滤过量比正常时明显增加，从而出现蛋白尿。

第三节　肾小管和集合管的物质转运功能

肾小管和集合管的转运功能包括肾小管和集合管的**重吸收**功能和**分泌**功能。

一、肾小管和集合管的重吸收

原尿从肾小囊进入肾小管后称为小管液。小管液中的水和大部分溶质通过肾小管和集合管的上皮细胞的转运而进入肾小管周围毛细血管的过程，称为**肾小管的重吸收作用**（renal tubular reabsorption）。重吸收可分为**被动重吸收**（passive reabsorption）和**主动重吸收**（active reabsorption）两种方式。被动重吸收包括扩散和渗透。此外，当水分子通过渗透被重吸收时，有些溶质可随水分子一起被转运，这种转运方式称为**溶剂拖曳**（solvent drag）。主动重吸收包括原发性主动重吸收和继发性主动重吸收。原发性主动重吸收所需消耗的能量由直接分解 ATP 提供。继发性主动重吸收利用来自其他溶质顺电化学梯度转运时释放的能量，而上述溶质电化学梯度是通过消耗 ATP 建立起来的，所以是间接分解 ATP 供能。

（一）Na^+ 和 Cl^- 的重吸收

肾小球每天滤过大约 500g 的 Na^+，而每天从尿中排出的 Na^+ 仅 3～5g，表明大约 99%滤过的 Na^+ 被肾小管和集合管重吸收，这对机体维持细胞外液中的 Na^+ 浓度和渗透压相对恒定起着重要作用。Cl^- 主要是伴随着 Na^+ 的主动重吸收而被动重吸收，各段肾小管对 Cl^- 的重吸收能力都与 Na^+ 的相似。

1. 近端小管　近端小管重吸收超滤液中 65%～70%的 Na^+，其中约 2/3 经跨细胞途径被重吸收，主要发生在近端小管的前半段；约 1/3 经细胞旁途径被重吸收，主要发生在近端小管的后半段（图 8-8）。

近端小管前半段 Na^+ 的重吸收包括两个步骤。

（1）小管液内的 Na^+ 被动扩散进入肾小管上皮细胞内：当小管液流经近端小管时，由于该部位上皮细胞内的 Na^+ 浓度低于小管液，管腔膜对 Na^+ 又具有较高的通透性，因而 Na^+ 就顺着电化学梯度进入肾小管上皮细胞内。小管液中的 Na^+ 在通过管腔膜进入上皮细胞内的过程中，具有不同的转运方式，主要表现为：①通过管腔膜上的**同向转运体**（symporter），与葡萄糖、氨基酸等溶质的转运相耦联，共同进入细胞内；②通过 Na^+-H^+ **反向转运体**（antiporter）进行逆向转运，H^+ 被分泌到小管液中，而小管液中的 Na^+ 则顺浓度梯度进入细胞内。

（2）Na^+ 由肾小管上皮细胞内主动转运到管

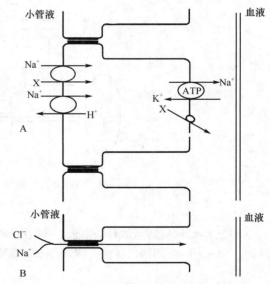

图 8-8　近端小管重吸收 NaCl 的示意图

A. 近端小管前半段（X 代表葡萄糖、氨基酸、磷酸盐和 Cl^- 等）；

B. 近端小管后半段的细胞旁途径转运

周组织间液：细胞内的 Na^+ 浓度轻微升高即可激活细胞基底侧膜上的钠泵，将细胞内的 Na^+ 逆着电化学梯度泵至管周组织间液。结果，一方面使细胞内的 Na^+ 浓度降低，小管液中的 Na^+ 便可不断地顺浓度梯度进入细胞内；另一方面，使组织间液中的 Na^+ 浓度升高，渗透压也升高，通过渗透作用，使小管液中的 H_2O 被动重吸收到组织间液。在近端小管的前半段，因 Na^+-H^+ 交换使细胞内的 H^+ 进入小管液，进入小管液的 H^+ 有利于 HCO_3^- 的重吸收，而 Cl^- 不被重吸收，其结果是小管液中 Cl⁻的浓度逐渐高于管周组织间液中的浓度。

在近端小管的后半段，由于小管液中的 Cl⁻浓度比细胞间隙中高 20%～40%，Cl⁻顺浓度梯度经紧密连接进入细胞间隙被重吸收，从而致使小管液中阳离子相对增多，管腔内带正电荷，进而造成管内外电位差。该电位差驱使小管液中的 Na⁺顺电位梯度通过细胞旁途径被动重吸收。因此，这部分 Na⁺和 Cl⁻的重吸收都是被动过程，Cl⁻为顺浓度差被动扩散，而 Na⁺为顺电位差扩散，均经过细胞间隙的紧密连接进入细胞间隙液。

2. 髓袢 肾小球滤过的 Na⁺和 Cl⁻约 20%在髓袢被重吸收，且主要在升支粗段被重吸收。

髓袢升支粗段重吸收 Na⁺和 Cl⁻的机制如下（图 8-9）：①髓袢升支粗段的管腔膜上存在着一种同时、同方向转运 Na⁺、Cl⁻、K⁺的载体蛋白，即为同向转运体，其转运离子的比例为 Na⁺∶2Cl⁻∶K⁺；②小管液中的 3 种离子与同向转运体结合形成同向转运体复合物，Na⁺顺电化学梯度将 2 个 Cl⁻和 1 个 K⁺一起转运至细胞内；③进入细胞内的 Na⁺、Cl⁻、K⁺的去向各不相同：Na⁺由钠泵送入组织间液，以维持细胞内的低 Na⁺浓度，保证同向转运的继续进行；2 个 Cl⁻顺浓度梯度经管周膜上 Cl⁻通道进入组织间液；K⁺则顺浓度梯度经管腔膜上 K⁺通道又返回管腔内，继续参与 Na⁺-2Cl⁻-K⁺的同向转运，循环使用；④由于 Cl⁻进入组织间液，K⁺返回管腔内，因此管腔内出现正电位，从而可使管腔液中的 Na⁺顺电位梯度，经细胞间隙进入组织间液而被重吸收，这种重吸收是被动重吸收。所以，在髓袢升支粗段，Na⁺大部分为原发性主动重吸收，一小部分为被动重吸收；Cl⁻则为继发性主动重吸收。

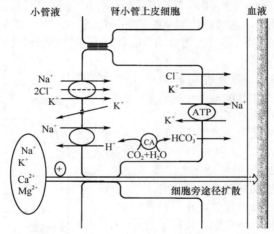

图 8-9　髓袢升支粗段对 Na⁺和 Cl⁻重吸收机制示意图

CA. 碳酸酐酶

Na⁺-2Cl⁻-K⁺同向转运体对呋塞米、依他尼酸等利尿剂很敏感，这些利尿剂与同向转运体结合后，抑制了 Na⁺-2Cl⁻-K⁺的同向转运，致使 NaCl 重吸收出现障碍，从而干扰尿液的浓缩机制，产生利尿效应。

3. 远端小管和集合管 远端小管和集合管重吸收超滤液中约 12%的 Na⁺和 Cl⁻，Na⁺的重吸收主要受醛固酮的调节。

在远端小管的起始段，Na⁺和 Cl⁻经同向转运机制进入细胞内，细胞内的 Na⁺由钠泵泵出，而 Cl⁻经 Cl⁻通道被扩散到细胞外。

远端小管后段和集合管的上皮有两类不同的细胞，即**主细胞**（principal cell）和**闰细胞**（intercalated cell）。主细胞基底侧膜上的钠泵活动可维持细胞内低的 Na⁺浓度（图 8-10），并成为小管液中 Na⁺经顶端膜 Na⁺通道进入细胞的动力源泉。而 Na⁺的重吸收又造成小管液呈负电位，可驱使小管液中的 Cl⁻经细胞旁途径被动重吸收，也成为 K⁺从细胞内分泌入小管腔的动力。远曲小管和集合管上皮细胞的紧密连接对 Na⁺、K⁺、Cl⁻的通透性较低，紧密连接使这些离子不易透过该部位返回小管液。

（二）水的重吸收

原尿流经肾小管和集合管时，约99%的水被重吸收，只有约1%的水由终尿中排出。如果水重吸收减少1%，尿量即可增加一倍，说明水的重吸收与尿量有很大关系。一般情况下，超滤液中水的65%～70%在近端小管重吸收，15%在髓袢重吸收，其余在远曲小管和集合管重吸收。其中，近端小管对水的重吸收量与机体是否缺水无关，属于一种必然性重吸收；而远曲小管和集合管重吸收水的量随机体水的出入情况而变化，并且还受到**抗利尿激素**（antidiuretic hormone，ADH）的调节，因此，水的重吸收属于一种可调节性重吸收。

水的重吸收是被动的，依靠渗透作用而进行。在近端小管，小管液中的各种溶质（Na^+、HCO_3^-、Cl^-、葡萄糖和氨基酸）被重吸收后，小管液内的渗透压降低，而细胞间隙的渗透压升高。水在这一渗透压差的作用下通过跨上皮细胞和紧密连接两条途径进入细胞间隙，然后进入管周毛细血管而被重吸收。因此，近端小管对水的重吸收为等渗性重吸收，相对于血浆，小管液为等渗液。在髓袢降支细段，水在组织液高渗作用下被重吸收，髓袢升支细段和粗段对水均不通透。

髓袢、远曲小管和集合管重吸收水的机制，将在后文"尿液的浓缩和稀释"一节中叙述。

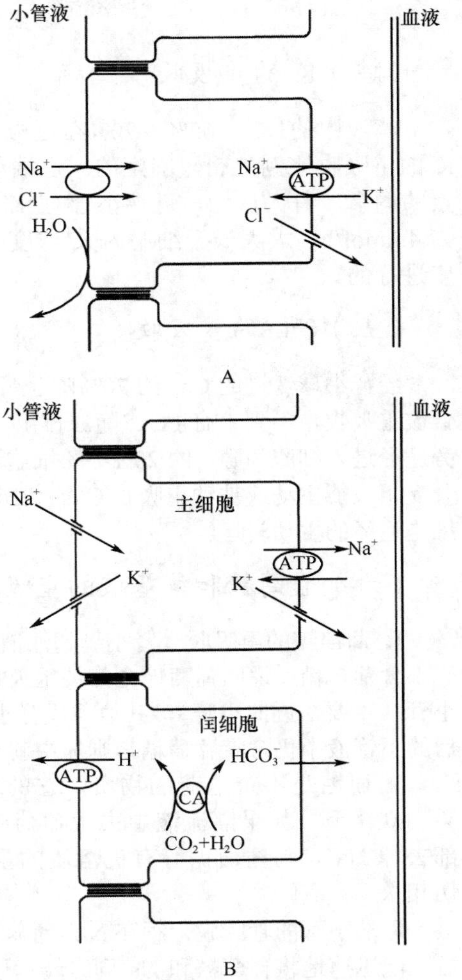

（三）HCO_3^- 的重吸收

正常情况下，经肾小球滤过的HCO_3^-，80%～85%在近端小管被重吸收。HCO_3^-在血浆中是以钠盐（$NaHCO_3$）的形式存在的，滤液中的$NaHCO_3$进入肾小管后可解离成Na^+和HCO_3^-。近端小管上皮细胞通过Na^+-H^+交换，细胞内的H^+进入小管液。因为小管液中的HCO_3^-不易透过管腔膜，所以它与小管液中的H^+结合生成H_2CO_3，在管腔膜上的碳酸酐酶的作用下，H_2CO_3迅速分解为CO_2和H_2O，CO_2是高度脂溶性物质，能迅速通过管腔膜进入上皮细胞内，进入细胞内的CO_2与H_2O在碳酸酐酶的作用下又生成H_2CO_3，H_2CO_3进一步解离成HCO_3^-和H^+，H^+仍通过Na^+-H^+交换从细胞再分泌到小管液中，HCO_3^-则与Na^+一起转运回血液（图8-11）。因此，肾小管重吸收HCO_3^-是以CO_2的形式进行的。CO_2透过管腔膜的速度明显高于Cl^-，因此，HCO_3^-的重吸收率明显大于Cl^-的重吸收率。在HCO_3^-重吸收的过程中，伴有H^+从肾小管上皮细胞进入小管腔（称H^+的分泌）和Na^+的

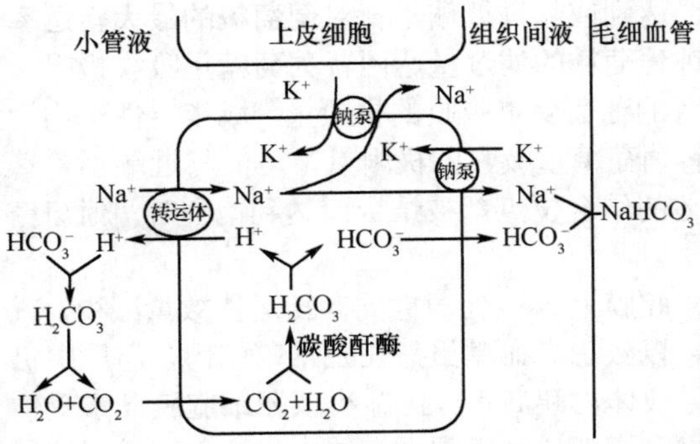

图8-10　远端小管和集合管重吸收NaCl、分泌K^+和H^+的示意图

A. 远曲小管初段；B. 远曲小管后段和集合管；CA：碳酸酐酶

图8-11　近端小管重吸收HCO_3^-的机制

重吸收。

（四）K$^+$的重吸收

滤液中的 K$^+$，65%～70%在近端小管被重吸收，25%～30%在髓袢被重吸收，且这两段中 K$^+$的重吸收比例是比较固定的。远端小管和皮质集合管重吸收 K$^+$，也能分泌 K$^+$，并受多种因素的调节。有人认为，近端小管对 K$^+$的重吸收是一个主动转运的过程，因为小管液中 K$^+$浓度为 4mmol/L，大大低于细胞内 K$^+$浓度（150mmol/L），因此，K$^+$在管腔膜处的重吸收是逆浓度梯度进行的。

（五）Ca^{2+}的重吸收

经肾小球滤过的 Ca^{2+}约 70%在近端小管被重吸收，20%在髓袢被重吸收，9%在远端小管和集合管被重吸收，不到 1%的 Ca^{2+}随尿排出。近端小管对 Ca^{2+}的重吸收约 80%由溶剂拖曳的方式经细胞旁途径进入细胞间隙，约 20%经跨细胞途径重吸收；髓袢降支细段和升支细段对 Ca^{2+}均不通透，仅升支粗段能主动或被动重吸收 Ca^{2+}；在远端小管和集合管，小管液为负电位，故 Ca^{2+}的重吸收是跨细胞途径的主动转运。

（六）葡萄糖和氨基酸的重吸收

1. 葡萄糖的重吸收　肾小囊超滤液中的葡萄糖浓度与血糖浓度相同，但在正常情况下，尿中几乎不含葡萄糖，说明葡萄糖全部被重吸收回血。微穿刺实验表明，重吸收葡萄糖的部位仅限于近端小管（主要在近曲小管），其他各段肾小管都没有重吸收葡萄糖的能力。因此，如果在近端小管以后的小管液中仍含有葡萄糖，则尿中就会出现葡萄糖。

葡萄糖是不带电荷的物质，它的重吸收是逆浓度梯度进行的。在兔肾近端小管微灌流实验中观察到，如果灌流液中去掉葡萄糖等有机溶质，则 Na$^+$的重吸收率降低；如果灌流液中全部去掉 Na$^+$，则葡萄糖等有机溶质的重吸收完全停止。说明葡萄糖的重吸收与 Na$^+$的重吸收密切相关。

近端小管的管腔膜上存在 Na$^+$-葡萄糖同向转运体，小管液中的葡萄糖和 Na$^+$与同向转运体结合后，能迅速地将葡萄糖和 Na$^+$同时转运至细胞内（图 8-8），其中 Na$^+$是顺着电化学梯度通过管腔膜的，它所释放的能量可使葡萄糖逆浓度梯度通过管腔膜，因此，葡萄糖是继发性主动重吸收。进入细胞内的葡萄糖，再通过易化扩散方式透过管周膜进入组织间液而重吸收回血。进入细胞内的 Na$^+$通过细胞侧膜上的钠泵转运至细胞间隙。

近端小管对葡萄糖的重吸收是有一定限度的。当血糖浓度超过（160～180）mg/100ml 时，有一部分肾小管对葡萄糖的重吸收已达到极限，尿中开始出现葡萄糖，此时的血浆葡萄糖浓度称为**肾糖阈**（renal glucose threshold）。当血糖浓度继续升高，尿中葡萄糖含量也随之增加。当血糖浓度升至 300mg/100ml 时，全部肾小管对葡萄糖的重吸收均已达到或超过近球小管对**葡萄糖的最大转运率**（maximal rate of glucose transport，T_{m-G}），此时每分钟葡萄糖的滤过量达两肾葡萄糖重吸收极限，尿糖排出率则随血糖浓度升高而平行增加。正常人两肾的葡萄糖重吸收的极限量，成年男性平均为 375mg/min，成年女性平均为 300mg/min。肾之所以有葡萄糖重吸收的极限量，可能与近端小管管腔膜上的同向转运体数目有限有关，当所有同向转运体的结合位点都被结合而达到饱和时，葡萄糖转运量也就再无从增加。

在某些疾病情况下如肾性糖尿病，患者近端小管管腔膜上 Na$^+$-葡萄糖同向转运体数量减少，或与葡萄糖的亲和力降低，从而使葡萄糖的重吸收减少，以致患者血糖虽然在正常范围内，但尿中仍出现葡萄糖，这种情况属于肾糖阈下降；当各种原因导致体内胰岛素分泌减少或靶细胞胰岛素受体的敏感性下降，从而使葡萄糖的利用发生障碍时，血糖升高超过肾糖阈而在尿中出现葡萄糖，这种机体异常现象称为**糖尿病**（diabetes mellitus）。

2. 氨基酸的重吸收 和葡萄糖一样，由肾小球滤过的氨基酸也主要在近端小管被重吸收，其重吸收机制与葡萄糖的重吸收机制相同，也是继发性主动重吸收，需要 Na^+ 的存在，但有多种类型的氨基酸转运体。

二、肾小管和集合管的分泌

肾小管和集合管的分泌是指肾小管和集合管的上皮细胞将自身新陈代谢产生的物质或血液中的物质转运到小管液中去的过程。

（一）H^+ 的分泌

肾小管各段和集合管都能分泌 H^+，但分泌 H^+ 能力最强的是近端小管。近端小管分泌 H^+ 是通过 Na^+-H^+ 交换实现的，属于继发性主动转运。在近端小管上皮细胞的管腔膜上存在着反向转运体，近端小管上皮细胞内的 H^+ 和小管液中的 Na^+ 与反向转运体结合，将 Na^+ 顺浓度梯度通过管腔膜转运入细胞内，同时将 H^+ 分泌至小管液中，这个过程称为 Na^+-H^+ 交换。分泌到小管液中的 H^+ 与 HCO_3^- 结合生成 H_2CO_3，H_2CO_3 解离为 CO_2 和 H_2O，CO_2 能迅速透过管腔膜进入细胞内，再与细胞内的 H_2O 在碳酸酐酶的催化下生成 H_2CO_3（图 8-11），如此循环反复。Na^+-H^+ 交换时进入细胞内的 Na^+ 随即被管侧膜上的钠泵泵至组织间液而重吸收。肾小管上皮细胞每分泌一个 H^+ 就可使一个 $NaHCO_3$ 重吸收回血，而 $NaHCO_3$ 是体内重要的"碱储存"，因此，H^+ 的分泌是肾排酸保碱的过程。

集合管的闰细胞有三种，它们分为 A 型、B 型和非 A 非 B 型。其中，A 型闰细胞可主动分泌 H^+，该细胞的管腔膜上存在两种质子泵，一种是氢泵（H^+-ATP 酶），另一种是 H^+-K^+ 交换体（H^+-K^+-ATP 酶），两者均可将细胞内的 H^+ 泵入小管液中。泵入小管液中的 H^+ 可与 HCO_3^- 结合，经 H_2CO_3 形成 CO_2 和 H_2O。远曲小管和集合管分泌 H^+ 的量与小管液的酸碱度有关，小管液 pH 降低时，H^+ 分泌减少。

（二）NH_3 的分泌

近端小管、髓袢升支粗段和远曲小管上皮细胞内的谷氨酰胺在代谢过程中可生成 NH_4^+。在细胞内，NH_4^+ 与 NH_3+H^+ 两种形式处于一定的平衡状态。NH_4^+ 通过上皮细胞管腔 Na^+-H^+ 交换体进入小管液（由 NH_4^+ 代替 H^+）。NH_3 是脂溶性分子，可以单纯扩散的方式进入小管腔或细胞间液。扩散量取决于组织间液和小管液的 pH。因为小管液的 pH 较低（H^+ 浓度较高），所以 NH_3 较易向小管液中扩散。分泌的 NH_3 能与小管液中的 H^+ 结合生成 NH_4^+（图 8-12），使小管液中 NH_3 浓度降低，从而造成管腔膜两侧 NH_3 的浓度梯度，此浓度梯度又加速上皮细胞内的 NH_3 向小管液中扩散。由此可见，NH_3 的分泌与 H^+ 的分泌密切相关，H^+ 的分泌可促使 NH_3 的分泌；小管液中的 NH_4^+ 可进一步与小管液中的强酸盐（如 NaCl 等）的负离子结合，生成酸性铵盐（如 NH_4Cl 等）并随尿排出。强酸盐的正离子（如 Na^+）则与 H^+ 交换而进入肾小管细胞，然后与细胞内的 HCO_3^- 一起被转运回血。因此，1 分子谷氨酰胺代谢可生成 2 个 NH_4^+ 并进入小管液，机体获得两个 HCO_3^-。这一反应过程主要发生在近端小管。

在集合管，NH_3 的分泌机制有所不同。集合管上皮细胞对 NH_3 高度通透，而对 NH_4^+ 的通透性则较低，故细胞内生成的 NH_3 以扩散方式进入小管液，与小管液中的 H^+ 结合生成 NH_4^+，并随尿排出体外。

NH_3 的分泌不但促进了排 H^+，而且还促进了 HCO_3^- 的重吸收。因此，肾小管分泌 NH_3 也具有排酸保碱、调节机体酸碱平衡的作用。

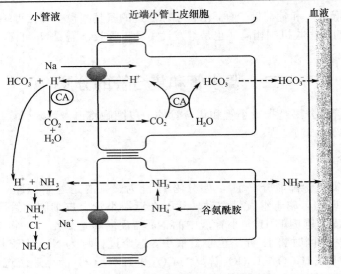

图 8-12　肾小管分泌 NH_3 与 H^+ 的机制

──→．主动转运；----→．被动转运；CA. 碳酸酐酶

（三）K^+ 的分泌

尿中 K^+ 的排出量与 K^+ 摄入量有关，高 K^+ 饮食可排出大量的 K^+，低 K^+ 饮食则使尿中排 K^+ 量小，使机体的 K^+ 摄入量与排出量保持平衡，维持机体 K^+ 浓度的相对恒定。

远曲小管和集合管上皮细胞基底侧膜上具有钠泵，钠泵在泵出 Na^+ 的同时，将 K^+ 泵入细胞，形成细胞内的高 K^+，因上皮细胞管腔膜对 K^+ 有通透性，K^+ 可顺化学梯度经钾通道进入小管液。此外，远曲小管和集合管管腔膜上存在钠通道，小管液中的 Na^+ 顺电-化学梯度扩散进入上皮细胞内，造成小管液呈负电位，从而也为 K^+ 向小管液中扩散提供电位梯度（图 8-10）。

（四）其他物质的分泌

某些代谢产物如肌酐可通过肾小球滤出，也可被肾小管和集合管分泌。进入体内的某些物质如青霉素、酚红和大多数利尿药等，由于与血浆蛋白结合而不能通过肾小球滤过，它们可在近端小管被主动分泌到小管液中而排出体外。

肾小管和集合管的重吸收与分泌功能总结于图 8-13。

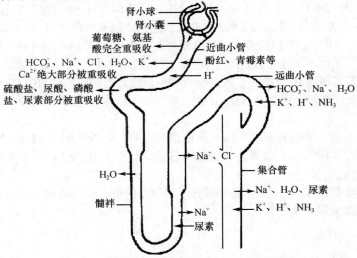

图 8-13　各段肾小管重吸收和分泌功能示意图

第四节 尿液的浓缩和稀释

肾小球超滤液在流经肾小管各段时，其**渗透浓度**（osmolality）发生变化。在近端小管和髓袢中，渗透浓度的变化是固定的，但经过远端小管后段和集合管时，尿的渗透浓度可随体内水的多少而出现大幅度的变动。正常人尿的渗透浓度可为 50～1200mOsm/（kg·H$_2$O）。当体内缺水时，肾将排出渗透浓度明显高于血浆渗透浓度的**高渗尿**（hypertonic urine），这一过程称为肾对尿的浓缩作用，即尿被**浓缩**（concentration），以保留机体的水分；当体内水过剩时，将排出渗透浓度低于血浆渗透浓度的**低渗尿**（hypotonic urine），这一过程称为肾对尿的稀释作用，即尿被**稀释**（dilution），以排出机体过多的水分；如果不考虑体内缺水还是水过剩，肾则总是排出**等渗尿**（isotonic urine），说明肾对尿的浓缩和稀释功能遭到了破坏。

所以，尿的浓缩或稀释是与血浆渗透浓度相比较而言的。根据尿的渗透浓度可以了解肾的浓缩和稀释能力，而肾的尿液浓缩和稀释功能，在维持体液平衡和渗透压稳定中有极为重要的作用。

一、尿液浓缩的机制

尿液的浓缩是由于远曲小管和集合管的水被重吸收而溶质仍留在小管液中所造成的。小管液中水能被重吸收必须具备两个基本条件：①肾小管和集合管外的组织间液的高渗性（水重吸收的动力）；②肾小管和集合管的上皮细胞对水的通透性（水重吸收的通道）。

（一）肾髓质高渗梯度的形成

用冰点降低法测定鼠肾组织的渗透浓度发现，肾皮质部组织间液的渗透浓度与血浆相等，而肾髓质部组织间液的渗透浓度由髓质外层向乳头部逐渐升高，与血浆渗透浓度之比分别为2.0、3.0、4.0（图8-14），这就形成了肾髓质渗透浓度由外向内逐步升高的渗透梯度。

肾髓质高渗梯度的形成主要是由肾小管各段对水和溶质的通透性不同（表 8-1）及髓袢的**逆流倍增作用**（countercurrent multiplication）所造成的（图8-15）。

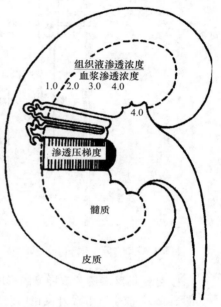

图 8-14 肾髓质渗透梯度示意图
线条越密表示渗透浓度越高

表 8-1 兔肾小管不同部位的通透性

肾小管部分	水	Na$^+$	尿素
髓袢降支细段	易通透	不易通透*	不易通透
髓袢升支细段	不易通透	易通透	中等通透
髓袢升支粗段	不易通透	主动重吸收（Cl$^-$继发性主动重吸收）	不易通透
远曲小管	有 ADH 时易通透	主动重吸收	不易通透
集合管	有 ADH 时易通透	主动重吸收	皮质和外髓部不易通透，内髓部易通透

*不同动物，通透性不一样。

髓袢是一个 U 形管结构，在髓袢降支和升支这两个并列管道中小管液的流动方向相反，即为逆流的过程。此外，髓袢各段对水和溶质的通透性及转运机制都具有不同的特点，因此不论是髓袢降支还是升支，从上而下，小管液的渗透浓度均逐渐升高而形成浓度梯度，即出现逆流倍增现象。因此，髓袢是形成肾髓质高渗梯度的主要结构，只有具有髓袢的肾单位才能形成浓缩尿，髓袢越长，其浓缩能力就越强，人的髓袢具有中等长度，最多能生成4～5倍于血浆渗透浓度的高渗尿。

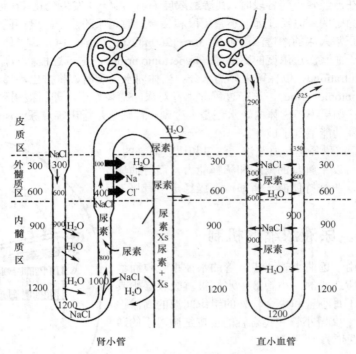

图 8-15　尿浓缩机制示意图

粗箭头表示髓袢升支粗段主动重吸收 Na^+ 和 Cl^-；Xs 表示未被重吸收的溶质；数值表示渗透浓度 ［$mOsm/(kg \cdot H_2O)$］

1. 外髓质区渗透浓度梯度的形成　由于髓袢升支粗段能主动重吸收 Na^+ 和 Cl^-，而对水不通透（图 8-15），故小管液经升支粗段向皮质方向流动时，管内 NaCl 浓度逐渐降低，小管液渗透浓度逐渐下降；而升支粗段外组织间液中由于 NaCl 的堆积，渗透浓度升高，形成外髓质区的高渗状态，而且越靠近内髓质区，渗透浓度越高。所以，外髓质区的渗透浓度梯度是由升支粗段内主动重吸收的 NaCl 所形成的。

2. 内髓质区渗透浓度梯度的形成

（1）肾内髓质区的尿素循环：髓袢升支粗段、远曲小管、皮质部和外髓质区集合管对尿素的通透性很低。当小管液流经髓袢至远端小管时，在 ADH 的作用下，水不断被重吸收，小管液中尿素的浓度逐渐升高；在到达内髓质区集合管时，因其管壁对尿素通透性增大，小管液中的尿素就顺浓度向内髓质区组织间液扩散，造成内髓质区组织间液渗透浓度的升高。因为升支细段对尿素具有中等的通透性，所以扩散至内髓质区组织间液的尿素可以经髓袢升支细段→升支粗段→远曲小管→皮质区和外髓质区集合管→内髓质区集合管→内髓质区组织间液，从而形成了**尿素的再循环**（urea recirculation）。

（2）肾内髓质区的 NaCl 渗透梯度的形成

1）髓袢降支细段对尿素和 NaCl 不易通透，而对水易通透。由于髓质区从外髓质区向内髓质区的组织间液存在渗透浓度梯度，降支细段中的水不断进入内髓质区组织间液，致使降支中小管液的 NaCl 浓度逐渐升高，从而形成了一个自上而下逐渐升高的浓度梯度，至髓袢折返处，渗透浓度达到峰值，从而形成了它同管外组织间液的渗透梯度。

2）髓袢升支细段对水不易通透，而对 NaCl 能通透。当小管液从髓袢顶端折返流入升支细段时，管内 NaCl 浓度则明显高于同一水平管外组织间液的 NaCl 浓度，所以 NaCl 顺浓度梯度扩散至内髓质区组织间液，从而进一步提高了内髓质区组织间液的渗透浓度。因此，在降支细段与升支细段间构成了一个逆流倍增系统，使内髓质区组织间液形成了越往深层渗透浓度越高的渗透梯度。

综上所述，肾髓质区的高渗状态是由髓袢的逆流倍增作用形成的；外髓质区组织间液的渗透梯度是由髓袢升支粗段主动重吸收 NaCl 造成的，这是肾髓质高渗梯度形成的动力；内髓质区组织间液的渗透梯度是由尿素和 NaCl 两个因素造成的。

（二）肾髓质高渗梯度的维持

肾髓质的血液循环是由 U 形的直小血管完成的，与髓袢平行（图 8-15），其降支与升支彼此靠近，这种结构就是逆流系统。直小血管的管壁对溶质和水均有高度通透性，因而使降支与升支内的血液与髓质组织间液的水和溶质很容易进行交换。

在直小血管降支进入髓质的入口处，其血浆渗透浓度约为 300mOsm/（kg·H_2O）。当血液经直小血管降支向髓质深部流动时，任一平面组织间液的渗透浓度均比直小血管内血浆的高，从而使组织间液中的 NaCl 和尿素顺浓度梯度进入直小血管降支，而直小血管内的水被"抽吸"到高渗的组织间液中（图 8-15）。故越向内髓质区深入，降支内的血液渗透浓度越高，在折返处，其渗透浓度达最高 [约 1200mOsm/（kg·H_2O）]。

当血液回流到直小血管升支时，血管内 NaCl 和尿素等溶质的浓度都比同一水平的髓质组织间液的高，所以，血液中的 NaCl 和尿素又逐渐扩散到同一水平的组织间液内，而水则由组织间液向血管升支渗透。

由此可知，NaCl 和尿素等溶质就不断地在直小血管的降支和升支之间循环运行，这就是肾直小血管的逆流交换作用。通过肾直小血管的逆流交换作用，保留了肾髓质区的溶质（仅将多余的溶质带回血液循环），带走了水分，从而维持了肾髓质区的高渗状态。

（三）ADH

小管液在流经远曲小管和集合管时，水分被重吸收的多少取决于管壁上皮细胞膜对水的通透性，而管壁上皮细胞对水的通透性又受到 ADH 的调节。当机体缺水时，ADH 的分泌增多，管壁对水的通透性增大，在管外髓质的高渗作用下，小管液中的水大量渗出，重吸收增多，则尿被浓缩，尿量减少；反之，当机体水过剩时，ADH 分泌减少，管壁对水的通透性降低，尽管管外组织间液是高渗的，但水的重吸收减少，则尿被稀释，尿量增加。

二、尿液稀释的机制

尿液稀释是由于小管液中的溶质被重吸收而水不易被重吸收所造成的。当小管液流经髓袢升支粗段时，由于髓袢升支粗段能主动重吸收 Na^+和 Cl^-，而对水不通透，故水不被重吸收，造成髓袢升支粗段末端内的小管液为低渗液。当低渗的小管液流经远曲小管和集合管时，NaCl 继续被重吸收，而水的重吸收依赖 ADH，如果体内水过剩，ADH 释放就减少，远曲小管和集合管对水的通透性降低，水继续不被重吸收，小管液的渗透浓度进一步下降，形成低渗尿，从而造成尿液的稀释。由此可见，尿液的稀释主要是由于小管液流经髓袢升支粗段、远曲小管和集合管时，NaCl 持续被重吸收，而水不被重吸收所造成的。

三、影响尿液浓缩与稀释的因素

肾髓质高渗浓度梯度、远端小管末段和集合管对水的通透性等是影响尿液浓缩与稀释的因素。

（一）肾髓质高渗

肾髓质高渗是影响尿液浓缩的重要因素。肾脏疾病损害内髓质区及某些利尿药（如呋塞米、依他尼酸）抑制髓袢升支粗段对 NaCl 的转运，可影响髓质渗透压梯度的形成，从而导致尿浓缩能力降低；有些营养不良的患者，由于蛋白质缺乏，体内尿素生成量减少，也影响髓质渗透压梯度的建立，使尿浓缩能力降低。

（二）远端小管末段和集合管对水的通透性

远端小管末段和集合管对水的通透性是影响尿液浓缩的另一个重要因素。尿崩症患者 ADH 分泌不足，从而使远端小管末段和集合管对水不易通透，可排出大量的稀释尿；肾淀粉样变性的患者，远端小管末段和集合管可被淀粉样物质环绕，从而影响远端小管末段和集合管对水的重吸收，因而尿浓缩能力降低。

（三）直小血管血流速度

直小血管的逆流交换作用是维持肾髓质高渗的必要条件。直小血管血流速度过快时，可从肾髓质组织间液中带走较多的溶质，渗透压梯度因而不能维持；血流速度变慢，则可导致供氧不足使髓袢升支粗段主动重吸收 Na^+ 和 Cl^- 的功能受损，从而影响髓质高渗的维持。上述两种情况均能降低肾的浓缩功能。

第五节　尿生成的调节

机体对肾泌尿功能的调节是通过对肾小球滤过、肾小管和集合管的物质转运功能的调节来实现的。有关肾小球滤过的调节已在前文叙述，本节主要论述影响肾小管和集合管重吸收和分泌的因素，包括神经调节、体液调节和肾内自身调节。

一、神 经 调 节

肾主要由交感神经支配。肾交感神经兴奋时，节后纤维末梢释放去甲肾上腺素，通过下列作用影响泌尿功能：①通过肾血管平滑肌的 α 受体，从而引起入球小动脉和出球小动脉收缩，而前者血管收缩比后者更明显，进而导致肾小球毛细血管的血浆流量减少和肾小球毛细血管血压下降；②通过激活 β 受体，从而引起肾小球旁器中的球旁细胞释放肾素，使循环血液中的血管紧张素 Ⅱ 和醛固酮含量增加，进而导致肾小管对 NaCl 和水的重吸收增加；③直接刺激近端小管和髓袢增加 Na^+、Cl^-和水的重吸收。

肾交感神经活动受许多因素的影响，如血容量改变（通过心肺感受器反射）和血压变化（通过压力感受性反射）等均可引起肾交感神经活动改变，从而调节肾的功能。

二、体 液 调 节

（一）ADH

1. ADH 的分泌和作用　**抗利尿激素**（antidiuretic hormone, ADH）又称**血管升压素**（vasopressin, VP），是由下丘脑的视上核和室旁核（前者为主）的大细胞神经元分泌的一种激素，它在神经元的胞体中合成，经下丘脑-垂体束运输到神经垂体储存，当机体需要时可释放入血。ADH 的主要作用是增加远曲小管和集合管上皮细胞对水的通透性，从而增加水的重吸收，使尿浓缩，尿量减少（抗利尿）。此外，ADH 也能增加远曲小管对 NaCl 的主动重吸收和内髓质区集合管对尿素的通透性，从而增加髓质组织间液的溶质浓度，提高髓质组织间液的渗透浓度，有利于尿液浓缩。当下丘脑病

变累及视上核、室旁核或下丘脑-垂体束时，ADH
的合成和释放发生障碍，导致尿量明显增加（每
日可达 10L 以上），称为尿崩症。

　　ADH 与远曲小管和集合管上皮细胞管周膜上
的受体（V_2 受体）结合，然后激活膜内的腺苷酸
环化酶，使上皮细胞中 cAMP 的生成增加，通过
PKA 信号通路，最终使上皮细胞内含有水通道蛋
白 2（AQP-2）的囊泡镶嵌到上皮细胞的管腔膜上，
形成水通道，从而使管腔膜对水的通透性增加（图
8-16）。小管液中的水重吸收进入细胞内，然后在
位于上皮细胞基底侧膜的 AQP-3 和 AQP-4 的作用
下，进入组织间隙，最后被重吸收入血。一旦刺
激停止，AQP-2 通过形成囊泡载体而重新返回胞
质中，降低膜对水的通透性。

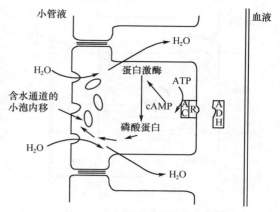

图 8-16　ADH 的作用机制示意图
R. ADH 受体；AC. 腺苷酸环化酶

　　2. ADH 分泌的调节　调节 ADH 分泌的主要因素是血浆晶体渗透压和循环血量。

　　（1）血浆晶体渗透压：在生理条件下，血浆晶体渗透压是调节 ADH 分泌的重要因素。当血浆
晶体渗透压升高 1%～2% 时，即可引起反应。血浆晶体渗透压对 ADH 分泌的影响，是通过下丘脑
渗透压感受器介导的反射实现的。渗透压感受器对 Na^+ 和 Cl^- 形成的渗透压变化敏感性高，而对葡
萄糖或尿素形成的渗透压变化敏感性低。血浆晶体渗透压升高，ADH 的分泌增加；血浆晶体渗透
压降低，ADH 的分泌减少。例如，在大量出汗、严重呕吐或腹泻等情况使机体失水时，血浆晶体
渗透压升高，从而刺激了下丘脑视上核或其周围的渗透压感受器，引起 ADH 的分泌增多，使远曲
小管和集合管对水的通透性增加，水的重吸收增加，导致尿液浓缩和尿量减少，以保留机体水分，
有利于维持机体水平衡。相反，大量饮用清水后，血液被稀释，血浆晶体渗透压降低，引起 ADH
释放减少，肾对水的重吸收减少，尿液稀释，尿量增加，以排出体内多余的水分。这种大量饮用清
水后引起尿量增多的现象，称为**水利尿**（water diuresis）。一般正常人一次饮用 1000ml 清水后，约
过 0.5h，尿量就开始增加，到第 1h 末，尿量达最高值，随后尿量减少，2～3h 后，尿量恢复到原来
水平。如果饮用的是等渗盐水（0.9% NaCl 溶液），则排尿量不出现饮清水后那样的变化。

　　（2）循环血量：循环血量减少时，静脉回心血量减少，对心肺感受器的刺激减弱，经迷走神
经传至下丘脑的冲动减少，对 ADH 释放的抑制作用减弱，ADH 释放增多，远曲小管和集合管对水
的通透性增加，水的重吸收增加，导致尿液浓缩和尿量减少，有利于血量恢复。循环血量过多时，
静脉回心血量增加，从而刺激心肺感受器，抑制 ADH 的释放。

　　（3）其他因素：动脉血压升高时，刺激颈动脉窦压力感受器可反射性地抑制 ADH 的释放，使
尿量增加；心房钠尿肽可抑制 ADH 的释放；轻度冷刺激可减少 ADH 的释放，使尿量增多；疼痛、
情绪紧张、血管紧张素Ⅱ、恶心、应激刺激、低血糖均可刺激 ADH 的分泌，使尿量减少。此外，
乙醇可抑制 ADH 的分泌，故饮酒后尿量可增加。

　　心肺感受器和压力感受器对相应刺激的敏感性比渗透压感受器低，一般需要循环血量或动脉血
压降低 5%～10% 时，才能刺激 ADH 的释放。

（二）醛固酮

　　1. 醛固酮的分泌及作用　醛固酮是肾上腺皮质球状带分泌的一种类固醇激素。它主要作用于远
曲小管和集合管上皮细胞，可促进 K^+ 的排泄和增加 Na^+、Cl^- 和水的重吸收。

　　醛固酮进入远曲小管和集合管的上皮细胞后，与胞质受体结合，形成激素-受体复合物，此复
合物通过核膜，与核中的 DNA 特异性结合位点相互作用，从而促进特异性 mRNA 的合成。mRNA
进入胞质后，可合成多种**醛固酮诱导蛋白**（aldosterone-induced protein），其作用是：①生成管腔膜

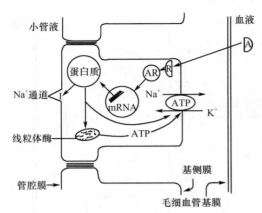

图 8-17 醛固酮作用机制示意图

A. 醛固酮；R. 胞质受体；AR. 激素-受体复合物

Na⁺通道蛋白，增加 Na⁺通道数量，有利于小管液中 Na⁺向胞内扩散；②增加 ATP 的生成量，为远曲小管和集合管上皮细胞的活动（如钠泵）提供更多的能量；③增强上皮细胞基底外侧膜上钠泵的活性，加速胞内 Na⁺泵出细胞和胞外 K⁺泵入细胞的过程，提高细胞内 K⁺浓度，有利于 K⁺的分泌（图 8-17）。此外，Na⁺的重吸收致使小管液呈负电位，从而有利于 K⁺的分泌和 Cl⁻的重吸收。

2. 醛固酮分泌的调节　醛固酮的分泌主要受肾素-血管紧张素-醛固酮系统和血中 K⁺、Na⁺浓度的调节。

（1）肾素-血管紧张素-醛固酮系统：在**肾素-血管紧张素-醛固酮系统**（renin-angiotensin-aldosterone system，RAAS）中，肾素是一种蛋白水解酶，能催化血浆中的血管紧张素原，使之生成血管紧张素 Ⅰ（十肽），血管紧张素 Ⅰ 在转换酶的作用下降解生成血管紧张素 Ⅱ（八肽），血管紧张素 Ⅱ 还可进一步被氨基肽酶水解为血管紧张素 Ⅲ（七肽），血管紧张素 Ⅱ、血管紧张素 Ⅲ 可刺激肾上腺皮质球状带合成和分泌醛固酮（图 8-18）。

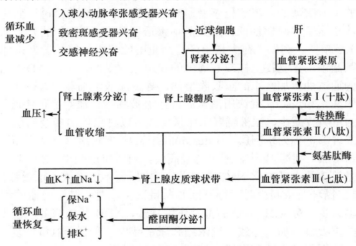

图 8-18　肾素-血管紧张素-醛固酮系统生成和作用示意图

上述肾素-血管紧张素-醛固酮系统的生成过程中，肾素的分泌是限速步骤。肾素的分泌主要受三方面因素的调节：①入球小动脉处的牵张感受器；②致密斑感受器；③肾交感神经。循环血量减少，入球小动脉的压力下降，对小动脉壁的牵拉刺激减弱，可使肾素释放量增加；同时，入球小动脉的压力降低和血流量减少使肾小球滤过率降低，滤过的 Na⁺的量也因此而减少，以致到达致密斑的 Na⁺量也减少，于是激活了致密斑感受器，肾素释放量也增加；此外，球旁细胞受交感神经支配，循环血量减少时，肾交感神经兴奋，也引起肾素释放增加。肾上腺素和去甲肾上腺素也可直接刺激球旁细胞，促使肾素释放增加。

（2）血 K⁺和血 Na⁺浓度：血 K⁺浓度升高或血 Na⁺浓度降低，可直接刺激肾上腺皮质球状带增加醛固酮的分泌，导致肾保 Na⁺排 K⁺，从而维持了血 K⁺和血 Na⁺浓度的平衡；反之，血 K⁺浓度降低或血 Na⁺浓度升高，则醛固酮的分泌减少。醛固酮的分泌对血 K⁺浓度升高十分敏感，血 K⁺仅增加 0.5~1.0mmol/L，就能引起醛固酮的分泌，而血 Na⁺浓度必须降低很多才能引起同样的反应。

（三）心房钠尿肽

心房钠尿肽是由心房肌细胞合成并释放的一种含 28 个氨基酸残基的多肽。心房壁受牵拉（如血量过多）、乙酰胆碱、去甲肾上腺素、ADH 和高血钾均可刺激心房钠尿肽的释放。心房钠尿肽的主要作用是使血管平滑肌舒张和促进肾排钠、排水，其作用机制可能包括：①使入球小动脉舒张，并使滤过分数增加和肾小球滤过率增大。此外，心房钠尿肽还能使系膜细胞收缩，导致 K_f 值增大；②使集合管上的 Na^+ 通道关闭，抑制集合管对 NaCl 的重吸收。③影响其他激素的分泌，如抑制肾素、醛固酮和 ADH 的合成和分泌。

（四）其他因素

肾可生成多种局部激素，影响肾自身的血流动力学和肾小管的功能，如缓激肽可使肾小动脉舒张，抑制集合管对 Na^+ 和水的重吸收；一氧化氮可对抗血管紧张素 II 和去甲肾上腺素等的缩血管效应，使血管平滑肌舒张；PGE_2 和 PGI_2 能舒张小动脉，增加肾血流量，抑制近端小管和髓袢升支粗段对 Na^+ 的重吸收，导致尿钠排出量增加，且可对抗 ADH，使尿量增加，并刺激颗粒细胞释放肾素。

三、肾内自身调节

肾内自身调节主要包括小管液中溶质的浓度的影响和球-管平衡。

（一）小管液中溶质的浓度

肾小管液中溶质所产生的渗透压是对抗肾小管重吸收水分的力量。如果小管液溶质浓度高，渗透压高，那么就会妨碍肾小管特别是近端小管对水的重吸收，从而使尿量增多。例如，糖尿病患者由于血糖浓度超过了肾糖阈，肾小管不能将滤液中的葡萄糖完全重吸收回血，使小管液渗透压增高，阻碍了水的重吸收，形成多尿。临床上有时给水肿患者使用可被肾小球滤过而又不被肾小管重吸收的物质（甘露醇、山梨醇等），来提高小管液中溶质的浓度，借以达到利尿和消除水肿的目的。这些由于肾小管液中溶质浓度增加、渗透压升高而引起的尿量增多的现象，称为**渗透性利尿**（osmotic diuresis）。

（二）球-管平衡

近端小管对溶质和水的重吸收量不是固定不变的，而是随肾小球滤过率的变化而改变，肾小球滤过率增大，滤液中的 Na^+ 和水的总含量增加，近端小管对 Na^+ 和水的重吸收率也增大；反之，肾小球滤过率降低，滤液中的 Na^+ 和水的总含量减少，近端小管对 Na^+ 和水的重吸收率也降低。实验证明，不论肾小球滤过率升高还是降低，近端小管是**定比重吸收**（constant fraction reabsorption）的，即近端小管的重吸收率始终占肾小球滤过率的 65%～70%。这种现象称为**球-管平衡**（glomerulotubular balance）。

球-管平衡的机制与小管周围毛细血管压和血浆胶体渗透压改变有关。如果肾血流量不变而肾小球滤过率增大，那么进入近端小管旁毛细血管的血液量减少，肾小管周围毛细血管血压降低，而血浆胶体渗透压升高，小管旁组织间液加速进入毛细血管，导致组织间液静水压降低，这些改变都有利于近端小管对 Na^+ 和水的重吸收。当肾小球滤过率降低，近端小管旁毛细血管的血压和血浆胶体渗透压发生相反的变化，故 Na^+ 和水重吸收减少。在上述两种情况下，近端小管对 Na^+ 和水重吸收的百分率仍保持在 65%～70%。

球-管平衡的生理意义在于使尿中排出的溶质和水不致因肾小球滤过率的升降而出现大幅度的变动，从而保持尿量和尿钠的相对稳定。例如，正常情况下，肾小球滤过率为 125ml/min，近端小管的重吸收率为 87.5ml/min（占 70%），则流至肾小管远侧部分的量为 37.5ml/min。如果滤过率升高到 150ml/min，则近端小管的重吸收率变为 105ml/min（仍占 70%），而流至肾小管远侧部分的量为 45ml/min。反之，如果滤过率降低到 100ml/min，近端小管的重吸收率为 70ml/min（仍占 70%），流至肾小管远侧部分的量为 30ml/min。这些数据表明，不管肾小球滤过率升高还是降低了 25ml/min，流至肾小管远侧部分的量都仅增加或减少了 7.5ml/min，况且远侧部分的重吸收量也会发生相应的增减，所以，尿量变化不会很大。

球-管平衡在某些情况下可能被打乱。例如，渗透性利尿时，近端小管重吸收率降低，而肾小球滤过率不受影响，这时重吸收百分率就会小于 65%～70%，尿量和 NaCl 排出明显增多。

第六节　清　除　率

一、清除率的概念和计算方法

（一）清除率的概念

清除率（clearance rate，C）是指两肾在单位时间内（一般用每分钟）能将多少毫升血浆中的某种物质完全清除，这个被完全清除了该物质的血浆毫升数，即为该物质的清除率（ml/min）。可见，清除率是指 1min 内尿液中排出的某物质来自多少毫升血浆。例如，血浆中尿素含量为 300mg/L，而 1min 可由尿中排出 21mg 尿素，排出的尿素相当于 70ml 血浆中所含的量。因此，尿素的清除率为 70ml/min。

（二）清除率的计算方法

清除率的计算，首先需要测定三个数值：①某物质在尿中的浓度（U）；②每分钟尿量（V）；③血浆中该物质的浓度（P）。然后算出每分钟尿中该物质的量（$U \times V$）相当于多少毫升血浆中所含的量，即 $U \times V = P \times C$，那么：

$$C = \frac{U \times V}{P}$$

以 Na$^+$为例：测得尿中 Na$^+$浓度（U）为 280mmol/L，尿量（V）为 1ml/min，血浆中 Na$^+$浓度（P）为 140mmol/L。那么，Na$^+$的清除率：

$$C = \frac{280mmol/L \times 1ml/min}{140mmol/L} = 2ml/min$$

表示肾每分钟能清除 2ml 血浆中所含的所有 Na$^+$。而葡萄糖的血浆清除率为 0，因为尿中不含葡萄糖。

二、测定清除率的意义

（一）测定肾小球滤过率

如果某种物质可自由通过肾小球滤过膜（该物质在原尿中的浓度与血浆浓度相等），且在肾小管和集合管中，该物质既不被重吸收又不被分泌和排泄，则单位时间内该物质在肾小球处滤过的量应等于从尿中排出该物质的量，因此该物质的清除率就等于肾小球滤过率。**菊粉**（inulin）是符合这个条件的物质，且对机体无毒害作用，故可用来测定肾小球滤过率。正常测得菊粉的清除率为 125ml/min，所以肾小球滤过率为 125ml/min。

应用菊粉测定肾小球滤过率虽然准确可靠，但需要注射药物，操作不便。因内生肌酐（endogenic creatinine）清除率在数值上较接近肾小球滤过率，故临床上常通过测量内生肌酐清除率来推测肾小球滤过率。内生肌酐是指体内组织代谢所产生的肌酐。肉类食物中含有肌酐，而且剧烈肌肉活动可产生额外的肌酐，故在进行内生肌酐测定前应禁食肉类食物，并避免剧烈运动。而且，肾小管和集合管既能分泌少量肌酐，又可重吸收少量肌酐，因此要准确地测定肾小球滤过率，不能直接用内生肌酐清除率的值来替代。

（二）测定肾血浆流量、滤过分数和肾血流量

若血浆中某物质流经肾后，肾静脉中其浓度接近零，则表示血浆中该物质，经肾小球滤过和肾小管、集合管转运后，从血浆中全部被清除。因此，该物质在尿中的排出量（$U \times V$）应该等于每分钟**肾血浆流量**（renal plasma flow，RPF）与血浆中该物质浓度的乘积。

静脉滴注**碘锐特**（diodrast）或**对氨基马尿酸**（para-aminohippuric acid，PAH）的钠盐，并维持其浓度为（1～3）mg/100ml，血液流经肾脏一次后，血浆中 90% 的碘锐特和 PAH 可被肾脏清除。因此，碘锐特和 PAH 的清除率可用来代表**有效肾血浆流量**（effective renal plasma flow），即每分钟流经两肾全部肾单位的血浆量。因为肾动脉的血液有一部分是供应肾单位以外的组织，这部分血液不经肾小球滤过，也不被肾小管分泌，所以肾静脉中的碘锐特和 PAH 浓度不是零。例如，测得 PAH 清除率为 594ml/min，且肾动脉中的 PAH 有 90% 被肾清除，则肾血浆流量=594/90%=660（ml/min）。已知肾小球滤过率为 125ml/min，则滤过分数（FF）=125/660×100%=19%。如果血浆量占全血量的 55%，则肾血流量（RBF）=660/55%=1200（ml/min）。

（三）推测肾小管的功能

通过肾小球滤过率的测定及对各种物质清除率的测定，可以推测出哪些物质能被肾小管重吸收，哪些物质能被肾小管分泌。

如果某物质在肾小球可自由滤过，但其清除率小于肾小球滤过率，则表明该物质可被肾小管重吸收，或者重吸收量大于分泌量。例如，葡萄糖的清除率为 0，表明滤过的葡萄糖已完全被肾小管重吸收回血液；尿素的清除率为 70ml/min，而肾小管既可重吸收尿素，又可分泌尿素，说明其重吸收量一定大于分泌量。若某物质的清除率大于肾小球滤过率，则表明该物质可被肾小管分泌，或者分泌量大于重吸收量。若肌酐的清除率为 175ml/min，则表明肌酐可被肾小管分泌。

（四）自由水清除率

自由水清除率（free-water clearance，C_{H_2O}）是用清除率的方法定量测定肾排水情况的一项指标，即对肾产生无溶质水（又称自由水）能力进行定量分析的一项指标。在肾脏生理学中，**无溶质水**（solute-free water）是指尿液在被浓缩的过程中肾小管每分钟从小管液中重吸收的纯水量，亦即从尿液中除去的那部分纯水量；或指尿液在被稀释的过程中，体内有一定量的纯水被肾排出到尿液中去，亦即在尿中加入的那部分纯水量，否则尿液的渗透压将不可能成为高渗或低渗，而将与血浆等渗。

在计算自由水清除率时，须先算出肾对血浆**全部溶质的清除率**（clearance of total solute）。血浆中的全部溶质形成了血浆的渗透压，故可用**渗透单位清除率**（osmolar clearance，C_{osm}）来反映血浆全部溶质的清除率。C_{osm} 可用一般的清除率测定方法测得，即分别测定血浆渗透压（P_{osm}）、尿液渗透压（C_{osm}）和单位时间内的尿量（V），然后用清除率的算式计算，即：

$$C_{osm} = \frac{U_{osm} \times V}{P_{osm}}$$

单位时间内生成的尿量等于渗透单位清除率和自由水清除率之和，即：

$$V = C_{osm} + C_{H_2O}$$

所以

$$C_{H_2O} = V - C_{osm} = V - \frac{U_{osm} \times V}{P_{osm}} = (1 - \frac{U_{osm}}{P_{osm}}) \cdot V$$

由上式可见，当 $U_{osm}/P_{osm} < 1$，即尿液低渗时，C_{H_2O} 为正值；而当 $U_{osm}/P_{osm} > 1$，即尿液高渗时，C_{H_2O} 为负值。在肾脏生理学中，C_{H_2O} 为负值时可称为自由水重吸收率，用 $T^c_{H_2O}$ 来表示，其可作为

肾小管保留水分的能力的一个指标。例如，机体在高渗性脱水时，ADH 分泌增加，肾小管将重吸收更多的无溶质水，结果使 C_{H_2O} 值降低而出现高渗尿。当 ADH 发挥最大抗利尿作用时，C_{H_2O} 值可降至 $-1.3ml/min$（或 $-1.9L/d$）；而在水过多或缺乏 ADH 时，C_{H_2O} 值可高达 14.3ml/min（或 20.9L/d）。

第七节 尿 的 排 放

肾脏生成尿是连续不断的过程，持续不断产生的尿液经集合管、肾盏、肾盂进入输尿管。肾盂与输尿管连接处的平滑肌有自律性，可产生规律性的蠕动波（1～5 次/分），该蠕动波以 2～3cm/s 的速度向膀胱推进，并将尿液送入膀胱。肾盂中尿量，内压和平滑肌的自律性成正变。尿液在膀胱内储存并达到一定量时，引起反射性排尿动作，将尿液经尿道排出体外。

一、膀胱与尿道的神经支配

膀胱逼尿肌和尿道内括约肌受交感和副交感神经的支配，尿道外括约肌受躯体神经的支配（图 8-19）。

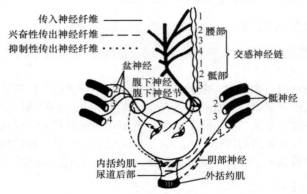

图 8-19 膀胱和尿道的神经支配

（一）传出神经纤维

1. 盆神经（副交感纤维）　由第 2～4 骶髓发出，该神经纤维兴奋时，可使膀胱逼尿肌收缩，尿道内括约肌舒张，从而促进排尿。

2. 腹下神经（交感纤维）　由腰髓发出，该神经纤维兴奋时，可使膀胱逼尿肌舒张，尿道内括约肌收缩，抑制排尿。但是，在排尿活动中交感神经的作用比较次要。

3. 阴部神经（躯体神经）　由骶髓发出，支配尿道外括约肌。当其兴奋时，传出冲动增多，可使尿道外括约肌收缩，从而有利于储尿。该神经受抑制时，则减少或停止传出冲动，使尿道外括约肌舒张，从而有利于排尿。这一作用受意识控制。

（二）传入神经纤维

1. 盆神经中的传入纤维　传导膀胱充盈感觉。

2. 腹下神经中的传入纤维　传导膀胱痛觉。

3. 阴部神经中的传入纤维　传导尿道感觉。

二、排 尿 反 射

排尿反射（micturition reflex）是一种脊髓反射，该反射在脊髓水平就能完成，但在正常情况下，排尿反射受脑的高级中枢控制，可有意识地加强或抑制其反射过程。

　　一般情况下，膀胱逼尿肌在副交感神经紧张性冲动的影响下，处于轻度收缩状态，使膀胱内压保持在 10cmH$_2$O，因为膀胱具有较大的伸展性，所以内压稍升高后可以很快回降。当尿量增加到 400～500ml 时膀胱内压才超过 10cmH$_2$O，从而兴奋膀胱壁的牵张感受器，冲动沿盆神经传入，到达骶髓的排尿反射初级中枢。同时，冲动也到达脑干和大脑皮层的排尿反射高级中枢，产生排尿意。排尿反射进行时，冲动沿盆神经传出，使膀胱逼尿肌收缩，尿道内括约肌舒张，于是尿液进入后尿道。这时尿液刺激后尿道的感受器，冲动沿阴部神经再次传到脊髓排尿中枢，进一步加强其活动，使尿道外括约肌开放，于是尿液被强大的膀胱内压（可高达 150cmH$_2$O）驱出。尿液对尿道的刺激又可进一步反射性地加强排尿中枢的活动，这是一种正反馈，它使排尿反射一再加强，直至尿液排完为止。在排尿末期，由于尿道海绵体肌肉收缩，可将残留于尿道的尿液排出体外。此外，排尿时腹肌和膈肌的强力收缩也产生较高的腹内压，协助克服排尿的阻力。如抑制排尿，使尿量增加到 700ml，膀胱内压随之增加到 35cmH$_2$O，膀胱逼尿肌会出现节律性收缩，排尿欲明显增强，但此时还可有意识地控制排尿。如继续抑制排尿，使膀胱内压达到 70cmH$_2$O 以上时，便出现明显的痛感以致不得不排尿。可见，引起排尿反射的主要因素是膀胱内压。

　　大脑皮层等排尿反射高级中枢能对脊髓初级中枢施加易化或抑制性影响，以控制排尿反射活动。婴幼儿大脑发育未完善，对初级中枢的控制能力较弱，所以排尿次数多，且易发生夜间遗尿现象。

　　排尿或储尿发生障碍，均可出现排尿异常。临床上常见的排尿异常有尿频、尿潴留和尿失禁。尿频是指排尿次数过多，而每次排尿量不多，常见于膀胱炎症、膀胱结石等。尿潴留是指膀胱充满尿液而不能排出的现象，常由于腰骶部脊髓损伤使排尿反射初级中枢活动障碍所致，也可由尿道阻塞造成。尿失禁是指排尿失去意识控制的现象，多由于脊髓受损，以致排尿初级中枢与大脑皮层失去功能联系所引起。

（南通大学医学院　姜建兰，苏州大学医学院　王国卿）

第九章 感觉器官

机体内存在着多种能感受内外环境变化的感受器，最简单的感受器就是传入的游离神经末梢，而有些在结构和功能上都高度分化的感受细胞连同它的附属结构一起构成了机体的感觉器官。

第一节 概 述

人和动物生活的外界环境及机体的内环境经常处于变化之中，这些内、外环境的变化构成了对机体的刺激，这些刺激通过机体的感受器或感觉器官感受后，转变为神经冲动，沿着一定的神经传导通路到达不同的感觉中枢，经中枢神经系统整合后，形成相应的感觉。但是，感觉传入冲动并不全部都能引起主观感觉，有些感觉传入只是向神经中枢提供了内外环境中某些因素改变的信息，并引发不同类型的调节反应。

一、感受器与感觉器官

（一）感受器和感觉器官的概念

感受器（receptor）是指分布于体表或组织内部的一些专门感受机体内、外环境变化的结构或装置。感受器的结构具有多样性，最简单的感受器就是游离神经末梢，如痛觉感受器；或是在裸露的神经末梢周围再包绕一些由结缔组织构成的被膜样结构，如触觉的环层小体、肌梭等。而另一些感受器结构则比较复杂，它们是一些高度分化了的感受细胞，如视网膜中的视锥细胞和视杆细胞、内耳的毛细胞、味蕾中的味觉细胞等。

感觉器官（sense organ）是由结构和功能高度分化的感受器和与之相连的神经组织以及一些对其起支持、营养和保护作用的非神经性附属结构（如眼的折光系统、耳的集音与传音装置等）共同构成。高等动物中最重要的感觉器官有眼（视觉）、耳（听觉）、前庭（平衡感觉）、鼻（嗅觉）、舌（味觉）等器官，由于这些感觉器官都分布在头部，并且都能在主观上产生清晰的感觉，因此常常又将它们称为特殊感觉器官。

（二）感受器的分类

感受器的种类很多，有不同的分类方法。感受器根据所在的部位不同，可分为**外感受器**（exteroceptor）和**内感受器**（interoceptor）。外感受器感受外界环境的变化，它们存在于体表，如视、听、嗅、味和皮肤的痛觉、温度觉和触压觉等感受器。这些感受器受到刺激后，一般都能引起清晰的意识感觉。内感受器感受机体内部环境的变化，多分布于身体内部的血管壁、内脏、骨骼肌、肌腱、前庭器官、关节等部位。其特点是它们感受到刺激后只引起模糊感觉，如尿意、饥饿感等。

感受器根据接受刺激的性质不同，分为机械感受器、光感受器、声感受器、平衡感受器、化学感受器、渗透压感受器和温度感受器等。一些感受器的传入冲动能引起主观感觉，另一些感受器主要向中枢神经系统提供内、外环境中某些因素改变的信息，引起各种调节性反射，在主观上并不产生特定的感觉，如颈动脉窦的压力感受器、颈动脉体的化学感受器等。

二、感受器的一般生理特性

（一）感受器的适宜刺激

一种感受器通常只对某种特定形式的能量变化最敏感，这种形式的能量变化称为该感受器的**适宜刺激**（adequate stimulus）。例如，一定波长的电磁波是视网膜感光细胞的适宜刺激，而一定频率的机械振动是耳蜗毛细胞的适宜刺激。感受器对其适宜刺激都具有极高的敏感度，如仅仅一个光亮子的光刺激就可以引起视网膜视杆细胞兴奋，而只有一个氢原子直径幅度的鼓膜运动就可以被内耳毛细胞察觉。除适宜刺激外的其他能量形式的刺激称为非适宜刺激。感受器也可以对一些非适宜刺激产生反应，但所需的刺激强度常常要大得多。因此，机体内、外环境所发生的各种变化，总是优先被适宜该刺激的感受器所接受。适宜刺激作用于感受器，需要达到一定的阈值才能引起相应的感觉。

（二）感受器的换能作用

各种感受器在功能上的一个共同特征是都能把作用于它们的各种形式的刺激能量最后转换为传入神经上的动作电位。这一作用称为感受器的**换能作用**（transducer function）。因此，可以把感受器看成是生物换能器。在感受器的换能过程中，一般不是直接将刺激能量转变为神经冲动，而是先在感受器细胞或传入神经末梢产生一种过渡性的局部膜电位变化，前者称为**感受器电位**（receptor potential），后者称为**发生器电位**（generator potential）。感受器电位和发生器电位几乎无潜伏期，具有局部电位的特点。它们通常是由跨膜离子流引起的膜电位变化所致。介导这些膜电位变化的信号转导分子主要是细胞膜上的通道蛋白或 G 蛋白耦联受体。然后，感受器电位和发生器电位使与其相连的传入神经纤维膜发生去极化，当达到阈电位水平时，就能在传入神经上引起动作电位。

（三）感受器的适应现象

当某一个恒定强度的刺激持续作用于感受器时，虽然刺激仍在继续作用，但其传入神经纤维上的冲动频率已开始逐渐下降，这一现象称为感受器的**适应**（adaptation）。适应几乎是所有感受器的一个共同特点，但适应的程度却因感受器的类型而异。适应通常可分为快适应和慢适应感受器两类。皮肤触觉感受器属于快适应感受器，其特点是只在刺激开始后的短时间内有传入性冲动的发放，以后虽然刺激仍在作用，但其传入冲动的频率逐渐降低甚至消失。慢适应感受器以肌梭、颈动脉窦和关节囊感受器为代表，它们的共同特点是在刺激持续作用时，一般只在刺激开始后不久出现传入冲动频率的下降，以后可以较长时间维持在这一水平，直到停止刺激为止。感受器适应时间的快慢各有其生理意义，如触觉的作用一般在于探索新异的物体或障碍物，它的快适应有利于感受器及中枢再接受新事物的刺激；慢适应感受器则有利于机体对某些功能状态如姿势、血压等进行长期持续的调节，或者向中枢持续发放有害刺激的信息，以达到保护机体的目的。

感受器的适应并非疲劳，因为在出现适应之后，如果再增加该刺激的强度，又可引起传入冲动的增加。感受器产生适应的机制比较复杂，有的发生在刺激引起发生器电位这一阶段；有的发生在发生器电位诱发神经动作电位这一阶段，有的与感觉中枢的功能改变有关。

（四）感受器的编码作用

感受器在受到刺激时，把刺激所包含的环境变化信息，转移到传入神经动作电位的序列之中的过程，称为感受器的**编码作用**（coding）。感受器的编码起到了信息转移的作用。

感受器细胞在进化过程中的高度分化，使某一感受器细胞对特定性质的刺激十分敏感，产生的传入神经冲动只能循特定的途径到达相应的皮质结构，引起特定性质的感觉，这称为**专线原理**（labeled line principle）。感觉传入神经的动作电位都具有"全或无"的现象，所以刺激的强度难以通过动作电位的幅度大小或波形改变来编码。实验研究表明，刺激的强度往往是通过单一神经纤维上冲动的频率高低和参加这一信息传输的神经纤维的数目的多少来编码的。图 9-1 表示对人手皮肤的触压感受器所进行的实验，说明在感受器的触压重量和相应的传入纤维的动作电位发放频率之间，存在着某种对应关系。

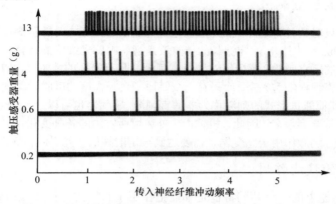

图 9-1　触压感受器重量与传入神经纤维冲动频率的关系

第二节　视　　觉

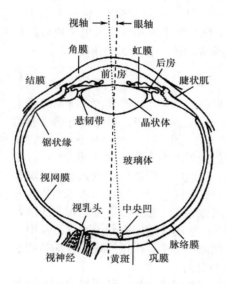

图 9-2　右眼的水平切面示意图

视觉是人们从外部世界获取信息的主要途径，至少有70％的外界信息来自视觉。眼是引起视觉的外周感觉器官。人右眼的水平切面示意图如图 9-2 所示。除了控制眼球运动的眼外肌和起保护、营养作用的巩膜、脉络膜等结构外，眼内与产生视觉直接有关的功能结构是眼的折光系统和感光系统。折光系统由角膜、房水、晶状体和玻璃体组成。感光系统由视网膜上所含的感光细胞及与其相联系的双极细胞和神经节细胞构成。人眼的适宜刺激是波长 380～760nm 的电磁波（可见光），在这个可见光谱范围内，来自外界的光线透过眼的折光系统成像在视网膜上；视网膜感光细胞通过换能和编码作用，将物像所包含的信息转变为视神经动作电位；视神经动作电位经视通路上传；信息到达视皮质和相关中枢，经分析和整合，产生特异性的视觉。

一、眼的折光系统及其调节

（一）眼的折光系统的光学特性

眼的折光系统由无血管的角膜、房水、晶状体和玻璃体共同组成。眼的折光成像原理与物理学中凸透镜成像原理相似，但眼的折光系统不是一个简单的凸透镜，而是一个复杂的生物透镜光学系统。外界物体发出的光线需要依次通过空气、角膜、房水、晶状体和玻璃体多种透明介质（其中还包括每两种相邻介质的界面）才能到达视网膜。光从一种透明介质斜射入另一透明介质时，会产生折射现象，且折光能力与折射面的曲率半径有关，曲率半径越小，其折光能力越大；曲率半径越大，则折光能力越小。正常成人眼处于安静状态而不进行调节时，它的折光系统的后主焦点恰好落在视网膜上，由远处物体发出的平行光线可在视网膜上清晰成像。

（二）简化眼

眼内有多个折光体，要用一般几何光学的原理画出光线在眼内的行进途径和成像情况，显得十分复杂。因此，有人根据眼的实际光学特性，设计了与正常眼折光效果相同、但更为简单的等效光学系统或模型，称为**简化眼**（reduced eye）。简化眼假定眼球是由一个前后径为 20mm 的单球面折光体构成，折光指数为 1.333。外界光线入眼时，折光界面只有一个，即角膜前球形界面，此单球面的曲率半径为 5mm，该球面中心即节点 n 在球形界面后 5mm 处，后主焦点正相当于此折光体的后极，相当于人眼视网膜的位置。这个简化眼模型与正常安静时的人眼一样，能使 6m 以外物体发射出来的平行光线聚焦在视网膜上（图9-3）。通常把 AnB 角，也

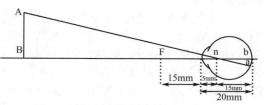

图 9-3 简化眼及其成像原理

n 为节点；AnB 和 anb 为两个相似三角形

就是来自物体 A、B 两点并通过节点的两条光线夹角，称为眼球对物体 AB 的视角。

利用简化眼可以很方便地计算出不同远近的物体在视网膜上成像的大小，如图 9-3 所示，AnB 和 anb 是具有对顶角的两个相似三角形，因而有

$$\frac{AB（物体大小）}{Bn（物体至节点距离）} = \frac{ab（物像大小）}{nb（节点至视网膜距离）}$$

式中，nb 固定不变，相当于 15mm，根据物体的大小和物体离眼的距离，就可算出物像的大小。利用简化眼作图原理还可测定人眼辨别细致形象的能力，这种测定称为视力测定。

（三）眼的调节

当眼注视 6m 以外的物体（远物）时，从物体发出的所有进入眼内的光线，都近似于平行光线，对正常眼来说，不需要调节即可在视网膜上形成清晰的像。通常把人眼不做任何调节时所能看清物体的最远距离，称为**远点**（far point）。

当人眼注视 6m 以内的物体（近物）时，从物体发出的进入人眼的光线不是平行的，而是呈不同程度的辐散，它们在折射后的成像位置将在视网膜之后，因而物像是模糊的，由此也只能产生一个模糊的视觉形象。但正常眼在看近物时也十分清楚，这是因为眼在看近物时已进行了调节。其中主要包括晶状体变凸、瞳孔缩小和视轴会聚。

1. 晶状体变凸　晶状体（lens）是一个透明、双凸透镜形、富有弹性的组织。它的凸度是可变的，其边缘借睫状小带附着于睫状体。睫状体中含有睫状肌。当眼看远物时，睫状肌处于松弛状态，睫状体后移，睫状小带被拉紧，使晶状体受到牵拉而呈扁平；当眼看近物时，模糊的视觉信息经视神经到达中枢后，该信息在视觉中枢进行分析整合，发出冲动下行至中脑正中核，继而传至动眼神经缩瞳核，再经动眼神经传至睫状神经节，最后经睫状神经传至睫状肌，使睫状肌收缩，睫状体因而向前向内移动，使睫状小带放松，晶状体受牵拉的力量减小，晶状体由于自身的弹性回缩凸度加大（图 9-4）。从而增加了晶状体的折光能力，使近物的辐散光线仍能聚焦于视网膜上，以形成清晰的物像。

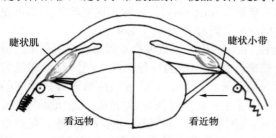

图 9-4 视近物时晶状体变凸

晶状体的最大调节能力可用人眼能看清物体的最近距离来表示，这个距离或限度称为**近点**（near point）。近点越近，表明眼的调节能力越强，这取决于晶状体变凸的最大程度。晶状体的弹性随年龄的增长而减弱，因而眼的调节能力也会随之逐渐下降。例如，10 岁左右儿童的近点平均约为 9cm，20 岁左右的成年人约为 11cm，而 60 岁左右的成年人可增大到 83cm 左右。由于老年人晶状体弹性减弱，看近物时调节能力降低，近点远移，这种人看远物正常，而看近物不清楚，这种现象称为**老**

视（presbyopia），即老花眼。老视的人看近物时要佩戴凸透镜以增加折光能力，但看远物时需要将眼镜摘掉。

2. 瞳孔缩小　瞳孔（pupil）由虹膜围成，虹膜内的辐射状肌收缩时（交感神经支配）使瞳孔散大，称散瞳肌；环状肌收缩时（副交感神经支配）使瞳孔缩小，称缩瞳肌。正常人眼瞳孔的直径可变动于 1.5～8.0mm，瞳孔的大小可调节进入眼内的光量。视近物时，可反射性地引起双侧瞳孔缩小，通常把该反射称为瞳孔调节反射，也称**瞳孔近反射**（near reflex of the pupil）。瞳孔缩小可以减少入眼的光线量并减小折光系统的球面像差和色像差，使视网膜成像更为清晰。

瞳孔的大小还可随光照强弱而改变，瞳孔在强光下缩小，而在弱光下散大，这种反射称**瞳孔对光反射**（pupillary light reflex）。该反射的特点是呈双侧性，即光照一侧瞳孔，两侧瞳孔均缩小，这种双侧性的瞳孔对光反射称为**互感性对光反射**（consensual light reflex）。瞳孔对光反射与视近物无关，它是眼的一种重要的适应功能，其意义在于调节进入眼内的光量，使视网膜不致因光量过强而受到损害；弱光下瞳孔散大可增加进入眼内的光量，以产生清晰的视觉。

瞳孔对光反射的中枢在中脑。它在临床诊断上有重要意义。它能反映视网膜、视神经的损伤，临床上还把它作为判断中枢神经系统病变部位、全身麻醉的深度和病情危重程度的重要指标。例如，呼吸衰竭、窒息、缺氧、中脑麻痹和深度麻醉，均会出现瞳孔对光反射消失和瞳孔散大。

3. 视轴会聚　当双眼同时注视近物时，除前述两种调节外，还有两眼视轴同时向鼻侧会聚的现象，称为**视轴会聚**，又称为**辐辏反射**（convergence reflex）。视轴会聚是由于视近物时，双眼视神经上传的信息到达视觉中枢经分析整合后，使动眼神经中躯体运动纤维支配两眼球的内直肌收缩所致。其意义在于两眼同时看一近物时，能使物像落在两眼视网膜相对称的位置上，在主观感觉上只形成一个物像，不会产生复视。

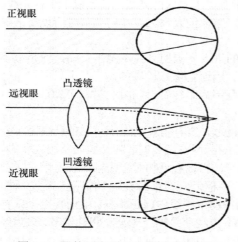

图 9-5　眼的屈光不正及其矫正示意图

（四）眼的折光异常

正常眼看 6m 以外的远物时无须进行任何调节就可使平行光线聚焦于视网膜上，而看近物时，只要物体与眼的距离不小于近点，经过眼的调节，也能在视网膜上形成清晰的像，这种眼称为**正视眼**（emmetropia）。因此，正视眼看远物不需要调节，只有看近物时才需要调节。若眼的折光能力异常，或眼球的形态异常，从而使远处发出的平行光线不能聚焦在安静未调节眼的视网膜上，此称为**非正视眼**（ametropia），也称**屈光不正**。非正视眼主要包括近视、远视和散光（图 9-5）。

1. 近视（myopia）　多数近视是眼球前后径过长（轴性近视）使来自远方物体的平行光线在视网膜前即已聚焦，此后光线又开始分散，到达视网膜时形成扩散开的光点，以致物像模糊。少数近视是因为眼的折光能力过强（屈光性近视），如角膜、晶状体凸度过大及晶状体屈光力增加，使平行光线成像在位置正常的视网膜之前。近视眼不能看清远物，即远点移近，但近视眼看近物时，由于近物发出的是辐散光线，这时聚焦的位置较平行光线时为后，故眼不需调节或只做较小程度的调节，就能使光线聚焦在视网膜上。因此，近视眼的远点和近点都比正视眼近。矫正近视可用凹透镜，使入眼的光线适当分散后再聚焦于视网膜上。临床上准分子激光治疗近视眼主要是利用准分子激光能够精确切削组织的特性，用光束重塑角膜曲率而达到矫正近视的目的。

2. 远视（hyperopia）　是由眼球前后径过短（轴性远视）或折光系统的折光能力太弱（屈光性远视）所致。新生儿的眼轴往往过短，多呈远视，但在发育过程中眼轴可逐渐变长，一般至 6 岁时成为正视眼。上述原因均使来自远处物体的平行光线聚焦在视网膜后方，形成视物模糊。因此，远视眼在看远物时，必须经过眼的调节，才能使平行光线聚焦在视网膜上；而在看近物时，则需要更大程度的调节，远视眼的近点比正视眼远。由于远视眼不论视近物还是视远物都需要调节，故容易发生调节疲劳，尤其是人体进行近距离作业或长时间阅读时可因调节疲劳而引起头痛。矫正远视可用凸透镜以增加屈光力，使入眼光线适当会聚，由此使焦点前移而成像在视网膜上。

3. 散光（astigmatism） 正视眼折光系统的各折光表面都是正球面，在球面任何一点的曲率半径都相等，因而到达角膜表面各点的平行光线经折射后，均能聚焦于视网膜上。散光主要是由角膜各点的曲率半径不等所致。这样通过角膜射入眼内的光线就不能在视网膜上形成焦点，而形成焦线，这会造成物像变形或视物不清。此外，散光较少情况下可由晶状体表面曲率半径不等、晶状体因外力作用移位和角膜表面畸形而产生。规则散光可用适当的柱面镜矫正，但不规则散光则很难矫正。

（五）房水和眼内压

充盈于眼的前、后房中的透明液体称为**房水**（aqueous humor）。房水来源于血浆，由睫状体脉络膜丛生成，生成后由后房经瞳孔进入前房，然后流过前房角的小梁网，经许氏（Schlemm）管进入静脉，从而形成房水循环。房水不断生成，又不断流回静脉，两者保持动态平衡。

房水具有维持一定的**眼内压**（ocular tension），并营养角膜、晶状体和玻璃体的功能。因房水量和前、后房容积是相对恒定的，眼内压也保持相对稳定。眼压的正常值是 10～21mmHg。正常情况下，双眼的眼压差异不大于 5mmHg，24h 眼压波动范围不超过 8mmHg。眼内压的相对稳定对保持眼球特别是角膜的正常形状和折光功能具有重要的意义。房水循环障碍时（如房水排出受阻）可使眼内压增高，眼内压的病理性增高称为**青光眼**（glaucoma）。

二、眼的感光换能系统

来自外界物体的光线，通过眼的折光系统在视网膜上聚焦成像。作为眼的感光部分，视网膜的基本功能是感受光的刺激，并将其转变成视神经纤维的神经冲动。此外，视网膜还能对视觉信息进行初步的分析和整合。

（一）视网膜的结构功能特点

视网膜（retina）通常是指眼具有感光功能的部分，是位于眼球壁最内层锯齿缘以后的部分，它包括色素上皮层和神经层，厚度仅为 0.1～0.5mm，但结构非常复杂。组织学将其由外向内分为 10 层，但其主要由四层细胞构成，从靠近脉络膜的一侧算起，依次是色素细胞层、感光细胞层、双极细胞层、神经节细胞层（图 9-6）。这些细胞之间依次发生突触联系，将感光细胞的信息传给神经节细胞。在感光细胞层和双极细胞层之间还有水平细胞，在双极细胞层和神经节细胞层之间有无长突细胞，分别在两层之间进行横向联系。视网膜感光细胞为**视杆细胞**（rod cell）和**视锥细胞**（cone cell）。

1. 色素上皮层及其功能 色素上皮层不属于神经组织，它位于视网膜的最外层。色素上皮细胞含有黑色素颗粒，具有防止强光对视觉的影响和保护感光细胞的功能。当强光照射视网膜时，色素上皮细胞伸出伪足样突起，包被视杆细胞外段，使其相互隔离。当弱光照射视网膜时，伪足样突起缩回

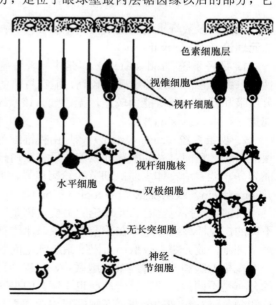

图 9-6 视网膜的主要细胞层次及其联系模式图

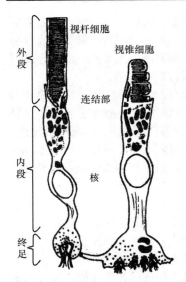

图 9-7　哺乳类动物光感受器细胞
模式图

胞体，使视杆细胞外段暴露，能充分接受光刺激。色素上皮细胞在视网膜感光细胞的代谢中起作用，许多视网膜疾病都与色素上皮细胞功能失调有关。此外，色素上皮细胞还能为视网膜外层运输来自脉络膜的营养，并吞噬感光细胞外段脱落的膜盘和代谢产物。

2. 两种感光细胞的结构　感光细胞层中的视杆细胞和视锥细胞都是特殊分化了的神经上皮细胞，含有不同的感光色素，承担光感受器功能。它们在形态上，由外向内依次可分为外段、内段和终足三部分（图 9-7）。其中，外段是由具有脂质双分子结构的膜反复折叠构成的囊状圆盘，重叠成层，称为**膜盘**（membranous disc），其是感光色素集中的部位，在感光换能的过程中起重要作用。

3. 两种感光细胞的特点及区别

（1）形态上的区别：视杆细胞的外段呈长杆状，视锥细胞的外段呈圆锥状。

（2）分布上的特点：视杆细胞主要分布在视网膜周边部，视锥细胞主要分布在视网膜近中心部，黄斑中心的中央凹处只有视锥细胞而无视杆细胞。

（3）突触的联系方式：视杆细胞会聚程度高，而视锥细胞会聚程度低。一个眼球的视网膜上约有 600 万个视锥细胞和 1.2 亿个视杆细胞，而神经节细胞仅有 120 万个。其中，多数感光细胞会聚于一个神经节细胞。通常，多个视杆细胞会聚于一个双极细胞，数个双极细胞再会聚于一个神经节细胞，故视杆细胞会聚程度较高；而在中央凹处常可见到一个视锥细胞仅与一个双极细胞联系，该双极细胞也只呈一对一地同一个神经节细胞联系的单线联系方式，故其会聚程度较低。

4. 生理盲点　视网膜由黄斑向鼻侧的 3mm 处有一直径约 1.5mm、境界清楚的淡红色圆盘状结构，称为**视盘**（optic disk）。这是视网膜上视觉纤维汇集穿出眼球的部位，是视神经的始端。该处无感光细胞，故无光感受作用，在视野中形成**生理盲点**（blind spot）。正常时由于用两眼看物，一侧眼视野中的盲点可被对侧眼的视野所补偿，因此人们并不会感觉到自己的视野中有盲点的存在。

（二）视网膜的感光换能系统

人和大多数脊椎动物的视网膜中存在两种感光换能系统，即视杆系统和视锥系统，称为视觉的**二元理论**（duplicity theory）。

1. 视杆系统（rod system）　是由视杆细胞和与其相联系的双极细胞、神经节细胞构成的感光换能系统。它们对光的敏感度较高，能在昏暗的环境中感受弱光刺激而引起视觉，但视物时只能区分明暗和轮廓，分辨能力较差，无色觉。该系统又称为**暗光觉系统**（dark light vision system）或**暗视觉**（scotopic vision）。

2. 视锥系统（cone system）　是由视锥细胞和与其相联系的双极细胞、神经节细胞构成的感光换能系统。它们对光的敏感性较差，只有在白昼或强光条件下才能引起兴奋，但视物时，空间分辨能力高，能看清物体表面的细节和轮廓境界，并可辨别颜色。该系统又称为**昼光觉系统**（day light vision system）或**明视觉**（photopic vision）。

目前，支持视觉的二元理论的主要依据是：①视锥细胞和视杆细胞的结构及突触联系方式等是不同的，视杆系统普遍存在着会聚现象，往往有多达 250 个视杆细胞经几个双极细胞会聚于一个神经节细胞，故分辨率较低；而视锥系统细胞间联系的会聚却少得多，在中央凹处一个视锥细胞只与一个双极细胞和一个神经节细胞联系，故视锥系统具有较高的分辨力。②两种感光细胞在视网膜上的分布是不同的，故其感光功能也不同。中央凹处的视锥细胞分布多，在昼光下能对物体的微细结构和颜色进行精细的分辨；而视网膜周边部视杆细胞多，能感受弱光刺激，但无色觉。③从动物种系的特点看，白昼活动的动物（如鸡、鸽、松鼠等），视网膜上仅有视锥细胞而无视杆细胞；只在夜间活动的动物（如猫头鹰），只有视杆细胞而无视锥细胞。④两种细胞所含的感光色素不同，视杆细胞中含有一种视色素（即视紫红质），视锥细胞含有三种不同的视色素，所以光化学特性也不相同。

（三）视杆细胞的感光换能机制

感光细胞能感受光的刺激，并把其转变为神经冲动，这种感光换能的物质基础，就是因为感光细胞中所含的**视色素**（visual pigment）所致。

1. 视紫红质的光化学反应及其代谢 视杆细胞所含有的视色素称为**视紫红质**（rhodopsin），它是一种结合蛋白质，由一分子**视蛋白**（opsin）和一分子**视黄醛**（retinene，11-顺视黄醛）的生色基团组成，分布于视杆细胞外段的膜盘膜上。视紫红质在暗处呈紫红色，受到光照时迅速褪色以至完全变白（图9-8）。

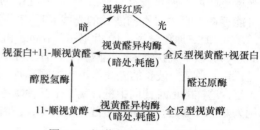

图 9-8 视紫红质的光化学反应

视紫红质在光照时可迅速分解为视蛋白和视黄醛，其中的视黄醛由分子构象较为弯曲的 11-顺型变为分子构象较直的全反型，并与视蛋白分离。视紫红质的光化学反应是可逆的，在暗处又可重新合成。视紫红质的再合成首先是由全反型视黄醛在视黄醛异构酶的作用下转变为 11-顺视黄醛，这种异构酶存在于视网膜色素上皮中。全反型视黄醛必须从视杆细胞中释放出来，被色素上皮细胞摄取，再由视黄醛异构酶将其转化为 11-顺视黄醛，再返回到视杆细胞与视蛋白结合形成视紫红质。

此外，全反型视黄醛也可先转变为全反型视黄醇（维生素 A 的一种形式），然后在视黄醛异构酶的作用下转变为 11-顺视黄醇，11-顺视黄醇在醇脱氢酶的作用下转变为 11-顺视黄醛，后者再与视蛋白结合，形成视紫红质。实际上人在暗处视物时，既有视紫红质的合成，又有视紫红质的分解，这是人眼在暗处能不断视物的基础。光线越暗，合成过程越强，视紫红质含量也越高，视网膜对弱光就越敏感；相反，人在亮处时，视紫红质的分解增强，合成减弱；在强光下，视杆细胞中的视紫红质被分解的较多，视杆系统失去了感受光刺激的能力，则强光下的视物由视锥系统来完成。

视紫红质在分解和再合成的过程中，有一部分视黄醛将被消耗，这就要靠从食物中吸收的维生素 A 来补充。因此，如果长期维生素 A 摄入不足，将会减少视紫红质的合成，从而影响人的暗视觉，引起夜盲症（nyctalopia）。

2. 视杆细胞的感受器电位 人们采用细胞内微电极技术，研究视网膜在光照前后，视杆细胞外段膜内外的电位变化，结果发现：

（1）静息电位：视杆细胞外段膜上有大量的 cGMP 门控钠通道。当视杆细胞在暗环境中，细胞内的 cGMP 浓度较高，促使外段膜 cGMP 依赖的通道开放，Na^+ 内流。同时 K^+ 通过内段膜上的非门控钾通道外流，由此形成了视杆细胞的静息电位。视杆细胞在暗处的静息电位为 $-40\sim-30mV$，比一般细胞低得多。

（2）感受器电位：当光照视网膜时，视紫红质分解，激活膜盘膜上的 G 蛋白，活化的 G 蛋白进而激活 PDE，使视杆细胞外段胞质中的 cGMP 大量分解，随之外段 cGMP 门控钠通道关闭，Na^+ 内流停止，使其较静息状态下的 Na^+ 内流减少，形成超极化型感受器电位。视杆细胞没有产生动作电位的能力，刺激在外段膜上引起的感受器电位，只能以电紧张形式扩布到视杆细胞的终足部位，影响终足处递质的释放。

（四）视锥系统的感光换能和色觉

1. 视锥色素 视锥细胞的外段具有与视杆细胞类似的盘状结构，也含有视色素，这种视色素称为**视锥色素**（iodopsin）。大多数脊椎动物具有三种不同的视锥色素，各自存在于不同的视锥细胞中。

三种视锥色素都含有同样的 11-顺视黄醛，只是视蛋白的分子结构稍有不同。正是这些不同的视蛋白，才使得与它结合的视黄醛分子对不同波长的光线刺激具有不同的敏感性。光照时，视锥细胞外段膜上也产生同视杆细胞类似的超极化的感受器电位，作为光-电转换的第一步，直至在相应的神经节细胞上产生动作电位。

2. 色觉 视锥细胞的重要功能是可辨别不同颜色。颜色视觉是一种复杂的物理-心理现象，不同的颜色是指不同波长的光线作用于视网膜后，在人脑中所引起的不同的主观映象。正常视网膜可分辨 380～760nm 约 150 种不同的颜色，每种颜色都与一定波长的光线相对应。因此，在可分辨的光谱范围内，波长长度只要改变 3～5nm，就可被视觉系统分辨为不同的颜色。显然，视网膜上不可能存在上百种对不同波长的光线起反应的视锥细胞。关于颜色视觉的形成机制主要有：

（1）三原色学说：19 世纪初，Young 和 Helmoltz 就提出了著名的视觉**三原色学说**（trichromatic theory）。该学说认为，在视网膜中，有三种不同的视锥细胞，分别含有对红、绿、蓝三种光敏感的感光色素。当某一波长的光线作用于视网膜时，则以一定的比例，使三种视锥细胞分别产生不同程度的兴奋，这样的信息传向中枢，就产生某种颜色的感觉。例如，红、绿、蓝三种视锥细胞兴奋程度的比例为 4：1：0 时，就可产生红色的感觉；三者的比例为 2：8：1 时，就可产生绿色的感觉；等等。

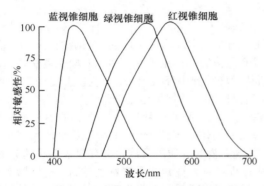

图 9-9 视网膜中三种视锥细胞的光谱相对敏感性（人）

由此可见，视网膜上分别存在对红、绿、蓝三色最为敏感的视锥细胞是色觉形成的基础。

近年来，三原色学说逐渐得到许多研究证实：①在脊椎动物视网膜中央凹附近有分别对 420nm、534nm 和 564nm 的波长光线最为敏感的 3 类视锥细胞，这 3 种波长的光线引起的颜色感觉正好相当于蓝、绿、红，它们的光谱吸收曲线如图 9-9 所示。这说明每一类视锥细胞都有它最敏感的波长，但对邻近波长的光，也有一定程度的反应；②一种颜色不仅可以由某一固定波长的光线所引起，还可由两种或更多种其他波长光线的混合作用引起。一切色光都是由红、绿、蓝这 3 种原色适当比例配合而产生。如果把红、橙、黄、绿、青、蓝、紫七色同时均等地作用于人眼则可引起白色觉；③用不同波长的光线照射视网膜，同时记录神经节细胞放电时发现，同样存在对红、绿、蓝三色光敏感的三种神经节细胞，不同的单色光照射引起的超极化的感受器电位的幅度，在不同的视锥细胞是不同的，峰值出现的情况也符合三原色学说。

若缺乏三原色中某种光敏感视锥细胞或感光色素，则缺乏对该色的辨别能力，即为该色的**色盲**（color blindness）。如缺乏红敏感光色素则缺乏对红色的辨别能力，则为红色盲；缺乏绿敏感光色素者为绿色盲。红、绿色盲较为多见，蓝色盲少见。某原色的色盲不仅只对该原色缺乏辨别能力，也必然会影响对其他颜色的正常知觉。也就是说，色盲人所看到的颜色，与正常色觉人是不同的。全色盲者没有颜色感觉，只有亮度感觉。色盲程度也不完全一样，有的只表现为对某原色辨别能力比正常为弱，这种色觉的异常称为**色弱**（color weakness）。色盲、色弱除极少数是由于视网膜病变引起外，绝大多数是先天遗传。

（2）色觉的对比色学说：三原色学说虽能说明许多色觉现象，但也有解释不了的问题，如颜色对比现象。若将一蓝色小纸片放在黄色背景上，我们就会觉得这个小纸片特别"蓝"，同时也觉得黄色背景比未放蓝纸片时更"黄"。这种现象，称为颜色对比。黄和蓝则称为**对比色**（color contrast）或**互补色**（complementary color）。颜色对比现象只出现在对比色之间，而不是任意两种颜色之间。互为对比色的还有红和绿、白与黑。对比色等现象不能用三原色学说解释。

为了说明上述用三原色学说不能解释的问题，Hering 又提出了**对比色学说**（opponent color theory）。该学说认为，视网膜中存在三种物质，各对一组对比色的刺激起性质相反的反应。例如，一种物质在蓝光作用时合成，黄光作用时分解；另一种物质在绿光作用时合成，在红光作用时分解，等等。这一学说也得到了一些实验支持，如对金鱼的水平细胞研究发现，有些水平细胞在黄光刺激时会出现最大的去极化型反应，在蓝光刺激时出现最大的超极化型反应；另一些水平细胞则在红和绿色光刺激时有类似反应。

综上所述，形成颜色视觉的过程是十分复杂的，除视网膜的功能外，还可能需要神经系统的共同参与才能完成。

（五）视网膜的信息处理

视网膜处信息传递的基本过程为，光照时，感光细胞产生超极化的感受器电位，与其他感受器不同的是，这种感受器电位是超极化型电位而非去极化型电位，这种超极化型电位以电紧张形式扩布到感光细胞的终足部位，使终足的递质释放减少，从而引起下一级细胞产生电位变化。只有当这种电位变化传到神经节细胞时，经过总和，使神经节细胞的静息电位去极化到阈电位水平，才能产生传向视觉中枢的动作电位。所以，感光细胞、双极细胞和神经节细胞分别是视觉通路的第一级、第二级和第三级感觉神经元，构成了视觉信息传递的直接通路。此外，视网膜中还存在水平细胞和无长突细胞，它们可分别对感光细胞-双极细胞和双极细胞-神经节细胞之间的突触传递发挥调制作用。

三、视觉相关现象

（一）暗适应和明适应

1. 暗适应　当人长时间在明亮的环境中而突然进入暗处时，最初任何东西都看不清楚，经过一定时间，视觉敏感度才逐渐增高，能逐渐看见在暗处的物体，这种现象称为**暗适应**（dark adaptation）。

暗适应是人眼在暗处对光的敏感度逐渐提高的过程。由于在亮处视杆细胞中的视紫红质大量分解，剩下的视紫红质很少，从而使人刚进入暗处时，对光的敏感度下降，不能视物。经过一定时间后，视紫红质的合成逐渐增多，对暗光的敏感度逐渐提高，从而恢复在暗处的视觉。如在进入暗室后的不同时间内，连续测定人的视觉阈值，可发现阈值逐渐变小，即视觉的敏感度在暗处逐渐提高。暗适应过程通常需要 20～30min，可分为两个阶段：第一阶段是最初的 5～8min，为视觉阈值明显下降期，此期主要与视锥细胞中的感光色素合成增加，视锥细胞的敏感度增高有关；第二阶段的视觉阈值的进一步下降，主要与视杆细胞中的视紫红质合成增强有关。

2. 明适应　人较长时间在黑暗处突然进入明亮处时，最初感到一片耀眼的光感，不能看清物体，稍待片刻才能恢复视觉，这种现象称为**明适应**（light adaptation）。

明适应的过程较短，通常在几秒钟内即可完成。初期的耀眼光感主要是由于视杆细胞在暗处合成的大量视紫红质在强光下迅速分解所致，其后，对光不敏感的视锥细胞才能在亮光环境中感光。

（二）视野和视力

1. 视野（visual field）　指单眼固定凝视前方一点时，该眼所能看到的空间范围。视野可借助视野计进行测量。在同一光照条件下，不同颜色的视野大小不一样，以白色视野最大，其次为黄色、蓝色、红色，绿色视野最小（图 9-10）。不同颜色的视野的

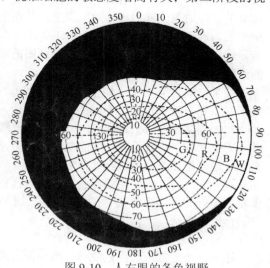

图 9-10　人右眼的各色视野

G. 绿色；R. 红色；B. 蓝色；W. 白色

单位：度（°）

差异，主要与各类感光细胞在视网膜中的分布范围有关。

另外，由于面部结构（鼻和额）阻挡视线，一般人颞侧与下方的视野较大，鼻侧与上部的视野较小。临床上检查视野可帮助诊断眼和脑的一些疾病。

2. 视力 指人眼对物体形态的精细分辨能力，又称**视敏度**（visual acuity）。正常人眼的视敏度有一个限度，它可以用人所能分辨两点间的最小视网膜像的大小为衡量标准，这一标准相当于视网膜中央凹处一个视锥细胞的直径（4～5μm）的大小。通常视力用视角（分）的倒数来表示。1 分视角的视力即为 1.0。2 分视角的视力则为 1/2=0.5。正常视力可达到 1.0～1.5。

国际标准的视力检查表就是根据这个原理制作的。目前，国际上测定视力的图标有两种：一种是用 Landolt 环测定视力，图标为一个带缺口的环，测定时将表置于眼前 5m 处，以能分辨最小缺口所对应的视角（分）的倒数为被检者的视力。如测定结果为 1 分，则该人的视力即为 1.0。另一种图标是 Snellen 图，这是一组大小不一的字母 E 字。检查时将表置于眼前 5m，视力表 1.0 行的 E 字符号，两横划间的距离及划道的粗细都是 1.5mm。此时相距 1.5mm 的两个光点所发出的光线将交叉并通过节点，交叉所形成的视角为 1 分。

按简化眼的数据计算，1 分视角的两点在视网膜成像 4～5μm，这个距离相当于 1 个视锥细胞的直径，恰是两点所兴奋的两个视锥细胞中间夹有一个未兴奋的视锥细胞，因而才能辨别为两点，此为正常视力。如在眼前 5m 处，仅能看清 0.1 行的 E 字符号，则其视力仅为正常眼的 1/10，记录为 0.1。

正常眼的视力也有超过 1.0 达 1.5 者，表明视敏度更高。因为视敏度也与视中枢的分析能力有关；视网膜各部位的视敏度不同，中央凹处视敏度最高，越往周边越低。因为中央凹处视锥细胞最为密集，与双极细胞、神经节细胞又是单线联系，所以分辨能力最高。眼的屈光异常和光源强弱都会影响视敏度。

（三）双眼视觉和立体视觉

1. 双眼视觉（binocular vision） 指两眼同时看一物体时产生的视觉。双眼视觉不但补偿了单眼视觉时存在盲点的缺陷，扩大了平面视野，增加了深度感，产生了立体视觉，还增加了对物体的大小和距离判断的准确性。

双眼视物时，在两眼的视网膜上各形成一个完整的物像，眼外肌的精细协调可使来自物体同一部分的光线成像于视网膜的对称点上，并在主观上只产生一个物体的视觉，称为单视。事实上，以中央凹为准点，整个视网膜的上、下、左、右，凡同一方向等距离的两点都是相称点。眼外肌瘫痪或眼球内肿瘤压迫等都可使物像落在两眼的非对称点上，因而在主观上产生有一定程度相互重叠的两个物体的感觉，称为**复视**（diplopia）。

在某些哺乳类动物（如牛、羊、马等），它们的两眼长在头的两侧，因此两眼的视野完全不重叠，左眼和右眼各自感受不同侧面的光刺激，故这些动物仅有**单眼视觉**（monocular vision）。

2. 立体视觉（stereoscopic vision） 虽然两眼同时注视同一物体，但在两眼视网膜上所成的像并不完全相同。左眼看到物体的左侧面较多，右眼看到物体的右侧面较多，来自两眼的这些不同信息，经过视觉高级中枢综合处理后，主观上产生被视物体的厚度、空间的深度或距离等感觉，称为立体视觉。此外，日常生活经验、物体表面的光线反射情况和阴影等，都是造成立体视觉的因素。但是，良好的立体视觉只有在双眼观察时才有可能形成。

（四）视后像和融合现象

注视一个光源或较亮的物体，然后闭上眼睛，可感觉到一个光斑，其形状和大小均与该光源或物体相似，这种主观的视觉后效应称为**视后像**（afterimage）。

如果用重复的闪光刺激人的眼睛，当闪光频率较低时，主观上能分辨出一次又一次的闪光，当闪光频率增加到一定程度时，重复的闪光刺激可引起主观上的连续光感，这一现象称为**融合现象**

（fusion phenomenon）。融合现象是由闪光的间歇时间比视后像的时间更短导致的。能引起闪光融合的最低频率，称为**临界融合频率**（critical fusion frequency）。

第三节 听 觉

听觉（hearing）是机体获取外界信息的重要感觉，由耳、听神经和听觉中枢的共同活动完成。耳是听觉器官，由外耳、中耳和内耳迷路中的耳蜗所组成（图9-11）。耳的适宜刺激是由声源震动引起空气产生的疏密波，声音通过外耳和中耳的传音系统的传递，引起内耳淋巴的振动，从而使耳蜗螺旋器的毛细胞兴奋，将声能转变成神经冲动，经听神经传入大脑皮层的听觉中枢，产生听觉。

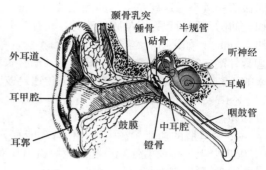

图 9-11 人右耳的结构示意图

一、外耳和中耳的传音功能

（一）外耳的集音、共鸣腔和辨别声源方向功能

外耳（outer ear）由耳郭和外耳道组成。耳郭的形状有利于收集声波，故具有集音功能，它将传来的声波会聚性地反射到外耳道口，使进入外耳道口的声波密集，强度增大。同时，耳郭可以根据声音强弱的变化判断声源的位置。外耳道是声波传导的盲性通道，长约25mm，根据物理学原理，一端封闭的管道可与波长4倍于管长的声波产生最大的共振作用，按此计算，外耳道作为一个共鸣腔其最佳的共振频率约为3800Hz；这样的声波由外耳道传到鼓膜时，其强度要比外耳道口增强12**分贝**（decibel，dB）。所以，外耳道是一个有效的共鸣腔。

（二）中耳的传音和增益功能

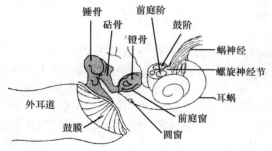

图 9-12 中耳结构及其与内耳联系的示意图

中耳（middle ear）是空气传导的必经之路，外侧以鼓膜与外耳道交界，中耳腔称为鼓室，鼓室内侧通过前庭窗（又称卵圆窗）和圆窗（又称蜗窗）膜与内耳相隔，并以咽鼓管与鼻咽部相通。鼓室内有三块听小骨和两块中耳肌（图9-12）。中耳的鼓膜、听骨链和内耳的前庭窗之间的联系，构成了声音由外耳传向耳蜗的最有效通道，鼓膜到前庭窗之间的传递系统的特殊力学特性产生的增压效应弥补了传递过程的能量消耗。

1. 鼓膜（tympanic membrane） 不是平面膜，其顶点朝向鼓室，形似椭圆的浅漏斗，面积为50～90mm^2，厚度约0.1mm，内侧连锤骨柄。鼓膜恰似电话机受话器中的振动膜，是一个压力承受装置，它没有固有的振动，却具有较好的频率响应和较小的失真度，当频率在2400Hz以下的声波作用于鼓膜时，它可以复制外加振动的频率，与声波振动同始同终。几乎没有残余振动。因此，鼓膜能如实地将外来的声音传导至内耳。

2. 听骨链（ossicular chain） 由**锤骨**（malleus）、**砧骨**（incus）和**镫骨**（stapes）依次连接而

成。锤骨柄附着于鼓膜内面的中心处，镫骨底板和前庭窗膜相接，砧骨居中，将锤骨和镫骨连接起来，使三块听小骨形成一个两臂之间呈固定角度的杠杆。在这个夹角杠杆中，锤骨柄为长臂，砧骨长突为短臂。这个杠杆系统的特点是杠杆的支点（即锤骨和砧骨的联结点）刚好在整个听骨链的重心上，因而在能量传递过程中惰性最小、效率最高。

3. 鼓膜和听骨链的增压效应 声波通过鼓膜、听骨链到达前庭窗时，其振动的压强明显增大，而振幅稍减小，这就是中耳的**增压效应**（pressurized effect）。这是由于鼓膜的面积与镫骨脚板的面积之间的差别所致：①鼓膜振动时，其有效振动面积约为 $55mm^2$，与前庭窗膜相连的镫骨底板面积约 $3.2mm^2$。如果听骨链传音时总压力不变，则作用于前庭窗膜上的压强增大约 17.2 倍（55/3.2）；②听骨链杠杆长臂（锤骨柄）和短臂（砧骨长突）之比为 1.3：1，这样短臂一侧的压力将增大为原来的 1.3 倍。所以，在鼓膜和听骨链传递声波的过程中，通过以上两方面的作用，前庭窗上的增压 17.2×1.3=22.4 倍，而振幅约减小 1/4。通过上述的增压效应使传入的声波能引起耳蜗内淋巴液发生位移和振动。

4. 中耳肌的功能 在中耳与传音功能有关的，还有两块中耳肌：鼓膜张肌和镫骨肌。声强过大（70dB 以上）可反射性地引起这两块肌肉收缩，结果使鼓膜紧张，各听小骨之间的连接更为紧密，导致听骨链传递振动的幅度减小，阻力加大，可阻止较强的振动传到内耳，从而对感音装置起到一定的保护作用。但是，这个反射具有较长的潜伏期（40～160ms），故遇到突发性爆炸声的刺激时，这个反射对耳感音装置的保护作用不大。

5. 咽鼓管的功能 咽鼓管也称耳咽管，是连接鼓室和鼻咽部的通道，平时处于闭合状态。当吞咽、呵欠或喷嚏时，鼓膜张肌反射性收缩，咽鼓管开放，使鼓室与外界相通。其主要功能是调节鼓室内的压力，使之与外界大气压保持平衡，这对于维持鼓膜的正常位置、形状和振动性能具有重要意义。如果鼻咽部黏膜因炎症而肥厚时，就可能造成咽鼓管阻塞，鼓室内的空气被黏膜吸收，内压下降，致使鼓膜内陷，产生耳鸣、听力障碍等症状；例如，飞机突然升降或潜水时，如果机体不能通过咽鼓管使鼓室内压力和外耳道的压力（或大气压力）取得平衡，就会在鼓膜两侧出现巨大的压力差，一旦这种压力差达到 70～80mmHg，将会引起鼓膜剧烈疼痛，若压力差超过 180mmHg，则有可能造成鼓膜破裂。此时通过吞咽、打哈欠或喷嚏等动作，可以使咽鼓管管口暂时开放，从而有利于气压的平衡，使疼痛得以缓解。

6. 声波传入内耳的途径 声波可通过以下三条途径传入内耳。

（1）声波→外耳道→鼓膜→听骨链→前庭窗→内耳。

（2）声波→外耳道→鼓膜→鼓室内空气振动→圆窗（蜗窗）→内耳。

（3）声波→颅骨和内耳骨迷路→内耳。

前两条声波的传导途径属**气传导**（air conduction），第三条声波传导途径为**骨传导**（bone conduction）。正常情况下，声波主要通过第一条途径传导；第二条声波传导路径在正常听觉中的作用很小，只是当鼓膜或中耳病变时才可发挥一定的传音作用；第三条声波传导途径在正常听觉中的作用更小，但它在鉴别耳聋性质上有一定意义。正常的听觉是空气传导大于骨传导。当鼓膜和中耳病变引起传音性耳聋时，空气传导明显低于骨传导，而在耳蜗病变发生感音性耳聋时，则空气传导和骨传导同时受损。

二、内耳耳蜗的感音换能功能

内耳（inner ear）又称为**迷路**（labyrinth），位于颞骨岩部的骨质内，由耳蜗和前庭器官组成。耳蜗的主要作用是把传递到耳蜗的机械振动转变为神经纤维的神经冲动。

（一）耳蜗的结构

耳蜗（cochlea）是一个形似蜗牛壳的骨管，它围绕蜗轴盘旋 $2\frac{1}{2}$～$2\frac{3}{4}$ 周，长度约 35mm，从尖端到底高约 5mm，底的最宽部位直径约 9mm，蜗轴为骨质，中空，有耳蜗神经纤维通过。在耳蜗管的横断面上有两个分界膜，一为斜行的前庭膜，另一为平行的基底膜，此二膜将管道分为三个腔，分别称为**前庭阶**（scala vestibuli）、**蜗管**（cochlear duct）和**鼓阶**（scala tympani）（图 9-13）。前庭阶在耳蜗底部与前庭窗膜相接，内充**外淋巴**（perilymph）；鼓阶在耳蜗底部与圆窗膜相接，也充满外淋巴，这两个部分的外淋巴通过耳蜗顶部的蜗孔相沟通。

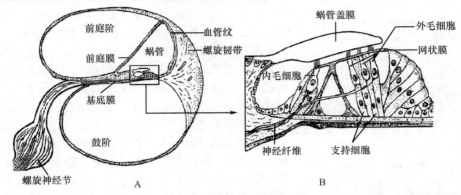

图 9-13　耳蜗的结构示意图

A. 耳蜗骨管的横断面；B. 螺旋器

蜗管位于前庭阶和鼓阶之间，是充满**内淋巴**（endolymph）的盲管，并不与外淋巴相通。在内淋巴中浸浴着基底膜上的声音感受器——**螺旋器**（也称柯蒂器，organ of Corti）。

螺旋器由内、外**毛细胞**（hair cell）和支持细胞等组成。在蜗管的近蜗轴侧有一行纵向排列的内毛细胞，其外侧有 3～5 行纵向排列的外毛细胞。每一个毛细胞的顶部表面都有上百条排列整齐的纤毛，称为听毛。外毛细胞较长的一些纤毛埋植在盖膜下层胶冻状的物质中。盖膜内侧连接蜗轴，外侧则游离于蜗管的内淋巴液中。毛细胞的顶部与蜗管中的内淋巴相接触，而毛细胞的底部则与外淋巴相接触，并与蜗神经纤维相联系。此外，蜗管外上方有丰富的毛细血管，称血管纹。在血管纹的细胞膜上有钠-钾泵来调节蜗管内淋巴中 Na^+-K^+ 交换，从而维持内淋巴中低钠高钾的水平。

（二）耳蜗的感音换能作用

在耳蜗的感音换能过程中，耳蜗基底膜的振动是一个关键因素。

1. 基底膜的振动　当声波振动通过听骨链到达前庭窗时，压力变化立即传给耳蜗内液体和膜性结构。如果声波经中耳听骨链传递，从而使前庭窗膜内移时，必将通过外淋巴使前庭膜下移，通过内淋巴使基底膜下移，最后通过鼓阶的外淋巴压向圆窗，使圆窗膜外移；相反，当前庭窗膜外移时，上述结构又会做相反方向的移动，如此反复，就形成了振动。在这种振动过程中，圆窗膜实际起着缓冲耳蜗内压力变化的作用。

基底膜的振动又可引起螺旋器的振动，由于基底膜与盖膜在蜗轴一侧的附着点不在同一个轴上，故振动时，各自沿不同的轴上下移动，于是两膜间发生交错的移行运动，使外毛细胞的听毛在剪切力的作用下弯曲（内毛细胞的听毛不与盖膜接触，但内淋巴的运动也能使其发生弯曲或偏转）。听毛的弯曲可引起毛细胞兴奋，并将机械能转化成电能。最后引起与毛细胞相联系的耳蜗神经产生神经冲动频率的改变，以不同形式的编码传入中枢。

人的基底膜的长度约为 30mm，但其宽度不同，底部基底膜的宽度只有 0.04mm，以后逐渐加宽，到蜗顶处约 0.5mm，同时基底膜的顺应性由蜗底到蜗顶也逐渐增大到 100 倍左右。所以，通常底部基底膜顺应性和质量小，共振频率高；顶部基底膜顺应性和质量大，共振频率低。

2. 行波理论　人的听觉是如何感受不同频率的声音（音调）的，1947 年，Bekesy 提出了**行波学说**（travelling wave theory）对其加以解释。该学说认为：

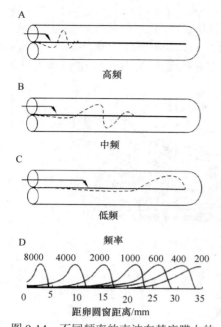

图 9-14 不同频率的声波在基底膜上的"行波"

A～C. 高、中和低频声波传入耳蜗后引起基底膜最大振幅的位置；D. 不同频率声波引起最大振幅震动的基底膜位置

（1）声波的振动就像一条抖动着的绸带，声波沿绸带向远端传播：声波的振动到达前庭窗后传至内耳，使耳蜗底部基底膜随之振动，并向蜗顶方向纵向推进，振动幅度逐渐加大，当所传送的声波频率与某一部位的基底膜共振频率完全一致时，则该部基底膜振动的振幅增强到最大，经过该部后，振幅因能量的耗尽而急剧减小，最后行波（声波）消失。

（2）每一个声波振动频率在基底膜上都有一个特定的行波传播范围和最大振幅区：研究发现，声波频率越低，行波传播的距离越远，最大振幅出现的部位越靠近蜗顶，即靠近蜗顶的基底膜与低频声波发生共振；相反，声波频率越高，行波传播距离越短，最大振幅出现的部位越靠近前庭窗处，即靠近蜗底的基底膜与高频声波发生共振（图 9-14）。

（3）基底膜不同部位的听神经冲动传到听觉中枢的部位也不相同，即可产生不同的音调感觉：当声波振动频率在基底膜某一部位引起最大振幅后，则位于该处的毛细胞受到的刺激就最强，与该处毛细胞相连的听神经纤维传入冲动也就最多，这样的冲动传向听觉中枢的不同部位，就会产生相应的、不同的音调感觉。动物实验及临床资料也已证实，耳蜗底部受损主要影响对高频声音的听力；耳蜗顶部受损主要影响低频听力。

（三）耳蜗的生物电现象

基底膜的振动可引起毛细胞上的听纤毛弯曲变形，这是耳蜗将机械能转变为神经电信号的开端，由此引起耳蜗内一系列过渡性的电变化，最后引起听神经纤维产生动作电位，完成耳蜗的换能作用。从内耳引出的电位有以下几个。

1. 耳蜗内电位 在耳蜗未受刺激时，如以鼓阶或前庭阶的外淋巴为零电位，可测得蜗管内淋巴中的电位为 +80mV 左右，此电位称为**耳蜗内电位**（endocochlear potential），又称**内淋巴电位**（endolymphatic potential）。而在静息状态下，毛细胞的静息电位为 –70～–80mV。毛细胞顶端浸浴在内淋巴中，故毛细胞顶端膜内外两侧的电位差达 160mV；而在毛细胞底部周围的浸浴液为外淋巴，该部毛细胞膜内外的电位差只有 80mV 左右。这就是耳蜗毛细胞静息电位和一般细胞静息电位的不同之处。

关于蜗管内淋巴电位的产生和维持，一般认为，其与蜗管外侧壁血管纹的细胞活动有直接关系。血管纹细胞膜上含有大量活性很高的 Na^+-K^+ 依赖式 ATP 酶，具有 Na^+-K^+ 泵的作用，能将血浆中的 K^+ 泵入蜗管内淋巴，将内淋巴中的 Na^+ 泵入血浆。Na^+ 和 K^+ 交换的离子数量不等，因此使得 K^+ 泵入量超过 Na^+ 泵出量，从而造成内淋巴中 K^+ 的蓄积，导致内淋巴保持了较高的正电位。有报道，内淋巴中高 K^+ 对维持毛细胞的敏感性有关，耳蜗内电位对缺 O_2 或哇巴因（Na^+-K^+-ATP 酶阻断剂）非常敏感，缺 O_2 可使 ATP 生成及钠泵的活动受阻，内淋巴的正电位不能维持，常可导致听力障碍。

2. 耳蜗微音器电位 当耳蜗受到声波刺激时，在耳蜗及其附近可记录到一种与作用于耳蜗的声波的频率与幅度完全一致的电位变化，称为**耳蜗微音器电位**（cochlear microphonic potential，CMP）（图 9-15）。

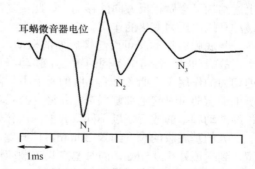

图 9-15 由短声刺激引起的耳蜗微音器电位和耳蜗神经动作电位

N_1～N_3 是三个负相电位

（1）耳蜗微音器电位的特点：①在一定的刺激强度范围内，其波形和频率与刺激声波一致；②几乎没有潜伏期和不应期；③无真正阈值；④不易疲劳、不发生适应现象；⑤对深度麻醉和低O_2相对不敏感。在动物死亡后30min内耳蜗微音器电位并不消失。即使在听神经性耳聋或听神经退化后，耳蜗微音器电位也仍然存在。

（2）耳蜗微音器电位的产生原理：一般认为，耳蜗微音器电位是多个毛细胞在接受声音刺激时，所产生的感受器电位的复合表现。耳蜗微音器电位随听纤毛向不同方向的弯曲和复位而有所增大或减小，当静毛向动毛方向弯曲时，出现去极化的电位，当静毛背离动毛方向弯曲时，则出现超极化的电位，这就是耳蜗微音器电位的波动能够同声波振动频率和幅度相一致的原因。

目前认为，耳蜗微音器电位是引发听神经纤维动作电位的关键因素，推测耳蜗微音器电位的波动伴随了毛细胞底部化学递质分泌量的增加或减少，后者再作用于分布在附近的听神经纤维末梢，使之产生不同数量的神经冲动，这样就使声音振动所包含的信息，最终编码在听神经纤维的神经冲动的序列和不同纤维的组合之中。

3. 听神经动作电位 是耳蜗对声音刺激所引起的一系列反应中最后出现的电变化，是耳蜗对声音刺激进行换能和编码作用综合的结果（图9-15）。其作用是向听觉中枢传递声音信息。

听神经动作电位是在耳蜗微音器电位之后出现的，包括N_1、N_2、N_3三个负相电位。现已知道，除N_1是由多数耳蜗神经纤维兴奋后产生的动作电位的总和（我们可称之为听神经复合动作电位）外，其余各N波主要是脑干听神经传导通路上相继各神经核的电位活动。例如，N_2主要是耳蜗核的电位活动，N_3主要是上橄榄核的电位活动等。耳蜗神经动作电位的大小反映了兴奋的神经纤维数目多少和听神经的功能。

听神经动作电位的特点是：①潜伏期较长（1~1.5ms）；②有明确的阈值和不应期；③电位的大小随刺激的强度而变化；④对低氧气敏感，易受白噪声干扰。

三、听觉器官对声音的感受

（一）声音的物理参量

1. 声波的频率 是指每秒钟振动的周期数，以Hz为单位。人耳听觉感受范围为16~20 000Hz，我们通常称此频率为声频，大于20 000Hz为超声，小于16Hz为次声。人耳对声音频率的主观感觉是音调。

2. 声音的强度 有两种方式来表示声音强度：

（1）**声压**（sound pressure）：是指单位面积上所承受的声波的压力。

（2）**声强**（sound intensity）：是指单位面积上所承受的声波功率。

通常，人们在日常表示声音强度时，采用一种相对单位**贝尔**（bel）来表示。为便于实用，通常取它的1/10表示，称**分贝尔**（decibel），简称**分贝**（dB）。人耳对声音强度的主观感觉是声音的响度。

（二）人耳的听阈和听域

人耳能感受的振动频率为16~20 000Hz，而其中每一种频率都有一个刚好能引起听觉的最小振动强度，称为**听阈**（hearing threshold）。当振动强度在听阈以上继续增大时，听觉的感受能力也相应增强，但当振动强度增加到某一限度时，它引起的将不仅是听觉，同时还会引起鼓膜的疼痛感觉，这个限度称为最大可听阈。

每一个振动频率都有其自己的听阈和最大可听阈，因而就能绘制出人耳对振动频率和强度感受范围的坐标图（图9-16）。其中，下方曲线表示不同频率振动的听阈，上方曲线表示它们的最大可听阈，两者所包含的面积则称为**听域**（hearing range）。凡是人所能感受的声音，它的频率和强度的坐标都应在听域的范围之内。从听域图上可以看出，人耳最敏感的频率为1000~3000Hz；而日常语言的频率较此略低，语音的强度则处于听阈和最大可听阈之间。

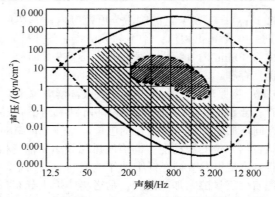

图 9-16 人的正常听域图

中心斜线区：语言强度范围；下方斜线区：次要语言强度范围

（三）双耳听觉与声源的判定

声源的判定是听觉系统的综合功能，对声源的判定能力取决于声音到达两耳的强度和时间差。例如，从左边来的声音，到达左耳的时间比右耳早，由于头的阻挡，左耳的声强比右耳强。频率较低的声音则可绕过头部，到达两耳的声音强度差别不大，因此，低频声音的定位，主要取决于声音到达两耳的时间差；高频声音则主要依据两耳的强度差别来判定声源方向。在日常生活中，对声源的判定在如搜索目标、空间定向及逃避灾害时都具有重要意义。

对声音来源远近的判断，比较复杂。它往往和个人以往对所听声音的经验及已存在的听觉形象等有关。当改变头部位置时，从声源到达两耳的强度和时间就会有相应的变化，这样可能为判断声源的距离提供依据。

第四节 平 衡 感 觉

前庭器官（vestibular apparatus）由内耳中的三个**半规管**（semicircular canal）和**椭圆囊**（utricle）、**球囊**（saccule）（两者合称前庭）组成（图 9-17）。它们和耳蜗同位于颞骨岩部的骨迷路之中，为膜性管道，管内充满内淋巴，管外与骨迷路的间隙则充满外淋巴。前庭器官是人体对自身运动状态和头部在空间位置的感受器，在维持姿势、调节平衡中起重要作用，这些感觉合称为**平衡感觉**（equilibrium sensation）。

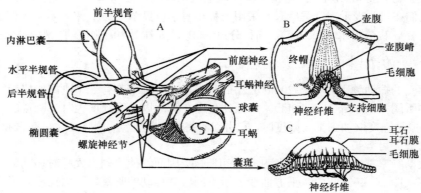

图 9-17 前庭器官的结构示意图

A. 内耳迷路；B. 壶腹嵴；C. 囊斑

一、前庭器官的感受装置

（一）前庭器官的感受细胞

椭圆囊、球囊和三个半规管中的毛细胞结构十分类似。毛细胞顶部通常有 60～100 条**纤毛**（cilium），呈阶梯状排列；其中有一条最长，位于细胞顶端的一侧边缘处，称为**动纤毛**（kinocilium，简称动毛），其余的毛较短，分布于细胞顶端的大部分区域，称为**静纤毛**（stereocilium，简称静毛）。毛细胞的底部有前庭神经纤维末梢分布，前庭器官中毛细胞顶部纤毛受力情况与电位变化关系见图 9-18。

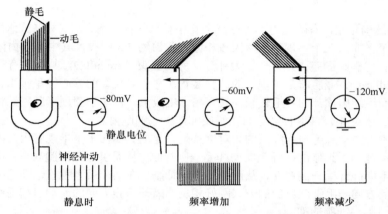

图 9-18　前庭器官中毛细胞顶部纤毛受力情况与电位变化关系示意图

电生理学研究证明，当外力使纤毛向一侧倾倒时，毛细胞底部的前庭神经纤维上就有神经冲动发放频率的改变。如图 9-18 所示，当静毛和动毛都处于静息状态时，毛细胞膜内存在着约–80mV 的静息电位，此时与毛细胞相连的神经纤维上有中等频率的自发持续放电；当外力使静毛向动毛一侧偏转时，毛细胞则产生去极化，达一定阈值时（约–60mV 左右），与其相连的传入神经纤维发放神经冲动的频率明显增加，表现为兴奋性效应；当外力使动毛向静毛一侧弯曲时，则毛细胞产生超极化，同时传入冲动减少，表现为抑制性效应。这是前庭器官中所有毛细胞感受外界刺激时的一般规律。

在正常条件下，由于各前庭器官中毛细胞所在位置的不同，不同形式的变速运动都能以特定的方式改变毛细胞纤毛的倒向，从而使相应神经纤维的冲动发放频率发生改变，将机体的运动状态和头的空间位置的信息进行编码处理，最终在中枢产生特殊的运动觉和位置觉，并出现各种躯体和内脏功能的反射性改变。

（二）椭圆囊、球囊和半规管的结构

1. 椭圆囊和球囊的结构　椭圆囊和球囊统称为耳石器官。椭圆囊位于骨性前庭腔内的后上部，与 3 个半规管相通。球囊在椭圆囊的前下部。椭圆囊和球囊之间以管道相通，其中充满内淋巴；囊内各有一个感受装置，称为**囊斑**（macula）。

椭圆囊和球囊中的毛细胞位于囊斑上，毛细胞顶端的纤毛穿插在位砂膜（也称耳石膜）中。位砂膜是一小块胶质板，内含**位砂**（otoliths），后者主要由碳酸钙与蛋白质组成，比重大于内淋巴，因而有较大的惯性。运动开始或加速时，位砂膜的惯性大，从而使其与毛细胞之间发生移位，对毛细胞上的纤毛有一定的牵拉作用。位砂膜的牵拉刺激着毛细胞，因而与毛细胞相连的前庭神经末梢便有冲动发放频率的改变。

人体直立而静止不动时，椭圆囊囊斑的平面与地面平行，其表面分布的毛细胞顶部朝上，位砂膜在纤毛的上方。当人体在水平方向做直线变速运动或头部位置改变时，位砂膜受重力及惯性作用，会对毛细胞的纤毛产生不同程度的牵拉；而球囊囊斑的平面则与地面垂直，人体直立时，位砂膜则悬在纤毛的外侧与囊斑平行。当人体在垂直方向做直线变速运动或头部位置改变时，位砂膜受重力及惯性作用，也会对毛细胞的纤毛产生不同程度的牵拉，使毛细胞的兴奋性发生改变。

有研究发现，在椭圆囊的囊斑平面上，几乎每个毛细胞的排列方向均不完全相同，而在球囊的囊斑平面上，主要是以向上和向下两个方向为主。毛细胞纤毛的这种配置有利于人体在囊斑平面上感受身体各个方向直线变速运动的刺激，分辨所进行的变速运动的方位，以保持身体的平衡。

2. 半规管的结构　　左、右两侧内耳各有三个互相垂直的称为前、后、外（或水平）半规管，分别代表空间的三个平面；三个半规管形状大致相同，各占约 2/3 圆周，其中充满内淋巴，均开口于前庭。每个半规管与椭圆囊连接处有一膨大部分，称为**壶腹**（ampulla），其中各有一隆起，称为**壶腹嵴**（crista ampullaris），壶腹嵴是半规管的感受装置，它与半规管的管心轴呈垂直位，嵴上竖立毛细胞面对管腔，而毛细胞顶部的纤毛较长，其互相黏集成束，包埋于圆顶形胶质结构的壶腹帽［或称为**终帽**（cupula）］之中。前庭神经分布在嵴底部连接毛细胞内。

此外，毛细胞上的动纤毛与静纤毛的相对位置是固定的。如在水平半规管内，内淋巴由管腔朝向壶腹的方向移动能使毛细胞的静纤毛向动纤毛一侧弯曲，从而引起毛细胞兴奋；当内淋巴离开壶腹方向时，动纤毛向静纤毛一侧弯曲，从而使毛细胞抑制。在前、后半规管，因毛细胞排列方向不同，内淋巴流动的方向与毛细胞反应的方式刚好相反，离开壶腹方向的流动引起毛细胞兴奋，而朝向壶腹的流动则引起毛细胞的抑制。

三个半规管的大致方位可简单地用下述方法表示出来：当双手握拳且肘关节呈半屈曲状态时，让拳代表壶腹，臂代表半规管。如果头前倾 30°，将半屈的双臂水平抬起的方位则表示水平（外）半规管的方位；如果双手握拳叉腰，肘关节前移，使臂与躯干成 45°，这时的双臂便表示前半规管的方位；由此再将肘关节后移 90°时，双臂即反映后半规管的方位。

二、前庭器官的适宜刺激

（一）椭圆囊、球囊的适宜刺激

1. 椭圆囊的适宜刺激　　是头部水平方向的直线变速运动。人在直立位时，椭圆囊中囊斑平面位置呈水平位，其中存在朝向左、右、前、后等各个方向的毛细胞。当头部做水平方向的变速运动如人坐在汽车内，当汽车突然向前启动时，由于惯性，身体会向后倾倒，但在身体向后倾倒之前，椭圆囊内的位砂因其惯性作用，将带动位砂膜做相对于囊斑表面的剪切运动，使囊斑中有一些毛细胞的静毛向动毛所在的方位做最大的弯曲，由此产生神经冲动，从而在相应的中枢产生在该方向上的变速运动的感觉，同时，可反射性地使躯干部的屈肌和下肢的伸肌肌紧张增加，从而使身体向前倾以保持身体的平衡。

2. 球囊的适宜刺激　　主要以头部垂直方向的直线变速运动为主。人体在直立位时，球囊中的囊斑平面呈垂直位，毛细胞的纤毛向水平方向伸出，位砂膜悬在纤毛外侧，与囊斑相平行。头部做垂直方向的直线变速运动可引起毛细胞的兴奋或抑制，中枢根据特定细胞的兴奋或抑制来判断头部做向上或向下的垂直加速运动，同时还可反射性引起下肢肌肉紧张度改变。例如，人在乘电梯上升时，球囊中的位砂膜下压作用加强，使毛细胞上的纤毛弯曲，毛细胞的兴奋减弱，前庭神经的传入冲动减少，前庭核兴奋性降低，前庭脊髓束下传冲动减少，下肢伸肌紧张性减低，双下肢屈曲。电梯下降时，位砂膜对囊斑的刺激作用则可导致伸肌收缩，使下肢伸直。

不难看出，椭圆囊囊斑毛细胞水平排列方向决定了椭圆囊在该水平方向有二维的感觉能力；球囊囊斑中的毛细胞向上和向下方向排列，使人体有了另外一维的感觉能力。这些都是前庭器官的姿势反射，其意义在于维持机体一定的姿势和保持身体的平衡。

（二）半规管的适宜刺激

半规管的适宜刺激是正、负角加速度运动。以水平半规管为例：①当人体向左侧旋转时，开始由于内淋巴的惯性作用，左侧半规管中内淋巴压向壶腹，结果使左侧水平半规管内的终帽弯曲而牵拉毛细胞的纤毛，从而引起左侧毛细胞的兴奋→前庭神经传入冲动增多→前庭核→前庭脊髓束→左侧肢体肌紧张增强；与此同时，右侧半规管中内淋巴则离开壶腹，于是右侧半规管中的毛细胞抑制，传向中枢的神经冲动减少→右侧肢体肌紧张减弱；②如果旋转以匀速持续进行下去，内淋巴惯性运动即逐渐停止，终帽也逐渐复位，对毛细胞的刺激也消失；③旋转突然停止时，则由于内淋巴的惯性，两侧壶腹中毛细胞纤毛弯曲的方向和神经冲动发放的情况正好与旋转开始时相反，左侧肢体肌紧张减弱，右侧肢体肌紧张增强。因此，在旋转过程中，毛细胞的兴奋不仅会引起相应中枢产生旋转运动感觉，还会引起躯干、四肢肌紧张改变，以调节身体平衡，同时伴有一系列自主性功能反应。

综上所述，前庭器官受到刺激是通过反射性地改变颈部、躯干和四肢的紧张性来完成姿势反射，是维持身体平衡的主要器官。身体的姿势反射是与引起该反射的刺激动因（直线或旋转变速运动）相对抗的，从而保持身体在空间的正常位置。

三、前庭器官反应

前庭器官受到刺激后，通过与相关的中枢联系可引起眩晕、胃肠反应、平衡失调、倾倒、眼球震颤等反射活动。这些反射活动均可由生理性或病理性的刺激引起。因此，这些反射活动是临床诊断前庭系统疾病的重要依据和观察指标。

（一）前庭自主神经反应

如果对前庭器官刺激过强或刺激时间较长，那么可通过前庭核与网状结构的联系来引起自主神经功能失调，从而导致恶心、呕吐、眩晕、心率加速、血压下降、呼吸加快和皮肤苍白等现象，这种反应称为**前庭自主神经反应**（vestibular autonomic nervous reaction）。这种反应由于刺激种类和刺激强度不同而不一。对前庭器官敏感性很高的人，即便前庭器官受到的刺激强度不大，也可出现非常强烈的自主神经反应甚至成为病态，如晕车、晕船、航空病等。

（二）眼球震颤

当前庭迷路受刺激时，特别是在躯体做旋转运动时，可反射性地改变眼外肌的活动，而引起眼球不随意的规律性运动，这种运动称为**眼球震颤**（nystagmus）。旋转、温水或冷水注入外耳道、电刺激乳突及前庭迷路的各种疾病都能引起眼球震颤。临床上常通过检查眼球震颤来判断前庭迷路的功能。现以水平眼震为例，说明其发生的原理。受试者坐在旋转椅上，头前倾30°（使水平半规管完全处于水平位），绕垂直轴旋转。若向左旋转，则可见两侧眼球先是向右缓慢转动，这称为眼球震颤的**慢动相**（slow component）；当慢动相眼球移动到眼裂右侧端时，又快速返回眼裂正中，这称为眼球震颤的**快动相**（quick component）。之后再出现新的慢动相和快动相。如此反复出现（图9-19）。

其具体变化过程是：在向左旋转开始时，两侧水平半规管中的内淋巴因惯性向右冲击两侧壶腹嵴的毛细胞，使毛细胞向右弯曲，左侧前庭神经纤维冲动增加，右侧减少。通过前庭-眼球运动反射，左眼的内直肌紧张度增强，外直肌紧张度减弱；右眼则相反。因此，两眼球便都向右缓慢偏转（慢动相）；偏转到一定程度后，由视觉中枢进行矫正，使眼球迅速复位（快动相）。临床上，为了便于观察，通常把快动相规定为眼球震颤的方向。眼球震颤仅在旋转开始和停止阶段出现。旋转持续进行，眼球震颤将消失。向左旋转突然停止时，两侧水平半规管中的内淋巴，则因惯性而继续向左流动，致使壶腹嵴毛细胞向左弯曲，这样就会得到与上述旋转开始时完全相反的结果。

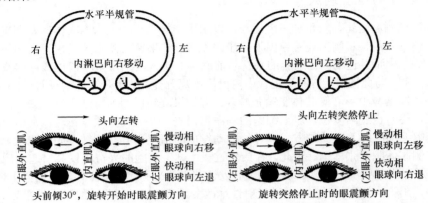

图 9-19　旋转变速运动时水平半规管壶腹嵴毛细胞受刺激情况和眼球震颤方向示意图

水平半规管旋转后的眼球震颤，是临床常用的前庭功能检查方法之一。规定在 20s 内旋转 10 周突然停止，观察眼球震颤的性质、强度、方向及持续时间。正常持续 20～40s，频率为 5～ 10 次，如果眼球震颤减弱、消失或持续时间缩短，那么说明前庭功能减退；反之则说明前庭功能过敏。

第五节　嗅觉和味觉

一、嗅　　觉

（一）嗅觉感受器

嗅觉感受器（smell receptor）位于上鼻道及鼻中隔后上部的嗅上皮，是一种特殊分化了的化学感受器，两侧总面积约 5cm^2。由于其部位较高，平静呼吸时气流不易到达该处。因此，对一些不太明显的气味，往往要用力吸气，使气流深入到达嗅上皮，才能进行分辨。

嗅上皮含有三种细胞：①主细胞；②支持细胞；③基底细胞。主细胞又称嗅细胞，是双极神经元，其树突伸向鼻腔，末端有 4～25 条纤毛，称为嗅毛，嗅毛埋于嗅腺分泌的黏液中。其中枢突由无髓纤维组成的嗅丝穿过筛板，进入嗅球。

嗅觉感受器的适宜刺激是空气中有气味的化学物质，即**嗅质**（odorants）。吸气时，嗅质被嗅上皮的黏液吸收，并扩散到嗅毛，与嗅毛膜上的嗅受体（odorant receptor）结合，使嗅细胞去极化，以电紧张方式扩布至嗅细胞中枢突的轴突始段产生动作电位。动作电位沿轴突传向嗅球，进而传向嗅中枢，引起嗅觉。

（二）嗅觉的一般特征

1. 不同动物的嗅觉敏感度差异大　即使同一个体，对不同的物质敏感度也各异。人可以嗅出空气中含有的 0.04μg/L 的麝香，而乙醚则需要达 5.833mg/L 时，才能嗅出。有些疾病如感冒、鼻炎等可影响人的嗅觉敏感度。有些动物的嗅觉十分敏感。

自然界中的嗅质约 2 万余种，其中约 1 万种可被人类分辨和记忆。人类约有 1000 个基因用来编码嗅细胞膜上的不同嗅受体。这样，人的嗅上皮中约有 1000 种嗅细胞。一个嗅细胞可对多种嗅质发生反应，一种嗅质又可激活多种嗅细胞。因此，虽然嗅细胞只有 1000 种，但它们可以产生大量的组合成为人类能分辨和记忆 1 万种不同嗅质的基础。

2. 嗅觉有明显的适应现象 嗅觉有明显的适应现象绝不是嗅觉的疲劳，因为对某一气味适应后，对其他气味依然敏感。

二、味 觉

（一）味觉感受器

味觉的感受器（taste receptor）即**味蕾**（taste bud），主要分布于舌背和舌缘，口腔和咽部黏膜表面有散在的味蕾。儿童味蕾较多，老年人味蕾萎缩而减少。味蕾由味细胞、支持细胞和基底细胞组成。在味细胞的顶端有纤毛，称为味毛。由味蕾表面的味孔伸出，是感受味觉的关键部位。味细胞的更新率很高，平均每十天更新一次。

味觉感受器的适宜刺激是食物中有味道的物质，即**味觉物质**（tastant）。静息时味细胞的膜电位是 $-60\sim-40mV$，给予味觉物质刺激可产生去极化的感受器电位。

（二）味觉的一般特征

人类能区分 $4000\sim10\,000$ 种味觉物质，虽然这些味觉物质的味道不同，但都是由咸、酸、甜、苦和鲜五种基本味觉组合形成。通常情况下，NaCl 产生咸味，H^+ 产生酸味，糖产生甜味，毒物或有害物质产生苦味，谷氨酸钠产生鲜味。而且，这五种基本味觉的换能或跨膜信号转导机制也不完全相同，中枢神经系统能根据不同的传入通路来区分不同的味觉。

舌表面不同部位对不同味刺激的敏感度不同，一般情况下，舌尖对甜味敏感，舌两侧对酸味敏感，舌两侧前部对咸味敏感，舌根和软腭对苦味敏感。味觉的敏感度常受食物或其他刺激物温度的影响，$20\sim30℃$ 条件下味觉敏感度最高。味觉的辨别能力受血液化学成分的影响，血液中低钠，则喜食咸食。所以，味觉不仅能辨别不同味道，同时也与摄取营养成分，调节机体内环境稳定有关。味觉强度与味觉物质的浓度有关，浓度越高，产生的味觉越强。味觉有适应现象，当对某一味觉刺激适应后，并不影响其他种类味觉，如吃糖时对甜味的敏感性会降低，但对苦、酸、咸等味的敏感性并不受影响。

（南通大学医学院　马颂华　沈卫星）

第十章 神 经 系 统

神经系统（nervous system）是人体占有主导地位的调节系统。神经系统能对机体内外环境的变化产生感觉并进行分析，人体各系统和器官的功能活动都是在神经系统的直接或间接调控下完成的。各系统和器官还能通过神经系统的调节对体内、外各种环境变化做出迅速而完善的适应性反应，从而调整其本身的功能状态，以满足生理活动的需要，维持整个机体的正常生命活动。神经系统一般分为**中枢神经系统**（central nervous system）和**周围神经系统**（peripheral nervous system）两个部分。前者是指脑和脊髓，后者是指脑和脊髓以外的部分。

第一节 神经元和神经胶质细胞

神经系统主要是由神经元与神经胶质细胞两类细胞构成。**神经元**（即神经细胞）（neuron）是神经系统的基本结构和功能单位，承担神经系统的主要功能活动；神经胶质细胞简称为**胶质细胞**（glial cell），神经胶质细胞传统上被认为是神经系统内的辅助结构，其功能主要是对神经元起支持和保护等作用。

一、神经元的基本结构和功能

（一）神经元的胞体和突起

神经元是神经系统的基本结构和功能单位。人类中枢神经系统内大约含有 1000 亿个神经元。它可以接受刺激，对这些信息进行整合，产生和扩布神经冲动，并将神经冲动传递给其他神经元或效应细胞。从而实现神经系统的接收、整合和传送信息功能。神经元的种类繁多，形态各异，但结构上大致都可分为**胞体**（soma）和突起两部分。胞体主要位于脑、脊髓、神经节及某些内脏器官的神经组织中，其结构与一般细胞相同，含有核仁和多种细胞器，是合成各种蛋白质（包括酶类）的中心，接受、整合传入信息。突起可分为**树突**（dendrite）和**轴突**（axon），这是神经元不同于其他细胞的重要特征。

树突的分支多而短，其长度一般为数百微米。树突膜突起从而形成众多的多形性**树突棘**（dendritic spine），与其他神经元的突起形成突触。在大脑皮层，约 98% 的突触由树突参与形成，仅约 2% 的突触由胞体参与形成。树突的分支和树突棘使神经元细胞膜面积增加，从而提高了神经元信息接收的范围和敏感性。树突棘在数量和形态上都具有易变性，被认为是脑功能可塑性的基础。树突上可以产生局部电位，但它不能产生"全或无"的动作电位。

轴突（包括感觉神经元的周围突）称为**神经纤维**（nerve fiber），其长度为数十微米到一米。轴突在离开细胞体的地方呈圆锥状，称为**轴丘**（axon hillock），轴丘后有一小段的轴突无髓鞘，它与轴丘一起总称为**始段**（initial segment），兴奋性最高，是首先形成动作电位的部位（图 10-1）。轴突主干常有侧支成直角发出。轴突末段分成许多分支，完全无髓鞘包裹，称为**神经末梢**（nerve terminal），神经末梢的末端通常膨大，内有储存神经递质的突触囊泡。

（二）神经纤维

1. 神经纤维的分类

（1）神经纤维根据髓鞘的包裹情况可分为两类：有髓纤维和无髓纤维。有些神经纤维被胶质细胞形成的**髓鞘**（myelin sheath）或神经膜反复卷绕，严密包裹，这些纤维称为**有髓纤维**（myelinated fiber）。有些神经纤维被胶质细胞稀疏包裹，髓鞘单薄或不严密，这些纤维称为**无髓纤维**（unmyelinated fiber）。构成髓鞘或神经膜的胶质细胞在周围神经系统主要是**施万细胞**（Schwann cell），在中枢是**少突胶质细胞**（oligodendrocyte）。

（2）根据神经纤维的传导速度和电生理学特性，哺乳类动物周围神经的神经纤维可分为 A、B、C 3 类。其中，A 类纤维又分为 Aα、Aβ、Aγ、Aδ 4 个亚类（表 10-1）。

（3）根据神经纤维的直径和来源，传入纤维可分为 I（包括 I_a、I_b）、Ⅱ、Ⅲ、Ⅳ类（表 10-1）。

上述（2）、（3）两种分类法虽各有侧重，但相互有些重叠，为了避免在使用中造成混淆，通常将第（2）种分类法用于传出纤维，而第（3）种分类法用于传入纤维。

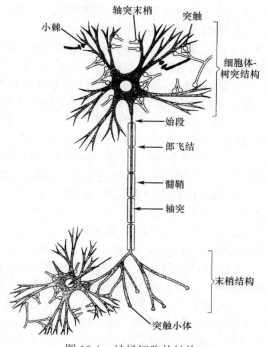

图 10-1 神经细胞的结构

表 10-1 哺乳类动物神经纤维的分类

根据神经纤维的传导速度和电生理学特性分类	传导速度（m/s）	直径（μm）	来源	根据神经纤维直径和来源分类
A（有髓鞘）				
α	70～120	12～22	肌梭、腱器官传入纤维梭外肌传出纤维	I_a、I_b
β	30～70	8～13	皮肤触压觉传入纤维	Ⅱ
γ	15～30	4～8	梭内肌传出纤维	
δ	12～30	1～4	皮肤痛温觉传入纤维	Ⅲ
B（有髓鞘）	3～15	1～3	自主神经节前纤维	
C（无髓鞘）				Ⅳ
交感神经	0.7～2.3	0.3～1.3	自主神经节后纤维	
脊髓后根	0.6～2.0	0.4～1.2	脊后根痛觉传入纤维	

2. 神经纤维的功能 　神经纤维的主要功能是传导兴奋或动作电位。在神经纤维上传导的兴奋或动作电位称为**神经冲动**（nerve impulse）。不同类型的神经纤维传导兴奋的速度差别很大，这与神经纤维的直径大小、髓鞘的有无、髓鞘的厚度及温度的高低等因素有关。神经纤维的直径越粗，传导速度越快。有髓神经纤维以跳跃的方式传导兴奋，其传导速度比无髓神经纤维快。在一定范围内，有髓神经纤维的髓鞘越厚，传导速度越快。传导速度随着温度的降低而减慢，当温度降到 0°C 时，传导即中止，这就是冷冻麻醉的原理。

当神经纤维发生病变时，其传导速度也将发生改变，因此，临床上测定神经传导速度，有助于诊断神经纤维的疾患和估计神经损伤的程度和预后。

3. 神经纤维传导兴奋的特征

（1）生理完整性：神经纤维只有在其结构和功能完整时才能传导兴奋。如果神经纤维受损或被切断，或局部使用麻醉剂时，生理功能的完整性被破坏，兴奋传导将受阻。

（2）绝缘性：一条神经干中含有许多神经纤维，但各条神经纤维同时传导兴奋时基本上互不干扰。主要原因是细胞外液对电流的短路作用，使局部电流主要在一根神经纤维上构成回路。

（3）双向性：神经纤维上某一点受人工刺激而兴奋时，只要刺激强度足够大，引起的兴奋可沿神经纤维同时向两端传播。但在整体活动中，由于突触具有的极性，神经冲动总是由胞体传向末梢。

（4）相对不疲劳性：如果用每秒 50～100 次的电刺激连续刺激神经纤维 9～12h，神经纤维能始终保持其传导能力而不发生衰减。因此，神经纤维与突触相比较，具有不容易发生疲劳的特性。

4. 神经纤维的轴质运输　　轴质（axoplasm）是位于轴突中的细胞质。轴突内的轴质是经常在流动的，轴质流动具有运输物质的作用，故称为**轴质运输**（axoplasmic transport）。轴质运输可分为由胞体流向轴突末梢的**顺向轴质运输**（anterograde axoplasmic transport）和自轴突末梢到胞体的**逆向轴质运输**（retrograde axoplasmic transport）。

顺向轴质运输又可分为**快速轴质运输**（fast axoplasmic transport）和**慢速轴质运输**（slow axoplasmic transport）两种形式。快速轴质运输主要输送具有膜结构的细胞器，如线粒体、递质囊泡、分泌颗粒等。在猴、猫等动物的坐骨神经内，其移动速度为 410mm/d。其机制是通过一种类似于肌凝蛋白的**驱动蛋白**（kinesin）而实现的。慢速轴质运输主要输送细胞骨架成分和轴质中的可溶性成分。随着微管和微丝等结构不断向末梢方向移动，轴质的其他可溶成分也随之被输送，其运输速度为 1～12mm/d。

逆向轴质运输主要运输某些可能被轴突末梢摄取的物质，如蛋白质、复合小泡、溶酶体、神经营养因子、狂犬病毒、破伤风毒素等。这些物质在入胞后可沿轴突被逆向运输至神经元胞体，对神经元的活动和存活产生影响。逆向轴质运输是通过动力蛋白（dynein）和一些辅助蛋白来完成的，其运输速度为 205mm/d。神经科学实验研究中常用辣根过氧化物酶（horseradish peroxidase）做逆向示踪，其原理也是逆向轴质运输。

（三）神经营养效应

1. 神经对效应组织的营养性作用　　神经纤维末梢经常释放一些营养性因子来作用于所支配的组织，持续地调节被支配组织的代谢活动，影响其持久性的结构、生化和生理的变化。神经的这种作用称为**营养性作用**（trophic action）。持续用局部麻醉药阻断神经冲动的传导，并不能使所支配肌肉发生内在的代谢变化，表明神经的营养性作用与神经冲动无关。神经的营养性作用在正常情况下不易被察觉，但在神经被切断后便能明显地表现出来。如切断运动神经后，除发生运动障碍外，肌肉因失去神经的营养性作用，糖原合成减慢，蛋白质分解加速，肌肉逐渐发生萎缩。如把切断的神经缝合起来，待其再生后，肌肉内的糖原合成又加速，蛋白质的分解减慢而合成加快，肌肉又逐渐恢复至正常状态。脊髓灰质炎患者，因其前角运动神经元受损，不仅表现为运动障碍，而且使受其支配的肌肉也发生萎缩。

2. 神经营养因子对神经元的调控作用　　除神经元能释放营养性因子维持所支配组织的正常代谢和功能外，神经元所支配的效应组织和星形胶质细胞也能产生**神经营养因子**（neurotrophin），它们在神经末梢由受体介导进入细胞，再经逆向运输从末梢至胞体，促进胞体合成有关的蛋白质，它们在神经元的发生、迁移、分化和凋亡等过程中起到非常重要的作用。

目前已发现并分离到多种神经营养性因子，能对神经元的生长和存活发生影响。例如，效应器细胞生成的**神经生长因子**（nerve growth factor，NGF）就是最早发现的这类因子。此外，还有神经营养因子、上皮生长因子、脑源性营养因子、成纤维细胞营养因子等，它们通过不同的途径结合于神经元的不同特异性受体，从而影响神经元的信息传递和代谢活动。

二、神经胶质细胞

神经胶质细胞广泛地分布于周围神经系统和中枢神经系统中。人类神经系统含有（1～5）×10^{12}个胶质细胞，其数量为神经元的 10～50 倍。在周围神经系统，胶质细胞有形成髓鞘的施万细胞和脊神经节内的卫星细胞；在中枢神经系统内主要有星形胶质细胞、少突胶质细胞和小胶质细胞。

（一）神经胶质细胞的特征

神经胶质细胞与神经元相比，在形态和功能上有很大的差异。虽然神经胶质细胞也有突起，但是无轴突和树突之分，细胞间不形成化学性突触，但普遍存在缝隙连接。它们也有随细胞外 K$^+$浓度变化而改变的膜电位，星形胶质细胞具有多种神经递质的受体，但不能产生动作电位和传播神经冲动，并终身具有分裂增殖的能力。

（二）神经胶质细胞的功能

1. 支持和引导神经元迁移作用　在中枢内，星形胶质细胞在脑内交织成网，构成支持神经元的支架。发育中的神经元能沿胶质细胞突起的方向迁移到它们最终定居的部位。

2. 修复、再生和填充作用　当脑和脊髓被损伤时，小胶质细胞参与清除变性的神经组织，星形胶质细胞通过增生来填充由损伤引起的缺损，但过度增生可能形成脑瘤。在周围神经再生过程中，再生的轴突沿施万细胞所构成的索道生长。

3. 绝缘和屏障作用　少突胶质细胞可形成神经纤维的髓鞘，起绝缘作用；星形胶质细胞的血管周足是构成血-脑屏障的重要组成部分。

4. 物质代谢和营养作用　星形胶质细胞能通过其突起连接毛细血管与神经元，起运输营养物质和排除代谢产物的作用；还能产生营养因子，维持神经元的生长、发育和功能完整。

5. 免疫应答作用　当神经系统发生感染性疾病时，小胶质细胞转变为吞噬细胞，星形胶质细胞可作为中枢神经系统的抗原呈递细胞，结合经处理过的抗原，并将其呈递给 T 淋巴细胞。

6. 其他作用　神经胶质细胞还具有稳定神经系统细胞外液中 K$^+$浓度和参与某些递质及生物活性物质代谢的功能。

第二节　神经元之间的信息传递

外周神经的神经冲动传至中枢或中枢的兴奋传至外周的效应细胞，都要经过神经元的接替。神经系统通过神经元之间、神经元与效应细胞之间的联系，从而实现其调节功能。这种神经元之间的紧密接触并进行信息传递的部位，称为**突触**（synapse），神经元与效应细胞之间的接触部位称为**接头**（junction）。根据信息传递媒介物性质不同，突触可分为两类：一类是**化学性突触**（chemical synapse），其信息传递媒介物是神经递质；另一类是**电突触**（electrical synapse），其信息传递媒介物为局部电流。

一、突 触 传 递

（一）经典的突触传递

神经元之间在结构上没有原生质相连，只能借助突触进行信息传递。经典突触的信息传递需要借助化学物质，所以这类突触属于化学性突触。

1. 突触的结构　经典的突触由**突触前膜**（presynaptic membrane）、**突触间隙**（synaptic cleft）和**突触后膜**（postsynaptic membrane）三部分组成（图 10-2）。一个神经元的轴突末梢首先分成许多小支，每个小支的末梢脱掉髓鞘后膨大呈球形，称为**突触小体**（synaptic knob），贴附在另一个神经元

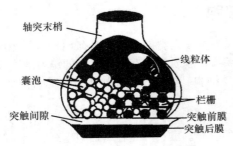

图 10-2 突触囊泡栅栏模式图

显示突触囊泡栅栏引导囊泡与突触前膜接触

的胞体或树突表面形成突触联系。突触前膜即是神经末梢突触小体的膜，与突触前膜相对的胞体膜或树突膜则称为突触后膜。两膜较一般的神经元膜稍增厚，约 7.5nm，膜上有许多离子通道和受体。两膜之间为一宽 20～40nm 的缝隙，称为突触间隙，其间有黏多糖、糖蛋白和一些离子，如 Na^+、K^+、Ca^{2+}、Cl^-等。突触前膜内侧的轴质含有较多的线粒体和大量的囊泡，后者称为**突触小泡**（synaptic vesicle），其直径为 20～80nm，突触小泡内含高浓度的神经递质。突触小泡一般分为三种：①小而清亮透明的小泡，内含乙酰胆碱或氨基酸递质；②小而有致密中心的小泡，内含儿茶酚胺类递质；③大而有致密中心的小泡，内含神经肽类递质。突触后膜则往往增厚形成突触后致密区，其内有相应的特异性受体或化学门控通道。

2. 突触的分类 根据突触相接触部位的不同，通常将经典的突触分为三种类型（图 10-3）。①轴-体型：轴突和胞体相接触，它的作用主要是使神经元发生兴奋或抑制；②轴-树型：轴突与树突相接触，它的作用主要是改变神经元的兴奋性；③轴-轴型：轴突与轴突相接触，这种突触可以影响突触后神经元膜电位的高低，从而影响递质释放量。此外，还有结构上较少见的树突-树突型、树突-胞体型、胞体-轴突型、胞体-胞体型、胞体-树突型、胞体-轴突型突触。根据突触对下一个神经元功能活动的影响，突触又可分为兴奋性突触和抑制性突触。

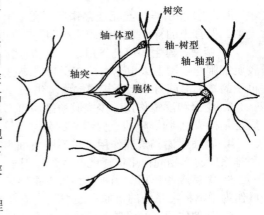

图 10-3 突触的主要类型

3. 突触传递 其过程与神经-肌接头的传递过程相似。当神经冲动传到轴突末梢时，突触前膜去极化，当去极化到一定程度时，膜上电压门控钙通道开放，膜对 Ca^{2+}的通透性增加，于是突触间隙中的 Ca^{2+}便通过突触前膜进入突触小体内，在 Ca^{2+}作用下，囊泡移向突触前膜，使部分囊泡内的神经递质"倾囊而出"以出胞的形式释放到突触间隙。这种释放称为量子性释放，这个过程也称为**出胞**（exocytosis）作用。神经递质的释放量与进入前膜的 Ca^{2+}量呈正相关。这一过程结束后，前膜内聚集的 Ca^{2+}主要由 Na^+-Ca^{2+}反向转运体转运到细胞外。释放出来的神经递质经弥散，作用于突触后膜上的特异性受体或化学门控通道（chemically-gated channel），引起后膜对不同离子的通透性改变，导致某些带电离子进出后膜，从而引起突触后膜电位发生一定程度的去极化或超极化。这种发生在突触后膜上的局部电位变化，称为**突触后电位**（postsynaptic potential）。

（1）兴奋性突触后电位（excitatory postsynaptic potential，EPSP）：指兴奋性递质与突触后膜上相应的受体结合，引起后膜的膜电位发生的局部短暂的去极化改变。EPSP 与终板电位一样，是一种局部电位，可以发生总和。当突触后电位总和达到阈电位水平时，则在轴突的始段部位爆发动作电位，并沿神经轴突扩布出去（图 10-4）。因此，EPSP 是突触后膜产生的一种局部兴奋性变化。EPSP 通常在动作电位抵达前膜后 0.5～1.0ms 产生，其幅度<1mV。这种 EPSP 又称为**快兴奋性突触后电位**（fast excitatory postsynaptic potential，fEPSP）。

关于 EPSP 产生的机制，目前认为是兴奋性递质与突触后膜上相应的受体结合后，使化学门控通道开放，后膜对 Na^+和 K^+的通透性增大（主要是 Na^+）而发生净的正离子内流，引起后膜的去极化。

（2）抑制性突触后电位（inhibitory postsynaptic potential，IPSP）：指在抑制性突触部位，突触前的神经末梢兴奋，前膜释放的抑制性神经递质，使突触后膜发生**超极化**（hyperpolarization），使突触后神经元的兴奋性下降（图 10-4C）。

IPSP 的形成机制，与抑制性中间神经元的神经末梢释放抑制性递质有关，抑制性递质与突触后膜上特异性受体结合后，使后膜上的配体门控 Cl^- 通道开放，它的开放引起 Cl^- 内流，结果使突触后膜发生超级化。

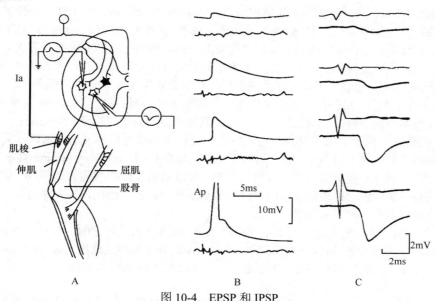

图 10-4 EPSP 和 IPSP

A. 记录电极插入支配伸肌的脊髓前角运动神经元细胞体内，用适当强度电刺激相应的后根传入纤维，在该神经元内可记录到 EPSP；若电极插入支配屈肌的神经元内，则记录到 IPSP；黑色神经元为抑制中间神经元；B. EPSP 随着刺激强度的增大而增大(上面三个记录)，去极化到阈电位水平即可爆发动作电位(最下面一个记录)，上线为神经元细胞内记录，下线为后根传入神经电位记录；C. IPSP 的超极化程度随着刺激强度的增大而增大，上线为后根传入神经电位记录，下线为神经元细胞内记录

（3）慢突触后电位：在自主神经节和大脑皮层神经元中可记录到慢的 EPSP 和慢的 IPSP，其潜伏期为 100～500ms，并可持续数秒。一般认为，慢 EPSP 由后膜 K^+ 电导降低所致，而慢 IPSP 则由 K^+ 电导升高而引起。

4. 突触后神经元的兴奋与抑制 一个突触后神经元通常与多个突触前神经末梢构成突触，产生的突触后电位既有 EPSP，也有 IPSP。所以，突触后神经元的胞体就像一个整合器，突触后膜上电位改变的总趋势取决于同时产生的 EPSP 和 IPSP 的代数和。当总趋势为超极化时，突触后神经元表现为抑制。当总趋势为去极化并使突触后膜去极化到阈电位水平时，便可在运动神经元和中间神经元的轴突始段，或感觉神经元有髓鞘神经元轴突的第一个郎飞结处产生动作电位。这是因电压门控 Na^+ 通道在这些部位的质膜上密度较大，而在胞体和树突膜上的分布很少。

5. 突触传递的可塑性 从生理学的角度看突触传递的可塑性（plasticity of synaptic transmission）是指突触的反复活动引起的突触传递的效率发生较长时程的增强（易化）或减弱（压抑）特性。这些特性，在脑的学习和记忆等高级功能中具有重要的意义。突触传递的可塑性有以下的表现形式：此外，突触的可塑性还包括突触形态和数量的变化，并因此使突触后的反应的改变呈现持续性。

（1）强直后增强（posttetanic potentiation）：是指突触前末梢在接受一短串高频刺激（也称强直刺激）后，突触效能增强的现象，持续的时间为数分钟到数小时。产生机制是强直性刺激使突触前神经元内 Ca^{2+} 积聚，引起细胞内游离的 Ca^{2+} 浓度持续升高，造成突触前末梢持续释放神经递质，导致突触后电位增强。

（2）习惯化和敏感化：当重复给予较温和的刺激时，突触对刺激的反应逐渐减弱甚至消失，这种可塑性称为**习惯化**（habituation）。其机制是重复刺激使 Ca^{2+} 通道逐渐失活，造成 Ca^{2+} 内流减少和突触前末梢神经递质释放量减少；重复性刺激（尤其是伤害性刺激）可使突触对原有刺激的反应性增强或延长，传递效率增加，这种可塑性称为**敏感化**（sensitization）。敏感化的产生需要在构成突触时，除突触前神经元和突触后神经元外还有第三个神经元的参加，实质上就是突触前的易化。

（3）长时程增强和长时程抑制：**长时程增强**（long-term potentiation，LTP）是指突触前神经元受到短时间快速重复刺激后，在突触后神经元快速形成的、持续时间较长的突触后电位增强的现象。其类似于强直后增强，但持续时间长，最长可达数天。长时程增强的形成机制与强直后增强完全不同：它是由突触后神经元胞质内 Ca^{2+} 增加，而不是突触前神经元轴质内 Ca^{2+} 增加所致。**长时程抑制**（long-term depression，LTD）与长时程增强相反，是指突触传递效率的长时程降低。

6. 突触传递的特征　兴奋在反射弧中枢部分的传布往往需要通过一个以上的突触接替。兴奋通过突触的传递明显不同于神经纤维上的冲动传导，其特点主要表现在以下几个方面：

（1）单向传递：由于突触的结构与功能特点，兴奋在通过经典的突触传递时，只能从突触前膜向突触后膜单方向传递，而不能逆传，这一现象称为**单向传递**（one way transmission）。所以兴奋在中枢部位的传递具有一定的方向性。有研究表明，突触后的某些靶细胞也能释放一氧化氮、多肽类等物质，这些物质可逆向地改变突触前神经元的递质释放过程。因此，从突触前后的信息沟通来看，突触传递可能具有一定的双向性。

（2）突触延搁：经典的突触传递都是经由电-化学-电这一形式进行的，涉及递质的释放、弥散及与突触后相应受体结合等过程，故耗时相对长，这种现象称为**突触延搁**（synaptic delay）或**中枢延搁**（central delay）。相关实验表明，兴奋通过一个突触所需时间约为 0.5ms。通过的突触数越多，延搁的时间越长。

（3）总和作用：兴奋性突触传递过程中，所产生的突触后电位是一种局部电位，去极化幅度较小，一般不能引起突触后神经元产生动作电位，而需要多个 EPSP 总和后，才能使膜电位的变化达到阈电位的水平，从而爆发动作电位。兴奋的总和包括**空间性总和**（spatial summation）和**时间性总和**（temporal summation）。总和如果未达到阈电位，虽然不能引起动作电位，但它可提高突触后神经元的兴奋性，使它对原来不易激发其产生兴奋的刺激的敏感性增高，这种现象称为**易化作用**（facilitation）。此外，在抑制性突触传递中，IPSP 也可产生总和，使突触后膜进一步超极化，从而导致突触后神经元更难兴奋。

（4）兴奋节律的改变：在一个反射活动中，同时分别记录传入与传出神经的放电频率可发现，两者的频率不同，这一现象说明兴奋通过神经中枢后，其兴奋节律发生了改变。这是因为传出神经元的传出冲动频率不但受传入神经元频率的影响，而且受中间神经元及自身功能状态的影响。

（5）后发放：在反射活动中，当刺激停止后，传出神经仍能继续发放神经冲动，使反射活动持续一段时间，这个现象称为后发放。引起后发放的原因除中枢神经元的环状联系外，在效应器发生反应时，其本身的感受器也会受到刺激而兴奋，这种继发性兴奋经传入神经传入中枢，对维持和纠正原先的反射活动具有反馈性的调节作用，这也是产生后发放的原因之一。

（6）对内外环境变化敏感和易产生疲劳：在反射活动中，突触是反射弧中最易疲劳的环节，疲劳的产生可能与神经元内递质的耗竭有关；同时，由于突触间隙对内环境的开放性，突触部位对内外环境变化十分敏感，如 pH、O_2 过低、CO_2 过多、麻醉剂及有关药物均可影响其传递能力，从而影响神经系统的兴奋性。

（二）电突触

神经元之间除了上述经典的突触传递外，还存在着**电突触传递**（electrical synaptic transmission）。电突触传递的结构基础是**缝隙连接**（gap junction）。缝隙连接是指两个神经元膜紧密接触的部位，两层膜间的间隙仅 2～3nm。连接部位的细胞膜不增厚，与膜相邻的轴质内无突触小泡。两侧膜间有端端相接的水相通道蛋白相连，沟通两相邻细胞的胞质。通道允许带电小离子和直径小于 1nm 的小分子通过，直接进行细胞间的电信号传递。电突触传递速度快，几乎不存在潜伏期，也无前、后膜之分，因而传递呈双向性。

（三）非突触性化学传递

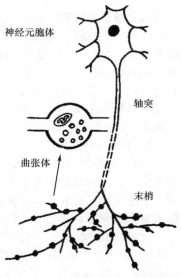

目前已明确，除了突触能进行化学传递外，机体还存在非突触性化学传递。实验观察，肾上腺素能神经元的轴突末梢分支上有许多结节状曲张体，其内含有大量的小泡，小泡内含有递质。当神经冲动抵达曲张体时，递质从曲张体内释放出来，然后通过弥散作用到效应细胞膜的受体上，从而使效应细胞发生反应。因为这种化学传递不是通过突触进行的，所以称为**非突触性化学传递**（non-synaptic chemical transmission）或称为**非定向突触传递**（non-directed synaptic transmission）（图 10-5）。可见，非突触性化学传递无特定的突触后成分，作用部位较分散；无固定的突触间隙，扩散的距离远近不等；释放的递质是否能产生信息传递作用与靶细胞上有无相应的受体有关。

图 10-5　非突触性化学传递的结构模式图

二、神经递质和受体

化学性突触传递以神经递质为信息传媒。神经递质作用于相应的受体才能完成信息传递作用。

（一）神经递质

神经递质（neurotransmitter）是指由突触前神经元合成，在末梢处释放，经突触间隙扩散，特异性地作用于突触后神经元或效应器细胞膜上的受体，进行信息传递的化学物质。它们是实现神经元之间、神经元与效应细胞之间信息传递的物质基础。在神经系统内有许多化学物质，但在哺乳动物，已知的神经递质有 100 多种。神经递质应符合或基本符合以下条件：①突触前神经元内存在合成该递质的前体物质和酶系统，并能合成该递质；②合成的递质储存于突触小泡内，并在神经冲动到达时能释放并进入突触间隙内；③释放的递质能与突触后膜上的特殊受体结合，发挥其生理作用；④存在使该递质失活的酶或其他环节（摄取回收等）；⑤实验方法验证：用递质拟似剂或受体阻断剂能加强或阻断这一递质的传递作用。已发现有些物质（如一氧化氮、一氧化碳）虽不完全符合上述经典神经递质的五个条件，但所起的作用与递质完全相同，故也可将它们视为神经递质。递质根据存在和释放的部位不同，可分为**外周神经递质**（peripheral neurotransmitter）与**中枢神经递质**（central neurotransmitter）两大类。

1. 外周神经递质

（1）乙酰胆碱：是最早发现的神经递质。目前知道，所有副交感神经的节前和节后纤维、交感神经的节前纤维和支配汗腺的交感神经节后纤维及骨骼肌血管的交感舒血管纤维、躯体运动神经末梢都可释放乙酰胆碱。这些末梢释放乙酰胆碱的神经纤维称为**胆碱能纤维**（cholinergic fiber）。副交感神经节后纤维所释放的乙酰胆碱的作用，与**毒蕈碱**（muscarine）的药理作用相同，故将其作用称为**毒蕈碱样作用**（muscarinic like effect），简称 M 样作用；而自主神经节前纤维和躯体运动神经纤维所释放的乙酰胆碱的作用，与烟碱（nicotine）的药理作用相同，故将它们的作用称为**烟碱样作用**（nicotinic like effect），简称 N 样作用。

（2）去甲肾上腺素：除支配汗腺的交感节后纤维和骨骼肌的交感舒血管纤维外，绝大部分交感神经节后纤维末梢释放的递质都是去甲肾上腺素。凡是释放去甲肾上腺素作为递质的神经纤维均称为**肾上腺素能纤维**（adrenergic fiber）。

（3）肽类递质：实验观察到，外周神经除释放乙酰胆碱和去甲肾上腺素外，还能释放 ATP 或肽类递质。释放 ATP 或肽类作为递质的神经纤维称为**嘌呤能纤维**（purinergic fiber）或**肽能神经纤维**（peptidergic fiber）。目前认为，ATP 可能只作为轴突递质释放的供能物质，并不起递质作用，真正起递质作用的是一些肽类化合物，如血管活性肠肽、促胃液素、生长抑素、脑啡肽和 P 物质等。肽能神经纤维主要存在于胃肠道，其神经元胞体位于壁内神经丛中，其主要作用是引起胃肠道的抑制反应。

2. 中枢神经递质

（1）乙酰胆碱：以乙酰胆碱作为递质的神经元称为**胆碱能神经元**（cholinergic neuron）。其主要分布于脊髓前角运动神经元、丘脑后腹核、脑干网状结构上行激活系统、纹状体、边缘系统等部位。中枢内胆碱能神经元对感觉功能、运动功能、心血管活动、呼吸运动、体温、摄食、饮水、觉醒和睡眠及学习、记忆等生理活动均起重要的调节作用。此外，还参与镇痛和应激反应。

（2）单胺类递质：包括去甲肾上腺素、肾上腺素、多巴胺、5-HT 和组胺等。

1）去甲肾上腺素：以去甲肾上腺素为递质的神经元称为**去甲肾上腺素能神经元**（noradrenergic neuron）。其胞体主要位于低位脑干，尤其是中脑网状结构、脑桥的蓝斑及延髓网状结构的腹外侧部分。去甲肾上腺素能神经元纤维的投射分为上行部分、下行部分和支配低位脑干三个部分。上行部分的神经纤维投射到下丘脑、边缘前脑和大脑皮层；下行部分的纤维下达脊髓背角的胶质区、侧角和前角；支配低位脑干部分的纤维分布在低位脑干内部。去甲肾上腺素对脑电觉醒具有兴奋作用，同时有调节腺垂体分泌、心血管活动和体温的功能，此外还与中枢镇痛作用有关。

2）肾上腺素：以肾上腺素为递质的神经元称为**肾上腺素能神经元**（adrenergic neuron），其胞体主要位于延髓的 C1、C2、C3 三个细胞群内，其纤维投射也可分为上行、下行两部分。它们主要参与血压、呼吸及神经内分泌的调节。

3）多巴胺：脑内的多巴胺主要存在于黑质–纹状体系统、中脑-边缘系统和结节-漏斗部分。脑内的多巴胺主要由黑质产生，沿黑质-纹状体投射系统分布，在纹状体内储存，其中以尾核含量最多。该系统有调节肌紧张和躯体运动的作用，如破坏黑质或切断黑质-纹状体束，纹状体中的多巴胺含量即降低，则会引起机体的活动减少，肌紧张增强。中脑-边缘系统部分的多巴胺神经元位于中脑脚间核头端，其纤维投射到边缘前脑。它们与机体的情绪反应和精神活动有关，如中脑-边缘系统多巴胺神经元活动亢进，可导致某些精神分裂症。结节-漏斗部分的多巴胺神经元位于下丘脑弓状核，其纤维投射到正中隆起，调节垂体的内分泌功能。

4）5-HT：递质系统的神经元胞体主要位于低位脑干的中缝核内。其按纤维投射途径可分为上行部分、下行部分和支配低位脑干部分。上行部分的神经元位于中缝核上部，其神经纤维投射到纹状体、丘脑、下丘脑、边缘前脑和大脑皮层；下行部分的神经元位于中缝核下部，其神经纤维下达脊髓后角灰质的胶质区、侧角和前角；支配低位脑干部分的纤维分布在低位脑干内部。5-HT 在中枢神经系统的主要功能是调节痛觉与镇痛、精神情绪、睡眠、体温、性行为、垂体内分泌、心血管活动和躯体运动。

5）组胺：在中枢神经系统，组胺能神经元的胞体集中分布于下丘脑后部的结节乳头核内，其纤维几乎可到达中枢神经系统的所有部分。中枢组胺系统可能与觉醒、性行为、腺垂体激素的分泌、血压、饮水和痛觉等调节有关。

（3）氨基酸类递质：现已明确脑内存在氨基酸类递质，并且按其性质可分为**兴奋性氨基酸**（excitatory amino acids）和**抑制性氨基酸**（inhibitory amino acids）两类。

1）兴奋性氨基酸：主要包括谷氨酸和门冬氨酸。①**谷氨酸**（glutamate，Glu）是脑内最主要的兴奋性递质，在中枢内分布极为广泛，以大脑、小脑、纹状体和脊髓的背侧含量较高。它可能是感觉传入纤维和大脑皮层内的兴奋性递质，几乎对所有神经元都有兴奋作用。脑内谷氨酸含量过高能引起中枢神经系统的损伤；②**天冬氨酸**（aspartic acid，Asp）主要分布于视皮质的锥体细胞和多棘星状细胞。

2）抑制性氨基酸：主要包括 γ-氨基丁酸和甘氨酸。①γ-氨基丁酸：在大脑皮层的浅层和小脑皮层的浦肯野细胞层含量较高。脑内有 30% 以上的突触是以 γ-氨基丁酸作为神经递质传递信息的，它几乎对所有神经元都有抑制作用，表明 γ-氨基丁酸是抑制性递质。γ-氨基丁酸有调节内分泌功能、维持骨骼肌正常的兴奋和镇痛等作用；②甘氨酸：主要分布在脊髓和脑干中。脊髓中闰绍细胞轴突末梢释放的递质就是甘氨酸。破伤风毒素能阻断甘氨酸的释放，使抑制性中间神经元功能降低，从而引起惊厥。

此外，β-丙氨酸、牛磺酸和 γ-氨基乙酸也属于抑制性氨基酸。

（4）肽类递质：肽类递质的种类多、分布广，作用也多样。在中枢神经系统起递质作用的肽类物质包括以下几个。

1）下丘脑调节肽和神经垂体肽：**下丘脑调节肽**（hypothalamus regulatory peptide）是由下丘脑合成、释放并调节腺垂体功能的肽类激素。其包括 TRH、**促性腺激素释放激素**（gonadotropin releasing hormone，GnRH）、生长抑素等。神经垂体肽是由下丘脑视上核和室旁核合成、释放的肽类激素，主要有催产素和血管升压素等。

2）阿片肽：具有活性的**阿片肽**（opioid peptide）有 20 多种，其中主要的有 β-内啡肽、脑啡肽和强啡肽三种。阿片肽的生理作用极为广泛，在调节感觉、运动、内脏活动、免疫、内分泌等方面都有重要作用。

3）脑肠肽（brain gut peptide）：包括缩胆囊素、血管活性肠肽、促胃液素、神经降压素、甘丙肽和促胃液素释放肽等。

4）其他神经肽：其他神经肽包括 P 物质、神经降压肽、血管紧张素 II、降钙素基因相关肽、神经肽 Y 等。

（5）嘌呤类神经递质：主要有腺苷和 ATP。腺苷既有抑制性效应，也有兴奋性效应，但以抑制性效应为主。ATP 具有广泛的突触传递作用。在自主神经系统中通常与其他递质共存和共释放，参与对心肌、血管、肠道和膀胱活动的调节。在脑内常共存于含单胺类或氨基酸类递质的神经元中。

（6）其他可能的递质：气体分子一氧化氮和一氧化碳具有某些神经递质的特征。已经发现某些神经元含有一氧化氮合酶，能使精氨酸生成一氧化氮。一氧化氮能直接结合并激活鸟苷酸环化酶，从而引起生物学效应。一氧化碳的作用与一氧化氮相似。此外，前列腺素、神经活性类固醇也可能是脑内的神经递质。

3. 递质共存 长期以来，有研究者一直认为一个神经元内只存在一种递质，其全部神经末梢均释放同一种递质。近年来，用免疫组织化学的方法观察到，一个神经元内可以存在两种或两种以上的递质（包括调质），并且它们还可以共存于一个囊泡内。此现象称为**神经递质共存**（neurotransmitter coexistence）。递质共存的意义在于协调某些神经功能。例如，猫唾液腺接受迷走神经和交感神经的双重支配，迷走神经内含乙酰胆碱和血管活性肠肽，前者引起唾液分泌，后者可舒张血管，增加唾液腺的血供，并增强唾液腺上胆碱能受体的亲和力，两者共同作用，从而可引起唾液腺分泌大量稀薄的唾液；交感神经内含去甲肾上腺素和神经肽 Y，前者有促进唾液分泌和减少血供的作用，后者主要收缩血管、减少血供，结果使唾液腺分泌少量黏稠的唾液（图 10-6）。

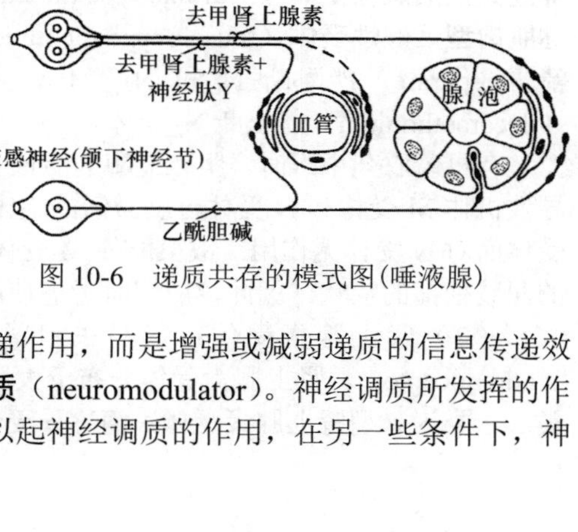

图 10-6 递质共存的模式图（唾液腺）

4. 神经调质 除递质外，神经元还能合成和释放一些化学物质，它们并不在神经元之间直接起信息传递作用，而是增强或减弱递质的信息传递效率，这类对递质信息传递起调节作用的物质称为**神经调质**（neuromodulator）。神经调质所发挥的作用称为**调制作用**（modulation）。在一些条件下，递质可以起神经调质的作用，在另一些条件下，神经调质也可发挥递质的作用，所以两者之间的界限并不十分明确。

（二）神经递质的受体

受体是指存在于细胞膜或细胞内、能与某些化学物质（如神经递质、调质、激素或某些药物等）发生特异性结合，产生生物学效应的特殊生物分子。位于细胞膜上的受体称为膜受体，是带有糖链的跨膜蛋白质分子。细胞内有胞质受体及核受体，与神经递质结合的受体一般为膜受体，且主要分布在突触后膜上。膜受体在与递质发生特异性结合后被激活，然后通过一定的跨膜信号转导途径，使突触后神经元活动发生改变或效应细胞产生效应。在不同的生理情况下，突触后膜受体的数量和与递质结合的亲和力可发生变化。当递质分泌不足时，相应受体的数量逐渐增加，亲和力逐渐升高，称为受体的**上调**（up regulation）；反之，当递质释放过多时，相应受体的数量逐渐减少，亲和力逐渐降低，称为受体的**下调**（down regulation）。

能与受体特异性结合并产生特定效应的化学物质，称为受体的**激动剂**（agonist）；只发生特异性结合，但不产生效应的化学物质称为受体的**拮抗剂**（antagonist）或受体的**阻断剂**（blocker）；受体激动剂和受体拮抗剂统称为受体的**配体**（ligand）。

每一种受体都有多种**亚型**（subtype）。受体亚型的研究有助于人们认识一种递质能选择性的作用于多种效应细胞而产生各种生物学效应的现象。突触前膜也有受体分布。位于突触前膜的受体称为**突触前受体**（presynaptic receptor）或**自身受体**（autoreceptor）。通常，突触前受体的激活能抑制递质的释放，从而实现负反馈调控。受体也可根据其存在的部位，分为外周递质受体和中枢递质受体。

1. 外周递质受体

（1）胆碱受体：以乙酰胆碱为配体并产生生物学效应的受体称为**胆碱受体**（cholinoceptor）。根据其特性，又可分为两类。

1）**毒蕈碱受体**（muscarinic receptor）：分布于副交感神经节后纤维支配的效应器细胞、交感神经节后纤维支配的汗腺和交感舒血管纤维支配的骨骼肌血管平滑肌上。这类受体能与毒蕈碱相结合，产生与乙酰胆碱相似的效应，因此称为毒蕈碱受体或 M 受体；而乙酰胆碱与之结合所产生的一系列副交感神经末梢兴奋的效应称为毒蕈碱样作用，包括心脏活动的抑制、支气管和胃肠道平滑肌收缩、腺体分泌增加等。**阿托品**（atropine）是 M 受体的阻断剂。

M 受体又可分为 $M_1 \sim M_5$ 5 种亚型，它们和 M 受体拮抗剂亲和力不同，分布的部位也不相同，M_1 受体主要分布在神经组织，M_2 受体主要分布在心肌，M_3 及 M_4 受体分布在多种平滑肌上，M_4 受体还分布在胰腺腺泡和胰岛组织，介导胰酶和胰岛素的分泌。

2）**烟碱受体**（nicotinic receptor）：存在于交感和副交感神经节神经元的突触后膜及神经-肌接头的终板膜上，乙酰胆碱与这类受体结合后可导致节后神经元和骨骼肌兴奋。这种受体能与烟碱结合产生与乙酰胆碱相似的效应，因此称为烟碱受体或 N 受体，而乙酰胆碱与之结合所产生的效应称为烟碱样作用。N 受体还可分为 N_1 和 N_2 两个亚型。N_1 受体存在于神经节神经元突触后膜上，也称**神经元型烟碱性受体**（neuronal type nicotinic receptor）。N_2 受体存在于神经-肌接头的终板膜上，也称**肌肉型烟碱性受体**（muscle type nicotinic receptor）。N_2 受体异常是重症肌无力的重要发病原因。箭毒（curare）能阻断 N_1 和 N_2 受体，六烃季铵（hexamethonium）能阻断 N_1 受体，十烃季铵（decamethonium）能阻断 N_2 受体。

有机磷农药中毒时，胆碱酯酶的活性被抑制，神经末梢释放的乙酰胆碱不能被及时灭活，从而导致机体 M 受体和 N 受体过度激活的临床表现。若此时使用阿托品，由于只能与乙酰胆碱竞争 M 受体而对 N 受体无作用，故虽能使 M 受体过度激活的症状得到缓解，但不能缓解 N 受体过度激活的四肢抽搐的症状。因此，应同时考虑使用胆碱酯酶复活剂。

（2）肾上腺素受体：能与去甲肾上腺素或肾上腺素结合的受体，称为**肾上腺素受体**（adrenoceptor）。肾上腺素受体分布于大部分交感神经节后纤维支配的效应器细胞膜上，可分为两类。一类为 α 型肾上腺素受体，简称 **α 受体**（α receptor）；另一类为 β 型肾上腺素受体，简称 β 受体（β receptor）。

1）α 受体：可分为 α_1 和 α_2 两种亚型。α_1 受体主要分布于血管和平滑肌，α_1 受体兴奋产生的平滑肌效应主要是兴奋性的，包括血管收缩、妊娠子宫收缩、虹膜辐射状肌收缩等；α_2 受体主要位于小肠平滑肌和突触前膜上，α_2 受体激活可引起小肠平滑肌舒张。同时，α_2 受体也是一种突触前受体，当与去甲肾上腺素作用时，可抑制去甲肾上腺素的释放。

酚妥拉明（phentolamine）能阻断 α 受体，但对 α_1 的作用比对 α_2 的作用强 3～5 倍。哌唑嗪（prazosin）可选择性阻断 α_1 受体，育亨宾（yohimbine）可以选择性阻断 α_2 受体。

2）β 受体：可分为 β_1 和 β_2 两种亚型。β_1 受体主要位于心肌细胞和脂肪细胞上。当 β_1 受体被激活时，机体表现为心率加快、心肌收缩力量加强和耗氧量增加，脂肪分解加速等；β_2 受体主要分布于支气管、胃肠道及冠脉和骨骼肌血管平滑肌。其被激活可引起冠脉和肌肉血管、支气管、胃肠道和胆道平滑肌舒张，肌糖原分解增加等（表 10-2）。

普萘洛尔（propranolol，心得安）是 β 受体阻断剂，可阻断 β_1 和 β_2 受体；阿替洛尔（atenolol）和美托洛尔（metoprolol）可选择性阻断 β_1 受体；丁氧胺（butoxamine）可选择性阻断 β_2 受体。临床上在治疗心绞痛时，可用普萘洛尔来降低心肌的代谢活动，但其有引起支气管痉挛，诱发哮喘的可能。所以，伴有呼吸系统疾病的心绞痛者应慎用普萘洛尔。

表 10-2　肾上腺素能受体的分布及效应

	效应器	受体	效应
眼	虹膜辐射状肌	α_1	收缩（扩瞳）
	睫状肌	β_2	舒张
心	窦房结	β_1	心率加快
	房室传导系统	β_1	传导加快
	心肌	α_1, β_1	收缩加强
血	冠状血管	α_1	收缩
管		β_2（主要）	舒张
	皮肤、黏膜血管	α_1	收缩
	骨骼肌血管	α	收缩
		β_2（主要）	舒张
	脑血管	α_1	收缩
	腹腔内脏血管	α_1（主要）	收缩
		β_2	舒张
	唾液腺血管	α_1	收缩
支气管平滑肌		β_2	舒张
胃肠道	胃平滑肌	β_2	舒张
	小肠平滑肌	α_2	舒张（可能是胆碱能纤维的突触前膜受体，可调节乙酰胆碱释放）
		β_2	舒张
	括约肌	α_1	收缩
膀胱	逼尿肌	β_2	舒张
	三角区和括约肌	α_1	收缩

续表

效应器	受体	效应
子宫平滑肌	α_1	收缩（妊娠子宫）
	β_2	舒张（非妊娠孕子宫）
竖毛肌	α_1	收缩
糖酵解代谢	β_2	增加
脂肪分解代谢	β_1	增加

α 和 β 受体不仅对交感神经末梢释放的去甲肾上腺素起反应，还对血液中存在的儿茶酚胺（由肾上腺髓质分泌的或静脉注入的肾上腺素和去甲肾上腺素）起反应。去甲肾上腺素对 α 受体的作用很强，而对 β 受体的作用较弱；肾上腺素对 α 和 β 受体的作用都强；而异丙肾上腺素有较强的 β 受体激动作用。

2. 中枢内递质受体 在中枢神经系统内，递质种类多而复杂，因此相应的受体也多。除胆碱 M 型和 N 型受体、肾上腺素 α 和 β 受体外，还有多巴胺受体（$D_{1\sim5}$ 五种亚型）、5-HT 受体（$5\text{-}HT_{1\sim4}$ 等亚型）、γ-氨基丁酸（GABA）受体（$GABA_A$、$GABA_B$ 等亚型）、阿片受体（μ_1、μ_2、δ、κ 等亚型）、组胺受体（$H_{1\sim3}$ 受体亚型）等。

兴奋性氨基酸谷氨酸有两种类型的受体，它们是**促离子型受体**（ionotropic receptor）和**促代谢型受体**（metabotropic receptor）。促离子型受体通常可再分为海人藻酸（kainic acid 或 kainite，KA）受体、AMPA（α-amino-3-hydroxy-5-methl-4-isoxazoleproprionate）受体和 N-甲基-D-天冬氨酸（N-methl-D-aspartate，NMDA）受体三种类型，每种类型又有多种亚型。KA 受体和 AMPA 受体两者合称为非 NMDA 受体，其激活时主要促进 Na^+ 内流。NMDA 受体激活时，主要促进 Ca^{2+} 内流。促代谢型受体也有多种亚型，它们一般通过降低细胞内 cAMP 或升高细胞内 IP_3 和 DG 水平发挥作用。

抑制性氨基酸受体以 GABA 受体（包括 $GABA_A$ 受体、$GABA_B$ 受体和 $GABA_C$ 受体三种亚型）和甘氨酸受体为代表。$GABA_A$ 受体、$GABA_C$ 受体和甘氨酸受体属于促离子型受体，它们激活时可促进 Cl^- 内流，从而引起突触后膜超级化而产生 IPSP。$GABA_B$ 受体属于促代谢型受体，在突触前后都有分布，突触前 $GABA_B$ 受体被激活后可增加 K^+ 外流、减少 Ca^{2+} 内流，从而使递质释放减少。突触后 $GABA_B$ 受体被激活后，可抑制腺苷酸环化酶，从而激活 K^+ 通道，增加 K^+ 外流。

中枢内每种受体也有相应的阻断剂。例如，多巴胺受体阻断剂为**匹莫齐特**（pimozide）、氟哌啶醇；5-HT 受体阻断剂为辛那色林；$GABA_A$ 受体阻断剂为**荷包牡丹碱**（bicuculline）；阿片 μ 受体阻断剂为**纳洛酮**（naloxone）等。

第三节　反射活动的基本规律

一、反射与反射弧

（一）反射

反射（reflex）是指在中枢神经系统的参与下，机体对内、外环境刺激的规律性、适应性应答反应。例如，异物刺激角膜即引起眨眼反应。神经系统对机体各种功能活动的调节是以反射活动为基础的。反射活动按其形成过程可分为非条件反射和条件反射两类。此外，按反射中涉及的突触数目，反射可分为**单突触反射**（monosynaptic reflex）和**多突触反射**（polysynaptic reflex）。

（二）反射弧

反射活动的结构基础是**反射弧**（reflex arc）。它通常包括五个基本环节，即感受器、传入神经、神经中枢、传出神经和效应器（图10-7）。在自然条件下，反射活动需要经过反射弧来实现，反射弧中任何一个环节中断，反射就不能完成。因此，临床上常以检查某种反射活动来了解神经系统的功能。

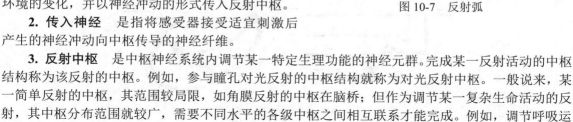

图 10-7 反射弧

1. 感受器 是指分布在体表或身体内部的神经末梢的特殊结构和装置。它能感知机体内、外界环境的变化，并以神经冲动的形式传入反射中枢。

2. 传入神经 是指将感受器接受适宜刺激后产生的神经冲动向中枢传导的神经纤维。

3. 反射中枢 是中枢神经系统内调节某一特定生理功能的神经元群。完成某一反射活动的中枢结构称为该反射的中枢。例如，参与瞳孔对光反射的中枢结构就称为对光反射中枢。一般说来，某一简单反射的中枢，其范围较局限，如角膜反射的中枢在脑桥；但作为调节某一复杂生命活动的反射，其中枢分布范围就较广，需要不同水平的各级中枢之间相互联系才能完成。例如，调节呼吸运动的中枢分散在延髓、脑桥、下丘脑及大脑皮层等部位。

4. 传出神经 是指将中枢的兴奋传导至效应器的神经纤维。

5. 效应器 是反射活动的最后一个环节。它的功能是实现反射活动最终的外在表现。效应器的种类很多，机体内许多器官、组织都受中枢神经系统传出神经的支配，成为某种反射活动的效应装置，如骨骼肌、心肌、平滑肌、各种外分泌腺和一些内分泌腺等。

（三）反射的基本过程

内、外环境的各种刺激作用于相应的感受器，其通过换能作用转化为电信号，并以神经冲动（动作电位）的形式沿着传入神经抵达中枢，在这里经过分析、整合后，仍以神经冲动的形式通过传出神经到达效应器（如平滑肌、心肌、骨骼肌、腺体等），从而引起被支配的器官或组织活动的改变。不难看出，一个反射活动的完成需要有完整的反射弧，如果反射弧的某一部分发生障碍，则反射活动就不能正常进行。

二、中枢神经元的联系方式

神经元依其在反射弧中所处的不同地位可分为传入神经元、中间神经元和传出神经元，其中以中间神经元的数量最多。中枢神经元之间的联系主要有以下几种方式。

1. 单线式联系 指一个突触前神经元仅与一个突触后神经元发生突触联系。例如，视网膜中央凹处的一个视锥细胞只与一个双极细胞、一个双极细胞只与一个神经节细胞形成突触联系，这就是单线式联系。这种联系方式使视锥系统具备较高的分辨能力。

2. 辐散式联系（divergent connection） 指一个神经元的轴突可以通过其轴突末梢分支与多个神经元形成突触联系。这种联系方式在传入通路上较多见，从而使得一个神经元的兴奋可引起许多神经元同时兴奋或抑制（图10-8A）。

3. 聚合式联系（convergent connection） 指一个神经元与多个神经元的轴突末梢所形成的突触联系。聚合式联系在传出通路上较多见，是中枢神经系统实现整合作用的基础（图10-8B）。

4. 链锁式联系（chain connection） 指中间神经元在扩布冲动的同时，通过其轴突侧支直接或间接地将冲动扩布到许多其他神经元的联系方式。链锁式联系能加强和扩大空间

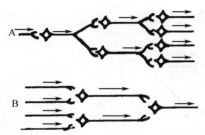
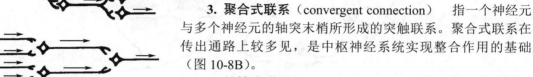

图 10-8 神经元的联系方式

A. 辐散式联系；B. 聚合式联系

作用范围，延长兴奋作用的时间（图 10-9A）。

5. 环路式联系（recurrent connection） 指一个神经元通过轴突侧支与中间神经元发生联系，该中间神经元又直接或间接地返回作用于原先发生兴奋的神经元，从而构成了闭合环路的联系方式（图 10-9B）。环路式联系的意义在于实现反馈性调节。若是正反馈，则可使原来神经元的兴奋得到加强和延续。在环路式联系中，即使最初的刺激已经停止，传出通路上冲动发放仍能继续一段时间，这种现象称为后发放或后放电。若是负反馈，则可使原来神经元的活动减弱或中止。

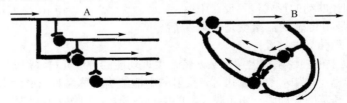

图 10-9 神经元的联系方式

A. 链锁式联系；B. 环路式联系

三、局部回路神经元和局部神经元回路

中枢神经系统内存在着大量的短轴突和无轴突神经元，它们与长轴突的投射性神经元不同，并不投射到远隔部位，其轴突和树突仅在某一中枢内部起联系作用，这些神经元称为**局部回路神经元**（local circuit neurons）。局部回路神经元数量极大，广泛存在于神经系统各个部位，如大脑皮层的星状细胞、小脑皮层的篮状和星状细胞等均系这类神经元。局部回路神经元的活动可能与学习、记忆等高级神经功能有密切关系。

由局部回路神经元及其突起构成的神经元间相互作用的联系通路，称为**局部神经元回路**（local neuronal circuit）。如图 10-10 所示，这种突触结构不同于经典突触，而是两树突接触处的邻近部位形成两个方向相反的树突-树突型突触，树突 a 通过其中一个树突-树突型突触作用于树突 b，而树突 b 又通过附近的另一个树突-树突型突触反过来作用于树突 a。这样，a 和 b 两个树突通过**交互性突触**（reciprocal synapses）构成相互作用的局部神经元回路，这种回路只需要神经元的一部分就能起整合作用。这些突触联系主要是化学性突触传递。也有电突触传递。它们的组合形式具有多样性。除了上述的交互性突触外，还有**串联性突触**（serial synapse）和**混合性突触**（mixed synapse）等。

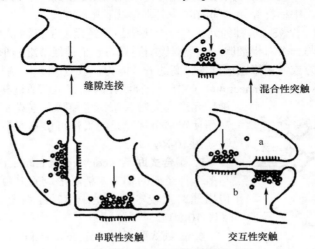

图 10-10 不同类型的突触模式图

箭头示传递方向

四、中枢抑制和中枢易化

中枢神经系统的活动，包括兴奋和抑制两个重要过程。兴奋和抑制是反射中枢内神经元的重要活动，反射中枢通过兴奋和抑制两种活动协调了机体的反射活动。**中枢抑制**（central inhibition）和**中枢易化**（central facilitation）均为主动过程。

（一）中枢抑制

中枢抑制可分为突触后抑制（postsynaptic inhibition）和**突触前抑制**（presynaptic inhibition）。

1. 突触后抑制 在中枢内，一个兴奋性神经元不能直接引起另一个神经元抑制。它必须首先兴奋一个抑制性中间神经元，使其释放抑制性递质作用于突触后膜使突触后神经元产生 IPSP，从而使突触后神经元产生抑制。这种抑制发生在突触后膜上，因此称为突触后抑制。根据中枢神经元的功能和联系方式不同，突触后抑制可分为**传入侧支性抑制**（afferent collateral inhibition）和**回返性抑制**（recurrent inhibition）两种。

（1）传入侧支性抑制：在感觉传入纤维进入脊髓后，一方面与某一中枢的神经元形成兴奋性突触联系，另一方面发出侧支与一个抑制性中间神经元也形成兴奋性突触联系，然后这个抑制性中间神经元再与另一中枢的神经元形成抑制性突触联系，这种抑制称为传入侧支性抑制（图 10-11）。例如，引起屈肌反射的冲动传至脊髓，可直接兴奋支配屈肌的 α 运动神经元，同时发出侧支，兴奋一个抑制性中间神经元，转而抑制支配伸肌的 α 运动神经元，从而导致屈肌收缩而伸肌舒张。这种抑制可使不同中枢之间的活动相互制约，相互协调，故也称为**交互抑制**（reciprocal inhibition）。

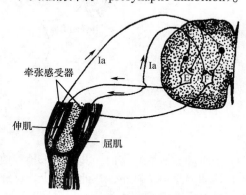

图 10-11 传入侧支性抑制

脊髓内伸肌运动神经元(E)与屈肌运动神经元(F)之间的交互抑制，黑圆点为抑制性中间神经元，Ⅰa 为传入纤维

（2）回返性抑制：某一中枢的神经元兴奋时，其兴奋沿轴突外传的同时，又经轴突的侧支兴奋另一抑制性中间神经元。该抑制性中间神经元兴奋后，经轴突回返作用于原先发动兴奋的神经元及同一中枢的其他神经元，抑制它们的活动，这种抑制称为回返性抑制（图 10-12）。例如，脊髓前角支配骨骼肌的运动神经元与闰绍细胞之间的联系，就是这种抑制的典型。运动神经元兴奋可激活闰绍细胞，后者释放抑制性递质，使运动神经元的放电减少或停止。这是一种负反馈抑制，能使原先发动兴奋的神经元的活动减弱甚至终止，也促使同一中枢内的许多神经元之间的活动得以协调。

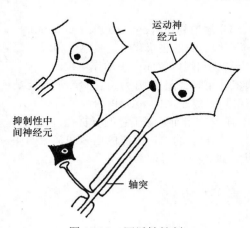

图 10-12 回返性抑制

脊髓的一个运动神经元通过一个抑制性中间神经元回返性抑制自身及周围的运动神经元

2. 突触前抑制 是兴奋性神经元的轴突末梢在另一个神经元的轴突末梢的影响下，释放兴奋性递质的量减少，使突触后神经元 EPSP 的幅度减小，以致使突触后神经元不易甚至不能发生兴奋，从而呈现抑制性效应。这种抑制是因突触前膜的活动发生了改变而引起的，因此，称为突触前抑制。

轴突-轴突型突触是发生突触前抑制的结构基础（图 10-13）。由图可见，三个神经元的结构关系是：神经元 a 的轴突与神经元 b 的轴突构成轴突-轴突型突触，神经元 a 的轴突与神经元 c 的胞体构成轴突-胞体型突触，神经元 b 和神经元 c 没有突触联系。神经元 a 兴奋可引起神经元 c 产生一个约 10mV 的 EPSP；如果先使神经元 b 兴奋，在一定时间间隔后兴奋神经元 a，则神经元 c 产生的 EPSP 的幅度仅为 5mV，比原先没有神经元 b 参与时的 EPSP 明显减小。

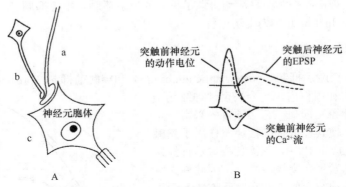

突触前神经元的动作电位

突触后神经元的EPSP

神经元胞体

突触前神经元的Ca²⁺流

图 10-13　突触前抑制
A. 神经元的联系方式；B. 突触前抑制机制

当神经元 b 先兴奋时，其轴突末梢释放的递质则作用于神经元 a 的轴突末梢，使其产生部分去极化，即静息电位减小。在此基础上，神经元 a 本身的兴奋传至轴突末梢形成动作电位的幅度，比未受神经元 b 影响前大为减小。这是因为动作电位幅度的大小与轴突末梢静息电位大小有直接的关系，静息电位大，则引起的动作电位也大，静息电位小，则动作电位也小。而动作电位的大小是触发递质释放量的重要因素，动作电位大，释放的递质量就多；动作电位小，递质的释放量也就少。正因为神经元 a 轴突末梢释放的递质量减少，使神经元 c 产生的 EPSP 明显减小。所以，不易甚至不能引起神经元 c 发生兴奋而表现为抑制效应。这种抑制的发生不是由神经元 c 产生超极化的 IPSP 所引起的，而是由于改变了神经元 a 突触前膜的活动，即释放兴奋性递质的量减少，使神经元 c 产生了较小的去极化所致，这就是突触前抑制，又称**去极化抑制**（depolarizing inhibition）。

（二）中枢易化

中枢易化可分为**突触后易化**（postsynaptic facilitation）和**突触前易化**（presynaptic facilitation）。

1. 突触后易化　突触后易化表现为 EPSP 的总和。由于突触后膜的去极化，使膜电位和阈电位的距离减小，如果在此基础上再出现一个刺激，那么就较容易达到阈电位而产生动作电位。

2. 突触前易化　突触前易化与突触前抑制具有的结构基础相同（图 10-13）。它的产生可能是由于轴突-轴突型突触末梢释放某种递质（如 5-HT），从而引起末梢 a 内的 cAMP 的水平增高，K⁺通道发生磷酸化关闭。此时，到达末梢 a 的动作电位会因 K⁺通道关闭而延缓了它的复极化过程，从而延长了动作电位的时程，并造成 Ca²⁺通道开放时间的增加，末梢 a 的 Ca²⁺内流的增多和释放的递质增加，最终导致末梢 a 的突触后神经元产生的 EPSP 增大，即产生突触前易化。

第四节　神经系统的感觉功能

机体内、外环境中的各种刺激作用于不同的感受器或感觉器官，通过感受器的换能作用，转变为传入神经上的神经冲动，并沿一定的神经传入通路，经中枢神经系统的整合，产生相应的感觉。

一、脊髓的感觉传导功能

机体各种感受器的神经冲动，除通过脑神经直接传入中枢外，大部分经脊神经后根进入脊髓，然后经脊髓后角神经元和丘脑的感觉接替核内神经元上传至大脑皮层的感觉区，形成包括触压觉、温度觉、痛觉和本体感觉在内的**躯体感觉**（somatic sensation）。由脊髓经脑干上传到大脑皮层的感觉传导通路可分为两类。

（一）浅感觉传导通路

浅感觉传导痛、温觉和粗触觉，其传入纤维在同侧脊髓后根的外侧部进入脊髓，在后角更换神经元后发出纤维经中央管前方交叉至对侧，从而形成脊髓丘脑侧束（痛、温觉）和脊髓丘脑前束（粗略触压觉）上行抵达丘脑，最后到达大脑皮层（图10-14）。

（二）深感觉传导通路

深感觉传导本体感觉和精细触压觉，其传入纤维由后根的内侧部进入脊髓，沿同侧后索的薄束和楔束上行，至延髓的薄束核和楔束核更换神经元，

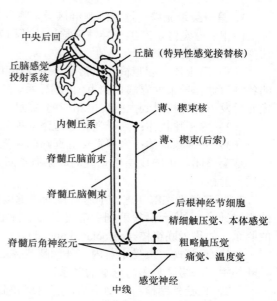

图 10-14 躯体感觉传导通路示意图

再发出纤维交叉到对侧组成内侧丘系抵达丘脑，最后到达大脑皮层（图10-14）。

由此可见，浅感觉传导通路是先交叉再上行，而深感觉传导通路是先上行再交叉。因此，在脊髓半离断的情况下，离断水平以下对侧躯体的痛觉、温度觉和粗略触压觉发生障碍，同侧躯体的本体感觉和精细触压觉发生障碍。

二、丘脑及其感觉投射系统

在大脑皮层不发达的动物中，**丘脑**（thalamus）是感觉的最高级中枢；在大脑皮层发达的高等动物中，丘脑是除嗅觉外各种感觉传入通路的重要中继站和整合中枢，能对感觉传入进行初步的分析与整合。

（一）丘脑核团的分类

丘脑的神经核团众多，根据神经联系和功能特征，可将其分为三类（图10-15）：

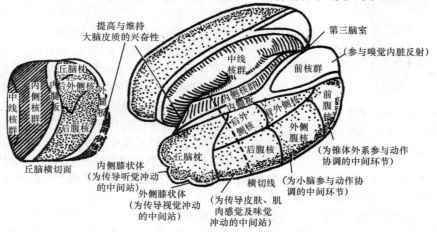

图 10-15 丘脑的分区与功能的联系

1. 第一类细胞群 这类细胞群接受除嗅觉外机体所有特定感觉的传导纤维,换元后投射到大脑皮层的相应感觉区,产生特异性感觉,故又称为**特异性感觉接替核**(specific sensory relay nuclei)。这类核团主要有三个。

(1) 后腹核:后腹核(包括后外侧腹核和后内侧腹核)是躯体感觉的中继站。躯体、头面部的各种感觉传导束如脊髓丘脑束、内侧丘系、三叉丘系等的上行纤维均投射到后腹核内更换神经元。换元后发出纤维投射到大脑皮层相应的感觉区。

(2) 内侧膝状体:为听觉传导通路的换元站,并发出纤维向大脑皮层听区投射。

(3) 外侧膝状体:为视觉传导通路的换元站,并发出纤维向大脑皮层视区投射。

这类核团与大脑皮层感觉区的联系有点对点的投射关系,所以,这些核团又称为特异性丘脑-皮质投射核。

2. 第二类细胞群 这类细胞群接受感觉接替核和其他皮质下中枢来的纤维(但不直接接受感觉的投射纤维),换元后投射到大脑皮层某一特定区域。其功能为协调各种感觉在丘脑和大脑皮层间的联系,故称为**联络核**(associated nuclei)。这类核团主要有三个。

(1) 丘脑枕:接受来自内、外侧膝状体的纤维,并发出纤维投射到大脑皮层的顶叶、枕叶和颞叶的中间联络区,参与感觉的联系。

(2) 丘脑外侧核:接受小脑、苍白球和后腹核来的纤维,换元后投射到大脑皮层运动区,参与肌肉运动的调节。

(3) 丘脑前核:接受来自下丘脑乳头体的纤维,换元后投射到大脑皮层的扣带回,参与内脏活动的调节。

联络核发出的纤维与大脑皮层也有点对点的投射关系,因此这类核团也属于特异性丘脑-皮质投射核。

3. 第三类细胞群 是指靠近中线的内髓板以内的各种结构,主要是**髓板内核群**(intralaminar nuclei)。它们接受来自脑干网状结构的纤维,换元后经多突触接替后,弥散地投射到整个大脑皮层,对维持和改变大脑皮层的兴奋状态具有重要的作用。刺激这类核群中任何一个核团都可影响皮质广泛区域,从而改变其电活动,故将这类核团称为非特异性丘脑-皮质投射核。

(二)感觉投射系统

根据丘脑各核团向大脑皮层投射特征的不同,可将其分为两个不同的投射系统(图 10-16)。

1. 特异性投射系统(specific projection system) 指丘脑特异性感觉接替核及其投射至大脑皮层的神经通路。该投射系统接受躯体各种特异性感觉传导通路(如视、听觉,皮肤、深部感觉,痛觉)传来的冲动,通过换元接替后,投射至大脑皮层的特定区域。投射纤维主要终止于皮质的第四层,其末梢形成丝球样结构与该皮质的神经元构成突触联系,从而引起特定感觉。因此,该投射系统各种

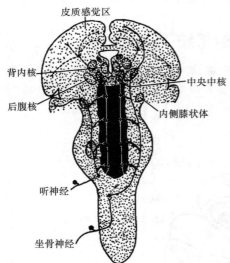

图 10-16 感觉投射系统示意图

实线:特异性投射系统;虚线:非特异性投射系统;

黑色区:脑干网状结构

感觉的投射都是专一的,每种感觉上传都有专门的途径。丘脑联络核在结构上大部分也与大脑皮层有特定的投射关系,因此也属于该系统。

2. 非特异性投射系统 各种特异性感觉传导纤维上行通过脑干时,发出侧支与脑干网状结构的神经元发生突触联系,并在其中多次换元上行抵达丘脑的髓板内核群,经换元后弥散性地投射到大脑皮层的广泛区域,在各层内以游离神经末梢的形式与皮质神经元的树突形成突触联系,这一感觉

投射系统称为**非特异性投射系统**（nonspecific projection system）。网状结构内神经元的高度聚合和复杂的网络联系，以及非特异性感觉投射系统的多突触传递和在皮质广泛区域的弥散性投射，因此该投射系统的感觉失去了特异性。该系统的功能是提高和维持大脑皮层的兴奋性，使机体处于觉醒状态，但不产生特定感觉。

特异性和非特异性两个投射系统在结构和功能上具有各自的特点（表 10-3）。但它们之间又具有相互依存、相互制约的关系。特异性投射系统功能的发挥，有赖于非特异性投射系统提高皮质兴奋性及其所维持的清醒状态；非特异性投射系统的传入冲动又来自特异性传入通路的侧支。非特异性投射系统的功能可以通过实验加以证实，如电刺激动物中脑网状结构，能够唤醒动物，脑电波呈现去同步化快波（兴奋波）；在中脑头端离断网状结构时，动物出现昏睡，脑电波出现同步化慢波（抑制波）。由此说明，在脑干网状结构内存在具有上行唤醒作用的功能系统，这一系统称为**脑干网状结构上行激活系统**（ascending reticular activating system）（图 10-17）。

表 10-3 特异性投射系统和非特异性投射系统的结构和功能特点

	特异性投射系统	非特异投射系统
接受冲动	接受各种特定的感觉冲动	接受脑干网状结构上行激活系统的冲动
传入神经元接替	经较少神经元接替	经多个神经元接替
丘脑换元部位	感觉接替核、联络核	髓板内核群
投射部位	终止于皮质第四层，与大锥体细胞的胞体形成突触联系	终止于皮质各层中，并在广大范围内与各层神经元的树突形成突触联系
投射特点	点对点投射到大脑皮层的特定区域	弥散性投射到大脑皮层的广泛区域，无严格的定位区分
阈下兴奋的总和	阈下兴奋易总和以致产生扩布性兴奋	阈下兴奋不易总和，但能改变神经细胞的兴奋状态
相互关系	为非特异性传入的来源	为特异性投射系统的基础
生理作用	产生特定感觉，并激发大脑皮层发出传出冲动	维持和改变大脑皮层的兴奋状态，但不产生特定的感觉

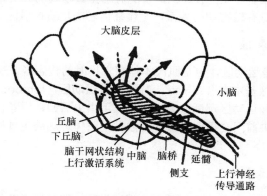

图 10-17 猫脑矢状切面图（脑干网状结构上行激活系统通路）

三、大脑皮层的感觉分析功能

外周的各种感觉信息通过不同的解剖通路，最后都在大脑皮层整合后才能产生各种感知觉。所以，大脑皮层是感觉分析的最后和最高级部位。按照皮质的感觉功能特性，可将皮质分成若干个感觉代表区。

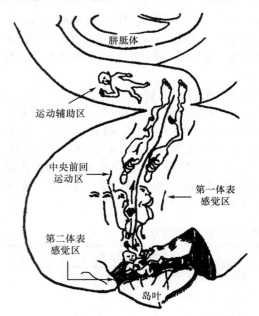

图 10-18　大脑皮层体表感觉与躯体运动功能代表区示意图

（一）体表感觉代表区

大脑皮层的体表感觉代表区包括**第一体表感觉区**（somatic sensory area Ⅰ，S Ⅰ）和**第二体表感觉区**（somatic sensory area Ⅱ，S Ⅱ）。

第一体表感觉区位于中央后回（Brodmann 分区的 3-1-2 区），是全身体表感觉的主要投射区，其感觉投射具有以下特点（图 10-18）。

1. 交叉投射　即这些代表区所代表的躯体感觉是对侧肢体的浅感觉（但头面部的感觉投射是双侧性的），这是由躯体感觉投射通路的交叉所致。

2. 倒置分布　从外侧面看大脑皮层，这些代表区的排列是下肢代表区在上（膝以下的代表区在皮质内侧面），上肢在中间，头面部在下（但头面部代表区内部的投射是正立的），即呈倒置分布，这是由丘脑-皮质投射纤维的走向所决定的。

3. 投射区的大小与不同体表部位的感觉分辨精细程度有关　分辨越精细的部位代表区越大，如口、鼻、舌、手指的代表区要比躯干、大腿和手臂等的代表区大。在这些感觉灵敏部位，感受器的分布密度较大，因而皮质与其联系的神经元的数量也较多。即皮质感觉代表区的大小与外周特殊感受器的数目成正比，这种结构特点有利于进行精细的感觉分辨。

第二体表感觉区位于中央前回和岛叶之间，其面积远小于第一体表感觉区。全身体表感觉在该区也有一定的空间分布，但定位的精确性差，且有较大程度的重叠。该区的感觉投射呈双侧性，正立而不倒置。从种系发生来看，此区较原始，仅能对感觉做粗糙的分析，切除后并不产生明显的感觉障碍。该感觉区还与痛觉有较密切的关系，是慢痛信息的皮质投射区。

（二）本体感觉代表区

中央前回（4 区）既是运动区，也是肌肉本体感觉投射的代表区。在猫、兔等较低等的哺乳类动物，体表感觉区与运动区基本重合在一起，称为**感觉运动区**（sensorimotor area）。在猴、猩猩等灵长类动物，体表感觉区和运动区逐渐分离，前者位于中央后回，后者位于中央前回，但这种分化也是相对的。刺激人脑中央前回会导致受试者有欲发动肢体运动的主观感觉，切除该部皮质可引起反射性运动障碍。

（三）内脏感觉代表区

内脏感觉在皮质没有专一的代表区。第一体表感觉区、第二体表感觉区、运动辅助区和边缘系统的皮质部位是内脏感觉代表区的投射区域。内脏感觉代表区与体表投射区有广泛重叠，且比较弥散，这可能是内脏感觉缺乏准确定位和感觉比较模糊的原因。

（四）视觉区

枕叶皮质是视觉的投射区域，其具体部位是枕叶皮质内侧面距状裂上下两缘。视网膜传入纤维和枕叶视觉代表区之间有一定的投射规律，左侧枕叶皮质接受左眼的颞侧和右眼鼻侧视网膜传入纤维的投射；右侧枕叶皮质接受右眼颞侧视网膜和左眼鼻侧视网膜传入纤维的投射。因此一侧枕叶皮质受损，会造成双眼对侧视野偏盲。此外，视网膜的上半部投射到距状裂的上缘，下半部投射到下缘。

（五）听觉代表区

颞叶皮质的一定区域是听觉的投射区域。其投射是双侧性的，即一侧皮质代表区接受来自双侧耳蜗的投射。人类的听觉代表区位于颞横回与颞上回，电刺激这些区域可使受试者产生铃声样或吹风样的主观感觉。

（六）嗅觉区和味觉区

高等动物边缘叶的前底部区域（包括梨状皮质的前部、杏仁核的一部分等）与嗅觉功能有关。中央后回头面部感觉投射区的下方，是味觉投射区。

四、痛　　觉

痛觉（pain sense）是机体受到伤害性刺激时所产生的一种复杂的感觉，常伴有不愉快的情绪变化和防御反应。就其生物学意义来说，它是机体受到伤害的报警信号。同时，疼痛是许多疾病的常见症状之一。了解疼痛产生的原因和不同疾病疼痛的特征，对疾病的诊断和治疗都具有重要意义。

（一）痛觉感受器

一般认为，痛觉的感受器是游离的神经末梢，它广泛存在于皮肤、肌肉、关节和内脏等处。引起痛觉不需要特殊的适宜刺激，任何外界的或体内的伤害性刺激只要达到一定的强度，均可引起组织损伤并释放 H^+、K^+、组胺、缓激肽、前列腺素和 P 物质等内源性致痛物质，这些物质作用于游离神经末梢，产生传入冲动，上传至中枢神经系统，引起痛觉。

（二）躯体痛

发生在体表某处的疼痛称为体表痛。当伤害性刺激作用于皮肤时，可先后引起两种不同性质的痛觉，即**快痛**（fast pain）和**慢痛**（slow pain）。发生在躯体深部，如骨、关节、骨膜、肌腱、韧带和肌肉等处的痛称为深部痛。深部痛一般表现为慢痛。快痛是由 A_δ 类传入纤维介导的一种尖锐而定位清楚的刺痛、锐痛，它在刺激后很快发生，撤除刺激后疼痛很快消失。慢痛是由 C 类传入纤维介导的一种定位模糊的持续性疼痛，具有烧灼和跳动感，一般在受刺激后 0.5~1s 出现，撤除刺激后疼痛仍持续数秒，常伴有心率加快、血压升高、呼吸改变及情绪反应。快痛主要经特异性投射系统投射到大脑皮层的第一和第二感觉区，慢痛主要投射到扣带回。

（三）内脏痛与牵涉痛

1. 内脏痛（visceral pain）　是内脏组织因牵拉、缺血、炎症、平滑肌痉挛或化学刺激等引起内脏的疼痛。内脏痛可分为以下两种。

（1）真内脏痛：是脏器本身的功能状态或病理变化引起的疼痛，如胆囊痛、心绞痛、胃肠绞痛等。

（2）体腔壁痛：是内脏疾患引起的邻近体腔壁浆膜受刺激或骨骼肌痉挛而产生的疼痛，如胸膜炎或腹膜炎时发生的体腔壁痛。

内脏痛的特点有以下几点。

（1）定位不准确，对刺激的分辨能力差。这是内脏痛的主要特点，如腹痛时患者常不能说出疼痛发生的明确位置。

（2）发生缓慢、持续时间长，即主要表现为慢痛，常呈渐进性增强，但有时也可迅速转为剧烈疼痛。

（3）对切割、烧灼等刺激不敏感，而对牵拉、缺血、痉挛、炎症等刺激敏感。

（4）能引起不愉快的情绪活动，并伴有恶心、呕吐和心血管及呼吸活动的改变。

（5）可伴有牵涉痛。

内脏痛主要经交感神经和副交感神经的传入纤维传入，进入中枢后沿躯体感觉的同一通路上行，即沿着脊髓丘脑束和感觉投射系统到达大脑皮层的内脏感觉代表区。

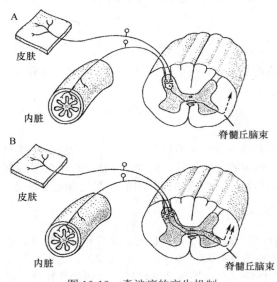

图 10-19 牵涉痛的产生机制
A. 会聚学说示意图；B. 易化学说示意图

2. 牵涉痛（referred pain） 指内脏疾病往往引起一些特定的体表部位发生疼痛或出现痛觉过敏的现象，这是内脏痛的一个特征。例如，心绞痛、心肌梗死可发生心前区、左肩和左上臂的疼痛；胆囊病变可引起右肩胛部疼痛；阑尾炎时，发病开始时常感上腹部或脐区疼痛，故牵涉痛在临床上有一定的诊断价值。目前常用**会聚学说**（convergence theory）和**易化学说**（facilitation theory）对牵涉痛的产生机制加以解释。

（1）会聚学说：会聚学说认为，患病内脏的传入与发生牵涉痛皮肤的传入神经纤维进入脊髓后都会聚到同一后角神经元，并通过共同的通路上传入脑。在通常情况下，躯体的疼痛比内脏疼痛发生的概率大，大脑已经习惯于识别来自体表的刺激。因此，痛觉信息尽管来源于病变的内脏，但大脑仍认为来自体表皮肤，造成"定位差错"，于是发生牵涉痛（图 10-19A）。

（2）易化学说：易化学说认为，患病内脏和发生牵涉痛的体表部位在脊髓内的两个中枢相距很近，一旦内脏发生病变，其传入冲动增强，经侧支提高邻近脊髓中枢的兴奋性，即产生易化效应。以致正常时不易引起痛觉的轻微刺激经传入神经到达脊髓时，就能使脊髓中枢发生兴奋，由此上传冲动增强，产生躯体疼痛（图 10-19B），这可能是牵涉痛现象中痛觉过敏的原因。

第五节 神经系统对躯体运动的调节

运动是人和动物最基本的功能之一。人类在生活和劳动过程中所进行的各种形式的躯体运动，都是在中枢神经系统的控制下，以骨骼肌的反射性活动为基础的。躯体运动最基本的中枢在脊髓，最高级中枢在大脑皮层。

一、脊髓对躯体运动的调节

（一）脊髓的运动神经元与运动单位

1. 脊髓的运动神经元 脊髓是完成躯体运动最基本的反射中枢。脊髓前角存在大量运动神经元，即 α、β 和 γ 运动神经元。

（1）α 运动神经元：约占前角运动神经元的 2/3，胞体直径 30～70μm，其轴突构成 α 传出纤维，该纤维又分成许多小支，每小支支配一根骨骼肌中的梭外肌纤维，当其兴奋时，末梢释放乙酰胆碱。α 运动神经元既接受来自皮肤、关节、肌肉等处的外周传入信息，也接受皮质与皮质下中枢的下传信息，最终产生一定形式和频率的冲动，到达所支配骨骼肌的梭外肌并引起收缩。因此，通常认为 α 运动神经元是骨骼肌运动反射的**最后公路**（final common path）。

（2）γ 运动神经元：分散在 α 运动神经元之间，约占前角运动神经元的 1/3，胞体直径为 10～30μm，γ 运动神经元只接受来自大脑皮层和脑干等高位中枢的下行调控。其轴突构成 γ 传出纤维，支配骨骼肌中的梭内肌纤维，调节肌梭的敏感性。γ运动神经元兴奋性较α运动神经元高，常以较高频率持续放电。其末梢释放的递质也是乙酰胆碱。

脊髓前角内还存在一种β运动神经元，其发出的纤维对骨骼肌的梭内肌和梭外肌都有支配作用，但其功能尚不十分清楚。

2. 运动单位（motor unit） 指由一个α运动神经元或脑运动神经元及其所支配的全部肌纤维构成的运动的基本功能单位。运动单位的大小可有很大的差别，主要取决于α运动神经元轴突末梢分支的多少，一般是肌肉越大，运动单位也越大。例如，支配四肢肌肉（如三角肌）的一个α运动神经元可支配上千根肌纤维，而支配眼外肌的α运动神经元仅支配6～12根肌纤维。前者有利于产生巨大的肌张力，而后者有利于进行精细运动。

（二）脊休克

有很多反射可在脊髓水平完成，但由于脊髓的活动经常受到高位中枢的调控，故其本身具有的功能不易表现出来。为了研究脊髓单独的功能，常采用离断脊髓与高位中枢联系的实验方法，也就是在第五颈髓水平以下将动物的脊髓切断，这种动物称为**脊动物**（spinal animal）。

1. 脊休克的主要表现 刚与高位中枢离断的脊动物暂时丧失一切反射活动的能力，进入无反应状态，这种现象称为**脊休克**（spinal shock）。脊休克的主要表现为横断面以下的脊髓所支配的骨骼肌紧张性降低甚至消失，血压下降，外周血管扩张，发汗反射不出现，直肠与膀胱中粪尿潴留，从而说明动物躯体和内脏反射活动明显减退，以至消失。经过一段时间后，脊髓的反射活动可以逐渐恢复，但恢复的快慢与动物的种类有密切的关系。低等动物如蛙在脊髓离断后数分钟即可恢复，犬需要几天时间，而人类则需数周乃至数月才能恢复。在反射的恢复过程中，首先恢复一些比较简单的、原始的反射，然后才恢复比较复杂的反射。脊休克时出现上述现象表明：①脊髓是最基本的运动中枢，可以独立完成一些简单的反射活动；②在正常的生理状态下，脊髓受高位中枢的调节，突然失去高位中枢控制将导致脊髓的反射功能暂时丧失；③动物进化越高级，反射活动越复杂，脊髓对高位中枢的依赖程度就越大。

2. 脊休克的产生机制 脊休克的产生并不是由于切断性损伤的刺激引起的，因为反射恢复后进行第二次脊髓横断术并不能使脊休克重现。所以，脊休克的产生是由于离断水平以下的脊髓突然失去高位中枢的调节，特别是大脑皮层、前庭核和脑干网状结构的下行纤维对脊髓的易化作用所致。

（三）脊髓对躯体姿势的调节

脊动物是研究脊髓反射活动的一个很好的模型。通过脊动物，我们可以获得引起骨骼肌收缩的一系列脊髓反射：屈肌反射、牵张反射、节间反射等。

1. 屈肌反射与对侧伸肌反射 在脊动物的皮肤接受伤害性刺激时，受刺激一侧肢体的屈肌收缩、伸肌舒张，使肢体屈曲，称为**屈肌反射**（flexor reflex）。屈肌反射是一个多突触联系的反射，该反射具有避免伤害性刺激、自我保护的意义，是一种原始的防御反射，但不属于姿势反射。刺激强度增大到一定时，在同侧肢体发生屈肌反射的基础上出现对侧肢体伸直的反射活动，称为**对侧伸肌反射**（crossed extensor reflex）。对侧伸肌反射是一种姿势反射，在保持身体平衡中具有重要意义。

2. 牵张反射

（1）牵张反射的概念：有神经支配的骨骼肌，如受到外力牵拉使其伸长时，能反射性地引起受牵拉的同一肌肉收缩，称为**牵张反射**（stretch reflex）。

（2）牵张反射的感受器

1）肌梭（muscle spindle）：是一种感受牵拉刺激的感受器，呈梭形。肌梭的外层为一结缔组织囊，长4～10mm，囊内含有6～12根特化的肌纤维，称为**梭内肌纤维**（intrafusal fiber），而囊外的一般肌纤维称为**梭外肌纤维**（extrafusal fiber）。肌梭与梭外肌纤维呈并联关系（图10-20）。梭内肌纤维的两端具有肌原纤维，是肌梭的收缩成分；梭内肌的中央部分不含肌原纤维，不能收缩，但分

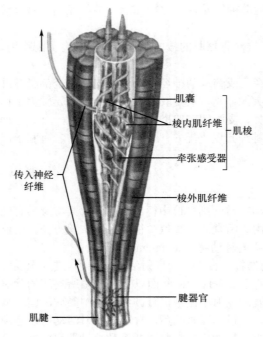

图 10-20　肌梭和腱器官结构示意图

布有螺旋状的感觉神经末梢，是肌梭的感受装置，肌梭内的收缩部分与感受装置呈串联关系（图 10-21A）。梭内肌纤维根据其形态可分为**核袋纤维**（nuclear bag fiber）和**核链纤维**（nuclear chain fiber）。核袋纤维的细胞核多集中在纤维的中央部，核链纤维的细胞核较分散。肌梭的传入纤维有 I a、II 类纤维两类。其中，I a 纤维的末梢呈螺旋状，分布在核袋纤维和核链纤维的感受装置部位；II 类纤维的末梢呈花枝状，分布在核链纤维的感受装置部位。两类纤维都终止于 α 运动神经元。

肌梭能感受肌肉的长度变化，故它是一种长度感受器。通常在两种情况下，肌梭感受器受刺激而兴奋。

肌肉被牵拉时，不仅拉长了梭外肌，也拉长了梭内肌，特别是梭内肌中间部位的感受装置受牵拉后兴奋性增加，肌梭的 I a 类传入纤维发放的冲动增加（图 10-21B），神经冲动的频率与肌梭被牵拉的程度成正比，肌梭的传入冲动到达脊髓前角的 α 运动神经元。当其兴奋后，α 传出纤维反射性地引起同一肌肉的梭外肌收缩，从而产生牵张反射。

γ 运动神经元兴奋时，并不能直接引起肌肉收缩，因为梭内肌收缩的强度不足以使整块肌肉缩短。但当 γ 运动神经元兴奋时，神经冲动经 γ 传出纤维至梭内肌，使梭内肌纤维的两端收缩，从而使中间部位的感受装置被牵拉而兴奋，I a 类传入纤维发放的神经冲动也增加（图 10-21C）。肌梭的传入冲动引起脊髓前角的 α 运动神经元兴奋及其支配的梭外肌收缩，这一反射途径称为 γ 环路。由此可见，γ 传出纤维的活动对调节肌梭内感受装置的敏感性，进而调节牵张反射具有重要作用。分布在核链纤维上的 II 类纤维可能与本体感觉的传入有关。

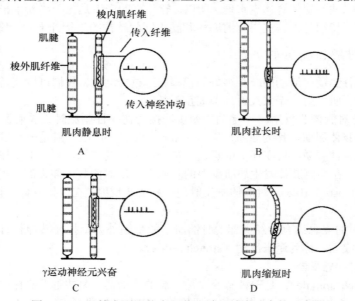

图 10-21　肌梭在不同状态下传入神经放电改变的示意图

A. 静息时，肌梭长度和传入纤维放电频率处于一定水平；B. 当肌肉受牵拉而伸长时，传入纤维放电频率增加；C. 当γ运动神经元兴奋时，肌梭敏感性增加，传入纤维放电频率增加；D. 当梭外肌收缩而肌梭缩短时，传入纤维放电频率减少或消失通常，梭外肌收缩可使整块肌肉缩短，肌梭与梭外肌平行排列，因此梭内肌的长度也随之缩短，此时梭内肌的感受装置所受的牵拉刺激将减小或消失，通过传入神经发放的冲动将减少（图 10-21D），α 运动神经元的兴奋性减弱，传出冲动减少，肌肉停止收缩，以免肌肉处于持续缩短状态。然而人体在正常情况下所进行的活动，一般都是 α 和 γ 运动神经元共同处于激活状态，这样肌肉便可以维持持续的收缩。

2）腱器官：存在于肌腱的胶原纤维之间，它与梭外肌纤维呈串联关系，其传入纤维是 I$_b$ 类纤维。肌梭与腱器官在功能上存在很大的差异：首先，腱器官是感受肌肉张力的感受装置，是一种张力感受器，而肌梭是感受肌肉长度的感受装置，是一种长度感受器；其次，两者传入冲动引发的效应不同，腱器官 I$_b$ 类纤维的传入冲动，通过脊髓的抑制性中间神经元的作用，对同一肌肉的 α 运动神经元起抑制作用，而肌梭起兴奋作用。肌肉受牵拉时，肌梭首先兴奋而引起受牵拉肌肉的收缩，当牵拉力量进一步加大时，则可兴奋腱器官而抑制牵张反射，这样可避免被牵拉的肌肉因强烈收缩而受到损伤，从而具有保护作用。

（3）牵张反射的类型：牵张反射有两种类型，一种为**腱反射**（tendon reflex），另一种为**肌紧张**（muscle tonus）。

1）腱反射：是指快速牵拉肌腱时发生的牵张反射。表现为受牵拉肌肉快速明显同步缩短，使关节伸或屈，肢体位置移动，故也称**位相性牵张反射**（phasic stretch reflex）。例如，膝反射，当叩击髌骨下方的股四头肌肌腱时，肌肉内的肌梭同时被拉长，由此发动牵张反射，使股四头肌发生一次收缩。此外，跟腱反射和肘反射也属于腱反射。腱反射的感受器为肌梭，是一种**单突触反射**（monosynaptic reflex），腱反射的效应器主要是收缩较快的快肌纤维。

2）肌紧张：是指缓慢持续牵拉肌腱时发生的牵张反射。其表现为受牵拉的肌肉处于持续、轻度的收缩状态，但不表现出明显的收缩动作。因此也称为**紧张性牵张反射**（tonic stretch reflex）。肌紧张的感受器也是肌梭，是一种**多突触反射**（polysynaptic reflex），肌紧张的效应器主要是收缩较慢的慢肌纤维。肌紧张通常表现为同一肌肉不同运动单位交替进行收缩，所以能持久进行而不易疲劳。

3. 节间反射（intersegmental reflex）　是指脊髓一个节段神经元发出的轴突与邻近节段的神经元发生联系，通过上下节段之间神经元的协同活动所发生的反射活动。例如，在脊动物恢复后期刺激腰背部皮肤，便会引起后肢发生一连串的节奏性搔爬动作，这种反射称为**搔爬反射**（scratching reflex）。

二、脑干对躯体运动的调节

脊髓的低级运动中枢不断接受皮肤、肌肉等感受器的传入冲动。此外，脊髓运动神经元还直接或间接接受来自脑干网状结构的下行性影响。

（一）脑干对肌紧张的调节

1. 抑制区与易化区　电刺激脑干网状结构的不同区域发现，网状结构中存在使肌紧张和肌肉运动抑制或加强的区域，分别称为脑干网状结构**抑制区**（inhibitory area）**和易化区**（facilitatory area）。抑制区较小，局限于延髓网状结构的腹内侧部分；易化区范围较广，包括延髓网状结构的背外侧部分、脑桥的被盖、中脑的中央灰质及被盖和间脑的某些区域。

脑干网状结构中的抑制区和易化区，主要是通过网状脊髓束下传，抑制或易化 γ 运动神经元的活动，经 γ 环路来改变肌梭感受装置的敏感性，继而调节肌紧张。同时，其也可通过直接影响脊髓 α 运动神经元的活动来抑制或易化肌紧张。从活动的强度看，易化区的活动比较强，抑制区的活动比较弱。因此，在肌紧张的平衡调节中，易化区略占优势。

除脑干外，其他高级中枢也能通过与脑干网状结构中抑制区和易化区的功能联系，来间接调节肌紧张。例如，小脑前叶蚓部、纹状体和大脑皮层运动区对肌紧张有抑制作用，电刺激这些区域，可使肌紧张减弱。前庭核、小脑前叶两侧部能通过加强网状结构易化区的活动，使肌紧张增强。

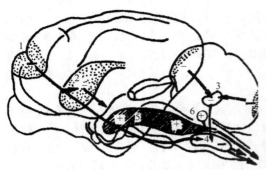

图 10-22　猫脑网状结构下行抑制和易化系统示意图

下行抑制作用（–）路径：4 为脑干网状结构抑制区，发放下行冲动抑制脊髓牵张反射，该区域接受大脑皮层（1）、尾状核（2）和小脑（3）传来的冲动；下行易化作用（+）路径：5 为网状结构易化区，发放下行冲动加强脊髓牵张反射；6 为延髓前庭核，有加强脊髓牵张反射的作用

综上所述，脑内既有抑制肌紧张的中枢部位，也有易化肌紧张的中枢部位，在正常情况下两者对抗而取得相对平衡，以维持正常的肌紧张。当病变造成这两个对立系统之间的关系失调时，将出现肌紧张增强或减弱（图 10-22）。

2. 去大脑僵直

（1）去大脑僵直的概念：在中脑的上、下丘间切断脑干，此时动物出现伸肌过度紧张现象，表现为四肢伸直，脊柱后挺，头尾昂起（角弓反张），这种现象称为**去大脑僵直**（decerebrate rigidity）。去大脑僵直主要是一种反射性的伸肌紧张性亢进，因为如果用局麻药注入去大脑僵直动物的肌肉，或切断其相应的脊髓背根，以消除肌梭传入冲动的作用，则该肌肉的僵直现象消失。这说明去大脑僵直是在脊髓牵张反射的基础上发展起来的，是一种过强的牵张反射。

（2）去大脑僵直的产生机制：去大脑僵直动物中，切断了大脑皮层及纹状体等部位与脑干网状结构的功能联系，而在正常情况下，这些脑区对脑干网状结构抑制区有加强作用。因此去大脑僵直是由于抑制区的活动减弱而易化区的活动相应增强，以至引起牵张反射过度加强造成伸肌的肌紧张增强。

（3）去大脑僵直的类型：从牵张反射的角度来分析，出现僵直或肌紧张加强可能有两种方式。

1）γ 僵直（γ-rigidity）：是由于高位中枢的下行性作用，首先提高脊髓 γ 运动神经元的活动，使肌梭的敏感性提高而传入冲动增加，转而使脊髓 α 运动神经元的活动提高，从而导致肌紧张加强而出现僵直。

2）α 僵直（α-rigidity）：是由于高位中枢的下行性作用，直接或间接通过脊髓中间神经元提高脊髓 α 运动神经元的活动，从而导致肌紧张加强而出现僵直。

经典的去大脑僵直主要属于 γ 僵直，因为消除肌梭传入冲动对中枢的作用，如剪断背根传入之后，僵直现象可消失。但在去大脑动物切断背根使去大脑僵直消失之后，再去除小脑前叶蚓部，可使僵直再次出现，这种僵直属于 α 僵直，出现 α 僵直后，再切断第八对脑神经，以消除内耳和前庭传至前庭核的冲动，α 僵直消失。这说明 α 僵直主要是由前庭器官的传入冲动经前庭脊髓束，提高脊髓 α 运动神经元的活动而实现的。

（二）脑干对姿势的调节

脑干接受来自前庭器官感受器的传入神经，因此在调节**姿势反射**（postural reflex）中起着重要的作用，由脑干整合而完成的姿势反射主要有**状态反射**（attitudinal reflex）、**翻正反射**（righting reflex）。

1. 状态反射　指头部的空间位置发生改变以及头部与躯干的相对位置发生改变，都可反射性地引起肌肉紧张性发生改变。状态反射包括**迷路紧张反射**（tonic labyrinthine reflex）和**颈紧张反射**（tonic neck reflex）。前者是由于头部位置变化使内耳迷路内椭圆囊、球囊受到不同刺激，从而引起躯体肌肉紧张性发生变化，其反射中枢主要是前庭核。而后者则是颈部关节韧带和肌肉本体感受器受刺激后，反射性地引起四肢肌肉紧张，其反射中枢位于颈部脊髓。

2. 翻正反射　指正常动物可保持站立姿势，如将其推倒则可翻正过来的反射。如使动物四足朝天从空中落下，则可清楚地观察到动物在坠落过程中首先是头颈扭转，然后前肢和躯干也跟着扭转过来，接着后肢也扭转过来，最后四肢安全着地。该反射包括一系列反射过程，最先是头部在空间的位置不正常，刺激视觉与内耳迷路，从而引起头部位置翻正；头部位置翻正后，头与躯干的位置又不正常，刺激颈部关节韧带及肌肉，从而使躯干的位置也翻正过来。

三、小脑对躯体运动的调节

小脑是调节躯体运动的重要中枢，其主要作用是维持躯体平衡、调节肌肉张力及参与随意运动的设计和执行。小脑并不直接发起运动和指挥肌肉的活动，而是作为一个皮质下的运动调节中枢配合皮质完成这些运动功能。因此，切除全部小脑并不妨碍运动的发起和执行，但运动是以缓慢、笨拙和不协调的方式进行的。

（一）小脑的功能解剖

小脑由外层的灰质（皮质）、内部的白质和位于白质中心的三对小脑核团组成。这三对核团分别是顶核、间位核和齿状核。在人类，间位核分化为球状核和栓状核。

小脑表面由原裂和后外侧裂横向分为前叶、后叶和绒球小结叶。而根据 Jansen 和 Brodal 提出的纵区组构概念，可将小脑自内侧向外侧纵向分为内侧区（蚓部）、中间区及外侧区（图 10-23）。

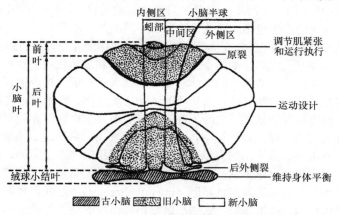

图 10-23　灵长类动物小脑分叶平展示意图

从种系发生角度，小脑可分为古小脑、旧小脑和新小脑。发生上最古老的是古小脑，即绒球小结叶，它与前庭系统相联结，故又称**前庭小脑**（vestibulocerebellum）。旧小脑包括前叶及后叶后部的蚓垂、蚓锥和副绒球，它主要经脊髓接受来自全身的本体和体表感觉信息，故又称**脊髓小脑**（spinocerebellum）。后叶余下的部分称为新小脑，这部分小脑不接受外周感受器的传入，而是经（大脑）皮质-脑桥-小脑通路与大脑皮层交互联结，故又称**皮层小脑**（cerebrocerebellum）。

（二）小脑的功能

对小脑功能的了解，大部分来自损毁或刺激实验、电生理记录图及临床病理结合临床解剖。神经解剖学资料则为其提供了良好的基础。

1. 前庭小脑　主要功能是维持身体平衡。前庭小脑与前庭核之间有双向的纤维联系。前庭小脑可直接或通过前庭核间接接受前庭器官的感觉传入，前庭小脑的传出纤维又经前庭核换元，再通过前庭脊髓束到达脊髓前角内侧部的运动神经元，影响躯干和四肢的近端肌肉的活动，因而具有控制躯体平衡的作用。绒球小结叶的病变将导致明显的平衡紊乱，患者出现倾倒、步态蹒跚等症状。但当躯体得到支持物扶持时，其随意运动仍能协调进行。另外，患者还可能出现自发性眼球震颤现象。这些病症的主要原因是前庭小脑的损坏使患者失去了利用前庭信息来协调躯体运动和眼球运动的能力。

2. 脊髓小脑　主要接受脊髓和三叉神经的传入信息，也接受视觉和听觉的传入信息。蚓部发出的纤维经顶核投射到大脑皮层和脑干，再经皮质脊髓束、网状脊髓束和前庭脊髓束下行至脊髓前角内侧部分的神经元，控制躯干和四肢近端的肌肉运动。小脑半球中间部的传出纤维向间位核投射，再经皮质脊髓束下行至脊髓前角外侧部的神经元，控制四肢远端肌肉的运动。脊髓小脑的主要功能是调节进行过程中的运动，协助大脑皮层对随意运动进行控制。

脊髓小脑还有调节肌紧张的功能，其对肌紧张的调节有抑制和易化两个方面。例如，小脑前叶蚓部有抑制肌紧张的作用，而小脑前叶两侧部及后叶的中间部具有易化肌紧张的作用。小脑对肌紧张的易化和抑制作用可分别通过脑干网状结构的易化区和抑制区来实现。此外，动物实验发现，在进化过程中小脑抑制肌紧张作用逐渐减弱，而易化作用逐渐占优势。所以，人类脊髓小脑受损后常表现为肌张力减退，四肢无力。

3. 皮层小脑　其不接受外周的感觉传入，主要经脑桥核接受大脑皮层很大区域的投射，其传出纤维先后经齿状核、红核小细胞部、丘脑外侧腹核换元后，再回到大脑皮层运动区。还有一类纤维投射到红核小细胞部，经换元后发出纤维投射到下橄榄核和脑干网状结构。投射到下橄榄核的纤维，换元后经橄榄小脑束返回皮层小脑。投射到脑干网状结构的纤维，换元后经网状脊髓束下行至脊髓。

在随意运动的发动过程中，皮层小脑主要参与随意运动的设计，而脊髓小脑则参与运动的执行。现在认为，一个随意运动的产生包括运动的设计和程序编制及运动程序的执行两个不同的阶段。皮层小脑主要参与运动设计与程序编制，它与基底神经节一起接受并处理来自感觉联络皮质的运动意念信息，编制运动指令并将生成的运动指令交给前运动皮质和运动皮质去执行。而运动产生后，脊髓小脑又通过接受来自肌肉、关节等处的本体感觉信息，从而对运动指令进行调节和修正，以使随意运动共济协调、起止适当、精细准确。当精巧的运动逐渐熟练、完善后，皮层小脑内就储存了一整套运动程序。当大脑皮层发动精巧运动时，首先从皮层小脑中提取储存的程序，并将其回输到大脑皮层运动区，再通过皮质脊髓束发动运动，这样运动就变得非常迅速、协调、精巧。

小脑损伤后，即表现为随意运动的力量、速度、方向和稳定性发生障碍，同时肌张力减退，不能完成精巧的动作，行走摇晃呈蹒跚状；不能做拮抗肌的快速交替动作，在进行某一动作时，手、臂抖动，把握不住运动的方向称为**意向性震颤**（intention tremor），但静止时则看不出肌肉有异常的运动，所以这种震颤也称为运动性震颤。这些小脑损伤后出现的动作协调障碍，称为**小脑性共济失调**（cerebellar ataxia）。

四、基底神经节对躯体运动的调节

基底神经节（basal ganglia）是皮质下一些核团的总称。鸟类以下动物皮质发育不好，基底神经节是运动调节的最高级整合中枢。哺乳动物的基底神经节则退居皮质下调节结构，但对运动功能仍具有重要的调节作用。

（一）基底神经节的组成

基底神经节主要包括纹状体、丘脑底核（subthalamic nucleus）、中脑黑质（substantia nigra）。纹状体又包括尾状核（caudate nucleus）、壳核（putamen）和苍白球（globus pallidum）。其中，苍白球可分为内侧和外侧两部分，在发生上较古老，因此又称为旧纹状体；而尾核和壳核在发生上较新，因此又称为新纹状体。

（二）基底神经节的纤维联系

基底神经节的新纹状体接受来自大脑皮层很大区域的兴奋性纤维投射，递质为谷氨酸。基底神经节的传出纤维发自苍白球内侧部，递质为γ-氨基丁酸，经丘脑前腹核和外侧腹核接替后回到大脑皮层的运动前区和前额叶。

从新纹状体到苍白球内侧部有直接通路和间接通路两条路径。直接通路是新纹状体直接向苍白球内侧部的投射途径。间接通路是新纹状体到苍白球外侧部、丘脑底核、苍白球内侧部的投射途径。从新纹状体到苍白球内侧部及从苍白球内侧部再到丘脑前腹核和外侧腹核的纤维投射都是抑制性的，递质均为γ-氨基丁酸。

黑质中的多巴胺能神经元释放的多巴胺通过新纹状体的 D_1 受体来增强直接通路的活动。同时，其又能通过新纹状体的 D_2 受体来抑制间接通路的活动（图10-24）。

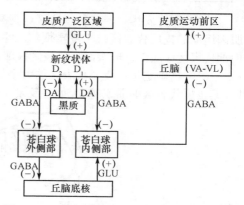

图10-24　基底神经节与大脑皮层之间神经回路的模式图

DA. 多巴胺；GABA. γ-氨基丁酸；GLU. 谷氨酸；(+). 兴奋作用；(−). 抑制作用

（三）基底神经节的功能

基底神经节是鸟类及以下动物运动调节的高级中枢，在哺乳类动物，由于大脑皮层的发育，基底神经节变为皮质下的运动调节部位，但其在运动调节中仍起着重要的作用。目前的研究认为，基底神经节可能参与运动的设计和程序编制，将一个抽象的策划转化为一个随意运动。此外，基底神经节对肌紧张的调节及本体感觉传入信息的处理都有作用。基底神经节还与自主神经的调节、感觉传入、心理行为和学习记忆等活动有关。人类基底神经节损伤后的临床表现可分为两大类：一类以运动过少而肌紧张过强为主，常见的疾病有**帕金森病**（Parkinson disease）又称**震颤麻痹**（paralysis agitans），其病变主要位于黑质；另一类以运动过多而肌紧张过弱为主，常见的疾病有舞蹈病与手足徐动症，其病变主要位于新纹状体。

帕金森病的主要症状是全身肌紧张增强，肌肉强直，随意运动减少，动作迟缓，面部表情呆板，常伴有**静止性震颤**（static tremor）。当黑质中的多巴胺能神经元受损能引起直接通路活动的减弱而间接通路活动的增强，使大脑皮层对运动的发动受到抑制，从而出现运动减少和动作缓慢的症状。临床上用足量**左旋多巴**（L-dopa）（多巴胺前体，可通过血-脑屏障）治疗，其可有效地缓解肌肉僵直、动作缓慢的症状。此外，应用 M 受体阻断剂**东莨菪碱**（scopolamine）也能治疗帕金森病，表明胆碱能神经元也在其中起一定作用。

舞蹈病与手足徐动症的主要临床表现为肌张力降低及不自主的上肢和头部的舞蹈样动作及肌张力降低。其病因是双侧新纹状体内γ-氨基丁酸能神经元病变，引起间接通路活动的减弱和直接通路活动的增强，大脑皮层活动增强及运动过多。用利血平耗竭多巴胺可使症状减轻。

五、大脑皮层对躯体运动的调节

大脑皮层是运动调节的最高级中枢，它接受感觉信息的传入，并根据机体对环境变化的反应和意愿，策划和发动随意运动。

（一）大脑皮层运动区

高等动物，特别是人类的随意运动是受大脑皮层控制的。用刺激和损毁等方法发现，大脑皮层的一些区域与躯体运动有比较密切的关系，这些区域称为大脑皮层**运动区**（cortical motor area）。它包括主要运动区、辅助运动区和第二运动区等。

1. 主要运动区　包括中央前回（4区）和运动前区（6区），该区是控制躯体运动最重要的区域。该区有下列功能特征：

（1）交叉支配：即一侧运动皮质支配对侧躯体的肌肉运动，但在头面部，除下部面肌和舌肌主要受对侧支配外，其余部分均为双侧性支配。

（2）倒置安排：一定的皮质区域支配一定部位的肌肉运动，其定位呈倒置排列，即引起下肢肌肉运动的皮质代表区位于皮质顶部（膝以下的代表区在皮质内侧面），上肢代表区在中间部，头面部代表区在底部，但头面部代表区内部仍呈正立排列。

（3）精确定位：皮质代表区的大小与躯体运动的精细复杂程度有关，运动越精细越复杂的肌肉，其皮质代表区的面积越大，如手及发声部位的皮质代表区很大，而躯干所占面积很小（图10-25）。

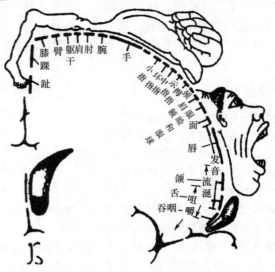

图 10-25　大脑皮层运动区分布

2. 辅助运动区　位于大脑皮层 4 区之前的内侧面，与双侧运动有关。刺激此区可引起双侧躯体运动和发声等。破坏该区可使双手协调性动作难以完成，复杂动作变得笨拙。

3. 第二运动区　位于中央前回与岛叶之间（即为第二体感区的位置），当用较强电流刺激时，可引起双侧躯体运动，其代表区的分布与第二体表感觉区的分布一致。

4. 其他运动区　动物实验证明，如用较强的电流刺激猿猴皮质的第一、第二体表感觉区时，也能引起肢体运动反应，故可将这两个区域称为第一感觉运动区和第二感觉运动区。此外，5、7、8、18、19 区也都与运动有关。

（二）运动传导系统

1. 皮质脊髓束和皮质脑干束　由皮质发出，经内囊和脑干下行到脊髓前角运动神经元的传导束，称为皮质脊髓束；而由皮质发出，经内囊到达脑干内各脑神经运动神经元的传导束，称为**皮质脑干束**（corticobulbar tract）。皮质脊髓束中的 80% 纤维在延髓锥体交叉到对侧，并在脊髓外侧索下行，纵贯脊髓全长，称为**皮质脊髓侧束**（lateral corticospinal tract）；其余的 20% 纤维不跨越中线，在脊髓同侧前索下行，称为**皮质脊髓前束**（ventral corticospinal tract）。皮质脊髓前束一般只下降到脊髓的胸段，其纤维通过中间神经元接替，与双侧前角内侧部的运动神经元形成突触联系。

人类的皮质脊髓前束在种系发生上较古老，这部分神经元控制躯干和四肢近端的肌肉，尤其是屈肌，与姿势的维持和粗略运动有关。皮质脊髓侧束在种系发生上较新，它们的纤维终止于脊髓前角外侧部的运动神经元。这些神经元控制四肢远端的肌肉，与精细的技巧性的运动有关。

2. 其他运动传导通路　皮质脊髓束和皮质脑干束除直接下行控制脊髓和脑干的运动神经元外，还发出侧支，并与一些直接起源于运动皮质的纤维一起，经脑干某些核团接替后形成顶盖脊髓束、网状脊髓束和前庭脊髓束，其功能与皮质脊髓前束相似，参与近端肌肉的粗略运动和姿势的调节。而红核脊髓束的功能可能和皮质脊髓侧束相似，参与对四肢远端肌肉的精细运动的调节。

3. 运动传导通路的功能 皮质脊髓束和皮质脑干束作为发动随意运动的初级通路，是在进化过程中逐渐形成的。非哺乳类脊椎动物基本上没有皮质脊髓束和皮质脑干束传导系统，但它们的运动非常灵巧。在猫和犬，皮质脊髓束和皮质脑干束传导系统被完全破坏后，仍能站立、行走、奔跑和进食。只有人和灵长类动物，皮质脊髓束和皮质脑干束传导系统的损伤才会导致明显的运动障碍。在灵长类动物的实验中，研究者在延髓锥体处选择性地切断皮质脊髓侧束，动物立即并持久地丧失用两手指夹起细小物品的能力，但仍保留腕以上部位的运动能力，动物仍能大体上应用它的手，并能站立行走。另外，损伤皮质脊髓前束后，由于近端肌肉失去神经控制，躯体平衡的维持、行走和攀登均困难。

运动传导通路损伤后，常出现柔软性麻痹（软瘫）和痉挛性麻痹（硬瘫）的两种表现。虽然两者都有随意运动的丧失，但软瘫表现为牵张反射的减退或消失，肌肉松弛，并逐渐出现肌肉萎缩，**巴宾斯基征**（Babinski's sign）阴性，见于脊髓运动神经元损伤，如脊髓灰质炎。而硬瘫则表现为牵张反射的亢进。肌肉萎缩不明显，巴宾斯基征阳性。常见于中枢性损伤，如内囊出血引起的卒中。

第六节 神经系统对内脏活动的调节

一、自主神经系统对内脏活动的调节

自主性神经系统（autonomic nervous system）是指调节内脏功能活动的神经系统，也称为**内脏神经系统**（visceral nervous system）。自主性神经系统包括传入神经和传出神经两部分，但通常仅指支配内脏器官的传出神经。自主神经分为**交感神经**（sympathetic nerve）和**副交感神经**（parasympathetic nerve）两部分。它们分布至各内脏器官、平滑肌和腺体，调节这些器官的活动。

（一）自主神经系统的结构特征

中枢发出的自主神经不直接支配效应器（肾上腺髓质除外），而必须先进入一个外周神经节进行换元。由中枢发出的纤维称为**节前纤维**（preganglionic fiber），而由神经节内的神经元发出的纤维称为**节后纤维**（postganglionic fiber）。交感神经节离效应器官较远，因此多数交感神经节前纤维短而节后纤维长；副交感神经节通常位于效应器官壁内，因此节前纤维长而节后纤维短。

交感神经节前纤维起自胸腰段脊髓（胸1～腰3）灰质侧角细胞；副交感神经起源比较分散，其中一部分起源于脑干的Ⅲ、Ⅶ、Ⅸ、Ⅹ对脑神经的副交感神经核，另一部分起自脊髓骶段灰质相当于侧角的部位。

交感神经分布广泛，几乎全身所有脏器都受其支配。副交感神经分布比较局限，某些器官如皮肤和肌肉血管、一般的汗腺、竖毛肌、肾上腺髓质和肾就只受交感神经支配。交感神经的节前纤维往往和多个节内神经元发生突触联系，交感的节前纤维与节后纤维之比较大，可高达 1:20，所以刺激其节前纤维，反应比较弥散，而副交感节前与节后纤维之比较小，有的只有 1:2（图10-26）。因此，交感神经兴奋时产生的效应比较广泛，而副交感神经兴奋时的效应相对比

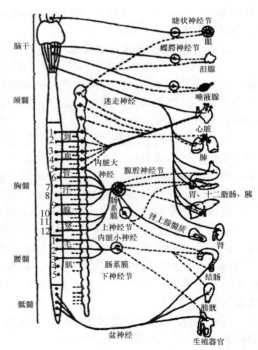

图10-26 自主神经系统分布示意图

副交感神经起自脑干的神经核及脊髓骶段，且分布比较局限；交感神经起自脊髓的胸腰段，且分布比较广泛

较局限。哺乳动物交感神经节后纤维除直接支配效应器官细胞外，还有少量纤维支配器官壁内的神经节细胞，对副交感神经发挥调节作用。

（二）自主神经系统的功能及其特点

1. 自主神经系统的功能　主要是调节心肌、平滑肌和腺体（消化腺、汗腺和部分内分泌腺）的活动，使其适应整体环境变化的需要，从而维持机体内环境的稳定。其主要功能见表 10-4。

表 10-4　自主神经的主要功能

	交感神经	副交感神经
循环器官	心跳加快加强，腹腔内脏血管、皮肤血管及分布于唾液腺与外生殖器的血管均收缩，脾包囊收缩，肌肉血管收缩（肾上腺素能）或舒张（胆碱能）	心跳减慢，心房收缩减弱，部分血管（如软脑膜动脉和分布于外生殖器的血管）舒张
呼吸器官	支气管平滑肌舒张	支气管平滑肌收缩，促进黏膜液体分泌
消化器官	分泌黏稠唾液，抑制胃肠运动，使括约肌收缩，抑制胆囊活动	分泌稀薄唾液，促进胃液、胰液分泌，促进胃肠运动，使括约肌舒张，促进胆囊收缩
泌尿生殖器官	逼尿肌舒张，括约肌收缩，有孕子宫收缩，非妊娠孕子宫舒张	逼尿肌收缩，括约肌舒张
眼	瞳孔扩大，睫状肌松弛，上睑平滑肌收缩	瞳孔缩小，睫状肌收缩，促进泪腺分泌
皮肤	竖毛肌收缩，汗腺分泌	
代谢	促进糖原分解，促进肾上腺髓质分泌	促进胰岛素分泌

自主神经系统主要的递质是乙酰胆碱和去甲肾上腺素。此外，自主神经系统还存在少量其他种类的递质，如血管活性肠肽、脑啡肽、P 物质、生长抑素、5-HT 和一氧化氮等。这些递质均通过结合相应的受体发挥作用。

2. 自主神经系统的功能特征

（1）紧张性活动：在安静状态下，自主神经持续发放一定频率的冲动，使所支配的效应器官处于一定的活动状态，称为自主神经的紧张性。根据紧张性对效应器官产生作用的不同，可把它区分为兴奋性紧张和抑制性紧张。例如，对心脏而言，迷走神经的紧张性作用是抑制性的，而交感神经的紧张性作用是兴奋性的。

（2）双重神经支配：自主神经系统调控的组织器官一般都接受交感神经和副交感神经的双重神经支配。在这些具有双重神经支配的器官中，交感神经与副交感神经的作用往往是相反的，称为**拮抗作用**（antagonism）。但有时两者对某一器官的作用并不表现为拮抗，而是一致。例如，交感神经和副交感神经都能促进唾液腺的分泌，不同的是交感神经兴奋使唾液腺分泌少量黏稠的唾液；而副交感神经兴奋则使之分泌大量稀薄的唾液。

（3）效应器所处功能状态的影响：自主神经对某些效应器官的作用还与该器官的功能状态有关。例如，刺激交感神经可抑制非妊娠子宫的运动，但同时可加强妊娠子宫的运动。又如，当胃肠平滑肌本身已处于极度松弛的状态时，刺激交感神经就不再表现为抑制效应，而是产生兴奋作用，即提高平滑肌的紧张性；反之，当平滑肌紧张性已经很高时，刺激副交感神经则引起抑制作用而不再是兴奋作用。

（4）对整体生理功能的调节：机体作为一个统一的整体应对内外环境的变化，自主神经系统在协调各系统的活动中发挥重要的作用。例如，剧烈的运动、失血、疼痛、寒冷、窒息等情况下，心率加速，皮肤和腹腔内脏血管收缩，红细胞增多，血液储存库排出储存血以增加循环血量，保证重要器官的血液供应。同时，支气管舒张可降低气道阻力从而使肺通气增加。肝糖原分解加速可使血糖升高、肾上腺素分泌增加等，并通过增强交感神经活动来使体内循环、呼吸、消化及内分泌等系统协调活动，紧急动员，避免给机体造成更严重的损伤。在上述情况下，副交感神经系统的活动也有所增强，其目的在于促进消化、积蓄能量、加强排泄、使机体尽快休整恢复，发挥保护机体的作用。

二、中枢对内脏活动的调节

在中枢神经系统的各级水平都存在调节内脏活动的核团，它们在内脏反射活动的整合中起不同的作用。简单的内脏反射通过脊髓整合即可完成，而复杂的内脏反射则需要延髓以上中枢的参与。

（一）脊髓对内脏活动的调节

脊髓（medulla spinalis）是调节内脏反射活动的初级中枢。脊髓动物在脊休克期过去后，血管张力反射、发汗反射、排尿、排便及勃起反射等内脏反射活动逐渐恢复，表明脊髓内有调节内脏活动的反射中枢，一些最基本的内脏反射活动在脊髓水平就可以完成。但这种反射调节功能是初级的，不能很好地适应正常的生理功能的需要。例如，脊髓离断的患者虽有排尿、排便反射能力，但常会出现大、小便失禁，发汗反射增强及体位改变时的血压反射调节能力障碍等。

（二）脑干对内脏活动的调节

延髓是维持生命活动的基本中枢。它是支配头部所有腺体及内脏器官的副交感神经纤维的发源地。延髓中存在调节心血管、呼吸和消化系统活动的中枢，此区损伤往往危及生命，故延髓有**生命中枢**（vital center）之称；同时，延髓也是吞咽、咳嗽、喷嚏、唾液分泌、呕吐等反射活动的整合部位。脑干网状结构中存在许多与内脏功能活动有关的神经元。其下行纤维支配并调节延髓水平的自主神经功能。此外，中脑是瞳孔对光反射中枢，中脑和脑桥对心血管、呼吸和排尿等内脏活动也有调节作用。

（三）下丘脑对内脏活动的调节

下丘脑是调节内脏功能的较高级中枢。特别是它能把内脏活动与其他生理活动联系起来，进行整合，从而对体温、摄食、水平衡、内分泌、情绪控制、生物节律等重要生理过程进行调节。

1. 下丘脑的结构特点　下丘脑又名丘脑下部，位于脑的中心，属间脑的一部分。其位于丘脑的腹侧，上以下丘脑沟与丘脑交界，下以漏斗与垂体相连，前端以视交叉为标志，后部以乳头体后缘为界。人的下丘脑仅有 4g 左右，不足全脑重量的 1%，但在维持机体稳态中起着重要作用。

下丘脑从前向后可分为前、中、后三区（图 10-27）。前区（视上核区）包括视上核、视交叉上核、室旁核和下丘脑前核。中间区（结节区）主要有背内侧核、腹内侧核、弓状核和结节核，后区（乳头体区）主要有下丘脑后核和乳头体核。此外，下丘脑还可从第三脑室到最外侧部纵分为三个区：脑室周围区、内侧区和外侧区。

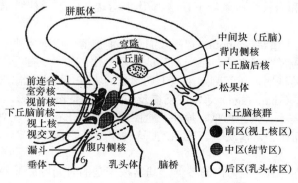

图 10-27　下丘脑的核群分布及神经联系

1. 大脑皮层与下丘脑的相互联系；2. 乳头体丘脑束；3. 下丘脑与丘脑的相互联系；4. 内侧前脑束；5. 结节漏斗束；6. 视上核-垂体束

2. 下丘脑的神经联系 下丘脑与大脑皮层、边缘前脑、皮质下中枢、丘脑、脑干网状结构及垂体都有广泛的纤维联系。下丘脑通过其传出纤维到达脑干和脊髓，改变自主神经系统节前神经元的紧张性，从而调节多种内脏功能。下丘脑还通过垂体门脉系统和下丘脑-垂体束调节垂体的功能。

3. 下丘脑的功能

（1）调节内脏活动：刺激下丘脑后区可引起血压升高、心率加速、瞳孔扩大等反应。刺激下丘脑前区常可引起膀胱收缩、胃酸分泌增多等反应。这些都说明下丘脑与自主神经系统的活动密切相关。下丘脑的这些作用不是直接控制机体某一内脏活动，而是机体复杂生理功能整合的组成部分。

（2）调节体温：哺乳类动物在间脑以上水平切除大脑皮层后，体温仍能基本保持正常水平并相对稳定。而若在下丘脑以下部位横切脑干后，动物则不能再保持其体温的稳定。在 PO/AH 有一些温度敏感神经元，其可感受所在部分的温度变化，并能对传入的温度信息进行整合。这种温度敏感神经元的活动水平构成了体温的**调定点**（set point），如果体温超过或低于这一水平，机体则通过调节散热和产热活动来维持体温的相对稳定。

（3）调节摄食行为：摄食行为是动物维持个体生存的基本活动。实验表明，下丘脑内存在双重调节摄食行为的中枢。

1）摄食中枢：实验发现，下丘脑外侧区存在着**摄食中枢**（feeding center），用埋藏电极刺激该区可使动物摄食增加，而破坏此区，动物则会摄食减少甚至拒食。

2）饱中枢：下丘脑腹内侧核存在**饱中枢**（satiety center），刺激该区动物拒食，破坏此区则动物多食和肥胖。

用微电极分别记录下丘脑外侧区和腹内侧区的神经元放电，观察到动物在饥饿情况下，前者放电频率较高而后者放电频率较低；进食或静脉注入葡萄糖后，则前者放电频率减少而后者放电频率增多。说明摄食中枢和饱中枢的神经元活动具有交互抑制的关系。

（4）调节水平衡：下丘脑对水平衡的调节包括水的摄入与排出两方面。

1）控制水的摄入量：下丘脑外侧区有控制摄水的区域，称为**饮水中枢**（drinking center），又称**渴中枢**（thirst center），该中枢与摄食中枢极为靠近。电刺激该区，动物饮水增多。当机体缺水时，则饮水中枢兴奋。

2）调节肾脏活动控制水的排出量：下丘脑的视上核和室旁核区域内存在着渗透压感受器，当机体缺水或血浆晶体渗透压升高时，渗透压感受器兴奋性增高，抗利尿激素的分泌增加，从而使肾脏的远曲小管和集合管上皮细胞对水的通透性增加，促进水的重吸收，使尿量减少，从而使机体保持水的平衡；反之亦然。

（5）调节垂体功能：下丘脑通过垂体门脉系统和腺垂体发生紧密的联系，其促垂体区的小细胞神经元能合成七种下丘脑调节肽，从而调节各种腺垂体激素的分泌。同时，下丘脑内还存在一些监察细胞，可以感受血液中某些激素浓度的变化，从而反馈调控下丘脑调节肽的分泌。下丘脑大细胞神经元分泌的催产素和血管升压素经下丘脑-垂体束运送并储存于神经垂体，下丘脑可控制催产素和血管升压素的释放。

（6）调节情绪变化：**情绪**（emotion）是人们对于事物情境或观念所引起的主观体现和客观表达。主观体现是心理反应，客观表达包括一系列的生理变化，如自主神经的功能、内分泌功能和躯体运动功能的改变。实验证明，在间脑水平以上切除猫的大脑，可自发出现或者轻微刺激后，就能出现恐惧（fear）和假怒（sham rage）等本能**防御反应**（defense reaction），表现为出汗、瞳孔扩大、心率加快、血压上升、竖毛、张牙舞爪、挣扎、企图逃跑或攻击行为、好似发怒等一系列交感神经系统过度兴奋的表现。而在正常情况下，下丘脑的这种作用不能表现出来，切除大脑后则解除抑制，出现防御反应。

（7）对生物节律的控制：机体内的各种活动常按一定的时间顺序发生变化，这种变化的节律称为生物节律。研究发现，下丘脑的视交叉上核可能是生物节律的控制中心。破坏小鼠的视交叉上核，可使原有的日周期节律性活动（如饮水、排尿等）消失。

此外，下丘脑还参加性行为和睡眠等生理活动的调节。

（四）大脑皮层对内脏活动的调节

1. 边缘系统（limbic system）　包括边缘叶及与之有密切联系的皮质部分及皮质下结构。大脑半球内侧面皮质与脑干的连接部及胼胝体旁的环周结构称为**边缘叶**（limbic lobe），它由扣带回、海马回和海马等结构组成（图 10-28）。这部分结构是调节内脏活动的重要中枢。大脑皮层的岛叶、颞极、眶回，以及皮质下的杏仁核、隔区、下丘脑、丘脑前核等，在结构与功能上和边缘叶密切相关，因而有人把边缘叶和这些结构统称为边缘系统。有人还把中脑中央灰质及被盖等结构也归入该系统，从而形成**边缘前脑**（limbic forebrain）和**边缘中脑**（limbic midbrain）的概念。

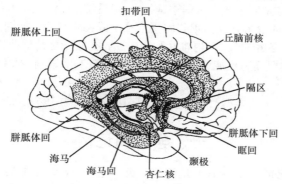

图 10-28　大脑内侧面示边缘系统各部分

边缘系统的功能比较复杂，曾有"内脏脑"之称，它与内脏和内分泌活动、情绪反应、学习记忆、摄食行为等生理活动有关。有人将边缘系统的功能总结为两个方面：一类是维持个体生存，是指获取食物、促进消化、避免伤害等；另一类是种族繁衍，指的是动物的生殖行为。

2. 新皮质　是指大脑皮层中除边缘系统皮质部分外的进化程度最新的部分。电刺激新皮质除引起躯体运动外，也能引起内脏活动的改变。例如，电刺激皮质内侧面 4 区一定部位，会引起直肠与膀胱运动的变化；刺激皮质外侧面，可产生呼吸运动和血管运动的变化；刺激皮质 6 区一定部位，可引起出汗、竖毛等反应，也可引起上、下肢血管的舒缩反应，并且引起上、下肢血管舒缩反应的区域，与其躯体运动代表区相对应。这些现象说明新皮质与内脏活动有密切关系，它参与了对内脏活动的调节。

三、神经、内分泌和免疫系统间的相互影响

神经、内分泌与免疫系统之间存在的相互联系和相互作用称为神经、内分泌免疫调控，也称为**神经免疫学**（neuroimmunology）。它在维持机体的稳态中起到了非常重要的作用。神经递质、激素和细胞因子是神经、内分泌和免疫三大系统之间相互作用的共用介质，或称**共同语言**（common language）。

（一）神经系统与免疫系统的相互作用

中枢神经系统的一些部位（如下丘脑）具有免疫调节功能。神经系统可通过两条途径实现对免疫功能的调控。其中，一条是通过自主神经系统释放的神经递质发挥作用，另一条是通过改变下丘脑-垂体-内分泌腺的活动而影响免疫功能。神经末梢所释放的神经递质（去甲肾上腺素、乙酰胆碱、肽类等）可以通过扩散而作用于免疫细胞上的相应受体，发挥其免疫调节作用。去甲肾上腺素能抑制免疫反应，乙酰胆碱和脑啡肽能增强免疫反应。此外，神经细胞在特定条件下也可产生免疫因子，如 IL-1 等。

同样，免疫系统也可改变神经系统的活动。例如，用注入羊红细胞的方法诱导大鼠免疫反应，当抗体生成达顶峰时，可以影响脑内乙酰胆碱的代谢和增强下丘脑某些神经元的电活动；将 IL-1 注入裸鼠后，可促进下丘脑有关神经元对促肾上腺皮质激素释放激素（corticotropin releasing hormone，CRH）的分泌。

（二）内分泌系统和免疫系统的相互影响

内分泌系统通过其分泌的激素影响免疫系统，CRH 能使经内毒素处理的人白细胞产生促肾上腺皮质激素（adrenocorticotropic hormone，ACTH）和内啡肽的能力增强。ACTH、糖皮质激素和性激素均有抑制免疫功能的作用；而 TRH、TSH、甲状腺素、生长激素均有增强免疫功能的作用。

同样，免疫系统通过其产生的免疫因子影响内分泌系统，如注入羊红细胞诱导大鼠免疫反应达顶峰时，血中糖皮质激素的含量升高而甲状腺素水平下降；同时，免疫细胞还能生成激素，如经内毒素处理的巨噬细胞能分泌 ACTH、β-内啡肽和脑啡肽，在接受葡萄球菌毒素 A 刺激的外周淋巴细胞可产生 TSH。此外，淋巴细胞也能通过自身合成和分泌的儿茶酚胺对免疫功能进行调控。

第七节　脑的高级功能

一、学习和记忆

学习（learning）和记忆（memory）是脑的高级功能之一，是认知活动的基础。学习是通过神经系统不断接受环境变化的信息而获得新的行为习惯（或称经验）的神经活动过程；记忆是将获得的行为习惯或经验储存和读出的神经活动过程。

（一）学习的形式

1. 非联合型学习（nonassociative learning）　是一种简单的学习形式。这种形式的学习不需要在两种刺激或刺激与反应之间建立联系。习惯化和敏感化即属于这种类型的学习。

习惯化是指当一个不产生伤害性效应的刺激重复作用时，对该刺激的反射性行为反应逐渐减弱的过程。例如，一种单纯的声音持续存在，便不再引起人们产生探究反射。人和动物依靠习惯化可以去除许多对无意义信息的应答。

敏感化是指当一个强刺激存在时，神经系统对一个弱刺激的反应有可能变大的现象。敏感化又被称为**假性条件反射**（pseudoconditioning）。例如，一个弱的伤害性刺激可引起肌肉弱的收缩反应，但在强的痛刺激之后，机体对紧接而来的弱刺激的反应就会明显增强。敏感化要求动物学会注意某一刺激，因为它伴随可能的疼痛或危险的后果。这种学习有助于人和动物注意避开伤害性刺激。

2. 联合型学习（associative learning）　是一种相对复杂的学习形式，这种形式的学习是两种刺激或一种行为与一种刺激在时间上很接近地重复发生，最后在脑内逐渐形成联系的过程。联合型学习又可分为**经典条件反射**（classical conditioned reflex）和**操作式条件反射**（operant conditioned reflex）两类。

（1）经典条件反射：在动物实验中，给狗喂食会引起唾液分泌，这是非条件反射，食物是非条件刺激。给狗听铃声则不会引起狗唾液分泌，即铃声与唾液分泌无关，称为无关刺激。但是，如果每次给狗喂食前先让其听铃声，然后立即给予食物，这样多次结合后，当铃声一出现，狗的唾液腺就开始分泌，此时的铃声已成为食物（非条件刺激）的信号，称为条件刺激，由条件刺激引起的反射称为条件反射。形成条件反射的基本条件就是无关刺激与非条件刺激在时间上的反复结合，这个过程称为**强化**（reinforcement）。任何无关刺激与非条件刺激结合应用，都可以建立条件反射。

（2）操作式条件反射：该反射比较复杂，它要求动物完成一定的操作。例如，把饥饿的大鼠放入实验箱内，箱内设置一个杠杆，当大鼠偶然踩到杠杆即可获得食物，如此重复多次，大鼠即学会了自动踩杠杆而获食。在此基础上进一步训练动物，只有当出现灯光等信号（条件刺激）后踩杠杆才能得到食物。如此训练若干次后，动物一旦见到灯亮就去踩杠杆而获食。这类条件反射的特点是，动物必须通过自己完成某种运动或操作后才能得到食物的强化，所以称为操作式条件反射。操作式条件反射也称**工具性条件反射**（instrumental conditioning）。

（二）条件反射活动的基本规律

1. 条件反射建立的基本条件　条件反射的建立要求在时间上把无关刺激与非条件刺激多次结合，通常无关刺激要先于非条件刺激而出现。此外，应注意动物机体的状态，通常处于饱食状态或困倦状态的动物很难建立条件反射。一般来说，任何一个能为机体所感受的刺激均可作为条件刺激，并且在所有的非条件反射的基础上都可以建立条件反射。

2. 条件反射的消退　条件反射建立后，如反复应用条件刺激（如铃声）而不给予非条件刺激（食物）强化，条件反射就会逐渐减弱，最后完全不出现，这称为条件反射的**消退**（extinction）。条件反射的消退是由于在不强化的条件下，原来引起唾液分泌的无关刺激，转化成引起中枢发生抑制的刺激。因而，条件反射的消退并不是条件反射的丧失，而是从原先引起兴奋的条件反射转化为引起抑制的条件反射，也就是从阳性条件反射转变为阴性条件反射。

人及高等动物对内、外环境所产生的适应性变化都是通过条件反射和非条件反射来实现的。非条件反射是指生来就具有的、形式较低级的反射活动，这类反射数目有限，且比较恒定，不能适应复杂的环境变化。而条件反射是在非条件反射基础上通过学习获得的，数量无限，而且可以新建、消退、分化、改造，因此具有极大的易变性和灵活性。从而使人和动物能更好地适应复杂变化的生存环境，对机体生存意义重大。

3. 条件反射的泛化和分化　在条件反射形成的初期，那些与该条件刺激相近似的刺激也或多或少地具有条件刺激的效应。例如，用 100Hz 的音响与食物相结合，形成了唾液分泌条件反射，这时若分别用 80Hz 或 120Hz 的音响刺激也可引起唾液分泌反应，这种现象称为条件反射的**泛化**（generalization）。例如，如果以后只用 100Hz 的音响强化，而对其他近似频率的音响不予强化，结果只有得到强化的音响才能引起唾液分泌，而那些得不到强化的近似刺激就不能引起唾液分泌，这种现象称为条件反射的**分化**（differentiation）。这是大脑对各种信号刺激具有精细分辨能力的生理学基础。

4. 两种信号系统学说　巴甫洛夫于 1927 年提出了人类具有两个信号系统的学说。人类除了可以用现实具体的信号，如光、声、嗅、味、触等感觉刺激直接作用于眼、耳、鼻、舌、身等感受装置形成条件反射外，抽象的信号如语言、文字，也可以代替具体的信号而引起条件反射。

现实具体的信号（如某一个实物），称为第一信号，而抽象的信号（如某一个实物的文字或发音），称为第二信号，它是第一信号的信号。对第一信号发生反应的皮质功能系统，称为**第一信号系统**（first signal system），这是人和动物共有的；对第二信号发生反应的皮质功能系统，称为**第二信号系统**（second signal system），这是人类所特有的，通过第二信号系统的活动，极大地丰富了人们对外界事物的认识，它不仅是语言活动的生理基础，也是人类思维活动的生理学基础，这也是人类区别于动物的主要特征。

（三）记忆的形式

记忆是通过感觉器官对外界事物认知以后，即使事物不再作用于感官，其在大脑中的印象仍可保存一定的时间，并在某种条件下这种印象能再现出来。

1. 陈述性记忆和非陈述性记忆　根据记忆、储存和提取的方式可分为陈述性记忆和非陈述性记忆。

（1）陈述性记忆：是与特定的时间、地点和任务有关的事实或事件的记忆。它的特点是能进入人的主观意识，可以用语言来表达，或作为影像形式保持在记忆中，但容易遗忘。人们日常说的记忆通常是指陈述性记忆。陈述性记忆又可分为情景式记忆和语意式记忆。前者是对一件具体事物或一个场面的记忆，后者是对文字和语言的记忆。

（2）非陈述性记忆：是对一系列规律性操作程序的记忆，是一种下意识的感知及反射，又称为反射性记忆。它的特点是不依赖意识和认知过程，而是在重复多次的练习中逐步形成，并且一旦形成不容易遗忘，技巧性动作的记忆就属于非陈述性记忆。

陈述性记忆和非陈述性记忆可同时参与学习和记忆的过程，两种记忆可转化，例如，在学习游泳的过程中，开始需要有意识的记忆，经过反复练习，最后称为一种技巧性动作被掌握，即记忆由陈述性转为非陈述性的过程。

2. 短时程记忆和长时程记忆　记忆根据保留的时间长短可分为短时程记忆和长时程记忆。

（1）短时程记忆：是保持时间短，仅几秒钟到几分钟，容易受干扰，不稳定，记忆容量小的一种记忆。

（2）长时程记忆：是保留时间长，可持续几小时、几天或几年的一种记忆。有些长时程记忆可保持终身，称为永久性记忆。

（四）记忆的过程

信息的储存记忆过程可分为四个连续的阶段（图 10-29）。即**感觉性记忆**（sensory memory）、**第一级记忆**（first grade memory）、**第二级记忆**（second grade memory）和**第三级记忆**（third grade memory）。前两个阶段属**短时性记忆**（short term memory），后两个阶段属**长时性记忆**（long term memory）。

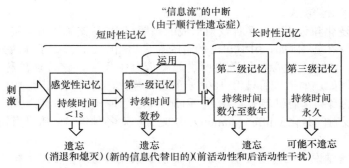

图 10-29　人类大脑记忆过程示意图

在每一级记忆内储存的持续时间及遗忘的可能机制，只有一部分的储存材料能够到达最稳定的记忆之中，复习（运用）可使从第一级记忆转入第二级记忆更为容易

1. 感觉性记忆　是指通过感觉系统获得的信息在大脑的感觉区内短暂储存的阶段，又称为瞬时记忆。其特点为信息储存的量小，并且时间很短（一般不超过 1s），如果没有经过注意和处理就会很容易被新的信息取代或自行消失，人们往往感觉不到。

2. 第一级记忆　如果把那些不连续的、先后进来的信息整合成新的连续的印象，就进入了这一阶段。信息在第一级记忆中停留的时间仍然很短暂，平均几秒钟。如在查看某一电话号码后，可在短时间内记住它，当有新的信息输入（如马上查找另一些电话号码），旧的信息就会被新的信息代替，查到了第二个电话号码却忘记了第一个号码。

3. 第二级记忆　通过反复运用学习，信息在第一级记忆中循环，使信息转入第二级记忆之中。第二级记忆是一个大而持久的储存系统，信息可储存数分钟乃至数年。

4. 第三级记忆　引起第二级记忆的信息经过长年累月反复的应用，有些记忆的痕迹如自己的名字、每天都在进行操作的手艺等，最后可形成一种非常牢固的、永久的记忆。

（五）遗忘

遗忘（loss of memory）是指部分或完全失去回忆和再认的能力。日常生活中，遗忘几乎和学习一样普遍存在，可见，遗忘是一种正常的生理现象。事实上，遗忘在学习后就开始，最初遗忘的速度很快，以后逐渐减慢。例如，在学习 20min 之后，遗忘就达到 41.8%，经过一个月，遗忘也不过达到 78.9%。可见，遗忘并不意味着记忆的痕迹的消失，因此，复习已经遗忘的知识总是比学习新的知识来得容易。引起遗忘的原因有两个，一是条件刺激久不予强化、久不予复习所引起的消退抑制；二是后来信息的干扰。

临床上将疾病情况下发生的遗忘称为记忆障碍，并将记忆障碍分为两类，即**顺行性遗忘症**（anterograde amnesia）和**逆行性遗忘症**（retrograde amnesia）。顺行性遗忘表现为不能保留新近获得的信息，而已形成的记忆则不受影响。该症多见于慢性酒精中毒。其发生机制可能是由于信息不能从第一级记忆转入第二级记忆。逆行性遗忘表现为不能回忆脑功能障碍发生之前一段时间内的经历，但仍可形成新的记忆，多见于脑震荡。其发生机制可能是第二级记忆发生了紊乱，而第三级记忆却未受影响。

（六）学习和记忆的机制

1. 神经生理学机制 感觉性记忆和第一级记忆主要是神经元生理活动的功能表现。后发放可能是感觉性记忆的基础；海马环路活动可能与第一级记忆的保持及转入第二级记忆有关。

学习记忆过程的神经基础是神经元之间的连接，即突触在形态和功能上发生改变，这种改变称为**突触的可塑性**（synaptic plasticity）。研究发现，各种类型的学习和记忆训练，均可诱发与此相关脑区产生明显的突触结构的可塑性变化，如新突触的形成或突触的重排等。突触传递功能的可塑性表现为，由于突触的反复活动可导致突触传递效率的变化，如习惯化的发生是因突触前末梢释放的递质量减少，导致突触后神经元产生的 EPSP 减小，从而使突触传递的效率减弱。而敏感化的发生是由于突触前末梢释放的递质量增加，使突触后神经元产生的 EPSP 增大，突触传递效率增强所致。1973 年 Bliss 等首先描述了在兔海马中的一种突触传递的长时程增强现象。长时程增强是指在神经通路上给予短暂而重复的刺激，引起的突触传递持续性增强，可持续 10h 以上，这是突触可塑性的表现。因而认为，长时程增强与学习和记忆有关，可能是学习和记忆的神经基础。年轻的大鼠比年老大鼠学习速度快，它们的长时程增强诱导速度快，维持的时间也长。

2. 神经生物化学机制 长时性记忆与脑内的物质代谢有关，特别是与脑内蛋白质的合成有关。在动物学习训练（如大鼠的操作式条件反射）后，可以见到标记氨基酸向中枢蛋白质的渗入量增加，而应用蛋白质合成抑制剂则能破坏记忆的巩固过程。例如，用灯光和电击使金鱼建立主动回避条件反射。金鱼在训练之后，立即将嘌呤霉素注入动物脑内以抑制蛋白质的合成发现，金鱼在训练后 6h 内的记忆仍正常，但学习一周后的记忆受到显著破坏，证明长时记忆有赖于蛋白质的合成。

3. 神经解剖学机制 从神经解剖学的角度看，持久性记忆可能与建立新的突触联系有关。动物实验中观察到，生活在复杂环境中的大鼠，其皮质的厚度大；而生活在简单环境中的大鼠，其皮质的厚度小，说明学习记忆活动多的大鼠，其大脑皮层发达，突触的联系多。人类第三级记忆的机制可能与此有关。

4. 中枢递质对学习记忆的调节 中枢胆碱能系统与记忆有关，动物学习训练后注射拟胆碱药物毒扁豆碱可增强记忆的保持，而将抗胆碱能药物东莨菪碱注入侧脑室或海马则使学习记忆减退。另一个对学习记忆过程有重要调节作用的递质是去甲肾上腺素。用利血平耗竭脑内儿茶酚胺，则会破坏学习记忆过程；而苯丙胺能增强记忆的保持。关于神经肽对学习记忆的调节，曾经最引人注意的是加压素对记忆保持的增强作用。此外，ACTH、促黑激素、阿片肽等对学习记忆也有调节作用。

二、大脑皮层的语言功能

语言功能是人脑的高级功能，它包括与语言、文字有关的全部智力活动。语言作为人类特有的功能是人类彼此间交流思想、学习、教育及进行各种社会活动的保证。

（一）大脑皮层的语言中枢

人类的语言功能是在全部大脑皮层参与下完成的，而且与额中回及额下回的后部、颞上回后部及角回等区域有密切的关系。临床发现，人类大脑皮层一定区域的损伤可引起各种特殊的语言活动功能障碍，称为**失语症**（aphasia）。现择其主要障碍列表（表 10-5）。

表 10-5 各种失语症及其临床表现

损伤部位	失语症	临床表现
Broca（额下回后部，44 区）	运动性失语症	患者能看懂文字和听懂别人谈话，但丧失说话能力
额中回后部（22 区或 40 区）	失写症	患者不会书写
颞上回后部	听觉性失语症	患者听不懂别人的讲话
角回（49 区）	视觉性失语症（失读症）	患者看不懂文字的含意

以上事实说明，人类语言活动的完整功能有赖于大脑皮层广大区域的共同活动，而各区域的功能是密切相关的。因此，当大脑皮层的语言中枢受损时，常同时出现几种失语症的表现，严重时可出现上述四种语言活动的功能障碍。

（二）大脑皮层功能的一侧优势

最早发现的大脑半球功能的不对称是大脑的语言功能。通常成人的两侧大脑半球并不完全对等地参与语言功能，而是某一侧的大脑半球较占优势，这就是大脑皮层功能的优势半球现象。这种一侧优势的现象只有人类才具有，一侧优势现象的形成除与遗传有一定关系外，人们的后天生活实践起了很重要的作用，这与人类习惯使用右手有关。90%以上的右利手的人，其语言优势半球都在左侧。因此，人们常把左侧半球称为**优势半球**（dominant hemisphere）。

小儿在 2～3 岁之前，如果发生左侧大脑半球损伤，其语言功能的缺损和右侧大脑半球损伤时的情况没有明显的差别，说明这时候尚未建立左侧优势，双侧大脑半球均与语言功能有关。小孩到 10～12 岁时，左侧优势逐步建立，但此时左侧大脑半球损伤后，尚有可能在右侧大脑皮层再建立起语言的中枢。发育为成年人后，左侧优势已经形成，如果发生左侧半球损伤就很难在右侧大脑半球皮质再建立起语言功能的中枢。

一侧皮质优势的现象，反映了人类两侧大脑半球的功能是不对等的。虽然左侧半球在词语认知功能上占优势，但右脑也并不是绝对"沉默"的。临床观察发现，右半球损伤的患者在语句生成、词汇选择和句法转换的测验中，成绩明显下降；对右半球全摘除患者的研究显示，左脑应有的语言功能存在普遍下降的现象，这些资料都说明右脑并非绝对"沉默寡言"的。此外，右侧半球在空间的辨认、深度知觉、触觉认识、音乐欣赏及分辨等非语性的认知功能上占有优势。

从裂脑患者获得的研究资料可以帮助我们更好地了解大脑左右两侧半球功能上的差异。为防止癫痫活动从一侧大脑扩散到另一侧，临床上做一种切断两半球主要联系的手术，即切断胼胝体和前联合，这就是**裂脑**（split brain）手术。这类患者对出现在右侧视野中的苹果（视觉投射到左侧半球）能正确说出这一物体是"苹果"，而对于出现在左侧视野中的苹果（视觉投射到右侧半球），却不能用词语说出其名称，该实验说明语言活动的中枢在左侧半球。但是如果要求患者把彩色块拼成一个图案，那么这类患者的左手远比右手要做得好，该实验说明在某些感知功能方面，右侧半球超过左侧半球。

一侧优势是指人类脑的高级功能向一侧半球集中的现象。但是这种优势只是相对的，不是绝对的。因为左侧半球虽然是语言的优势半球，但也有一定的非词语性认知功能，而右侧半球也有一定简单的词语性活动。

第八节 脑电活动与觉醒和睡眠

一、大脑皮层的电活动

大脑皮层的神经元与其他活细胞一样具有生物电活动，其表现有两种形式：一种是在静息时、无任何外界刺激的情况下，大脑皮层神经元经常性的、自发产生的节律性电位变化，称为**自发脑电活动**（spontaneous electrical activity of brain）。将引导电极置于头皮上，用脑电图机记录到的自发脑电活动称为**脑电图**（electroencephalogram，EEG）（图 10-30）。在动物实验或患者进行脑外科手术时，打开颅骨后直接在皮质表面记录到的电位变化，称为**皮质电图**（electrocorticogram，ECOG）。另一种是在感觉传入冲动的激发下，在大脑皮层某一区域可产生较为局限的电位变化，称为**皮质诱发电位**（cortical evoked potential）。

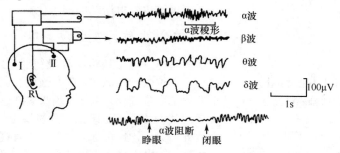

图 10-30 正常脑电图的描记与波形

Ⅰ、Ⅱ引导电极分别置于枕叶与额叶，无关电极 R 放置于耳郭

（一）脑电图

1. 脑电图的波形 其主要依据频率、振幅的不同，分为四种基本波形（图 10-30）。但在不同皮质区域和不同条件下记录到的脑电图可以出现较大的差异（表 10-6）。

表 10-6 正常脑电图各种波形的特征、常见部位和出现条件

脑电波	频率（Hz）	幅度（μV）	常见部位	出现条件
α	8～13	20～100	枕叶、顶叶后部	成人安静、闭眼、清醒时
β	14～30	5～20	额叶、顶叶	成人活动时
θ	4～7	100～150	颞叶、顶叶	少年正常脑电，或成人困倦时
δ	0.5～3	20～200	颞叶、枕叶	婴幼儿正常脑电，或成人熟睡时

α 波是成人大脑皮层处于安静状态下的主要脑电波，常伴有一阵波幅自小而大，然后又自大而小的较为规则的变化，形成 α 波的梭形波群，每一梭形波可持续 1～2s。睁眼或接受其他刺激时，α 波立即消失而呈现快波（β 波），这一现象称为 α 波阻断。当再次安静闭目时 α 波又可重新出现。β 波的频率较快，当受试者睁眼视物或接受其他刺激时出现此波。该波的出现一般代表大脑皮层处于兴奋状态。儿童的脑电波频率一般比成年人低，因此，幼儿期可见到 θ 波，而婴儿时期则可见到频率更慢的 δ 波。机体处于不同状态时，脑电波也可发生改变，如成人安静闭眼时主要出现 α 波，但

困倦时脑电频率就会减慢，此时可记录到 θ 波，而在熟睡状态、极度疲劳及深度麻醉时还可见到 δ 波。此外，在觉醒并专注于某一事情时，常可出现一种频率较 β 波更快的 γ 波（频率为 30～80Hz）。脑电波由低幅快波转变为高幅慢波时，称为同步化，表示皮质抑制过程的加深。反之，脑电波由高幅慢波转变为低幅快波时，称为去同步化，表示皮质兴奋过程增强。

脑电图的波形除了与年龄、机体所处的状态有一定的关系外，在病理条件下也可以发生一些变化，如癫痫患者，其脑电图可出现棘波、尖波、棘慢综合波等。而在皮质有肿瘤等占位性病变时，即使患者处于清醒状态，也可记录到 θ 波或 δ 波。因此，临床上脑电图对某些颅脑疾患具有重要的诊断价值。

2. 脑电图的形成机制　用微电极记录皮质神经元细胞内的电位变化，发现细胞内的突触后电位的波动与皮质表面出现的 α 节律相一致，因此目前认为皮质表面的电位变化是由大量神经元同步发生的突触后电位经总和后形成的。因为从皮质结构上来看，锥体细胞在皮质排列整齐，其顶树突相互平行并垂直于皮质表面，因此其同步电活动易发生总和而形成较强的电场，从而改变皮质表面的电位，形成脑电波。大量皮质神经元的同步电活动则依赖于皮质与丘脑之间的交互作用，一定的同步节律的丘脑非特异性投射系统的活动，促进了皮质电活动的同步化。

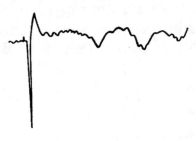

图 10-31　刺激家兔桡浅神经的体感诱发电位

上线. 诱发电位波形；下线. 描记时间（50ms）第一个向上小波为刺激桡浅神经的记号，刺激后约 10ms 出现先正（向下）后负（向上）的主反应，约 100ms 后出现正相波动的后发放

（二）皮质诱发电位

皮质诱发电位是感受器、感觉神经或感觉传入通路的任何一个部位受到刺激时，在大脑皮层上的某一相应区域所引出的局部电位变化。例如，刺激皮肤感受器可在大脑皮层中央后回某一体表感觉区记录到诱发电位。除了躯体感觉诱发电位外，临床上常见的诱发电位还有视觉诱发电位和听觉诱发电位。该电位往往出现在自发脑电活动的背景上，由**主反应**（primary response）、**次反应**（secondary response）和**后发放**（after discharge）三部分组成（图 10-31）。主反应一般为先正后负的双向电位变化，出现在一定的潜伏期之后，即与刺激有锁时关系，一般为 5～12ms。次反应是主反应之后的扩散性续发反应，次反应的特点是潜伏期稍长、频率慢、波幅大而不稳定，是负相电位波动。后发放为一系列正相的周期性电位波动。皮质诱发电位是用以寻找感觉投射部位的重要方法，在研究皮质功能定位方面起着重要作用。

二、觉醒和睡眠

觉醒（wakefulness）和**睡眠**（sleep）具有明显的昼夜节律性，是人体所处的两种不同功能状态。只有在觉醒状态下，机体才能进行各种有意识的活动，如学习、劳动及感知和适应各种环境变化；睡眠可以使人体的精力和体力得到恢复，保持良好的觉醒状态。在人的一生中，1/3 左右的时间用于睡眠，并且每个人每天所需的睡眠时间随年龄、个体和工作情况而不同。一般情况下，成年人每天需要 7～9h 的睡眠，儿童需要的睡眠时间比成年人长，而老年人需要的睡眠时间则比较短。

（一）觉醒状态的维持

实验研究表明，破坏动物中脑网状结构的头端，动物则进入持久的昏睡，脑电呈同步化慢波；若电刺激中脑网状结构，动物则维持觉醒；如在中脑水平仅切断特异性传导途径，动物仍可处于觉醒状态。因此认为，觉醒状态的维持与脑干网状结构上行激活系统的作用有关，而上行激活系统主要通过非特异性投射系统到达大脑皮层。

进一步研究发现，动物在静脉注射阿托品阻断脑干网状结构上行激活系统后，脑电图呈现同步化慢波，但是不能阻断动物对新异刺激的探究行为。由此看来，脑电觉醒（表现为脑电波呈现去同步化快波）和行为觉醒（表现为对新异刺激有探究行为）的维持具有不同的机制。通过其后的一系列实验，目前人们认为，脑电觉醒的维持与脑干网状结构的胆碱能递质系统及蓝斑核头部去甲肾上腺素递质系统有关。而行为觉醒的维持可能与中脑黑质-纹状体多巴胺递质系统有关。

（二）睡眠的时相

通过对整个睡眠过程的仔细观察，人们发现睡眠过程呈现**慢波睡眠**（slow wave sleep）和**快波睡眠**（fast wave sleep）两种时相的周期性交替。

1. 慢波睡眠 特点是脑电图呈一种高幅同步化慢波。其表现为嗅、视、听、触等各种感觉功能减退，意识逐步丧失；骨骼肌运动反射与肌紧张减弱；伴有一系列自主神经功能的改变，如血压下降、心率减慢、呼吸变慢、瞳孔缩小、尿量减少、体温下降、代谢率降低、胃液分泌增加而唾液分泌减少、发汗功能增强等。慢波睡眠的生物学意义在于此睡眠时相内生长激素分泌明显增加，故对促进生长、恢复体力是很有利的。

2. 快波睡眠 又称为**异相睡眠**（paradoxical sleep）。因快波睡眠时相脑电图的波形与觉醒时类似，是一种去同步化快波，故也称去同步化睡眠。在该睡眠时相内，各种感觉功能进一步减退，肌紧张与骨骼肌反射进一步减弱，肌肉几乎完全松弛，环境刺激的唤醒阈显著增高。但是，该睡眠时相内，自主神经系统的活动可以呈现明显不规则的短时性变化，如血压升高或降低，心率加快，呼吸不规则。若在此期间被唤醒，有一些人会诉说正在做梦。该期睡眠还有一个重要的特征就是出现快速眼球运动（50~60 次/分），故又称为**快速动眼睡眠**（rapid eye movement sleep）。动物脑灌流实验观察到快波睡眠期间，脑内蛋白质合成加快。因此认为，快波睡眠与幼儿神经系统的成熟有密切关系，快波睡眠有利于建立新的突触联系而促进学习记忆活动。但是，一些疾病（如心绞痛、哮喘、阻塞性肺疾病）也容易在该睡眠时相内发作。

3. 睡眠时相的转换 在整个睡眠过程中，上述两种不同时相的睡眠呈现周期性交替。成人睡眠一开始，首先进入慢波睡眠，持续 90~120min 后转入快波睡眠；快波睡眠持续 20~30min 后，又转入慢波睡眠。整个睡眠期间这种反复转化 4~5 次，越接近睡眠后期，快波睡眠的时间逐渐延长。成年人在正常睡眠期间，两种睡眠状态均可直接转为觉醒状态。但觉醒状态不能直接进入快波睡眠，而只能先转入慢波睡眠。

（南通大学医学院 刘 展 邱一华）

第十一章 内 分 泌

腺上皮组织具有分泌的功能，分泌可分为外分泌和内分泌两种方式。外分泌是腺泡细胞产生的物质通过导管分泌到体内管腔或体外的分泌形式。而内分泌是腺细胞将其产生的物质（激素）直接分泌到血液或细胞外液中，并对被调节细胞产生调节效应的一种分泌形式。

第一节　内分泌概述

一、内分泌与激素

内分泌系统（endocrine system）由机体各内分泌腺和散在于某些组织器官中的内分泌细胞所构成。机体主要的内分泌腺包括垂体、甲状腺、甲状旁腺、胰岛、肾上腺、性腺、松果体及胸腺。机体的内分泌细胞广泛分布于下丘脑、消化道黏膜、心、肺、肾、皮肤及胎盘等器官组织中。内分泌系统与神经系统相互协同，共同调控机体的功能活动，维持内环境的相对稳定，以适应内、外环境的变化，也是机体重要的调节系统之一。在内分泌系统的调节过程中，它通过分泌多种激素维护组织和细胞的新陈代谢，调节机体的生长、发育、生殖及衰老等过程。

激素（hormone）是内分泌腺或组织器官的内分泌细胞所合成与分泌，以体液为媒介在细胞之间递送调节信息的高效能生物活性物质。被激素作用的细胞、组织和器官，分别称为**靶细胞**（target cell）、**靶组织**（target tissue）和**靶器官**（target organ）。

激素分泌后通常经四种传递方式来发挥其调节效应（图 11-1）。

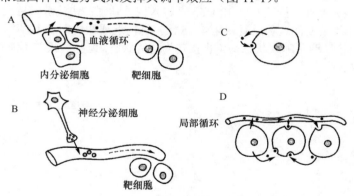

图 11-1　激素的传递方式

A. 远距分泌；B. 神经分泌；C. 自分泌；D. 旁分泌

1. 远距分泌　大多数激素分泌入血后，经血液循环运输至远处的靶组织或靶细胞而发挥作用，这种方式称为**远距分泌**（telecrine）。

2. 旁分泌　某些内分泌细胞分泌的激素经组织液扩散至邻近的其他靶细胞而发挥作用，这种方式称为**旁分泌**（paracrine）。

3. 自分泌　有些激素分泌后在局部扩散，又反馈作用于产生该激素的内分泌细胞自身，这种方式称为**自分泌**（autocrine）。

4. 神经分泌 下丘脑有许多神经细胞既能产生和传导冲动，又能合成和释放激素，称为神经内分泌细胞。神经内分泌细胞产生的激素沿轴突经轴质流动运送至末梢而释放到血液循环中发挥作用，这种方式称为**神经分泌**（neurocrine）。

多数内分泌细胞只分泌一种激素，但也有少数内分泌细胞可以合成和分泌一种以上激素，如腺垂体促性腺激素细胞可分泌**卵泡刺激素**（follicle-stimulating hormone，FSH）和**黄体生成素**（luteinizing hormone，LH）。同一内分泌腺（如腺垂体）可以合成和分泌多种激素。同一种激素又可以由多个部位的组织细胞合成和分泌，如生长抑素可分别在下丘脑、甲状腺、胰岛和肠黏膜等部位合成和分泌。

二、激素的分类

激素来源复杂，种类繁多，分子形式多样，一般可根据其化学结构分为三类（表 11-1）。

表 11-1 主要激素及其化学性质

主要来源	激素名称	化学性质	主要来源	激素名称	化学性质
下丘脑	促甲状腺激素释放激素（TRH）	肽类	甲状旁腺	甲状旁腺激素（PTH）	肽类
	促性腺激素释放激素（GnRH）	肽类	胰岛	胰岛素	蛋白质类
	生长激素释放抑制激素（GHRIH）	肽类		胰高血糖素	肽类
	生长激素释放激素（GHRH）	肽类	肾脏	1,25-二羟维生素 D_3（1,25-$(OH)_2 D_3$）	固醇类
	促肾上腺皮质激素释放激素（CRH）	肽类	肾上腺皮质	糖皮质激素（如皮质醇）	类固醇类
	催乳素释放因子（PRF）	肽类		去甲肾上腺素（NE）	胺类
	催乳素释放抑制因子（PIF）	胺类	睾丸间质细胞	睾酮（T）	类固醇类
	血管升压素/抗利尿激素（VP/ADH）	肽类	睾丸支持细胞	抑制素	蛋白质类
	催产素（OXT）	肽类	卵巢、胎盘	雌二醇（E_2）	类固醇类
腺垂体	促肾上腺皮质激素（ACTH）	蛋白质类		雌三醇（E_3）	类固醇类
	促甲状腺激素（TSH）	蛋白质类		孕酮（P）	类固醇类
	卵泡刺激素（FSH）	蛋白质类	胎盘	绒毛膜促性腺激素（CG）	肽类
	黄体生成素（间质细胞刺激素）（LH）	蛋白质类	消化道、脑	促胃液素	肽类
	促黑（素细胞）激素（MSH）	肽类		胆囊收缩素（CCK）	肽类
	生长激素（GH）	肽类		促胰液素	肽类
	催乳素（PRL）	肽类	心脏	心房钠尿肽（ANP）	肽类
甲状腺	甲状腺素（四碘甲腺原氨酸）（T_4）	胺类	松果体	褪黑素（MT）	胺类
	三碘甲腺原氨酸（T_3）	胺类	胸腺	胸腺素	肽类
甲状腺 C 细胞	降钙素（CT）	肽类	各种组织	前列腺素（PG）	脂肪酸衍生物

（一）胺类激素

胺类激素（amine hormones）多为氨基酸的衍生物，主要有肾上腺素、去甲肾上腺素、甲状腺激素和褪黑素等。儿茶酚胺类激素亲水性强，在血液中主要以游离形式运输，与细胞膜受体结合对靶细胞产生调节效应。甲状腺激素脂溶性强，在血液中 99% 以上与血浆蛋白质结合而运输，可通过扩散或转运系统直接与细胞核内受体结合产生调节作用。

（二）多肽类和蛋白质类激素

多肽类和蛋白质类激素（peptide and protein hormones）包括从最小的三肽到小分子蛋白质组成。这类激素种类多且分布广，主要包括下丘脑调节肽、垂体激素、甲状旁腺激素、降钙素、胃肠激素、胰岛素、胎盘激素等。它们水溶性强，分子量大，不能通过靶细胞膜，在血液中主要以游离形式存在和运输。这类激素主要与靶细胞的膜受体结合，通过启动胞内信号转导系统引发细胞生物学效应。

（三）脂类激素

脂类激素（lipid hormones）指以脂质为原料修饰合成的激素。主要为类固醇激素和脂肪酸衍生物。

1. 类固醇激素　因其共同前体是胆固醇而得名，包括肾上腺皮质和性腺所合成与分泌的各种激素，如皮质醇、醛固酮、雌二醇、孕酮及睾酮等。它们属于亲脂激素，分子量小，95%以上与相应的运载蛋白结合，以便在血液中运输。此类激素主要通过直接穿越靶细胞膜，与位于胞质或核内的受体结合而起生物学效应。

此外，胆固醇衍生物维生素 D_3 也称固醇激素，其作用特征和方式都与类固醇激素相似。

2. 脂肪酸衍生物　主要指甘烷酸（eicosanoids）类，包括由花生四烯酸转化而形成的前列腺素族、血栓素类和白细胞三烯类等。这类物质多数经细胞膜受体，少数经细胞内受体介导信号发挥调节作用。

三、激素作用的一般特性

激素虽然种类很多，作用复杂，但在对靶组织发挥调节作用的过程中，表现出某些共同特征。

（一）激素的信息传递作用

激素在内分泌细胞与靶细胞之间充当"化学信使"的作用，激素并不作为底物或产物直接参与靶细胞的物质代谢和能量代谢过程，仅是将生物信息传递给靶细胞，从而加速或减慢、增强或减弱其原有的生理生化反应。例如，甲状腺激素增强代谢过程、生长激素促进生长发育、胰岛素降低血糖等。在这些反应过程中，激素既不增添新成分，引起新反应，也不提供额外的能量。

（二）激素作用的相对特异性

虽然许多激素可通过血液循环广泛接触机体各部位的组织和细胞，但激素具有选择性地作用于靶细胞的特性，称为激素作用的特异性。激素作用的特异性与靶细胞膜、胞质或细胞核内存在能与该激素发生特异性结合的受体有关。这种激素与靶细胞间的特异性关系是内分泌系统实现其调节作用的基础。体内各种激素作用的特异性差异很大，有的激素作用范围较小，如 TSH；而有些激素作用范围比较广泛，可以影响全身大多数组织细胞，如生长激素和甲状腺激素，这主要取决于各激素受体在体内分布的范围。此外，体内有些激素存在与多个受体结合的交叉现象。

（三）激素的高效能生物放大作用

激素是高效能的生物活性物质。在生理状态下，激素在血中含量极微，一般在纳摩尔（nmol/L）数量级，甚至在皮摩尔（pmol/L）数量级，但微量的激素却能引起显著的生物学作用，这是因为激素与受体结合后，通过引发细胞内一系列酶促反应将信息逐级放大的结果。例如，1mol 胰高血糖素通过 cAMP-PKA 途径，引起肝糖原分解，生成 3×10^6 mol 葡萄糖，其生物学效应放大约 300 万倍。所以不难理解，若体液中某内分泌激素分泌稍有增多或不足，便可引起代谢或功能异常。

（四）激素间的相互作用

各种激素的作用虽然各不相同，但可以相互影响、彼此关联，主要表现在四方面。

1. 协同作用　是指多种激素同时影响某一生理功能时，它们的效应可相加，所产生的总效应大于各种激素单独作用所产生的效应的总和。例如，肾上腺素、生长激素和糖皮质激素与胰高血糖素等均能升高血糖，各自作用不同的环节，使升高血糖的总效应增强。

2. 拮抗作用　是指多种激素同时影响某一生理功能时，作用相反。例如，胰岛素能降低血糖，与胰高血糖素的升高血糖效应相拮抗。

3. 允许作用（permissive action）　是指某种激素对其他激素的支持作用。有些激素本身对某器官、组织或细胞没有直接作用，但它的存在却是另一种激素发挥生物学效应的必要基础。糖皮质激素的允许作用是最为明显的，它本身对心肌和血管平滑肌并无收缩作用，但只有在它存在的条件下，儿茶酚胺类激素才能充分发挥调节心血管活动的作用。

4. 竞争作用（competitive action）　是指一些在化学结构上类似的激素通过竞争结合同一受体。例如，盐皮质激素（醛固酮）与孕激素在结构上有相似性，它们可以与盐皮质激素受体结合，但盐皮质激素与盐皮质激素受体的亲和力高于孕激素，所以，盐皮质激素在较低浓度就可以与盐皮质激素受体结合并发挥作用。但当孕激素浓度较高时，可竞争性的与盐皮质激素受体结合，而减弱盐皮质激素的作用。

四、激素的作用机制

激素可通过细胞膜受体和细胞内受体介导来发挥调节作用，激素受体一般为大分子蛋白质。膜受体蛋白的胞外域含有的多种糖基结构是识别和结合激素的位点，激素与受体的结合力称为**亲和力**（affinity）。激素对靶细胞产生调节效应主要经历四个环节：①激素与受体的相互识别与结合；②激素-受体复合物的信号转导；③转导信号进一步引起的生物学效应；④效应终止。

（一）细胞膜受体介导的激素作用机制

细胞膜受体介导的激素作用机制基于 Sutherland 所提出的**第二信使学说**（second messenger hypothesis），该学说认为激素是**第一信使**（first messenger），且作用于靶细胞膜上特异性受体，激活了膜内的腺苷酸环化酶，在 Mg^{2+} 存在的条件下，使胞质内 ATP 转变为 cAMP，cAMP 作为**第二信使**（second messenger），再激活依赖 cAMP 的 PKA，继而催化细胞内的磷酸化反应，引起靶细胞特有的生理反应，如腺细胞分泌、肌细胞收缩、神经元兴奋及各种酶促反应等；同时，cAMP 在 PDE 的作用下，降解为 5′AMP 而失活（图 11-2）。

近来的研究发现，在细胞膜上还存在一类称作**鸟苷酸结合调节蛋白**（guanine nucleotide-binding protein），简称 G 蛋白（G protein）的物质，它在膜受体和膜效应器酶之间起耦联作用，因而在跨膜信息传递中起着重要作用。关于第二信使，除了 cAMP 外，还有 cGMP、IP_3、DG 及 Ca^{2+} 等，都可通过不同的跨膜信号转导途径调节细胞的功能。此外，细胞内的蛋白激酶除 PKA 外，还有 PKC 及 PKG 等。此外，也有一些膜受体介导的反应中没有明确的第二信使产生。

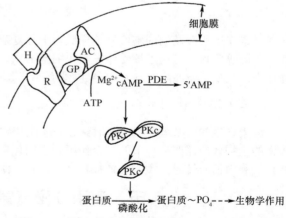

图 11-2　细胞膜受体介导的激素作用机制示意图

H. 激素；R. 受体；GP. G 蛋白；AC. 腺苷酸环化酶；ATP. 三磷酸腺苷；cAMP. 环腺苷酸；AMP. 腺苷一磷酸；PDE. 磷酸二酯酶；PKr. 蛋白激酶调节亚单位；PKc. 蛋白激酶催化亚单位

（二）细胞内受体介导的激素作用机制

细胞内受体是指位于细胞内（胞质或胞核中）的受体。Jesen 和 Gorski 于 1968 年提出了**基因表达学说**（gene expression hypothesis），该学说认为，类固醇激素等脂溶性强的激素，可通过细胞膜直接进入靶细胞内，进入细胞后的激素通过两个步骤影响基因表达而发挥作用。

第一步：激素进入细胞后，先与胞质受体结合成激素-胞质受体复合物，受体蛋白发生变构，使该复合物获得通过核膜的能力，从而穿过核膜进入细胞核内。

第二步：激素-胞质受体复合物再与核受体结合，转变为有活性的激素-核受体复合物，从而启动 DNA 转录过程，促进 mRNA 的形成，诱导相应蛋白质的合成而产生生物学效应（图 11-3）。

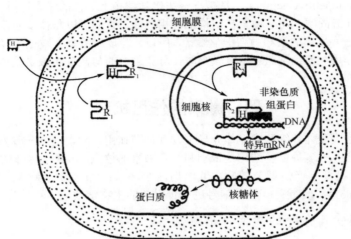

图 11-3　细胞内受体介导的激素作用机制示意图

H. 激素；R_1. 胞质受体；R_2. 核受体

激素作用所涉及的细胞信号转导机制十分复杂，有些激素可通过多种机制发挥不同的作用。例如，类固醇激素既可通过核受体影响靶细胞 DNA 的转录过程发挥作用，也可通过非基因组效应发挥作用。又如，孕激素可与 $GABA_A$ 受体结合，影响 Cl^- 的电导。

（三）激素作用的终止

激素产生的调节效应只有及时终止，才能让靶细胞不断接受新信息，保证调节的精确性。终止激素的生物效应需要多环节的综合作用。它们包括内分泌细胞终止分泌、激素与结合受体的分离、终止细胞内信号转导、激素受体被靶细胞内吞、激素被降解为无活性的形式等。

五、激素分泌节律及其分泌的调节

激素具有高效能的生物放大作用，体内激素水平的较小变化，就可能导致生理功能的巨大改变，因此，激素分泌水平的相对稳定对机体内环境稳态的维持起着十分重要的作用。激素的分泌不仅表现其自然的节律性，同时还受神经和体液调节。

（一）激素分泌的生物节律

许多激素具有节律性分泌的特征，不同激素呈现的节律不一，短的从几分钟到数小时，长的以月或季为周期，多数表现为昼夜节律性分泌，如生长激素、褪黑素和皮质醇的分泌有明显的昼夜节律性；女性性激素呈月周期性分泌。激素分泌的这种节律性受体内生物钟的控制，下丘脑视交叉上核可能是机体生物钟所在的部位。

（二）体液调节

1. 轴系反馈调节　下丘脑-腺垂体-靶腺轴是一个有等级层次的调节系统，在甲状腺激素、肾上腺皮质激素和性腺激素分泌的调节中起重要的作用。在构成的激素三级水平功能调节轴中，通常高位内分泌细胞分泌的激素对下位内分泌细胞活动有促进作用；而下位内分泌细胞分泌的激素对高位内分泌细胞的活动又多表现负反馈调节作用，从而形成具有自动控制能力的反馈环路（图 11-4）。

（1）长反馈（long-loop feedback）：是指靶腺（甲状腺、肾上腺皮质、性腺）分泌的激素对下丘脑和腺垂体的负反馈作用。

（2）短反馈（short-loop feedback）：是指腺垂体分泌的促激素对下丘脑的负反馈作用。

（3）超短反馈（ultra-short-loop feedback）：是指下丘脑肽能神经元活动受其自身分泌的调节肽的影响。

在少数情况下，激素分泌的轴系反馈调节也有**正反馈**的形式。

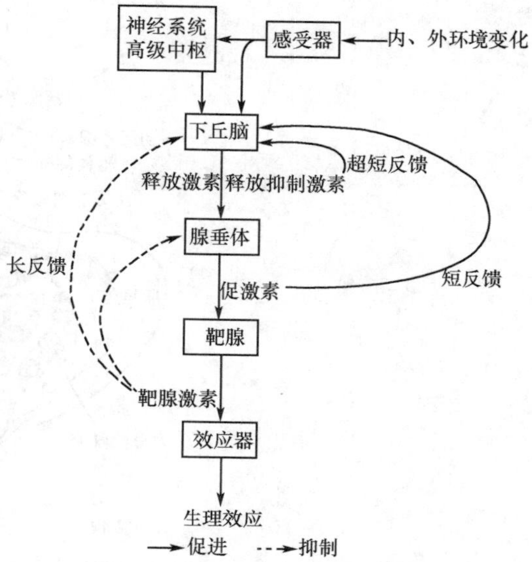

2. 直接反馈调节　很多激素都参与体内物质代谢过程的调节，而物质代谢引起血液中某些物质的变化又反过来调整相应激素的分泌水平，形成直接的反馈调节。例如，进餐后血中葡萄糖水平升高可直接刺激胰岛 B 细胞从而增加胰岛素分泌。同样，血 K^+ 升高和血 Na^+ 降低都可直接刺激肾上腺皮质球状带细胞分泌醛固酮。这种激素作用所致的终末效应对激素分泌的影响，能直接、及时地维持血中某种化学成分浓度的相对稳定。此外，有些激素的分泌直接受功能相关或抗衡激素的影响，如胰高血糖素和生长抑素可以通过旁分泌的方式分别刺激和抑制胰岛 B 细胞分泌胰岛素。

图 11-4　激素分泌的调节

（三）神经调节

许多内分泌腺的活动都直接或间接地受中枢神经系统的调节。当支配内分泌腺的神经兴奋时，激素的分泌也会发生相应的变化。例如，应激状态下，交感神经系统活动增强，肾上腺髓质分泌肾上腺素和去甲肾上腺素增多，可配合交感神经系统动员机体的多种功能，增加能量释放，适应机体活动的需求；而在夜间睡眠期间，副交感神经活动增强又可促进胰岛 B 细胞分泌胰岛素，有助于机体积蓄能量、休养生息。

第二节　下丘脑-垂体及松果体的内分泌

下丘脑与垂体在结构与功能上的联系非常密切，可将它们看作一个功能单位，称为**下丘脑-垂体功能单位**（hypothalamus-hypophysis unit），包括**下丘脑-腺垂体系统**（hypothalamo-adenohypophysis system）和**下丘脑-神经垂体系统**（hypothalamo-neurohypophysis system）两部分（图 11-5）。下丘脑-垂体功能单位是内分泌系统的调控中枢。位于中枢部位的松果体所分泌的激素也参与机体的高级整合。

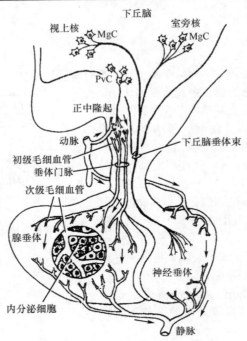

图 11-5 下丘脑-垂体功能单位模式图

MgC. 大细胞神经元；PvC. 小细胞神经元

一、下丘脑-腺垂体系统

下丘脑与腺垂体之间并没有直接的神经联系，但存在独特的血管网络，即**垂体门脉系统**（hypophyseal portal system）。下丘脑内侧基底部小细胞神经元能产生多种调节腺垂体分泌的激素，这些激素直接释放到垂体门脉血管血液中，故又将这些神经元胞体所在的下丘脑内侧基底部称为下丘脑促垂体区，或称为小细胞神经分泌系统。

（一）下丘脑调节肽

由下丘脑促垂体区肽能神经元分泌的能调节腺垂体活动的肽类激素，统称为**下丘脑调节肽**（hypothalamic regulatory peptide，HRP）。下丘脑调节肽经垂体门脉系统运送至腺垂体，调节腺垂体激素的合成与释放。腺垂体激素也可通过垂体门脉的血液反向流动作用于下丘脑，对下丘脑进行反馈调节，构成下丘脑-腺垂体系统。

目前，已经明确的下丘脑调节肽主要有七种，都是根据它们对腺垂体的作用而命名（表 11-2）。

表 11-2　下丘脑调节肽对腺垂体功能的调节

下丘脑调节肽	对腺垂体的作用	神经元所在的主要部位
促甲状腺激素释放激素（TRH）	促甲状腺激素↑↑	下丘脑中间基底部
	催乳素↑	
促肾上腺皮质激素释放激素（CRH）	促肾上腺皮质激素↑	室旁核、海马、杏仁核、中脑、松果体、胃肠等
促性腺激素释放激素（GnRH）	黄体生成素↑↑	弓状核、下丘脑视前区、室旁核
	卵泡刺激素↑	
生长激素释放激素（GHRH）	生长激素↑	下丘脑弓状核、腹内侧核

续表

下丘脑调节肽	对腺垂体的作用	神经元所在的主要部位
生长激素抑制激素（GHIH）	生长激素↓↓	除下丘脑外，大脑皮层、纹状体、杏仁核、海马、脊
	促甲状腺激素↓	髓、胃肠道等
催乳素释放因子（PRF）	催乳素↑	下丘脑
催乳素释放抑制因子（PIF）	催乳素↓↓	下丘脑

注：↑.增加分泌；↓.减少分泌。

当然，下丘脑调节肽除调节腺垂体功能外，几乎都有垂体外作用，而且它们也不仅仅在下丘脑"促垂体区"产生，在中枢神经系统其他部位及许多组织也同样能分泌。

下丘脑的肽能神经元接受来自边缘系统、大脑皮层与丘脑的信息，受脑内多种递质的调控，其中主要受单胺类递质的调节，包括**多巴胺、去甲肾上腺素**及 5-HT（表 11-3）。

表 11-3　单胺类递质对几种下丘脑调节肽和相关激素分泌的影响

单胺类递质	TRH（TSH）	GnRH（LH、FSH）	GHRH（GH）	CRH（ACTH）	PRF（PRL）
NE	↑	↑	↑	↑	↓
DA	↓	↓或-	↑	↓	↓
5-HT	↓	↓	↑	↑	↑

注：↑.增加分泌；↓.减少分泌；-.不变。

同样，肽类递质对下丘脑调节肽分泌的调节作用也十分复杂。例如，脑啡肽和 β-内啡肽可抑制 CRH 和 GnRH 的释放，但可促进 TRH 和**生长激素释放激素**（growth hormone releasing hormone，GHRH）的释放。此外，已经在绵羊下丘脑提取到一种能激活腺垂体细胞腺苷酸环化酶的肽，称为**垂体腺苷酸环化酶激活肽**（pituitary adenylyl cyclase activating polypeptide，PACAP）。PACAP 可能是一种新的下丘脑调节肽，与其他下丘脑调节肽一样，通过垂体门脉系统作用于腺垂体的滤泡星形细胞，激活腺苷酸环化酶，使细胞内 cAMP 的水平升高，从而促进某些生长因子或细胞因子的生成，这些因子再以旁分泌的方式调节腺垂体细胞的生长发育和分泌活动。

下丘脑的肽能神经元还受体液中某些靶腺激素如性激素、肾上腺皮质激素的长反馈调控。此外，还受 ACTH、LH 和 FSH 的短反馈，以及下丘脑本身产生的调节性多肽的超短反馈和多种代谢产物的调控。

（二）腺垂体的激素

腺垂体主要分泌六种激素：其中生长激素和催乳素直接作用于靶组织或靶细胞，调节个体生长、乳腺发育与泌乳等生理过程。TSH、ACTH、FSH 和 LH 均有各自的靶腺，构成下丘脑-腺垂体-靶腺功能轴，可特异性作用于各自的靶腺而发挥作用，统称为垂体**促激素**（tropic hormones）。

1. 生长激素（growth hormone，GH）　由 191 个氨基酸残基构成，其化学结构与催乳素十分相似，故二者作用有一定的交叉重叠。GH 有种属特异性，不同种属动物 GH 的化学结构和免疫学特性差别很大，除猴的 GH 外，从其他动物垂体中提取的 GH 对人类没有作用。正常成年男性血清中 GH 的基础水平不超过 5 μg/L，受年龄和性别的影响，通常儿童高于成年人，女性略高于男性。血中 GH 的半衰期为 6~20 min，它的分泌呈节律性脉冲式释放。血清中 GH 的水平还受睡眠等因素的影响，入睡后 GH 分泌明显增加，60 min 左右达到高峰，以后逐渐减少。50 岁以后，睡眠时的 GH 分泌峰逐渐消失。在人的一生中，青年期 GH 分泌量最高，随着年龄增长，分泌量逐渐减少。

（1）GH 的作用：GH 具有调节物质代谢的即时效应和调节生长的长时效应。

1）促进生长：GH 对几乎所有组织和器官的生长都有促进作用，尤其是对骨骼、肌肉和内脏器官的作用更为明显。GH 的促生长作用是通过 GH 促进骨、软骨、肌肉和其他组织细胞的增殖及增加细胞内蛋白质的合成，促进全身一些器官细胞的大小和数量的增加实现的。实验发现，幼年动物切除垂体后，生长立即停止，如及时补充 GH，仍可使其生长恢复。人幼年时期 GH 分泌不足，将出现生长停滞、身材矮小，称为**侏儒症**（dwarfism），但其智力正常；如 GH 分泌过多，可使生长过度，引起**巨人症**（gigantism）。成年后如果 GH 分泌过多，由于骨骺已钙化，长骨不再生长，只能使软骨成分较多的肢端短骨、面骨及其软组织生长异常，而出现手足粗大、鼻大唇厚、下颌突出等症状，称为**肢端肥大症**（acromegaly）。

GH 可通过激活靶细胞上 GH 受体和诱导靶细胞产生**胰岛素样生长因子**（insulin-like growth factor，IGF）实现其生物效应。实验证明，GH 能刺激肝、肾及肌肉组织产生一种称作**生长激素介质**（somatomedin，SM）的肽类物质，因其化学结构与胰岛素相似，故又称为胰岛素样生长因子。SM 的主要作用是促进软骨生长，增强 DNA、RNA 和蛋白质合成。GH 对骨骼的作用是通过 SM 的间接作用产生的。

2）调节代谢：GH 对代谢过程具有广泛的影响。GH 对蛋白质代谢的总体效应是促进合成代谢，主要促进氨基酸进入细胞，抑制蛋白质分解，加速蛋白质合成；可激活对激素敏感的脂肪酶，促进脂肪分解，增强脂肪酸氧化，提供能量；抑制外周组织摄取和利用葡萄糖，减少葡萄糖的消耗，升高血糖水平。

（2）GH 分泌的调节：腺垂体 GH 的分泌受下丘脑 GHRH 和生长激素抑制激素（growth hormone inhibiting hormone，GHIH）的双重调节，GHRH 促进 GH 分泌，起经常性的调节作用，而 GHIH 则抑制 GH 分泌，主要在应激等刺激引起 GH 分泌过多时才起作用。GH 呈脉冲式分泌，这是由下丘脑 GHRH 的脉冲式释放决定的。GH 与其他垂体激素一样，也可对下丘脑和腺垂体产生负反馈调节作用。此外，IGF-1 对 GH 的分泌也有负反馈调节作用。IGF-1 能刺激下丘脑释放 GHIH，从而抑制垂体分泌 GH。

除上述调控机制外，GH 的分泌还受许多其他因素影响：①睡眠的影响，如前所述，人进入慢波睡眠时，GH 分泌增加，有利于机体生长发育和体力的恢复；转入快波睡眠后，GH 分泌减少；②代谢的影响，在能量供应缺乏时，如低血糖、饥饿、运动、应激都可使 GH 分泌增加。其中，低血糖是最有效的刺激。高蛋白饮食和注射某些氨基酸，可刺激 GH 分泌，而游离脂肪酸增多时则 GH 分泌减少；③甲状腺激素、雌激素、雄激素均能促进 GH 分泌。在青春期，血中雌激素或雄激素浓度增高，可使 GH 分泌明显增加而引起青春期突长。

2. 催乳素（prolactin，PRL）　由 199 个氨基酸残基构成，其分子序列 92%与人 GH 相同。PRL 及其受体在垂体外组织也有广泛的分布。

（1）PRL 的作用：尽管 PRL 以催乳作用被发现和命名，其实它的作用十分广泛，除对乳腺、性腺发育和分泌均起重要作用外，还参与应激和免疫的调节。

1）对乳腺的作用：PRL 促进乳腺发育，引起并维持泌乳，故称为催乳素。但 PRL 在女性青春期、妊娠期和哺乳期的作用有所不同，女性青春期乳腺的发育主要依赖 GH 对乳腺间质和脂肪组织的作用。乳腺的腺泡等分泌组织只在妊娠期才发育，而且需要雌激素、孕激素起基础作用，PRL、糖皮质激素、胰岛素和甲状腺激素起着协同作用。

妊娠 10 周后，女性体内 PRL 水平逐渐增高，分娩时升至最高。妊娠过程中，随着 PRL、雌激素和孕激素分泌增多，使乳腺组织进一步发育，并具备泌乳能力却不泌乳，这是由于此时血中雌激素和孕激素水平很高，抑制 PRL 的泌乳作用。分娩后，PRL 降至妊娠前水平，但此时由于雌激素与孕激素水平明显降低，分娩后乳腺 PRL 受体数目增加约 20 倍，PRL 作用于成熟的乳腺小叶，使腺体向腺泡腔内分泌乳汁，发挥其始动和维持泌乳作用。

2）对性腺的作用：在哺乳类动物，PRL 对卵巢活动有双向调节作用，小剂量 PRL 能促进卵巢孕激素和雌激素的分泌；高浓度的 PRL 则通过负反馈作用抑制下丘脑 GnRH 的分泌，导致腺垂体 FSH 和 LH 分泌减少，使排卵受到抑制，其生理意义在于防止哺乳期间因发生排卵而致再度妊娠。闭经溢乳综合征的患者，由于无排卵与雌激素水平低落，血中 PRL 浓度可异常增高，其临床特征为闭经、溢乳与不孕。

3）在应激反应中的作用：在应激状态下，血中 PRL 浓度增高，与 ACTH 和 GH 的浓度增加同时出现。PRL 是应激反应中腺垂体分泌的 3 种主要激素之一。

4）对免疫的调节作用：PRL 可协同一些细胞因子共同促进淋巴细胞的增殖，直接或间接地促进 B 淋巴细胞分泌抗体。一些淋巴细胞和单核细胞能产生 PRL，并以旁分泌和自分泌的方式对免疫功能进行调节。

(2) PRL 分泌的调节：PRL 的分泌受下丘脑催乳素释放因子（prolactin releasing factor，PRF）与**催乳素释放抑制因子**（prolactin release inhibiting factor，PIF）的双重调节，前者促进 PRL 的分泌，而后者则抑制其分泌，平时以 PIF 的抑制作用为主。现在有研究认为，PIF 主要是多巴胺。血中 PRL 水平升高又可易化下丘脑多巴胺神经元，多巴胺增加又可直接抑制下丘脑 GnRH 和腺垂体 PRL 的分泌，降低血中 PRL 水平，产生负反馈调节作用。哺乳期，婴儿吸吮乳头的刺激可通过传入神经传至下丘脑，一方面减少多巴胺的释放，解除多巴胺对 PRL 的抑制，另一方面使 PRF 神经元兴奋释放 PRF，使腺垂体分泌大量 PRL，促进乳腺泌乳。

3. 促激素　腺垂体分泌 TSH、ACTH、FSH 和 LH 4 种促激素，分泌入血后都分别作用于各自的靶器官。TSH 的靶腺是甲状腺；ACTH 的靶腺是肾上腺皮质；FSH 与 LH 的靶腺是两性的性腺，对于男性，FSH 又称**精子生成素**（gametogenous hormone），LH 又名**间质细胞刺激素**（interstitial cell stimulating hormone，ICSH）。促激素的主要功能是刺激靶腺细胞增生发育，并促进其激素的合成和分泌，再经靶腺激素调节全身组织细胞的活动。

二、下丘脑-神经垂体系统

神经垂体为下丘脑的延伸结构，不是腺组织，不含腺体细胞，其自身不能合成激素，其中的神经垂体激素包括**血管升压素**（vasopressin，VP）[或称为抗利尿激素（antidiuretic hormone，ADH）] 和**催产素**（oxytocin，OXT）（或称为缩宫素），是由下丘脑视上核和室旁核的大细胞肽能神经元合成的，经下丘脑-垂体束的轴质运输到达并储存于神经垂体，构成了下丘脑-神经垂体系统。有神经冲动时，由神经垂体将其释放入血，从而到达其靶器官发挥效应。

（一）血管升压素

在正常情况下，VP 在血浆中的浓度很低，0.1～0.4ng/dL，几乎没有缩血管作用，对正常血压调节没有重要意义，但在脱水或失血时，VP 释放，浓度可增加至 1ng/dL 以上，从而使血管广泛收缩。

VP 的抗利尿作用十分明显，生理剂量的 VP 能促进肾脏远曲小管和集合管对水的重吸收，因此称 ADH 较为适宜。关于 ADH 的作用与分泌调节已在相关章节详细叙述。VP 受体有 V_{1A}、V_{1B}（也被称为 V_3 受体）和 V_2 3 种亚型，V_1 受体主要分布在血管平滑肌和肝细胞，VP 与它结合后起升高血压的作用；V_2 受体主要分布在肾远曲小管和集合管上皮细胞，VP 与它结合后产生抗利尿效应。此外，VP 还有增强记忆、调制疼痛等作用。

（二）催产素

1. OXT 生理作用　OXT 的化学结构与 VP 相似，生理作用也有交叉，但 OXT 的作用是刺激分娩时的子宫收缩和促进哺乳期乳汁排出。

(1) 刺激子宫收缩：OXT 可促进子宫肌收缩，但此种作用与子宫的功能状态有关。OXT 对非妊娠子宫的作用较弱，对妊娠子宫作用较强，因为妊娠末期子宫开始表达 OXT 受体。小剂量的 OXT

即可引起子宫肌发生节律性收缩，大剂量的 OXT 引起子宫肌发生强直性收缩。雌激素增加子宫对 OXT 的敏感性，而孕激素的作用则相反。在分娩过程中，胎儿刺激子宫颈可反射性地引起 OXT 释放，通过正反馈调节，使子宫收缩进一步增强，起"催产"的作用。

（2）促进乳腺排乳：OXT 是促进乳汁排出的关键激素。哺乳期乳腺可不断分泌乳汁，并将其储存于腺泡中。分娩后，子宫肌 OXT 受体减少，乳腺内 OXT 受体明显增加。OXT 使乳腺腺泡周围肌上皮细胞收缩，将乳汁挤入乳腺导管，导致射乳。当婴儿吸吮乳头时，感觉信息沿传入神经传至下丘脑，使分泌 OXT 的神经元兴奋，神经冲动经下丘脑-垂体束传至神经垂体，使 OXT 释放入血，引起射乳。这种由吸吮乳头反射性地引起 OXT 的分泌和释放，导致乳汁排出的反射称**射乳反射**（milk ejection reflex），是一种典型的神经分泌反射。OXT 还有营养乳腺的作用，使哺乳期的乳腺保持丰满。

此外，OXT 对机体的神经分泌、学习与记忆、痛觉调制、体温调节等生理功能也有一定的影响。

2. 分泌调节　OXT 的分泌调节属于神经分泌调节。吸吮乳头的刺激除可使下丘脑室旁核 OXT 神经元兴奋并引起射乳反射外，还可引起下丘脑多巴胺能神经元兴奋，使 β-内啡肽释放增多。β-内啡肽和多巴胺均可抑制下丘脑 GnRH 的释放，使腺垂体促性腺激素分泌减少，导致哺乳期月经周期暂停；哺乳活动可反射性地引起 PRL 和 OXT 释放，因此可促进乳汁分泌与排出，加速产后子宫收缩复原。此外，性交时阴道和子宫颈受到的机械性刺激也可反射性引起 OXT 分泌和子宫肌收缩，从而有利于精子在女性生殖道内运行。

三、松果体的内分泌

松果体因形似松果而得名，主要合成**褪黑素**（melatonin，MT）和 **8-精缩宫素**（8-arginine vasotocin，AVT）。

MT 对神经系统影响广泛，主要表现为镇静、催眠、抗惊厥、抗抑郁等。MT 能抑制下丘脑-垂体-靶腺轴的活动，特别是对性腺轴，因而 MT 作用与性激素分泌呈负相关，在性腺发育、性腺激素分泌和生殖周期活动的调节中可能起抗衡作用。MT 还参与机体的免疫调节和生物节律的调整等。光照可通过视交叉上核对 MT 的分泌进行调节。

AVT 可分别通过抑制下丘脑 GnRH 和垂体促性腺激素的合成和释放，抑制生殖系统的活动。

第三节　甲状腺的内分泌

甲状腺是人体内最大的内分泌腺，正常成人的甲状腺重量为 15～30g，血液供应十分丰富。甲状腺由约三百万个大小不等的滤泡所组成。**甲状腺激素**（thyroid hormone）由腺泡上皮细胞合成，并以胶状形式储存在滤泡腔中，甲状腺是机体唯一将激素大量储存在细胞外的内分泌腺。甲状腺中还存在滤泡旁细胞，又称 C 细胞，其能分泌降钙素。

一、甲状腺激素的合成与代谢

甲状腺激素是酪氨酸的碘化物，甲状腺滤泡释放到血液循环中的主要形式包括**甲状腺素**（thyroxin），又称**四碘甲腺原氨酸**（thyroxine，T_4）和**三碘甲腺原氨酸**（triiodothyronine，T_3），分别约占分泌总量的 90%、9%，其中 T_3 的生物活性约为 T_4 的 5 倍。此外，还有极少无生物活性的化合物，如逆-三碘甲腺原氨酸（rT_3）。

（一）甲状腺激素的合成

甲状腺过氧化物酶（thyroid peroxidase）是甲状腺激素合成的关键酶。合成甲状腺激素的主要原料是碘和甲状腺球蛋白。碘主要来源于食物，人每天从食物中摄取碘 $100\sim200\mu g$，碘摄入不足或吸收障碍将严重影响甲状腺激素的合成。碘与甲状腺疾病关系密切，不论碘缺乏还是碘过剩均可导致甲状腺疾病。碘缺乏可引起单纯性甲状腺肿、甲状腺结节、甲状腺肿瘤等；碘过剩则可出现甲状腺炎，诱发 Grave 病、淋巴细胞性甲状腺炎等。临床上观察到，碘摄入过多将引起碘甲状腺功能亢进。甲状腺球蛋白是含 100 多个酪氨酸残基的糖蛋白，其中只有 20% 左右酪氨酸残基可被碘化用于合成甲状腺激素。甲状腺滤泡上皮细胞合成甲状腺激素的过程可分为以下步骤。

1. 腺泡聚碘 甲状腺有很强的聚碘能力。由消化道吸收的碘主要以 I^- 形式存在于血浆中，甲状腺内 I^- 浓度为血清中 I^- 的 30 倍。甲状腺通过继发性主动转运的方式，逆电化学梯度将 I^- 摄入上皮细胞内。具体转运过程是利用钠泵活动提供的势能，由位于滤泡上皮细胞基底膜的钠-碘同向转运体将 I^- 转入细胞内，然后在细胞顶端膜的碘转运蛋白帮助下运入滤泡腔中。若抑制钠泵，则甲状腺聚碘功能将出现障碍。临床上常利用甲状腺摄取放射性 ^{131}I 试验来检查、判断甲状腺的聚碘能力及其功能状态。

2. 碘的活化 I^- 的活化是摄入腺泡细胞的 I^- 经甲状腺过氧化物酶氧化变成 I^0 的过程。I^- 活化是碘得以取代酪氨酸残基上氢原子的先决条件。如缺乏过氧化物酶，I^- 则不能活化，将使甲状腺激素的合成发生障碍。

3. 酪氨酸碘化 酪氨酸残基上的氢原子被碘原子取代的过程称为碘化。活化碘在甲状腺过氧化物酶的催化下取代甲状腺球蛋白酪氨酸残基上的第三或第五位氢，生成 **一碘酪氨酸**（monoiodotyrosine，MIT）和**二碘酪氨酸**（diiodotyrosine，DIT）。

4. 碘化酪氨酸缩合 在同一甲状腺球蛋白上的 MIT、DIT 分别耦联形成 T_3、T_4 的过程称为缩合。在甲状腺过氧化物酶的催化下，两个分子的 DIT 耦联生成 T_4；一个 MIT 与一个分子的 DIT 发生耦联，生成 T_3。甲状腺内的 T_3 与 T_4 的比例受碘含量的影响，当甲状腺碘含量增高时，DIT 增多，T_4 含量相应增加；缺碘时，MIT 增多，T_3 含量相应增加。此外，还能生成极少量的 rT_3。

在甲状腺激素的合成过程中，甲状腺过氧化物酶直接参与碘的活化、酪氨酸碘化及碘化酪氨酸的缩合等环节，起催化作用，是催化甲状腺激素合成的关键酶。硫氧嘧啶与硫脲类药物用于治疗甲状腺功能亢进，机制在于它能抑制甲状腺过氧化物酶的活性，从而抑制甲状腺激素的合成。

（二）甲状腺激素的储存与释放

1. 储存 甲状腺球蛋白上合成的甲状腺激素，在腺泡腔内以胶质形式储存。甲状腺激素的储存有两个特点：一是储存于细胞外（腺泡腔内）；二是储存量大，可供机体利用 $2\sim3$ 个月。所以，应用抗甲状腺药物时，必须待原储存的 T_4、T_3 释放完才奏效，用药时间需要适当延长。

2. 释放 当甲状腺受到 TSH 刺激后，腺泡上皮细胞通过胞饮作用将腺泡腔内的甲状腺球蛋白吞入细胞内。吞入的甲状腺球蛋白被溶酶体中蛋白水解酶水解，将 T_4、T_3 及 MIT 和 DIT 水解下来。MIT 和 DIT 在**碘化酪氨酸脱碘酶**（iodotyrosine deiodinase）作用下迅速脱碘，释放出来的大部分碘能被重复利用。细胞内的 T_4、T_3 对脱碘酶不敏感，可迅速由滤泡细胞底部分泌进入血液。

（三）甲状腺激素的运输与降解

1. 运输 T_4 与 T_3 释放入血后，在血液中以两种形式存在：99% 以上与血浆中甲状腺素结合球蛋白、甲状腺素转运蛋白和白蛋白结合。以结合形式存在的甲状腺激素（即结合型甲状腺激素）没有生物活性，只有以游离形式存在的甲状腺激素（即游离型甲状腺激素）才能进入细胞，发挥生物活性，但游离型甲状腺激素浓度很低，不到总量的 1%。结合型与游离型甲状腺激素之间可相互转化，保持动态平衡。

2. 代谢　血浆 T_4 半衰期为 6~7 天，T_3 半衰期为 1~2 天。脱碘是甲状腺激素主要的降解方式，T_4 在脱碘酶作用下脱碘形成 T_3 和 rT_3，产生的 T_3 和 rT_3 可进一步脱碘降解。此外，约 15% T_4 与 T_3 经胆汁排入小肠，在小肠内进一步分解，最终随粪便排出。T_4 在外周组织中经脱碘酶的作用产生 T_3，成为体内 T_3 的主要来源，约占 80%，其余体内 T_3 来自甲状腺。

二、甲状腺激素的生物学作用

甲状腺激素的作用十分广泛，其主要的作用是促进物质与能量代谢，促进生长和发育过程。

（一）对代谢的影响

1. 对能量代谢的影响　甲状腺激素对机体能量代谢的促进作用极为显著，表现为能使机体除脑、脾和性腺少数组织外的所有组织的耗氧量和产热量增加，提高基础代谢率。1mg 甲状腺激素可增加产热量 4185kJ（约 1000kcal），提高基础代谢率 28%，耗氧量也相应增加。甲状腺激素产热效应与靶细胞线粒体体积增大，数量增多，加强氧化、线粒体膜上的解耦联蛋白激活，热能释放增加和 Na^+-K^+-ATP 酶的活性升高有关。

甲状腺功能亢进时产热增加，基础代谢率升高 25%~80%，患者喜冷怕热、多汗、体重下降；甲状腺功能低下时产热减少，基础代谢率降低 30%~50%，患者喜热怕冷，体重增加。

2. 对物质代谢的影响　甲状腺激素广泛影响物质的合成代谢和分解代谢。

（1）糖代谢：甲状腺激素能够促进小肠黏膜对糖的吸收，增加肝糖原分解，加强肝糖异生，升高血糖；同时又增加外周组织对糖的利用，降低血糖。甲状腺功能亢进患者进食后血糖可迅速升高，但随后又快速降低。此外，甲状腺激素还可加强肾上腺素、胰高血糖素、皮质醇和 GH 升高血糖的作用。

（2）脂肪代谢：甲状腺激素可促进脂肪分解，使脂肪酸氧化，并增强儿茶酚胺与胰高血糖素对脂肪的分解作用。同时，甲状腺激素也可加速胆固醇的合成和分解，但分解的速度一般大于合成，从而降低血清胆固醇的水平。因此，甲状腺功能亢进患者体脂减少、血胆固醇水平降低。

（3）蛋白质代谢：生理剂量的甲状腺激素可促进蛋白质的合成，尿氮减少，表现为正氮平衡，有利于机体的生长发育及各种功能活动。甲状腺激素分泌过多时，蛋白质分解大大增强，出现负氮平衡。特别是骨骼肌的蛋白质分解，尿氮增加，骨基质蛋白分解，Ca^{2+} 析出，血钙升高，骨质疏松。甲状腺功能低下的成年患者，蛋白质合成减少，肌肉乏力，组织间隙中黏蛋白增多，并结合大量离子和水分子，形成**黏液性水肿**（myxedema）。

（二）对生长与发育的影响

在妊娠 11 周内，胎儿的甲状腺不具备合成甲状腺激素的能力，这一阶段胎儿生长发育所需的甲状腺激素完全由母体提供。11 周后，胎儿主要依靠自身的甲状腺提供甲状腺激素。甲状腺激素具有促进组织分化、生长与发育成熟的作用，特别是对脑的发育和长骨的生长影响最大。在胚胎期，甲状腺激素能促进神经元的增殖和分化及突起和突触的形成，促进胶质细胞的生长和髓鞘的形成，诱导神经生长因子和某些酶的合成，促进神经元骨架的发育。在幼年期，甲状腺激素能与 GH 协同调控生长发育。甲状腺激素可刺激骨化中心发育成熟，加速软骨骨化，促进长骨和牙齿生长。胚胎期缺碘而导致甲状腺激素合成不足或出生后甲状腺功能低下的婴幼儿，不仅身材矮小，而且脑不能充分发育，智力低下，称**呆小症**（即克汀病，cretinism）。

（三）对其他系统的影响

1. 神经系统　甲状腺激素不但影响胚胎期脑的发育，对已分化成熟的神经系统的活动也有作用。甲状腺激素可提高中枢神经系统的兴奋性。甲状腺功能亢进时中枢神经系统的兴奋性增高，表现为注意力不集中、多愁善感、喜怒无常、失眠多梦及肌肉纤颤等；相反，甲状腺功能减退时中枢神经系统的兴奋性降低，表现为言行迟缓、记忆力减退、表情淡漠、嗜睡等。

2. 对心血管系统的影响 甲状腺激素可使心率增快，心肌收缩力增强，心输出量及心脏做功增加，故甲状腺功能亢进患者常出现心动过速、心肌肥大甚至因心肌劳累而致心力衰竭。此外，甲状腺激素还可以直接或间接引起血管平滑肌舒张，使外周阻力降低，脉压增大。

3. 其他作用 甲状腺激素还可影响消化系统的功能，可促进消化腺的分泌与胃肠道的运动，以增加食欲；对于生殖系统，其可维持正常性欲和性功能；对于内分泌系统，其可促进胰岛素、糖皮质激素和甲状旁腺激素的分泌等。甲状腺功能亢进患者往往有腹泻、女性月经失调和男性性功能减退等表现。

三、甲状腺功能的调节

甲状腺功能主要受下丘脑与腺垂体分泌的激素的调节，构成了下丘脑-腺垂体-甲状腺功能轴，此轴中三个水平的功能活动是紧密联系的。此外，甲状腺还可进行一定程度的自身调节。

（一）下丘脑-腺垂体-甲状腺轴的调节

1. 下丘脑对腺垂体的调节 下丘脑分泌的 TRH 通过垂体门脉系统到达腺垂体，促进腺垂体 TSH 的合成和释放，1 分子 TRH 可使腺垂体释放约 1000 分子的 TSH。TRH 还能促进 TSH 的糖基化，有利于 TSH 与受体结合。TRH 神经元可受某些环境的影响而改变 TRH 的分泌量。例如，寒冷刺激的信息到达中枢后，通过一定的神经联系使 TRH 分泌增多，继而通过 TSH 的作用促进 T_4、T_3 的分泌，增加产热，以适应寒冷环境。另外，下丘脑可通过分泌生长抑素，减少 TSH 的合成与释放，并抑制腺垂体对 TRH 的反应。

2. 腺垂体对甲状腺的调节 腺垂体释放的 TSH 是调节甲状腺功能的主要激素。TSH 对甲状腺的作用有两方面：一是促进甲状腺腺泡细胞的增殖，使腺体增大；还使血管分布改变，供血量增加；并保护滤泡细胞，使之不易发生凋亡。二是作用于从细胞聚碘到甲状腺球蛋白水解释放 T_4、T_3 的各环节，促进甲状腺激素的合成与分泌。

3. 甲状腺激素的反馈调节 血中游离的 T_4、T_3 浓度的升降通过长反馈对腺垂体 TSH 的分泌起着调控作用。当血液中 T_4、T_3 浓度升高，细胞膜上 TRH 受体的数量减少，降低对 TRH 的反应性。而且腺垂体 TSH 细胞内有高亲和力的甲状腺激素受体，甲状腺激素与该受体结合，可直接抑制 TSH 的合成和分泌。最终使血中 T_4、T_3 浓度降至正常水平。此外，血中的甲状腺激素浓度升高还能直接抑制下丘脑 TRH 的合成（图 11-6）。

地方性甲状腺肿主要是由于水和食物中缺碘或甲状腺摄碘不足，使 T_4、T_3 的合成和分泌减少，对腺垂体的负反馈抑制作用减弱，TSH 分泌增多，从而导致甲状腺组织的代偿性增生和肥大，形成甲状腺肿。

其他一些激素也可影响腺垂体分泌 TSH，如雌激素可加强腺垂体对 TRH 的反应，从而使 TSH 分泌增加，T_4、T_3 分泌也增加；而糖皮质激素、GH 则能抑制 TSH 的分泌，从而使血中 T_4、T_3 的水平降低。

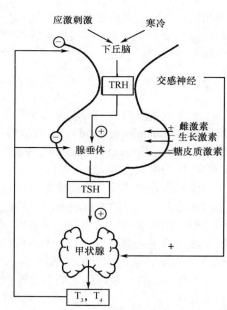

图 11-6　下丘脑-腺垂体-甲状腺轴调控示意图

+. 兴奋；-. 抑制；TRH. 促甲状腺素释放素；TSH. 促甲状腺激素；T_3. 三碘甲腺原氨酸；T_4. 四碘甲腺原氨酸

（二）甲状腺的自身调节

在没有神经和体液因素影响的情况下，甲状腺还可根据血碘水平调节其自身对碘的摄取及合成甲状腺激素的能力，称为甲状腺的自身调节。血碘开始升高时（1mmol/L），能诱导碘的活化和甲状腺激素的合成；血碘浓度升高至一定水平（10mmol/L）后反而可抑制碘的活化和甲状腺激素的合成。过量碘抑制甲状腺激素合成的效应称为**碘阻滞效应**（Wolff-Chaikoff effect）。但碘过量摄入一定时间后可发生"脱逸"现象，甲状腺激素的合成再次增加，表明过量碘并不能长久持续地产生抑制甲状腺的效应。相反，当饮食中碘含量不足时，甲状腺聚碘作用增强，加强甲状腺激素的合成。自身调节使甲状腺功能适应食物中碘供应量的变化，从而保证腺体内合成激素的稳态。

（三）自主神经的影响

甲状腺腺泡接受交感神经肾上腺素能纤维和副交感神经胆碱能纤维的双重支配。交感神经兴奋能促进甲状腺激素的分泌。目前认为，下丘脑-腺垂体-甲状腺轴主要调节甲状腺激素水平的稳态，而自主神经主要是在内外环境变化引起机体应急反应时对甲状腺的功能起调节作用。

此外，甲状腺功能还受免疫系统的调节。在甲状腺滤泡细胞膜上存在着一些免疫活性物质和细胞因子的受体，这些免疫活性物质和细胞因子可通过与上述受体的结合来影响甲状腺的功能。

第四节　肾上腺的内分泌

肾上腺位于两侧肾脏的内上方，其结构包括皮质和髓质两部分。两者在发生、结构和功能上都不相同，实际上它们是两个独立的内分泌腺。皮质是腺垂体的靶腺，分泌类固醇激素，作用广泛，对维持生命至关重要；髓质受交感神经节前纤维直接支配，分泌儿茶酚胺类激素，在机体应急反应中起重要作用。

一、肾上腺皮质

肾上腺皮质由外向内可分为球状带、束状带和网状带，分别合成和分泌以醛固酮为代表的**盐皮质激素**（mineralocorticoid）、以**皮质醇**（cortisol）为代表的**糖皮质激素**（glucocorticoid）和以**脱氢表雄酮**（dehydroepiandrosterone）为代表的**性激素**（sex hormone）。这些激素都属于类固醇的衍生物，因此统称为类固醇激素。

胆固醇是合成肾上腺皮质激素的基本原料，合成肾上腺皮质激素的胆固醇主要来自血液中的低密度脂蛋白，少量的由皮质细胞内的乙酸合成。胆固醇在胆固醇侧链裂解酶的作用下，先转变成孕烯醇酮，然后在线粒体和滑面内质网中其他酶系的作用下转化为各种皮质激素。

皮质醇进入血液后，有75%～80%与皮质类固醇结合球蛋白结合，15%与血浆白蛋白结合，只有 5%～10%呈游离型，结合型与游离型之间可以相互转化，以保持动态平衡。但只有游离型激素才具有生物活性；醛固酮主要与血浆白蛋白结合，血液中结合型的醛固酮约占60%，余下的以游离状态存在。

血浆中，皮质醇的半衰期为 60～90min，醛固酮的半衰期为 15～20min。皮质激素主要在肝内降解失活，其降解产物约 70%为 17-羟类固醇化合物，可从尿中排泄，测定尿中的 17-羟类固醇化合物含量能反映皮质醇的分泌水平。另有少量的皮质激素以原型的形式从胆汁中分泌排泄。醛固酮的代谢与皮质醇相似。

（一）糖皮质激素的生物学作用

正常人血浆中的糖皮质激素主要为皮质醇，其次为皮质酮，后者仅为前者的 1/20～1/10。糖皮质激素的效应 95% 来自皮质醇。体内大多数组织存在糖皮质激素受体，因此糖皮质激素的作用广泛而复杂。主要表现在四方面。

1. 对物质代谢的作用 糖皮质激素对体内糖、脂肪和蛋白质的代谢均有影响。

（1）糖代谢：糖皮质激素是调节机体糖代谢的重要激素之一，因其能显著升高血糖而得名。它具有抗胰岛素样的作用，减少外周组织摄取葡萄糖并减少细胞对糖的利用；增强肝内与糖异生有关的酶的活性，促进糖异生，从而使血糖升高。糖皮质激素分泌过多（或服用此类激素药物过多）可引起血糖升高，甚至出现糖尿；肾上腺皮质功能低下（如肾上腺皮质功能减退症）患者可出现低血糖。

（2）脂肪代谢：糖皮质激素可提高四肢部分的脂肪酶活性，促进脂肪分解，增强脂肪酸在肝内的氧化过程，有利于糖原异生，糖皮质激素也能增强细胞内的脂肪酸氧化，有利于饥饿或应激情况下，细胞的供能从糖代谢向脂代谢转化。糖皮质激素引起的高血糖可继发性地引起胰岛素分泌增加，反而加强脂肪的合成，增加脂肪沉积。肾上腺皮质功能亢进时，由于全身不同部位脂肪组织对糖皮质激素的敏感性不同，体内脂肪发生重新分布，出现满月脸、水牛背而四肢相对细瘦的"向心性肥胖"的特殊体形。

（3）蛋白质代谢：糖皮质激素能抑制肝外组织细胞内的蛋白质合成，加速其分解，减少氨基酸转运进入肌肉等肝外组织，为糖异生提供原料；但却能促进氨基酸转运入肝，加强肝细胞内蛋白质的合成，血浆蛋白质也相应增加。因此，糖皮质激素分泌过多时，常引起生长停滞、肌肉消瘦、皮肤变薄、骨质疏松、淋巴组织萎缩及创口愈合延迟等。

2. 对水盐代谢的影响 皮质醇有较弱的保钠排钾作用，这是因为糖皮质激素可与醛固酮受体发生交叉结合，产生一定的醛固酮作用，但这种作用只有醛固酮的 1/500。此外，其还能降低入球小动脉的血流阻力，增加肾血流量和肾小球滤过率，还能抑制 ADH 的分泌，使肾的水排出增加。肾上腺皮质功能不全的患者，排水能力明显下降，严重时可出现"水中毒"，补充糖皮质激素可缓解症状。

3. 对组织器官活动的影响

（1）对血细胞的影响：糖皮质激素增强骨髓造血功能，使血中红细胞和血小板数量增多。同时，它能促使附着在血管壁上的中性粒细胞进入血液循环，使血液中的中性粒细胞数量增多。它还能抑制淋巴细胞的有丝分裂，促进淋巴组织的凋亡，使淋巴细胞数量减少，淋巴结和胸腺萎缩。此外，糖皮质激素还能增加嗜酸性粒细胞在脾和肺的破坏，使其数量减少。因此，糖皮质激素可以用于治疗淋巴细胞性白血病。

（2）对循环系统的影响：糖皮质激素对血管平滑肌没有直接的收缩作用，但它能提高其对儿茶酚胺的敏感性，以维持正常的血压。这种作用称为糖皮质激素的"允许作用"。糖皮质激素能抑制具有舒血管作用的前列腺素的合成，降低毛细血管壁的通透性，有利于维持血容量。糖皮质激素能增强心肌细胞肾上腺素能 β 受体的表达，加强心肌收缩力。

（3）对中枢神经系统的影响：糖皮质激素能提高中枢神经系统的兴奋性，影响精神与行为。长期大量使用会出现精神症状，如欣快感、狂躁失眠等，有诱发精神病和癫痫的可能。故该类患者应慎用糖皮质激素。

（4）对消化系统的影响：糖皮质激素能增强胃酸和胃蛋白酶原的分泌，也能提高胃腺细胞对迷走神经与促胃液素的反应性。长期使用可诱发或加剧溃疡。

（5）对呼吸系统的影响：糖皮质激素能促进胎儿肺发育，并使其肺组织产生足够的肺泡表面活性物质，防止肺泡萎缩。

（6）对骨骼系统影响：糖皮质激素可抑制成骨细胞，减少骨中胶原的合成，促进胶原与骨质分解，导致骨质疏松，易造成病理性骨折。

（7）对皮肤的影响：糖皮质激素可抑制纤维细胞增生和胶原合成，使皮肤变薄，可用于减轻皮肤角质鳞屑的形成。

（8）抗炎和抗过敏：糖皮质激素能增强白细胞溶酶体膜的稳定性，减少溶酶体蛋白水解酶进入组织液，减轻对组织的损伤和炎症局部的渗出；同时还能抑制结缔组织的增生，从而减轻炎症的增生反应，还能抑制浆细胞抗体的生成和组胺的生成。因此，具有抗炎和抗过敏的作用。

4. 在应激反应中的作用　应激指机体受到内、外环境或社会、心理等伤害刺激（如创伤、严重感染、高温、高寒、消耗性疾病、强烈精神刺激、精神紧张等）时，下丘脑-腺垂体-肾上腺皮质轴活动增强，ACTH 和糖皮质激素分泌增加，出现非特异性的适应反应，称为**应激反应**（stress reaction）。这是一种机体遭受伤害性刺激时所发生的适应性和抵抗力变化的**全身性适应综合征**（general adaptation syndrome）。应激反应是多种激素共同参与的复杂过程，除 ACTH 和糖皮质激素分泌增加外，血液中其他激素如 GH、PRL 及 VP 等分泌也增加，提高机体对伤害性刺激的"耐受性"和"抵抗力"。机体遇到紧急情况时，交感-肾上腺髓质系统活动增强，血中儿茶酚胺含量增加，提高机体的"警觉性"和"应变力"，称为**应急反应**（emergency reaction）。实际上，引起应激反应的各种刺激也能引起应急反应，两者共同作用，提高机体的适应能力。

（二）糖皮质激素分泌的调节

糖皮质激素的基础分泌和应激分泌，均受下丘脑-腺垂体-肾上腺皮质轴的调控。

1. 下丘脑-腺垂体-肾上腺皮质轴的调节　下丘脑室旁核分泌 CRH 与 VP，通过垂体门脉系统到达腺垂体，分别与 ACTH 细胞受体-1 和 V_3 受体结合，促进垂体分泌 ACTH，进而刺激肾上腺皮质合成与释放糖皮质激素。下丘脑 CRH 的释放呈日周期节律和脉冲式释放，一般在清晨 6～8 时分泌达高峰，午夜分泌最少。由于下丘脑 CRH 的节律性释放，ACTH 和糖皮质激素分泌也呈相应的日周期波动。

ACTH 可促进肾上腺皮质细胞内核酸和蛋白质的合成，刺激肾上腺皮质细胞的分裂和增殖，增加糖皮质激素的合成和释放。切除动物的垂体后，使束状带与网状带细胞萎缩，糖皮质激素分泌减少；及时补充 ACTH，可使萎缩的束状带与网状带基本恢复，糖皮质激素分泌回升。

2. 糖皮质激素的反馈调节　当血中糖皮质激素浓度升高时可通过长反馈作用于下丘脑 CRH 神经元和腺垂体 ACTH 神经元，使 CRH 释放减少，ACTH 合成及释放受到抑制。腺垂体分泌的 ACTH 也可通过短反馈作用于下丘脑 CRH 神经元，抑制 CRH 的释放，使 ACTH 分泌减少（图 11-7）。此外，下丘脑的 CRH 神经元还可以通过超短反馈影响自身的活动。

临床上长期大剂量使用糖皮质激素治疗，由于下丘脑-腺垂体-肾上腺皮质功能轴受到抑制，引起腺垂体 ACTH 分泌的抑制，导致肾上腺皮质萎缩，糖皮质激素水平低下。如突然停药可引起急性肾上腺皮质功能减退的危急症状，甚至危及生命。因此，在停药时，应逐渐减量及给患者间断补充 ACTH，以预防这种情况的发生。

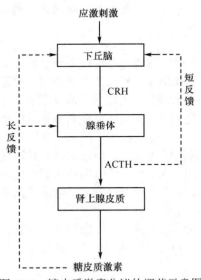

图 11-7　糖皮质激素分泌的调节示意图
实线表示促进；虚线表示抑制
CRH. 促肾上腺皮质激素释放激素；ACTH. 促肾上腺皮质激素

3. 应激性调节　在应激情况下，ACTH 和糖皮质激素的分泌量明显增多，不受糖皮质激素的负反馈调节。应激时 ACTH 分泌的增加几乎全部受控于下丘脑释放的 CRH，如毁损正中隆起，可阻断各种应激刺激引起的 ACTH 分泌增加。

二、肾上腺髓质

肾上腺髓质与交感神经节后神经元胚胎发生上同源，既属于自主神经系统又属于内分泌系统。因此肾上腺髓质细胞在功能上相当于无轴突的交感神经节后神经元。肾上腺髓质嗜铬细胞主要分泌肾上腺素和去甲肾上腺素，分泌肾上腺素和去甲肾上腺素的比例约为 4 : 1。此外，肾上腺髓质嗜铬细胞还可分泌**肾上腺髓质素**（adrenomedulin）。

（一）肾上腺髓质激素的代谢

肾上腺素和去甲肾上腺素均以酪氨酸为原料，在一系列酶的作用下，主要经过酪氨酸、多巴、多巴胺、去甲肾上腺素几个环节，最终生成肾上腺素。嗜铬细胞胞质中存在大量**苯基乙醇胺-N-甲基转移酶**（phenylethanolamine N-methyltransferase，PNMT），其可使去甲肾上腺素甲基化而生成肾上腺素。而交感神经末梢无 PNMT，所以不能产生肾上腺素。故血中的肾上腺素主要来自肾上腺髓质，去甲肾上腺素则来自肾上腺髓质和肾上腺素能神经纤维末梢。体内的肾上腺素和去甲肾上腺素通过单胺氧化酶及儿茶酚-O-位甲基转换酶的作用降解，其降解产物从尿中排出。

（二）肾上腺髓质激素的生物学作用

肾上腺素和去甲肾上腺素对各器官、组织的作用十分复杂，作用相似但也有差别（表 11-4）。在这里主要介绍它们在应急反应中的作用。

表 11-4　肾上腺素与去甲肾上腺素的主要生理作用

	肾上腺素	去甲肾上腺素
心脏	心率加快，心肌收缩力明显增强，心输出量增加	心率减慢（减压反射的作用）
血管	皮肤、胃肠、肾血管收缩，冠状动脉、骨骼肌血管舒张	冠状动脉舒张（局部体液因素的作用），其他血管均收缩
血压	上升（心输出量增加）	明显上升（外周阻力增加）
支气管平滑肌	舒张	稍舒张
代谢	增强	稍增强

1. 对物质代谢的影响　肾上腺髓质激素能加强肝糖原和肌糖原的分解，增加糖异生；抑制胰岛素的分泌，使血糖升高；加速脂肪分解，酮体生成增加。此外，还能增加组织的耗氧量和机体产热量，提高基础代谢率。总之，肾上腺髓质激素基本属于促进分解代谢的激素。

2. 参与应急反应　肾上腺髓质嗜铬细胞受交感神经节前纤维的支配。一般生理情况下，血中儿茶酚胺浓度很低，几乎不参与机体代谢和功能的调节。当机体处于失血、缺氧、剧痛、寒冷及强烈的情绪反应（恐惧、焦虑）等紧急情况时，传入纤维将有关信息传至中枢，从而使支配肾上腺髓质嗜铬细胞的交感神经兴奋，肾上腺髓质激素分泌水平急剧升高（可达基础水平的 1000 倍），引起中枢神经系统兴奋性增强，此时机体处于反应机敏、高度警觉的状态，包括心率加快、心肌收缩力增强、血压升高、内脏血管收缩、骨骼肌血管舒张、全身血液重新分布，以利于应急时重要器官得到更多的血液供应；肝糖原分解增加，血糖升高，脂肪分解增加，血中游离脂肪酸增多，葡萄糖与脂肪酸氧化过程增强，以适应在应急情况下机体对能量的需要。总之，尽最大可能动员机体许多器官的潜能，提高应对能力。这种在紧急情况下发生的交感-肾上腺髓质系统活动增强的适应性反应，称为应急反应。

现在认为，应急反应与应激反应都是机体在受到伤害性刺激时，通过中枢神经系统整合，同时出现的保护性反应，以应对并适应环境突变而确保生存。前者重在提高机体的应变力，而后者则重在增强机体的耐受力。两者相辅相成，使机体的适应能力更加完善。

（三）肾上腺髓质激素分泌的调节

肾上腺髓质直接受交感神经胆碱能节前纤维支配，它末梢释放乙酰胆碱，作用于嗜铬细胞膜上的 N_1 受体，促进肾上腺髓质激素的分泌。腺垂体分泌的 ACTH 可直接或间接（通过糖皮质激素的分泌）提高嗜铬细胞中多巴胺 β-羟化酶和 PNMT 的活性，促进肾上腺髓质激素的合成和分泌。另外，当血中儿茶酚胺浓度增加到一定数量时，又可反馈抑制酪氨酸羟化酶的活性，使儿茶酚胺合成减少。

第五节　胰岛的内分泌

胰岛（pancreatic islet）为胰腺的内分泌部分，是呈小岛状散在于外分泌腺泡间的内分泌细胞团。成年人胰腺中有 100 万～200 万个胰岛，约占胰腺总体积的 1%。胰岛内至少有五种功能不同的细胞类型：A 细胞约占胰岛细胞的 25%，分泌**胰高血糖素**（glucagon）；B 细胞占 60%～70%，分泌**胰岛素**（insulin）；D 细胞约占 10%，分泌**生长抑素**（somatostatin，SS）；还有少量的 PP 细胞（或称 F 细胞），分泌**胰多肽**（pancreatic polypeptide，PP）；此外，还发现很少量的 D_1 细胞，能分泌**血管活性肠肽**。

一、胰　岛　素

胰岛素为含有 51 个氨基酸残基的小分子蛋白质，由 21 肽的 A 链和 30 肽的 B 链通过两个二硫键相连而成，分子量约为 5.8kDa。1965 年，我国科学家率先人工合成了具有高度生物活性的牛胰岛素结晶。正常成年人空腹基础血浆胰岛素浓度为 5～20mU/L（35～145pmol/L），进餐后约 1h 血浆胰岛素可升至基础值的 5～10 倍。胰岛素在血液中以与血浆蛋白结合和游离的两种形式存在，二者之间保持动态平衡，但只有游离的胰岛素具有生物活性。胰岛素通过与靶细胞膜上的**胰岛素受体**（insulin receptor）结合来发挥其生物学效应。人血中胰岛素的半衰期仅为 5～8min，主要在肝脏被胰岛素酶灭活，也有少量的胰岛素在肌肉或肾脏中被灭活。

（一）胰岛素的作用

胰岛素是促进物质合成代谢、维持血糖浓度稳定的关键激素，对于机体能源物质的储存及生长发育有重要意义。胰岛素通过与靶细胞受体结合而发挥其生物学效应。胰岛素作用的靶组织主要是肝、肌肉和脂肪组织。

1. 对糖代谢的影响　空腹血糖为 3.9～6.1mmol/L、餐后 2h 血糖小于 7.8mmol/L 为正常血糖浓度，当血糖浓度升高时，胰岛素是体内唯一的降血糖的激素。胰岛素的降糖作用主要是通过促进全身组织，特别是肝脏、肌肉和脂肪组织对葡萄糖的摄取和利用，促进肝糖原、肌糖原的合成；抑制糖异生；促进葡萄糖转变为脂肪酸，储存于脂肪组织。因此，胰岛素对糖代谢的总效应是减少血糖来源，增加血糖去路，降低血糖水平。胰岛素缺乏时，血糖浓度将升高，如超过肾糖阈，尿中将出现葡萄糖，引起糖尿病。

2. 对脂肪代谢的影响　胰岛素能促进葡萄糖进入脂肪细胞，合成脂肪酸和 α-磷酸甘油，再结合生成三酰甘油。当肝糖原储存饱和时进入肝细胞的过多的葡萄糖就会转化为脂肪酸，再生成三酰甘油。生成的三酰甘油被载于极低密度脂蛋白中，经血液运输至脂肪组织储存。

胰岛素还能通过抑制激素敏感性脂肪酶的活性，增加大多数组织对葡萄糖的利用，减少对脂肪的分解和利用，降低血中脂肪酸的浓度。胰岛素缺乏可导致脂肪代谢紊乱，机体脂肪分解加强，大量脂肪酸在肝内氧化生成过多酮体，可引起酮症酸中毒。

3. 对蛋白质代谢的影响 胰岛素能促进蛋白质合成，并抑制蛋白质分解。胰岛素促进蛋白质合成的途径包括加速氨基酸转运入细胞，为蛋白质合成提供原料；促进细胞核内的复制和转录过程，使 DNA 和 RNA 生成增多，增强核糖体的翻译过程，促进蛋白质的合成；抑制蛋白质的分解。此外，胰岛素协同 GH 可促进机体的生长发育。

4. 对电解质代谢的作用 胰岛素可促进 K^+、Mg^{2+} 及 PO_4^{3-} 进入细胞，参与细胞代谢过程。

临床上，1 型糖尿病，又称胰岛素依赖型糖尿病，一般是因胰岛 B 细胞功能发生障碍所致。胰岛素缺乏会影响机体功能，包括葡萄糖摄取减少、蛋白质分解代谢和脂肪分解作用增强。细胞摄取葡萄糖减少，可引起血糖水平升高、糖尿、多尿、电解质丢失；蛋白质分解代谢增强则导致血浆氨基酸增加、尿氮增加；脂肪分解作用增强可引起脂肪代谢紊乱，血浆游离脂肪酸和酮体生成增加，出现酮血症和酮尿症。糖、蛋白质、脂肪代谢障碍的恶化，最终导致患者出现脱水、酸中毒、昏迷甚至死亡。

（二）胰岛素分泌的调节

1. 血糖的调节 血糖水平是调节胰岛素合成和分泌的最重要因素。当血糖浓度下降至 2.8～3.0mmol/L 时，胰岛素分泌受到抑制；当血糖浓度升高至 17.0mmol/L 时，胰岛素产生最大分泌反应；当血糖浓度降至正常时，胰岛素分泌也迅速恢复至基础水平；血糖低至 1.7～2.5mmol/L 时则无胰岛素分泌。

持续高血糖的情况下，胰岛素的分泌过程可分为 3 个阶段：①在血糖急剧升高的 3～5min，因 B 细胞内近质膜处胰岛素储存颗粒快速释放，胰岛素分泌迅速增多（达基础分泌的 10 倍），快速分泌持续 5～10min 后又迅速回降到峰值的 1/2 水平；②前一阶段（约 15min）结束后，因 B 细胞内远离质膜处分泌颗粒中的胰岛素和新合成的胰岛素共同释放，胰岛素分泌又逐渐增加，并在此后的 2～3h 到达一个平稳的高水平，并可持续较长时间，此阶段胰岛素分泌量大，对降低高血糖起了关键性的作用；③如高血糖持续 1 周左右，因高血糖刺激 B 细胞增生，胰岛素的分泌将进一步增加。

2. 血中氨基酸和脂肪酸的调节 许多氨基酸都能刺激胰岛素分泌，其中以赖氨酸和精氨酸作用最强。血中氨基酸和葡萄糖对胰岛素分泌的刺激有协同作用。在血糖浓度较低时，血中氨基酸浓度增加只能轻微刺激胰岛素的分泌，但如血糖浓度同时升高，氨基酸的刺激可使胰岛素分泌增多。血中脂肪酸和酮体大量增加时，也能促进胰岛素的分泌。长时间的高血糖、高氨基酸和高血脂，可持续刺激胰岛素分泌，致使胰岛 B 细胞衰竭，从而引起糖尿病。

3. 激素的调节 胰岛分泌的多种激素可以通过细胞间的旁分泌的方式对胰岛 B 细胞的功能进行调节。如胰高血糖素可以通过直接作用于 B 细胞促进胰岛素的分泌，以及通过升高血糖的间接作用促进胰岛素的分泌。胃肠激素如促胃液素、促胰液素、缩胆囊素和抑胃肽可促进胰岛素的分泌。其中，抑胃肽的刺激属于生理性调节，其余胃肠激素的作用是通过升高血糖的间接作用来实现的。甲状腺激素、GH、糖皮质激素可通过升高血糖而间接刺激胰岛素的分泌。而胰抑素和瘦素则能抑制胰岛素的分泌。

4. 神经调节 胰岛 B 细胞受迷走神经和交感神经的双重支配。迷走神经兴奋时释放乙酰胆碱，作用于 B 细胞膜上的 M 受体，引起胰岛素释放，也可通过刺激胃肠激素的分泌而间接促进胰岛素分泌。交感神经兴奋时末梢释放去甲肾上腺素，作用于 B 细胞膜上的 α 受体，抑制胰岛素的分泌。

二、胰高血糖素

胰高血糖素是胰岛 A 细胞分泌的由 29 个氨基酸组成的多肽，分子量约为 3.5kDa，其中 N 末端第 1~6 位的氨基酸残基为其生物活性部位。血清中浓度为 50~100ng/L，半衰期为 5~10min，主要在肝内降解，部分在肾内降解。

（一）胰高血糖素的生理作用

胰高血糖素的主要靶器官是肝，它能动员体内能源物质的分解供能，是一种促进物质分解代谢的激素。具体作用为促进肝糖原分解，减少肝糖原合成和增强糖异生，升高血糖；减少肝内三酰甘油的合成，促进脂肪酸分解，使酮体生成增加；抑制肝内蛋白质的合成，促进其分解，加速氨基酸转化为葡萄糖；通过旁分泌促进胰岛 B 细胞分泌胰岛素；促进 D 细胞分泌生长抑素。

（二）胰高血糖素分泌的调节

1. 血糖与氨基酸水平对胰高血糖素分泌的调节 血糖水平是调节胰高血糖素分泌的最重要的因素。血糖水平降低，促进胰高血糖素分泌，使肝脏释放大量的葡萄糖进入血液，血糖升高；反之，则胰高血糖素分泌减少。饥饿可促进胰高血糖素的分泌，这对维持血糖水平、保持脑的代谢和能量供应具有重要意义。血中氨基酸浓度升高，也可促进胰高血糖素的分泌。

2. 激素的调节 胰岛素和生长抑素可以旁分泌的方式直接作用于相邻的 A 细胞，抑制胰高血糖素的分泌；胰岛素又可通过降低血糖间接地刺激胰高血糖素的分泌。缩胆囊素和促胃液素可促进胰高血糖素分泌，而促胰液素的作用则相反。

3. 神经调节 交感神经可通过 A 细胞膜上的 β 受体促进胰高血糖素的分泌；迷走神经通过 M 受体能抑制胰高血糖素的分泌。

第六节　调节钙磷代谢的激素

血浆中的钙离子水平与机体许多重要的生理功能有密切的关系。血钙浓度的高低直接关系到可兴奋组织的兴奋性、腺体的分泌及骨代谢的平衡。机体中直接参与钙磷代谢调节的激素主要有三种，即甲状旁腺激素、降钙素和钙三醇。它们通过对骨、肾、肠三种靶组织的作用，维持血浆中钙和磷水平的相对稳定。

一、甲状旁腺激素

甲状旁腺激素（parathyroid hormone，PTH）是由甲状旁腺主细胞合成的含有 84 个氨基酸的直链多肽，分子量为 9.5kDa，PTH 的半衰期约为 4min，主要在肝脏被灭活，经肾脏排出。

（一）甲状旁腺激素的生物学作用

PTH 是调节血钙的最重要激素，它有升高血钙和降低血磷的作用。如甲状腺手术不慎，误将甲状旁腺摘除，可引起严重的低血钙，神经元稳定性降低，发生搐搦、惊厥，如不及时救治，可因喉部肌肉痉挛而窒息。

PTH 的靶器官是骨和肾，它的作用是通过 cAMP 系统实现的。

1. 对骨的作用 PTH 可直接或间接作用于各种骨细胞，调节骨的转换，既促进骨形成，又促进骨吸收，从而不断更新骨，维持正常骨量。

大剂量、持续性应用 PTH 主要使破骨细胞活动增强，促进骨的吸收，加速骨基质溶解，骨钙和骨磷释放到细胞外液中，使血钙和血磷浓度增加，导致骨量减少，骨质疏松。PTH 作用于骨，引起的骨钙动员包括快速效应和延缓效应两个时相。①快速效应在 PTH 作用后数分钟即开始发生，主要是增强骨细胞膜上钙泵的活动，将 Ca^{2+} 转入细胞外液中；②延缓效应在 PTH 作用后 12~14h 出现，通常在几天甚至几周后达到高峰，这一效应是通过加强破骨细胞活动，使骨盐溶解大量入血而实现的。小剂量、间歇性应用 PTH 则主要使成骨细胞活动增强，促进骨形成和骨量增加。

2. 对肾的作用 PTH 促进远曲小管和集合管对钙的重吸收，使尿钙减少，血钙升高，同时还抑制近端小管对磷的重吸收，增加尿磷酸盐排出，使血磷降低。

PTH 可激活肾内的 1α-羟化酶，催化 25-羟维生素 D_3 转化为有高度活性的 1，25-二羟维生素 D_3，后者可促进小肠和肾小管上皮细胞对钙和磷的吸收。

（二）甲状旁腺激素分泌的调节

调节 PTH 分泌的最主要的因素是血钙水平。血钙浓度的轻微下降，可在 1min 内引起 PTH 分泌增多，从而促进骨钙释放和肾小管对钙的重吸收，使血钙浓度迅速回升；相反，血钙浓度升高，PTH 则分泌减少。长时间高血钙，可使甲状旁腺萎缩。此外，血磷升高可导致血钙降低，从而促进 PTH 分泌。

二、降 钙 素

降钙素（calcitonin，CT）是由甲状腺 C 细胞合成和分泌的，由 32 个氨基酸组成的肽类激素，其分子量约 3.4kDa，血中 CT 的半衰期不足 15min，主要在肾脏降解后排出。此外，在支气管、前列腺和神经组织也发现有 CT 的存在。

（一）降钙素的生物学作用

CT 的主要靶器官是骨和肾，主要通过抑制破骨细胞的溶骨活动和肾小管钙、磷重吸收，降低血钙和血磷。

1. 对骨的作用 破骨细胞和成骨细胞都具有 CT 受体。CT 抑制破骨细胞的活动，减弱溶骨过程，促进成骨细胞的活动，增加成骨过程，使骨组织释放的钙、磷减少，沉积增加，因而血钙与血磷含量下降。在成年人，由于 CT 引起的血钙浓度下降在数小时内即可刺激 PTH 的分泌，PTH 的分泌可抵消 CT 降低血钙的效应。所以，CT 对血钙浓度的调节作用较弱。

2. 对肾的作用 CT 能抑制肾小管对钙、磷等离子的重吸收，使这些离子从尿中排出增多，降低血钙和血磷。

（二）降钙素分泌的调节

CT 的分泌主要受血钙浓度的调节。血钙浓度升高时，CT 分泌增多，反之分泌减少。CT 与 PTH 对血钙的调节作用相反，两者通过共同作用来维持机体血钙的稳定。进食和一些胃肠激素，如促胃液素、缩胆囊素等都有促进 CT 分泌的作用。

三、钙 三 醇

维生素 D_3（VitD_3）是胆固醇的衍生物，也称胆钙化醇，它可在肝、乳、鱼肝油等食物中获取，也可在紫外线照射下，皮肤所含的 7-脱氢胆固醇转化成 VitD_3。VitD_3 分子需要经过两次羟化才具有活性。首先，VitD_3 在肝脏 25-羟化酶的催化下生成 25-羟维生素 D_3；其次，在肾脏 1α-羟化酶的催化下生成活性更高的 1，25-二羟维生素 D_3，即钙三醇，这是 VitD_3 发挥作用的主要形式。钙三醇具有脂溶性，在血液中以乳糜微粒或与特异蛋白结合的形式存在。钙三醇的半衰期为 12～15h，灭活的主要方式是在靶细胞内发生侧链氧化或羟化，形成钙化酸等代谢产物。

（一）钙三醇的作用

1. 对小肠的作用 钙三醇可促进小肠黏膜上皮细胞对钙和磷的吸收。因此，它既能升高血钙，也能增加血磷。

2. 对骨的作用 钙三醇对动员骨钙入血和骨盐沉积均有作用，一方面提高破骨细胞的活性，增强骨的溶解，使骨钙、骨磷释放入血，从而升高血钙和血磷；另一方面又能增强成骨细胞的活动，促进骨钙沉积和骨的形成，但总的效应是升高血钙和血磷。

3. 对肾脏的作用 钙三醇可促进肾小管对钙、磷的重吸收。

（二）钙三醇生成的调节

血钙、血磷水平降低时，钙三醇的生成增加。PTH 通过激活肾内 1α-羟化酶活性促进 $VitD_3$ 的活化。钙三醇的生成也受雌激素等激素水平的影响。

三种激素对血钙的调节和相互关系总结见图 11-8。

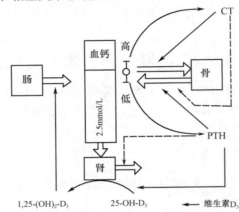

图 11-8　PTH、CT 与 1,25-$(OH)_2$-D_3对血钙调节相互关系示意图
——．表示促进；- - - ．表示抑制　PTH. 甲状旁腺激素；CT. 降钙素

第七节　其他内分泌激素

一、前　列　腺　素

前列腺素因首先由前列腺提取而命名，实际上，前列腺素广泛存在于机体许多组织中，是一类具有多种生物活性的二十碳不饱和脂肪酸。其根据化学结构可分为 A、B、C、D、E、F、G、H、I 等型。

一般认为，前列腺素在组织局部产生和释放，并对局部功能进行调节。其生物学作用极为广泛而复杂，几乎对机体各个系统的功能活动均有影响。不同的组织细胞存在不同的前列腺素受体，因此对前列腺素发生不同的反应。例如，血小板产生的 TXA_2 能使血小板聚集及血管收缩，而血管内皮产生的 PGI_2 则能抑制血小板聚集并有舒张血管的作用；$PGF_{2\alpha}$ 可使支气管平滑肌收缩，而 PGE_2 则使支气管平滑肌舒张；PGE_2 有明显的抑制胃酸分泌和保护胃黏膜的作用；PGE_2 还能使肾血管舒张，增加肾血流量，促进肾脏排钠利尿。此外，前列腺素对体温调节、泌尿系统、神经系统、内分泌与生殖系统的活动均有影响。

二、瘦　　素

瘦素（leptin）是由肥胖基因编码的蛋白质激素。瘦素主要由白色脂肪组织合成和分泌。褐色脂肪组织、胎盘、肌肉和胃黏膜也可合成少量瘦素。瘦素的分泌具有昼夜节律，夜间分泌水平高。体内的脂肪储量是影响瘦素分泌的主要因素。在机体能量的摄入与消耗取得平衡的情况下，瘦素的分泌量可反映体内储存脂肪量的多少。禁食时，血清瘦素浓度降低，进食时增加。

瘦素的作用主要在于调节体内脂肪的储存量并维持机体的能量平衡。瘦素主要作用于下丘脑弓状核,通过抑制神经肽 Y 神经元的活动,减少摄食量,与参与摄食平衡调节的兴奋性因素相抗衡。瘦素也可直接作用于脂肪细胞,抑制脂肪的合成,降低体内脂肪的储存量,并动员脂肪,使脂肪储存的能量转化和释放,避免肥胖的发生。此外,瘦素还具有其他较广泛的生物学效应,不但可影响下丘脑-垂体-性腺轴的活动,对 GnRH、LH 和 FSH 的释放有双相调节作用,也影响下丘脑-垂体-甲状腺轴和下丘脑-垂体-肾上腺轴的活动。

瘦素的表达和分泌受多种因素影响,除体脂量的刺激作用外,胰岛素和肾上腺素也可刺激脂肪细胞分泌瘦素。但研究发现,多数肥胖者常伴有血清瘦素水平升高,提示可能有"瘦素抵抗"现象。该现象的产生可能与瘦素的转运、信号转导及神经元功能等多个环节发生障碍有关。

(南通大学医学院 黄慧伟,东南大学医学院 董 榕)

第十二章 生　殖

生物体生长发育到一定阶段，能够产生与自己相似的子代个体，这种功能称为生殖。生殖功能对于种族的繁衍、遗传信息的传递、动物的进化都起着重要的作用。在高等生物，生殖是通过两性生殖器官活动完成的，包括两性生殖细胞（精子和卵子）的生成、交配、受精、着床、胚胎发育、胎儿成熟和分娩等重要环节。

生殖器官又称性器官，人和高等动物的生殖器官分为主性器官和副性器官（表 12-1）。主性器官在男性为睾丸（testis），女性为卵巢（ovary），可分别产生精子（sperm）和卵子（ovum）。睾丸和卵巢还可分泌性激素，因而具有内分泌功能，故又称为性腺。副性器官参与性活动及生殖过程。

表 12-1　男女性的生殖器官与副性征

性别	主性器官	副性器官	副性征
男性	睾丸	附睾、输精管、精囊、射精管、前列腺、阴茎等	胡须、喉结、肌肉发达、声音低沉等
女性	卵巢	输卵管、子宫、阴道、外阴等	发达的乳腺、宽大的骨盆、丰富的脂肪、高调的声音等

第一节　男性生殖功能及其调节

睾丸是男性的主性器官，具有产生精子（生精）和分泌雄激素（内分泌）的双重功能。男性进入青春期，睾丸的生精和内分泌功能可达成人水平，附睾、输精管、精囊、射精管、前列腺、阴茎等是男性的副性器官，其功能是完成精子的成熟、存储、运输和排射。

一、睾丸的功能

睾丸由高度卷曲的曲细精管及分散在其中的间质细胞组成。曲细精管上皮是精子的生成部位，而间质细胞具有合成和分泌雄激素等功能。睾丸的功能受下丘脑-腺垂体-睾丸轴活动的调节。

（一）睾丸的生精作用

睾丸曲细精管上皮主要由支持细胞和镶嵌在支持细胞之间的各级生精细胞构成，管周有基膜和肌上皮细胞。

1. 精子的生成过程　精子的生成是在曲细精管内完成的，曲细精管上皮由**生精细胞**（spermatogenic cell）和**支持细胞**（supporting cell 或 Sertoli cell）构成。精原细胞是原始的生精细胞，紧贴在曲细精管的基膜上。男性青春期开始后，在腺垂体分泌的 FSH 和睾丸分泌的雄激素共同作用下，精原细胞开始分裂，最终分化成为精子。

精子的生成是一个连续的过程。当青春期开始时，精原细胞进行有丝分裂，一个细胞分裂成两个子细胞，其中一个子细胞作为干细胞储存并继续保持增殖活性，另一个子细胞进行多次有丝分裂，产生多个精原细胞并开始减数分裂。精原细胞一旦开始进行第一次减数分裂即成为初级精母细胞。初级精母细胞完成第一次减数分裂即成为两个次级精母细胞。次级精母细胞进行第二次减数分裂，染色体数目减半成为单倍体的精子细胞。靠近曲细精管管腔的精子细胞经过一系列的形态变化，成为成熟的精子，释放入曲细精管管腔内。

精原细胞发育为精子，最后将产生的精子释放入曲细精管管腔的过程约需要 64 天，一个精原细胞经有丝分裂和减数分裂可产生 64 个精子。睾丸曲细精管每天有 200 万个精原细胞进入生精的过程，每天生成的精子可达 1 亿多个。

人类的精子失去大部分细胞质，形如蝌蚪，分为头部和尾部。精子头部前 2/3 有帽状的顶体，其中含有很多种类的酶，主要有蛋白水解酶和透明质酸酶，这些酶可在受精过程中发挥作用。精子尾部为长长的鞭毛，它的摆动与精子运动有关。

新生的精子自身没有运动能力，被输送到附睾继续成熟，在附睾内需要停留 18~24h 以获得运动能力，但附睾也分泌一些抑制精子运动和受精的因子使精子的活动暂时处于静止状态。附睾可存储少量精子，大量的精子则存储于输精管及其壶腹部。在性活动过程中，通过输精管的蠕动把精子运送至尿道。精子与附睾、精囊腺、前列腺和尿道球腺的分泌物混合形成精液。正常男子每次射出精液 3~6ml，每毫升精液含精子 2000 万至 4 亿个，少于 2000 万个则不易使卵子受精。精子在女性体内或体温条件下，精子的功能活性可保持 24~48h，如在这段时间内与卵子相遇可发生受精。

男性不良的生活习性如长期吸烟、过度饮酒均可严重影响生精能力和精子的活性，表现为射出的精液出现精子数目减少、精子运动能力下降和形态学异常精子增多等现象。

精子的生成还需要适宜的温度。阴囊内温度较腹腔内温度低 2℃左右，适于精子的生成。如在胚胎发育阶段，某种原因使睾丸不能下降至阴囊内而停留在腹腔内或腹股沟内，从而形成隐睾症，则曲细精管不能正常发育，将影响精子的生成，这也是男性不育症的原因之一。

2. 支持细胞的作用　支持细胞位于曲细精管的管壁中，分布于生精细胞之间。不同发育阶段的生精细胞都依附于支持细胞上，支持细胞在精子的生成和发育过程中起重要的作用：①为不同发育阶段的生精细胞提供支持、保护和营养作用，相邻的支持细胞伸出的细长突起包绕各级生精细胞，与生精细胞形成缝隙连接和其他连接复合体，对生精细胞起机械支持和保护作用，并有利于细胞间的物质转运和信号转导；②支持细胞之间的紧密连接构成**血-睾屏障**（blood-testis barrier）。血-睾屏障可限制血液内大分子物质进入曲细精管，使曲细精管内的微环境不同于血浆和淋巴液，为生精细胞的发育提供一个适合的微环境，有利于生精过程；防止生精细胞的抗原物质进入血液循环，避免机体发生免疫反应，影响精子的生成；③吞噬和消化生精过程中脱落于管腔内的残余细胞质和退变、死亡的精子；④分泌和内分泌功能，分泌**雄激素结合蛋白**（androgen binding protein，ABP），它与雄激素有较高的亲和力，可提高曲细精管内雄激素的浓度，有利于精子的生成；分泌一些金属结合蛋白和维生素结合蛋白，协助生精所需金属离子和维生素的转运；分泌液体进入曲细精管内，帮助精子的转运；分泌抑制素，参与生精的调节。

（二）睾丸的内分泌功能

睾丸的内分泌功能是由睾丸的间质细胞和支持细胞完成的，间质细胞分泌雄激素，支持细胞分泌抑制素。

1. 雄激素的代谢和利用　雄激素以胆固醇为合成原料，雄激素主要包括**睾酮**（testosterone，T）、**脱氢表雄酮**（dehydroepiandrosterone）、**雄烯二酮**（androstenedione）和**雄酮**（androsterone）。雄激素中以睾酮的分泌量最多，生物活性最强，血中 97%~99%的睾酮与雄激素结合球蛋白结合，1%~3%呈游离状态，结合与游离形式的睾酮可以相互转化，只有游离的睾酮具有生物活性。游离的睾酮进入靶组织可直接发挥作用，也可转变为活性更强的双氢睾酮（dihydrotestosterone，DHT）发挥作用。正常 20~50 岁男性每日分泌睾酮 4~9mg，血浆睾酮浓度为 22.7±4.3nmol/L。50 岁以后，随着年龄增长睾酮分泌量逐渐减少。睾酮主要在肝内降解灭活，其中 5%被彻底氧化，95%经还原和结合转化为无生物活性的代谢产物，主要经尿排出。循环中少量的睾酮还可转变为雌二醇。

2. 雄激素的作用　雄激素的作用比较广泛，主要有五个作用。

（1）对胚胎性分化的作用：在胚胎期，雄激素作用于中肾小管及中肾管，使之演变为输出小管、附睾管和输精管；作用于尿生殖窦及生殖结节，使之发育为男性的内、外生殖器。若雄激素分泌不足，胎儿内、外生殖器则不能正常分化，可能导致男性的假两性畸形。若女胎在母体内受到过多雄激素的作用，则可能导致女性的假两性畸形。

（2）对副性器官和第二性征的作用：在青春期，睾酮刺激副性器官的发育。随着睾酮分泌的不断增加，阴茎逐渐增大，并产生勃起功能，接着阴囊增大，前列腺和精囊开始生长，并分泌液体。在雄激素的作用下，男孩出现第二性征（生长出胡须、阴毛、腋毛、胸毛，并出现声音低沉、喉结突出和肌肉强壮），并维持其正常状态。

（3）对精子生成的作用：睾酮可经支持细胞进入曲细精管，在支持细胞中，它可直接或转变为活性更强的双氢睾酮，再与雄激素受体结合，促进并维持生精作用。

（4）对性欲的调节作用：睾酮与男性的性行为和正常的性欲有关。睾丸功能减退者的血中雄激素水平降低，常出现阳痿和性欲的衰退。此外，雄激素可作用于大脑和下丘脑，调节雄性的性行为。

（5）对代谢的调节作用：睾酮可促进蛋白质的合成并抑制其分解，表现在促进副性器官的发育，促进肌肉、骨骼等其他组织蛋白质的合成。睾酮能通过促进肾合成促红细胞生成素，刺激红细胞的生成。因此，男性在青春期后与女性相比，表现为肌肉发达、骨骼粗壮、红细胞数量较多。雄激素能增加血中低密度脂蛋白，减少血中高密度脂蛋白，因此，临床上男性患心血管疾病的风险高于绝经前的女性。此外，睾酮可加强皮脂腺的活动，使脂肪分泌物含量增加，分泌物黏稠，造成皮脂腺导管堵塞易于细菌生长，形成皮脂腺炎症。

3. 抑制素 是睾丸支持细胞分泌的分子量为 32kDa 的糖蛋白激素。除睾丸外，卵巢和机体许多组织也能分泌抑制素，抑制素的主要作用是抑制腺垂体 FSH 的合成和分泌。

二、睾丸功能的调节

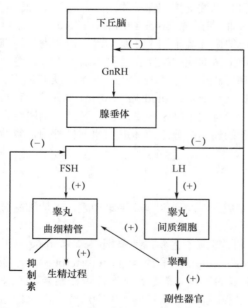

图 12-1 下丘脑-腺垂体-睾丸激素系统的功能及睾酮负反馈作用示意图

+. 表示促进；−. 表示抑制

GnRH. 促性腺激素释放激素；FSH. 卵泡刺激素；LH. 黄体生成素

睾丸的生精过程和间质细胞的睾酮分泌都受到了下丘脑-腺垂体-睾丸轴的调控，而下丘脑-腺垂体-睾丸轴的分泌活动受到睾丸激素的负反馈调节，从而构成了下丘脑-腺垂体-睾丸反馈调节环路（图 12-1）。

（一）下丘脑-腺垂体对睾丸活动的调节

睾丸的生精作用及内分泌功能均受到下丘脑-腺垂体-睾丸轴的调节。下丘脑分泌的 GnRH 经垂体门脉系统到达腺垂体，促进腺垂体分泌 FSH 和 LH。对于男性来说，前者称为精子生成素，后者称为间质细胞刺激素。FSH 主要作用于支持细胞膜上的 FSH 受体，促进支持细胞合成分泌精子生成所需的物质，启动生精过程。FSH 还促进支持细胞合成分泌雄激素结合蛋白；LH 与间质细胞膜的 LH 受体结合，增强睾酮合成相关酶的活性，促进睾酮的合成。

（二）睾丸活动对下丘脑-腺垂体的反馈抑制作用

睾丸分泌的雄激素可反馈抑制下丘脑和腺垂体。当血中睾酮达到一定浓度时，便可作用于下丘脑和腺垂体，直接抑制腺垂体分泌 LH，同时也抑制下丘脑分泌 GnRH，间接抑制腺垂体 FSH 和 LH 的分泌，产生负反馈调节作用，从而使血中睾酮浓度稳定在一定水平。

（三）睾丸内的局部调节

睾丸的功能除受到下丘脑和腺垂体的调节外，睾丸内各种细胞分泌的局部调节因子如生长因子、胰岛素样因子、免疫因子，也以旁分泌和自分泌的方式参与睾丸功能的调节。

三、男性的性兴奋与性行为

男性的性兴奋与性行为包括勃起和射精。男性的正常性交过程分为三个阶段，即准备阶段、性交阶段和结束阶段，它们是连续发生与发展的。阴茎的勃起和射精是男性性功能正常的表现。其过程不但需要神经系统、血管系统、内分泌系统及生殖器官的协同作用，而且要在健全的精神状态才能正常进行。

（一）阴茎勃起

阴茎勃起（erection）是在各级神经的支配下，动脉血流增加，阴茎动脉扩张，海绵体快速充血，阴茎迅速胀大，变硬并挺伸的现象。阴茎勃起可以由大脑皮层的刺激引起（神经性勃起）和外生殖器局部机械性刺激引起（反射性勃起）。阴茎受交感神经肾上腺素能纤维和副交感神经胆碱能纤维双重支配，副交感神经纤维释放乙酰胆碱和血管活性肠肽，使阴茎内血管舒张。勃起反射发生时，副交感舒血管神经活动增强，使阴茎小动脉血管舒张，从而导致阴茎海绵体组织充血。此外，非胆碱能和非肾上腺素能纤维中含有一氧化氮合酶，可催化一氧化氮的形成。一氧化氮激活鸟苷酸环化酶，使 cGMP 生成增加，cGMP 具有强烈的舒血管效应。同时，勃起发生时，尿道球腺等分泌少量的黏液，经尿道口排出，起润滑作用。

（二）射精

射精（ejaculation）是性行为时将精液射出体外的过程。初级中枢位于脊髓的腰骶段。射精过程分为移精和排射两个生理过程。第一步移精，感觉冲动由阴茎龟头的触觉感受器传入，经交感神经传出冲动引起输精管和精囊腺平滑肌收缩，将精子移送至尿道，并与前列腺和精囊腺的分泌物（精浆）混合，组成精液。第二步排射，阴部神经兴奋，使阴茎海绵体根部的横纹肌收缩，从而将尿道内精液射出。射精的同时伴有强烈快感，即兴奋到达性高潮。

第二节　女性生殖功能及其调节

女性生殖主要包括卵子发生、激素分泌、妊娠和分娩等活动。女性的生殖功能随着年龄的增长会经历几个不同的阶段。在青春期以前，卵巢功能尚未发育成熟；13～15 岁进入青春期，随着下丘脑逐渐发育，下丘脑的 GnRH 神经元发育成熟，GnRH 分泌量明显增加，腺垂体分泌 FSH 和 LH 相应增多，性功能也逐渐成熟，开始出现月经；18 岁左右进入性成熟期，历时约 30 年，这段时期是妇女生育最旺盛的时期，故又称为生育期；到 45～50 岁，进入更年期，为妇女从生殖功能旺盛的状态向老年衰退过渡的时期，卵巢不再对 FSH 和 LH 发生反应，月经周期停止。

一、卵巢的功能

卵巢是女性的主性器官，具有产生卵子和分泌激素的双重功能。卵巢的功能受下丘脑-腺垂体-卵巢轴活动的调节。

（一）卵巢的生卵作用

1. 卵子的生成　从胎龄 5～6 周开始，原始的生殖细胞通过有丝分裂成为卵原细胞，卵原细胞从 8～9 周起陆续开始第一次减数分裂转化为初级卵母细胞，到出生后 6 个月，所有的卵原细胞已转化为初级卵母细胞。但是，这些初级卵母细胞已经开始的减数分裂均长期停滞在第一次分裂的前期。青春期后随卵泡成熟，于排卵前在 LH 峰的作用下卵母细胞重新恢复并完成第一次减数分裂，排出第一极体，成为次级卵母细胞，并随即开始第二次减数分裂，但再次停滞在分裂中期。若受精发生，则卵母细胞第二次减数分裂完成，排出第二极体，成为成熟卵，又称卵子。若没有受精，卵细胞则死亡、溶解。

所以，卵子的生成与精子的生成不同，卵子的生成开始于胚胎期，减数分裂历时时间很长，期间要经历两次停滞，使其与整个卵泡的生长发育同步。

2. 卵泡的生长发育　卵巢的生卵作用是成熟女性最基本的生殖功能。**卵泡**（ovarian follicle）是卵巢的基本功能单位，由卵母细胞和围绕在周围的卵泡细胞组成。女性青春期前，**原始卵泡**（primordial follicle）处于生长静止状态。在青春期后卵泡成熟过程中，原始卵泡中的卵母细胞也经历一系列成熟分裂的变化。每个月经周期起初有 15～20 个原始卵泡同时开始生长发育，经初级卵泡、次级卵泡阶段，最后发育为成熟卵泡。在这过程中，通常只有一个卵泡发育为优势卵泡，最后发育成熟并排卵，其余的先后闭锁退化。

3. 排卵　成熟卵泡在 LH 分泌高峰的作用下，向卵巢表面移动，卵泡壁破裂，出现排卵孔，卵细胞与透明带、放射冠及卵泡液排出。排出的卵细胞与放射冠一起被输卵管伞摄取入输卵管中，并可在输卵管中存活 10h 余。

4. 黄体的形成　卵细胞排出后，卵泡壁塌陷，卵泡膜血管破裂，血液进入卵泡腔，形成血体。之后卵泡腔中的血液被吸收，颗粒细胞和内膜细胞失去原有的形态特征，在 LH 作用下转变为黄体细胞，从而形成**黄体**（corpus luteum）。排卵后 7～8 天，黄体发展到顶峰，每个月经周期形成的黄体可以维持约 2 周，主要的功能是分泌孕激素，同时也分泌雌激素，促使子宫内膜形态和功能变化能适应早期胚胎发育和着床的需要。若排出的卵子未受精，则黄体在 2 周后开始退化，细胞被结缔组织替代，形成白体。如排出的卵子受精，黄体在滋养层细胞分泌的**人绒毛膜促性腺激素**（human chorionic gonadotropin，hCG）的作用下转变为**妊娠黄体**（corpus luteum of pregnancy），它将一直维持至妊娠后 3 个月胎盘形成接替黄体的内分泌功能时，才开始退化。

（二）卵巢的内分泌功能

卵巢是一个重要的内分泌腺，它可以分泌多种激素，其中主要有**雌激素**（estrogen，E）、**孕激素**（progestin）和少量的雄激素。排卵前的卵泡主要分泌雌激素，体内的雌激素包括雌酮（estrone）和雌二醇（estradiol，E_2），两者可相互转化，其中以雌二醇的活性最强。排卵后的黄体分泌雌激素和孕激素，主要有孕酮（progesterone，P）和 17α-孕酮，其中以孕酮的活性最强。此外，卵巢也合成分泌少量雄激素和抑制素等其他激素。

血液中的雌激素和孕激素主要与激素结合蛋白或血浆白蛋白结合运输，少量以游离形式存在。雌激素和孕激素主要在肝脏代谢失活，以葡萄糖醛酸盐或硫酸盐的形式由尿排出，小部分经粪便排出。

雌激素和孕激素发挥作用的方式有两种，一种是进入靶细胞，与细胞内受体结合发挥基因组效应；另一种是作用于细胞膜上的受体，通过跨膜信号转导发挥效应。

1. 雌激素的作用　雌激素的主要作用是促进女性生殖器官的发育和第二性征的出现，并将其维持在正常状态，此外，雌激素对全身许多器官系统的功能活动也有一定的调节作用。

（1）对生殖器官的作用：雌激素能促进卵巢、子宫、输卵管、阴道的发育和成熟，并将其维持其正常功能。

1）对卵巢的作用：雌激素可协同 FSH 促进卵泡发育，诱导排卵前 LH 峰的出现而诱发排卵。

2）对子宫的作用：雌激素能促进子宫发育，引起子宫内膜增生、腺体数增加，使排卵期子宫颈口松弛，子宫颈分泌大量清亮、稀薄的黏液，有利于精子穿过和进入子宫腔。雌激素还能促进子宫平滑肌细胞增生肥大，使子宫肌收缩力增强，并提高子宫肌对催产素的敏感性。

3）对输卵管的作用：雌激素促进输卵管上皮细胞中纤毛细胞和分泌细胞的增生，促进输卵管的收缩和纤毛的摆动，有利于卵子与精子的运行。

4）对阴道的作用：雌激素能刺激阴道上皮细胞增生、角化，并使细胞内糖原含量增加，在乳酸杆菌的作用下，糖原被分解转化为乳酸，使阴道内呈酸性（pH 3.5～4.5），可抑制其他微生物的生长，使阴道具有自净作用。

（2）对乳腺和第二性征的作用：雌激素可刺激乳腺导管和结缔组织增生，促进乳腺发育，乳头、乳晕着色。青春期后，雌激素可激发与维持女性第二性征，使脂肪更多沉积于乳房和臀部；毛发分布具有女性特征，音调较高，骨盆宽大。

（3）对代谢的作用：雌激素能增强葡萄糖刺激的胰岛素分泌反应，使血中胰岛素水平增加，但糖耐量却降低，还能增加子宫对葡萄糖的摄取和利用；雌激素可减少主动脉的弹性硬蛋白，降低血浆胆固醇，还能促进肝内多种蛋白质的合成；雌激素可使体液向组织间隙转移，血容量减少又可导致醛固酮分泌增加，从而引起机体水、钠潴留。

（4）对骨骼的作用：雌激素可刺激成骨细胞活动，促进骨中钙的沉积。雌激素还可抑制破骨细胞活动，减少骨量丢失。因此，女性进入青春期后，身高增长速度加快，但又因雌激素能促进长骨的骨骺愈合，从而导致女性往往较男性更早停止生长。绝经期后，由于雌激素水平降低，骨骼中的钙容易流失，一些绝经后的妇女易发生骨质疏松和骨折。

（5）对心血管系统的作用：雌激素可直接作用于心血管，促进血管内皮细胞修复，抑制血管平滑肌增殖；提高血中高密度脂蛋白含量，降低血浆低密度脂蛋白含量，防止动脉硬化，改善血脂成分，发挥对心血管系统的保护作用。

（6）对中枢神经系统的作用：雌激素能促进神经细胞的生长、分化、存活、再生、突触形成，并促进神经递质的合成、释放与代谢。

（7）对皮肤的作用：雌激素能使真皮增厚，结缔组织内胶原分解速度减慢，表皮增生，保持弹性和改善血液循环。

雌激素替代疗法是指通过补充雌激素来治疗雌激素分泌减退或缺乏所引起疾病的治疗方法。适量补充雌激素对减轻更年期症状、防止骨质疏松有一定的效果。但目前发现长期大量使用雌激素与多种癌症的发生有关。

2. 孕激素的作用　孕激素在卵巢内主要由黄体产生，妊娠时胎盘也可产生大量孕激素。体内产生的孕激素以孕酮为主，其分泌量在排卵后大量增加。测定血浆中孕酮或尿液中孕二酮（孕酮的代谢产物）可作为判断黄体功能的一个重要指标。孕激素主要作用于子宫内膜和子宫平滑肌，为受精卵着床和维持妊娠提供保障。孕激素受体含量受雌激素的调节，因此，孕激素的很多作用是建立在雌激素作用基础上的。

（1）对子宫的作用：抑制子宫内膜细胞增殖，促进子宫内膜上皮细胞的分泌和内膜基质细胞的蜕膜化，有利于早期胚胎的发育和着床；孕激素能使子宫平滑肌不易兴奋，降低妊娠子宫对催产素的敏感性，防止胚胎期胚胎排出；孕激素能促进输卵管上皮细胞分泌黏性液体，为受精卵和卵裂球提高营养；孕激素能减少宫颈黏液分泌，并增大黏液的黏稠度，使精子难以通过；孕激素能抑制阴道上皮增生，使其角化程度降低。

（2）对乳腺的作用：在雌激素作用的基础上，孕激素可进一步促进乳腺腺泡与导管的发育和成熟，为分娩后的泌乳做好准备。

（3）对排卵的影响：孕激素能负反馈抑制腺垂体 FSH 和 LH 的分泌，妊娠期间由于血中高浓度的孕激素使卵泡的发育和排卵都受到抑制，防止了二次受孕。

（4）对基础体温的影响：正常女性基础体温在排卵后可升高 0.5℃左右，并在黄体期一直维持在此水平。女性的基础体温随月经周期而发生变动，临床上将基础体温的这一改变作为判断排卵日期的标志之一。目前认为，基础体温的升高与孕激素有关。

（5）其他作用：孕激素与雌激素有拮抗作用，能促进钠和水的排泄。孕激素能使血管和消化道平滑肌松弛，张力降低。因此，妊娠期妇女易发生静脉曲张、便秘和痔疮。

3. 雄激素的作用　女性体内存在少量的雄激素，分别来自卵泡内膜和肾上腺皮质网状带细胞。适量的雄激素配合雌激素有刺激阴毛、腋毛生长，增强女性的性欲作用。

二、卵巢功能的调节

卵巢的周期性活动受下丘脑-腺垂体的调节，而卵巢分泌的激素一方面使子宫内膜发生周期性变化，同时又对下丘脑-腺垂体进行反馈调节。

（一）下丘脑-腺垂体对卵巢活动的调节

下丘脑分泌的 GnRH 经垂体门脉系统运送到腺垂体作用于促性腺激素细胞，调节 LH 及 FSH 的合成与分泌。青春期前，卵巢激素分泌的量虽然不大，但下丘脑 GnRH 神经元对卵巢激素的反馈抑制作用的敏感性较高，而且 GnRH 神经元尚未发育成熟，所以，GnRH 分泌量低，FSH 和 LH 分泌及卵巢的功能也相应处于低水平状态。进入青春期后，下丘脑 GnRH 神经元发育成熟，对卵巢激素的反馈抑制作用的敏感性明显降低，GnRH 的分泌增加，FSH 和 LH 分泌也随之增加，卵巢功能开始活跃，呈现周期性变化。

（二）卵巢激素对下丘脑-腺垂体的反馈作用

在下丘脑、腺垂体的功能细胞上存在卵巢激素的相应受体。血中卵巢激素的浓度变化对下丘脑-腺垂体进行反馈调节，从而维持生卵过程和激素水平的稳定。

1. 雌激素　主要是指雌二醇，有正反馈和负反馈两方面的作用。卵泡早期，雌激素分泌量少，对腺垂体分泌的负反馈抑制较弱；卵泡后期排卵前 36h，血中雌激素浓度达到最高值，形成第一个高峰，此时高浓度的雌激素对下丘脑产生中枢性正反馈，使 GnRH 分泌增加，刺激腺垂体 LH 释放，形成 LH 峰，诱发排卵。在排卵后 7～8 天，出现第二个雌激素高峰，由于雌激素水平增加，对下丘脑和腺垂体产生负反馈抑制作用，GnRH 分泌减少，FSH 和 LH 分泌减少。

2. 孕激素　在排卵后 7～8 天，孕激素分泌到达高峰，由于孕激素水平增加，对下丘脑和腺垂体产生负反馈抑制作用，GnRH 分泌减少，FSH 和 LH 分泌减少。孕激素有抑制雌激素正反馈的作用，同时，孕激素和雌激素协同可产生较强的负反馈。因此，雌激素在黄体期出现第二个高峰时，由于孕激素的存在，不会出现 LH 的高峰变化。

（三）卵巢功能的周期性变化

进入青春期后，卵巢的功能呈周期性变化。卵巢功能的周期性变化是女性月经周期形成的基础。

1. 卵泡期　卵泡早期（月经周期第 1～5 天），卵泡未发育成熟，卵泡分泌能力低下，雌激素和孕激素分泌量少，对腺垂体 FSH 和 LH 分泌的反馈性抑制作用较弱，血中 FSH 和 LH 逐渐增多。在 FSH 的作用下，卵泡开始生长发育，分泌雌激素。雌激素还刺激颗粒细胞产生抑制素。当雌激素和抑制素分泌到达一定水平时，反馈抑制腺垂体 FSH 分泌，使血中 FSH 的水平有所下降。卵泡晚期（月经周期第 6～14 天），卵泡逐渐发育成熟，形成优势卵泡，颗粒细胞分泌雌激素的水平持续升高，在排卵前一天左右，血中雌激素浓度到达最高值，形成月经周期中雌激素的第一个高峰。高浓度的雌激素对下丘脑产生中枢性正反馈，使 GnRH 分泌增加，刺激 LH 和 FSH 的分泌，形成 LH 峰。

2. 排卵　在 LH 峰出现之前，由于初级卵母细胞周围的颗粒细胞分泌卵母细胞成熟抑制因子，使卵母细胞的成熟分裂停止于初级卵母细胞阶段。当 LH 峰出现时，高浓度的 LH 抵消了卵母细胞成熟抑制因子的作用，初级卵母细胞恢复分裂，形成次级卵母细胞和第一极体。随即次级卵母细胞开始第二次成熟分裂，最后次级卵母细胞发育为成熟卵泡并突出于卵巢表面，形成透明的卵泡小斑

（排卵孔），产生排卵。

3. 黄体期 破裂的卵泡在 LH 的作用下，形成黄体，并分泌孕激素和雌激素，血中孕激素和雌激素水平逐渐升高，一般在排卵后 7～8 天，形成雌激素的第二个高峰（略低于第一高峰）和孕激素分泌峰。高浓度的雌激素和孕激素对下丘脑和腺垂体产生负反馈调节作用，抑制下丘脑 GnRH 和腺垂体 FSH 和 LH 的分泌，使黄体期的 FSH 和 LH 处于低水平。如未能受精，在排卵后 9～10 天，黄体开始退化，雌激素和孕激素分泌逐渐下降，对腺垂体的负反馈减弱，FSH 和 LH 分泌又开始增加，进入下一个卵巢周期。

（四）月经周期及子宫内膜的变化

在卵巢激素周期性分泌的影响下，子宫内膜发生周期性剥落，产生流血现象为**月经**（menstruation）。月经开始于青春期（13～15 岁）。月经有明显的周期性，约一个月出现一次，称为**月经周期**（menstrual cycle），成年女性的月经周期平均为 28 天。月经周期中子宫内膜的变化分为月经期、增生期和分泌期。月经期和增生期相当于卵巢周期的卵泡期，分泌期相当于卵巢周期的黄体期。

1. 月经期 月经周期的 1～5 天，相当于卵泡早期。此期由于卵巢内黄体的退化，雌激素和孕激素分泌量急剧下降，子宫内膜缺乏性激素的支持，引起子宫内膜功能层的螺旋动脉发生收缩与痉挛，造成子宫内膜缺血、缺氧，子宫内膜的功能层失去营养支持而剥脱和出血，并经阴道排出。一次月经的出血量为 20～100ml，平均为 50ml。月经血呈暗红色，因其中含有坏死组织释放的纤溶酶，因而不会凝固。但如出血量过多，纤溶酶不足以使纤维蛋白溶解，月经血中可出现血凝块。月经时，子宫肌收缩有助于月经血从子宫腔排出，此时腹部会有轻度的不适。但若月经血排出不畅，则可引发较明显的腹痛，称为痛经。

2. 增生期 月经周期的 6～14 天，相当于卵泡晚期。此期在卵泡分泌的雌激素作用下，子宫内膜增生，内膜的厚度增加，子宫腺体增多，并不断生长和弯曲，螺旋动脉也增长并弯曲。至增生期末，卵泡成熟并排卵。

3. 分泌期 月经周期的 15～28 天，相当于卵巢黄体期。此期子宫内膜在雌激素作用的基础上又受到孕激素的影响，使内膜细胞体积增大，糖原含量增加，腺管继续增长而弯曲，分泌含糖原的黏液，子宫内膜进入分泌期。分泌期的子宫内膜可为受精卵的植入提供适宜的环境（图 12-2）。

若排卵未受精，黄体则会退化，雌激素和孕激素分泌量减少，进入下一个月经周期。

三、女性的性兴奋与性行为

女性的性兴奋反应主要包括阴道润滑、阴蒂勃起及性高潮。

（一）阴道润滑

女性在受到性刺激以后，阴道的分泌物会增多，使阴道高度润滑。阴道分泌物可由阴道流至外阴部，润滑阴道和外阴，有利于性交的进行。

（二）阴蒂勃起

阴蒂是女性的性感受器之一，阴蒂头部有丰富的神经末梢，是女性性器官中最敏感的部位。性兴奋时，阴蒂充血、膨胀、敏感性升高，使女性获得性快感并达到高潮。

（三）性高潮

当外阴和阴道受到的刺激达到一定程度时，子宫、阴道及骨盆部的肌肉会突然出现自主的节律收缩，并伴有一些全身性反应。

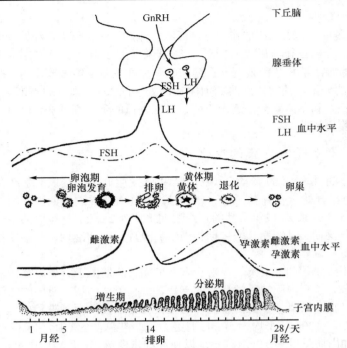

图 12-2　月经周期中子宫内膜各种变化和激素分泌水平的关系示意图

GnRH. 促性腺激素释放激素；FSH. 卵泡刺激素；LH. 黄体生成素

第三节　妊娠与分娩

一、妊　　娠

妊娠（pregnancy）是新个体产生的过程，包括受精、着床、妊娠的维持、胎儿的生长，临床上妊娠的时间一般以最后一次月经的第一天开始算起，人类的妊娠时间约为 280 天。

（一）受精

受精（fertilization）是指精子和卵子识别和精子与卵子结合的过程，受精通常发生在输卵管壶腹部。精子与卵子融合成为受精卵。每一个精子和卵子各含 23 条染色体，受精卵则含有 23 对染色体，因此具有父母双方的遗传特性。

1. 精子的运行　精子射入阴道后，需要经过子宫颈、子宫腔、输卵管等几道生理屏障，才可以到达受精部位，即输卵管壶腹部。

（1）精子在子宫颈管的运行：精子在女性生殖道内要通过的第一个关口是子宫颈。排卵前，在雌激素的作用下，宫颈黏液清亮、稀薄，其中的黏液蛋白纵行排列成行，有利于精子穿行。排卵后的黄体期，在孕激素的作用下，宫颈黏液变黏稠，黏液蛋白卷曲，交织成网，阻止精子通过。

（2）精子在子宫腔的运行：除依靠精子本身的运动外，在射精刺激和精液中前列腺素的作用下，引起子宫节律性的舒缩活动，收缩后的舒张造成子宫腔内负压，可把精子吸入宫腔内。

（3）精子在输卵管的运行：精子在输卵管的运行主要受输卵管蠕动的影响。排卵前，在雌激素的作用下，输卵管的蠕动由子宫向卵巢方向移行，推动精子由峡部运行至壶腹部。排卵后黄体期，分泌的大量孕酮能抑制输卵管的蠕动。

正常男性每次射出上亿个精子，但在经过女性生殖道的几个屏障后，只有极少数活动力强的精子（一般不超过 200 个）能达到受精部位，而最后一般只有一个精子与卵子受精，形成受精卵。

2. 精子获能 睾丸产生的精子经过在附睾中的发育，已获得受精能力，但由于在附睾和精液中存在着去获能因子（它们大多含有糖蛋白），可附着于精子表面，抑制精子的受精能力。精子进入女性生殖道后，女性生殖道中存在的 α-淀粉酶、β-淀粉酶、β-葡萄糖苷酸酶、胰蛋白酶及唾液酸酶，可水解由糖蛋白组成的去获能因子，去获能因子的作用被解除，精子产生一系列的形态和功能的变化，具有了真正的受精能力。精子获能使精子获得穿透卵子透明带的能力。这种精子必须在雌性生殖道内停留一段时间，才能获得使卵子受精的能力，称为**精子获能**（sperm capacitation）。

3. 顶体反应 获能的精子与卵子相遇后，精子头部的顶体外膜与精子细胞膜融合、破裂，形成许多小孔，释放出包含多种蛋白水解酶的顶体酶，溶解卵子外围的放射冠及透明带，称为**顶体反应**（acrosomal reaction）。只有完成顶体反应的精子才能与卵母细胞融合，实现受精。

4. 受精卵的形成 由于顶体酶的作用和精子本身的机械运动，精子穿过透明带。精子的顶体后膜与卵膜结合并融合，精子由于头部的核物质进入卵细胞。触发卵内皮质反应，使透明带变硬，阻止多次受精。激发卵细胞完成第二次成熟分裂，释放出第二极体，细胞核的染色体解聚形成雌原核。进入卵细胞的精子，尾部迅速退化，细胞核膨大形成雄原核，并与雌原核融合，形成一个具有 23 对染色体的受精卵。

（二）着床

随着胚胎发育，原来通过囊胚壁周围吸收营养物质的方式已不能维持其需要。胚胎需要通过植入子宫内膜和形成胎盘建立与母体的联系，以获得更有效的物质交换途径。这种囊胚植入子宫内膜的过程称为**着床**（imbed）。着床一般开始于受精的第 6～7 天，至 11～12 天完成。成功的着床需要胚胎的发育与子宫内膜的蜕膜化同步。受精卵在输卵管内发育成桑椹胚，在输卵管的蠕动和其管壁上皮纤毛摆动的作用下，向子宫腔运行，于受精后 3 天到达子宫腔。胚胎在子宫腔一般停留 3 天，在此期间从子宫内膜的分泌物获得营养，并发育成囊胚期胚胎。

与此同时，子宫内膜也发生形态及功能的变化，从而具备对胚胎的接受性。根据子宫对囊胚接受的情况，可分为接受前期、接受期和非接受期。只有子宫处于接受期时，囊胚才可能着床，这个时期称为着床窗口（或称为敏感期或接受期），此时子宫环境最有利于囊胚着床。人类的胚胎着床窗口期在月经周期的第 20～24 天。着床窗口的形成受卵巢激素的调控。着床过程分为三个阶段。

1. 定位 囊胚与子宫内膜通过细胞内的信号交流或细胞间的相互作用而相互识别，胚胎定位于子宫内膜特定的拟着床的部位。

2. 黏着 囊胚与子宫内膜通过它们表面的黏附分子与受体结合等方式，使胚泡黏着于上述特定部位的子宫内膜。

3. 穿透 滋养层细胞分泌蛋白酶，水解子宫内膜上皮细胞之间的连接，形成隙缝，胚泡从形成的隙缝进入内膜的基层中。胚泡再缓慢向内侵蚀，破坏微血管的内皮细胞，与母体血液循环发生联系，着床即初步完成。

人类辅助生殖技术包括人工授精和体外受精-胚胎移植及其衍生技术两大类。人工授精是指以非性交方式将精子置于女性生殖道内，使精子与卵子自然结合，实现受孕的方式。体外受精-胚胎移植技术是用人工方法将卵子和精子从体内取出，让精子和卵子在体外模拟输卵管环境中受精并发育成前期胚胎后，移植回母体子宫内发育成熟，所以也称为试管婴儿技术。

（三）妊娠的维持

正常妊娠的维持有赖于垂体、卵巢和胎盘分泌的各种激素的相互配合。在受精后的第 6 天左右，囊胚的滋养层细胞即开始分泌 hCG，并刺激月经黄体转化为妊娠黄体，继续分泌孕激素与雌激素在妊娠的 10 周内维持妊娠。与此同时，滋养细胞侵入子宫，穿透进入子宫肌层的内 1/3，形成胎盘。胎盘形成后，胎盘是母体血液中的物质与胎儿血液中的物质相互交换的场所。而且，胎盘又是妊娠期间重要的内分泌器官，可分泌大量的蛋白质激素、肽类激素和类固醇激素，调节母体与胎儿的代谢活动。下面介绍几种重要的胎盘激素。

1. hCG　是由胎盘绒毛组织的合体滋养层细胞分泌的一种糖蛋白激素，分子量为 45～50kDa。卵子受精后第 6 天左右，滋养层细胞开始分泌少量的 hCG，然后逐渐增加，到妊娠 8～10 周时，hCG 的分泌达到高峰，随后逐渐下降，在妊娠 20 周左右降低至较低水平，并一直维持到妊娠末期。由于妊娠早期从孕妇血或尿中就能检测到 hCG，所以检测母体血中或尿中 hCG 是诊断早期妊娠的重要指标。

hCG 具有促进胚泡植入的功能，hCG 还能刺激卵巢黄体转变成妊娠黄体，并使其持续分泌雌激素和孕激素，妊娠黄体的寿命只有 10 周左右，以后便发生退缩，与此同时胎盘分泌孕激素和雌激素，逐渐接替妊娠黄体的作用。hCG 的另一作用是降低淋巴细胞活动，防止母体对胎儿产生排斥反应，达到安胎作用。

2. 其他蛋白质激素和肽类激素　胎盘还可以分泌人绒毛膜生长素（human chorionic somatomammotropin, hCS）、绒毛膜促甲状腺激素、ACTH、TRH、GnRH 和内啡肽等。人绒毛膜生长素为合体滋养层细胞分泌的单链多肽，含 191 个氨基酸残基，结构与人生长激素相似，因此具有生长激素的作用。它可调节母体与胎儿的糖、脂肪与蛋白质代谢，促进胎儿生长。

3. 类固醇激素　胎盘本身不能独立产生类固醇激素，需要从胎儿或母体得到前身物质，再加工成孕激素和雌激素。

（1）孕激素：由胎盘合体滋养层细胞分泌，胎盘能使从母体进入胎盘的胆固醇变为孕烯醇酮，再将其变为孕酮。胎儿肾上腺虽能合成孕烯醇酮，但由于缺乏相应的脱氢酶，故不能将孕烯醇酮转变为孕酮，而胎盘此种酶的活性很强，能把来自胎儿和母体的孕烯醇酮转变为孕酮。

在妊娠期间，胎盘从第 6 周开始分泌孕酮，在妊娠 10 周以后，由胎盘代替卵巢持续分泌孕酮，孕酮是维持妊娠期子宫处于静息状态的主要激素。

（2）雌激素：由母体和胎儿肾上腺产生的脱氢表雄酮硫酸盐，进入胎盘后转变为雌酮和雌二醇，但生成量极少。胎盘分泌的雌激素主要为雌三醇，是胎儿肾上腺的脱氢异雄酮硫酸盐，随血液进入胎盘，在胎盘内脱去硫酸基，再经芳香化酶的作用，转化为雌三醇。由此可见，雌三醇的生成是由胎儿、胎盘共同参与的结果。检测母体血中雌三醇的含量可用来判断胎盘及胎儿的状态。雌激素可调控子宫、胎盘、乳腺和胎儿器官的生长。妊娠晚期，雌激素激活子宫为分娩做好准备。

二、妊娠期母体的生理变化

妊娠期间，在激素和逐渐增大的子宫影响下，母体会出现下列一些适应性的生理变化。

（一）心血管系统的变化

妊娠期母体的血容量增加约 45%，其中血浆增加量大于红细胞的增加量。血容量增加可导致心输出量增加，但因为雌激素和孕激素可使母体外周血管扩张，所以血压并不升高。

（二）内分泌系统的变化

妊娠期母体的一些内分泌功能增加，如垂体、肾上腺、甲状腺、甲状旁腺的活动增加。

（三）呼吸和泌尿系统的变化

由于子宫增大对膈肌的压迫和孕酮对呼吸中枢的作用，妊娠期母体的肺通气功能增强。血容量增加导致肾脏负荷增加使肾脏的体积稍有增大。

（四）能量代谢的变化

妊娠早期母体的基础代谢率几乎没有变化或稍降低，妊娠中期母体的基础代谢率开始逐步升高，妊娠末期母体的基础代谢率可升高 15%～20%。

三、分　娩

分娩（parturition）是成熟的胎儿及其附属物通过母体子宫、阴道排出体外的过程。分娩的过程是通过胎儿和母体相互作用，调节子宫肌的收缩完成的。

在妊娠期的前 36～38 周，子宫在孕激素和舒缓素的作用下处于舒张状态，子宫随着胎儿的长大而扩大。妊娠期最后 2～4 周，子宫体在一系列复杂因素的作用下，子宫肌对缩宫素和前列腺素的敏感性增强，由舒张期向收缩期过渡并被激活，子宫颈则软化，为分娩做准备，收缩期可以出现弱而不规则的子宫收缩。分娩时，子宫肌对缩宫素和前列腺素的敏感性进一步增强。子宫肌的收缩从不规则，发展为有节律的强烈收缩。分娩的全过程分为三个产程。第一产程，也称为子宫口扩张期，是从规律的子宫收缩开始，到子宫颈口完全扩张，此阶段长达数小时。第二产程，也称为胎儿娩出期，是从子宫颈口完全扩张到胎儿娩出，一般需要 1～2h。第三产程，也称为胎盘娩出期，在胎儿娩出后 10min 左右，胎盘与子宫分离并排出母体，同时子宫肌强烈收缩，压迫血管防止过量失血。

在分娩过程中存在正反馈调节，胎儿对子宫颈的刺激可引起缩宫素的释放和子宫底部肌肉收缩增强，造成胎儿对子宫颈的刺激更强，引起更多的缩宫素释放和子宫肌的进一步收缩，直至胎儿完全娩出为止。

（南通大学医学院　徐芬芬　陆健花）

参 考 文 献

管又飞，刘传勇. 2018. 医学生理学. 第 4 版. 北京：北京大学医学出版社
裴建明，朱妙章. 2017. 大学生理学. 第 5 版. 北京：高等教育出版社
邱一华，彭聿平. 2017. 生理学. 第 4 版. 北京：科学出版社
孙红，彭聿平. 2016. 人体生理学. 第 3 版. 北京：高等教育出版社
朱大年，王庭槐. 2018. 生理学. 第 9 版. 北京：人民卫生出版社
Broron WF, Boulpaep EL. 2016. Medical Physiology. 3rd ed. Philadelphia: Elsevier Saunders
Fox SI. 2016. Human Physiology. 14th ed. New York: McGraw-Hill Higher education
Guyton AC, Hall JE. 2016. Textbook of Medical Physiology. 13th ed. Philadelphia: Saunders
Koeppen BM, Stanton BA. 2017. Berne & Levy Physiology. 7th ed. St Louis: Elsevier